Kinderchirurgie für Pädiater

Martin Lacher ·
Florian Hoffmann ·
Steffi Mayer
(Hrsg.)

Kinderchirurgie für Pädiater

Blickdiagnosen, ambulantes Management, postoperative Betreuung

Zeichnungen: Christine Goerigk, Ludwigshafen

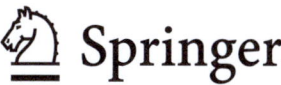

Hrsg.
Martin Lacher
Klinik und Poliklinik für Kinderchirurgie
Universtitätsklinikum Leipzig
Leipzig, Deutschland

Florian Hoffmann
Kinderklinik und Kinderpoliklinik
LMU-Klinikum München/Campus
Innenstadt
München, Deutschland

Steffi Mayer
Klinik und Poliklinik für Kinderchirurgie
Universtitätsklinikum Leipzig
Leipzig, Deutschland

ISBN 978-3-662-61404-4   ISBN 978-3-662-61405-1   (eBook)
https://doi.org/10.1007/978-3-662-61405-1

Die Deutsche Nationalbibliothek verzeichnet diese Publikation in der Deutschen Nationalbibliografie; detaillierte bibliografische Daten sind im Internet über ▶ http://dnb.d-nb.de abrufbar.

© Springer-Verlag GmbH Deutschland, ein Teil von Springer Nature 2020
Das Werk einschließlich aller seiner Teile ist urheberrechtlich geschützt. Jede Verwertung, die nicht ausdrücklich vom Urheberrechtsgesetz zugelassen ist, bedarf der vorherigen Zustimmung des Verlags. Das gilt insbesondere für Vervielfältigungen, Bearbeitungen, Übersetzungen, Mikroverfilmungen und die Einspeicherung und Verarbeitung in elektronischen Systemen.
Die Wiedergabe von allgemein beschreibenden Bezeichnungen, Marken, Unternehmensnamen etc. in diesem Werk bedeutet nicht, dass diese frei durch jedermann benutzt werden dürfen. Die Berechtigung zur Benutzung unterliegt, auch ohne gesonderten Hinweis hierzu, den Regeln des Markenrechts. Die Rechte des jeweiligen Zeicheninhabers sind zu beachten.
Der Verlag, die Autoren und die Herausgeber gehen davon aus, dass die Angaben und Informationen in diesem Werk zum Zeitpunkt der Veröffentlichung vollständig und korrekt sind. Weder der Verlag, noch die Autoren oder die Herausgeber übernehmen, ausdrücklich oder implizit, Gewähr für den Inhalt des Werkes, etwaige Fehler oder Äußerungen. Der Verlag bleibt im Hinblick auf geografische Zuordnungen und Gebietsbezeichnungen in veröffentlichten Karten und Institutionsadressen neutral.

© Photographee.eu/stock.adobe.com

Planung/Lektorat: Christine Lerche
Springer ist ein Imprint der eingetragenen Gesellschaft Springer-Verlag GmbH, DE und ist ein Teil von Springer Nature.
Die Anschrift der Gesellschaft ist: Heidelberger Platz 3, 14197 Berlin, Germany

Geleitwort 1

Pädiatrie braucht Kinderchirurgie, Kinderchirurgie braucht Pädiatrie. Medizinische Fächer arbeiten zusammen, um die bestmögliche Behandlung von kranken Kindern und Jugendlichen zu ermöglichen und zu garantieren. Um gut zusammenarbeiten zu können, müssen die jeweiligen Sichtweisen der Fachdisziplinen in den jeweilig anderen Fachdisziplinen bekannt und erkannt sein. Eine gemeinsame Sprache, wie sie in der Kindermedizin gepflegt wird, ermöglicht bestmögliche Zusammenarbeit. Die Kinderchirurgin/der Kinderchirurg muss von den Krankheitsbildern der konservativen Kindermedizin ebenso Bescheid wissen wie der Pädiater/die Pädiaterin von den kinderchirurgischen Krankheitsbildern, ihrer Behandlung und Nachsorge. Geteiltes Wissen ist gemeinsames Wissen und zeichnet die kindermedizinischen Fächer aus.

Im hier vorliegenden Buch „Kinderchirurgie für Pädiater. Blickdiagnosen, ambulantes Management, postoperative Betreuung" gelingt es dem Herausgeberteam, Professor Martin Lacher, Privatdozent Florian Hoffmann und Privatdozentin Steffi Mayer, die gesamte Kinderchirurgie von der Diagnose zur Betreuung und Nachbetreuung dem/der niedergelassenen Pädiater/Pädiaterin, aber auch dem/der in der Klinik arbeitenden Pädiater/Pädiaterin nahezubringen. Das Buch muss Grundlage für kindermedizinisches Arbeiten in allen Fachbereichen sein, schärft es doch den Blick über den Rand des eigenen kleinen Faches hinaus! Im ersten Abschnitt wird die gesamte Kinderchirurgie nach Organen bzw. Systemen gut strukturiert behandelt. Gerade auch häufige Erkrankungen und Beschwerden werden aufgegriffen und in hervorragenden Bildern exemplarisch dargestellt. In dem Buch geht es nicht um die große spezialisierte Kinderchirurgie, sondern um die prä- und postoperative Nachsorge, die jeder Pädiater für die Kinderchirurgie leisten können muss. Es geht auch um die Erstversorgung, und richtigerweise beginnt der praktische Teil zur Anleitung für kleinere chirurgische Eingriffe mit einem Kapitel zur akuten Schmerztherapie! Überall im Buch wird deutlich, dass es den Herausgebern, aber auch jedem einzelnen Autor darum geht, Verständnis für die Kinderchirurgie, aber gerade auch für das kinderchirurgisch kranke Kind und den kinderchirurgisch kranken Jugendlichen zu wecken. Die prä- und postoperative Betreuung soll flächendeckend gewährleistet werden, dies kann nur über die Bereitstellung von präzisen, dem heutigen Wissensstand entsprechenden Ausbildungsteilen gelingen. Herausragende Autoren garantieren, dass jedes Kapitel des Buches auf der Höhe der Zeit, didaktisch hervorragend und ansprechend präsentiert wird.

Kinderchirurgie trifft Pädiatrie, Pädiatrie trifft Kinderchirurgie, der Austausch von Wissen, aber auch die gegenseitige Mitarbeit im jeweils anderen Fachgebiet garantieren bestes Verständnis der Fachgebiete und der dort arbeitenden Kolleginnen und Kollegen für das Kindeswohl und eine bestmögliche Betreuung von kranken Kindern und Jugendlichen. Den Herausgebern und Autoren sei für ein wichtiges Werk, das in herausragender Qualität präsentiert wird, gedankt. Dem Buch sei eine möglichst breiteste Akzeptanz und Weiterverbreitung gewünscht. Als Kinderarzt bin ich sicher, dass das Buch bei allen Pädiaterinnen und Pädiatern höchst willkommen ist und auf breite Akzeptanz stoßen wird.

Prof. Dr. med. Wieland Kiess
Direktor der Klinik und Poliklinik für
Kinder- und Jugendmedizin,
Universitätsklinikum Leipzig, Medizinische Fakultät
der Universität Leipzig
Leipzig, Deutschland
November 2020

Geleitwort 2

Die ambulante und stationäre Versorgung erkrankter Kinder ist die Aufgabe spezialisierter Ärztinnen und Ärzte der Kinder- und Jugendmedizin und der Kinderchirurgie. Da die Komplexität der Erkrankungen zunimmt, muss die Behandlung der Kinder im besten Fall interdisziplinär erfolgen.

Es ist daher ein zentrales Erfordernis, dass nicht nur Kinderchirurginnen/Kinderchirurgen Kenntnisse in der pädiatrischen Versorgung aufweisen, sondern auch Kinderärztinnen/Kinderärzte in der kinderchirurgischen Diagnostik und Therapie.

Die Autoren des hier vorliegenden Buches haben sich einer wichtigen Schnittstelle zwischen Pädiatrie und Kinderchirurgie angenommen.

Es geht um relevante Krankheitsbilder, die einer kinderchirurgischen, operativen Intervention bedürfen. Dabei werden in diesem Werk kinderchirurgische Standardkrankheitsbilder systematisch und übersichtlich vorgestellt. Schwerpunkte sind das Erkennen dieser Erkrankungen, Prinzipien der Erstversorgung sowie die Indikationsstellung zur Operation. Schließlich wird die spezielle postoperative Versorgung umfassend dargestellt.

Prof. Lacher, PD Dr. Hoffmann und PD Dr. Mayer schaffen mit diesem Werk eine bedeutende Grundlage einer tatsächlichen interdisziplinären Versorgung von Kindern und Jugendlichen mit kinderchirurgisch relevanten Erkrankungen.

Ich würde mir wünschen, dass sich hierdurch die klinische Betreuung der gemeinsamen Patienten durch unsere entsprechend profilierten Fachgebiete weiter verbessert.

Prof. Dr. med. Udo Rolle
Präsident der Dt. Gesellschaft für
Kinderchirurgie (DGKCH)
Ärztlicher Direktor der Klinik für
Kinderchirurgie und Kinderurologie
Universitätsklinikum Frankfurt
Frankfurt, Deutschland
November 2020

Vorwort

Die Kinderchirurgie hat sich in den letzten 20 Jahren grundlegend gewandelt. Heute wird eine Vielzahl von strukturellen Fehlbildungen pränatal diagnostiziert, minimalinvasive Techniken haben die Chirurgie revolutioniert, und Therapien werden im Zeitalter der evidenzbasierten Medizin kritisch hinterfragt und ggf. neu ausgerichtet.

Jedes chirurgisch kranke Kind steht im Mittelpunkt eines interdisziplinären Behandlungsteams, bestehend aus Pränatalmedizinern, Kinderradiologen, Neonatologen, anderen spezialisierten Kinderärzten und einer Vielzahl von Organchirurgen, die zum Wohle der Kinder eng zusammenarbeiten. **Der Pädiater hat in dieser Konstellation häufig die Rolle des „zentralen Koordinators".** Bei einem Kind muss er „Diagnostiker" sein, bei einem anderen „Behandler" und nicht selten (alleiniger) „Nachsorger".

Da die Kinderchirurgie die letzte Domäne der Allgemeinchirurgie darstellt, ist es für den Kinderarzt eine Herausforderung, die für ihn relevanten Aspekte chirurgischer Krankheitsbilder zu erfassen. Auch bei primär simpel erscheinenden Problemen wie oberflächlichen Raumforderungen am Kopf, proktologischen Krankheitsbildern oder der Beurteilung einer Operationswunde gilt es, relevante Befunde zu erheben, „red flags" zur erkennen und entsprechend therapeutische Konsequenzen abzuleiten.

Das hier vorgestellte Buch soll genau diesen Zweck erfüllen. Die pädiatrischen Aspekte der vielseitigen chirurgischen Krankheitsbilder sind reichlich illustriert und, basierend auf jahrelangen Erfahrungen und Praxis der Autoren, so dargestellt, dass der Pädiater auf einen Blick erkennt, was für ihn relevant ist.

Die **ambulante Chirurgie** leistet einen entscheidenden Beitrag zur flächendeckenden kinderchirurgischen Versorgung. Manche Krankheitsbilder werden gern auch als „kleine Chirurgie" bezeichnet, aber auch diese will nicht nur gut gemacht, sondern auch gut vor- und nachbereitet werden. In diesem Buch findet der Kinderarzt viele nützliche Informationen zur Versorgung von ambulant behandelten Krankheitsbildern.

Auch wenn der Kinderchirurg komplexe neonatologische Krankheitsbilder korrigiert, nimmt der Pädiater wichtige Funktionen bei der **Nachsorge** ein. Jede erfolgreiche Operation ist wertlos, wenn eine ungenügende Nachsorge das Operationsergebnis mindert. Wir alle kennen Kinder, die mit uns zu Beginn des Lebens wahrhaftig gekämpft haben, dann aber „durch die Maschen des Systems" gefallen sind und keine strukturierte Nachsorge erfahren haben. Sie gestalten ihr Leben und den Alltag mit einem außergewöhnlichen Lebensgefühl trotz bestehender Handicaps. Sind wir ihnen nicht eine interdisziplinäre, strukturierte und zwischen Pädiatrie und Chirurgie koordinierte Nachsorge schuldig? Eine solche wird bei häufigen Fehlbildungen der Neonatalperiode im II. Abschnitt des Buches vorgestellt. Der Pädiater erkennt hier schnell, auf was zu achten ist.

Das Buch lebt in seiner Qualität von der ausgewiesenen Expertise der einzelnen Autoren auf den Gebieten der Kinderradiologie, Kinderorthopädie, Kinderchirurgie, Pädiatrie, Kinderanästhesie, MKG-Chirurgie, Neurochirurgie, HNO und Dermatologie. Die entsprechenden Autoren präsentieren ihr für den Pädiater relevantes

Wissen verständlich und anschaulich. Wir möchten all diesen Kolleginnen und Kollegen für ihr außerordentliches Engagement danken.

Unser besonderer Dank gilt allen Familien sowie Herrn Acquarola, Perth, Australien, Herrn Prof. Baky Famy, Kairo, Ägypten, Frau Dr. med. Fortmann, Hannover, Herrn Prof. Münsterer, München, Frau Dr. med. Neustädter, Nürnberg, Herrn Dr. med. Roth, Frau Dr. med. Sorge und Herrn Prof. Stepan, Leipzig, für die freundliche Bereitstellung aussagekräftiger Abbildungen. Damit ist es uns gelungen, auch seltene Krankheitsbilder als Blickdiagnosen zu präsentieren.

Außerdem bedanken wir uns bei Frau Nicole Peukert für die gewissenhafte Revision des Manuskriptes sowie Frau Dr. Christine Lerche und Frau Christiane Beisel vom Springer-Verlag, die das Projekt hochprofessionell betreuten und so für den erfolgreichen Abschluss sorgten.

Wir hoffen, dass das vorliegende Buch für den Pädiater, aber auch für Weiterbildungsassistenten und Studenten eine Hilfe bei der täglichen klinischen Arbeit in der Klinik und Niederlassung sein wird.

Letztlich soll das Buch aber den betroffenen Kindern dienen, denn diese profitieren von unserem Wissen, der Kenntnis einer strukturierten Diagnose, Behandlung und Nachsorge mit dem Ziel, die Behandlungsergebnisse weiter zu optimieren.

Prof. Dr. med. Martin Lacher
PD Dr. med. habil. Florian Hoffmann
PD Dr. med. habil. Steffi Mayer
Leipzig/München
November 2020

Inhaltsverzeichnis

I Allgemeine und spezielle Kinderchirurgie

1 Kopf und Hals 3
Steffi Mayer, Bernd Lethaus, Anna Katharina Sander, Matthias Krause,
Jasmin Rudolph und Andreas Dietz

2 Thorax und Wirbelsäule 31
Steffi Mayer, Peter Zimmermann und Christoph-Eckhard Heyde

3 Abdomen 43
Steffi Mayer, Ina Sorge und Martin Lacher

4 Kolorektale Erkrankungen, Proktologie 73
Martin Lacher, Steffi Mayer, Oliver Deffaa, Johannes Düß und
Jan-Hendrik Gosemann

5 Urologie 113
Steffi Mayer, Frank-Mattias Schäfer, Maximilian Stehr, Roland Pfäffle,
Larissa Merten, Gabriel Götz und Robin Wachowiak

6 Kindergynäkologie 155
Steffi Mayer, Frank-Mattias Schäfer, Maximilian Stehr, Peter Zimmermann,
Mohamed Abdel Baky Fahmy und Martin Lacher

7 Haut 173
Steffi Mayer und Mirjana Ziemer

8 Extremitäten 201
Steffi Mayer, Magdalena Wojan, Jana Nelson und Peter Zimmermann

9 Traumatologie und Notfälle 219
Peter Zimmermann, Jana Nelson, Steffi Mayer, Markus Lehner,
Florian Hoffmann, Franz Wolfgang Hirsch, Jan-Hendrik Gosemann,
Ina Sorge und Martin Lacher

**10 Angeborene Fehlbildungen: Diagnose, Therapie und
Langzeitbetreuung** 261
Martin Lacher, Richard Wagner, Steffi Mayer, Frank-Mattias Schäfer und
Maximilian Stehr

II Prä- und postoperatives Management in der Niederlassung

11 Ambulantes Operieren, minimalinvasive Kinderchirurgie (MIC), Fast-Track-Chirurgie 307
Martin Lacher

12 Präoperative Vorbereitung, Narkosefähigkeit 317
Tobias Piegeler

13 Ambulante Nachsorge nach Standardeingriffen 325
Steffi Mayer, Jana Nelson und Peter Zimmermann

14 Strahlenexposition, Strahlenschutz 331
Daniel Gräfe und Franz Wolfgang Hirsch

III Praktischer Teil: Erstversorgungen und Anleitung für kleinere chirurgische Eingriffe

15 Anleitung zur Erstversorgung 339
Steffi Mayer, Alexander Rost, Martina Heinrich und Florian Hoffmann

16 Anleitung für kleinere chirurgische Eingriffe 351
Steffi Mayer

Serviceteil
Stichwortverzeichnis 363

Autorenverzeichnis

Prof. Mohamed Abdel Baky Fahmy Pediatric Surgery Department/General Surgery Department, Al-Azhar University Hospitals, Cairo, Ägypten

Oliver Deffaa Klinik und Poliklinik für Kinderchirurgie, Universtitätsklinikum Leipzig, Leipzig, Deutschland

Prof. Dr. med. Andreas Dietz Klinik und Poliklinik für Hals-, Nasen-, Ohrenheilkunde, Universtitätsklinikum Leipzig, Leipzig, Deutschland

Dr. med. univ. Johannes Düß, PhD Klinik und Poliklinik für Kinderchirurgie, Universtitätsklinikum Leipzig, Leipzig, Deutschland

PD Dr. med. habil. Jan-Hendrik Gosemann Klinik und Poliklinik für Kinderchirurgie, Universtitätsklinikum Leipzig, Leipzig, Deutschland

Gabriel Götz Klinik und Poliklinik für Kinderchirurgie, Universtitätsklinikum Leipzig, Leipzig, Deutschland

Dr. med. Daniel Gräfe Institut für Kinderradiologie, Universtitätsklinikum Leipzig, Leipzig, Deutschland

PD Dr. med. habil. Martina Heinrich Kinderchirurgische Klinik und Poliklinik, LMU-Klinikum München/Campus Innenstadt, München, Deutschland

Prof. Dr. med. Christoph-Eckhard Heyde Klinik und Poliklinik für Orthopädie, Unfallchirurgie und Plastische Chirurgie, Universtitätsklinikum Leipzig, Leipzig, Deutschland

Prof. Dr. med. Franz Wolfgang Hirsch Institut für Kinderradiologie, Universtitätsklinikum Leipzig, Leipzig, Deutschland

PD Dr. med. habil. Florian Hoffmann Kinderklinik und Kinderpoliklinik, LMU-Klinikum München/Campus Innenstadt, München, Deutschland

PD Dr. med. habil. Matthias Krause Klinik und Poliklinik für Neurochirurgie, Universtitätsklinikum Leipzig, Leipzig, Deutschland

Prof. Dr. med. Martin Lacher Klinik und Poliklinik für Kinderchirurgie, Universtitätsklinikum Leipzig, Leipzig, Deutschland

PD Dr. med. habil. Markus Lehner Kinderspital/Kinderchirurgie, Luzerner Kantonsspital, Luzern, Schweiz

Prof. Dr. med. Dr. med. dent. Bernd Lethaus, MHBA Klinik und Poliklinik für Mund-, Kiefer- und Plastische Gesichtschirurgie, Universtitätsklinikum Leipzig, Leipzig, Deutschland

PD Dr. med. habil. Steffi Mayer Klinik und Poliklinik für Kinderchirurgie, Universtitätsklinikum Leipzig, Leipzig, Deutschland

Dr. med. Larissa Merten Klinik und Poliklinik für Kinderchirurgie, Universtitätsklinikum Leipzig, Leipzig, Deutschland

Dr. med. Jana Nelson Klinik und Poliklinik für Kinderchirurgie, Universtitätsklinikum Leipzig, Leipzig, Deutschland

Prof. Dr. med. Roland Pfäffle Klinik und Poliklinik für Kinder- und Jugendmedizin, Universtitätsklinikum Leipzig, Leipzig, Deutschland

Prof. Dr. med. Tobias Piegeler Klinik und Poliklinik für Anästhesiologie und Intensivtherapie, Universtitätsklinikum Leipzig, Leipzig, Deutschland

Alexander Rost Klinik und Poliklinik für Kinderchirurgie, Universtitätsklinikum Leipzig, Leipzig, Deutschland

Jasmin Rudolph Klinik und Poliklinik für Hals-, Nasen-, Ohrenheilkunde, Universtitätsklinikum Leipzig, Leipzig, Deutschland

Dr. med. Dr. med. dent. Anna Katharina Sander Klinik und Poliklinik für Mund-, Kiefer- und Plastische Gesichtschirurgie, Universtitätsklinikum Leipzig, Leipzig, Deutschland

Dr. med. Frank-Mattias Schäfer, FEAPU Abteilung Kinderchirurgie und Kinderurologie, DIAKONEO KdöR, Klinik Hallerwiese-Cnopfsche Kinderklinik, Nürnberg, Deutschland

Dr. med. Ina Sorge Institut für Kinderradiologie, Universtitätsklinikum Leipzig, Leipzig, Deutschland

Prof. Dr. med. Dr. h.c. Maximilian Stehr, FEAPU Abteilung Kinderchirurgie und Kinderurologie, DIAKONEO KdöR, Klinik Hallerwiese-Cnopfsche Kinderklinik, Nürnberg, Deutschland

PD Dr. med. habil. Robin Wachowiak Klinik und Poliklinik für Kinderchirurgie, Universtitätsklinikum Leipzig, Leipzig, Deutschland

Dr. med. Richard Wagner Klinik und Poliklinik für Kinderchirurgie, Universtitätsklinikum Leipzig, Leipzig, Deutschland

Dr. med. Magdalena Wojan Klinik und Poliklinik für Orthopädie, Unfallchirurgie und Plastische Chirurgie, Universtitätsklinikum Leipzig, Leipzig, Deutschland

PD Dr. med. habil. Mirjana Ziemer Klinik für Dermatologie, Venerologie und Allergologie, Universtitätsklinikum Leipzig, Leipzig, Deutschland

Dr. med. Peter Zimmermann Klinik und Poliklinik für Kinderchirurgie, Universtitätsklinikum Leipzig, Leipzig, Deutschland

Allgemeine und spezielle Kinderchirurgie

Inhaltsverzeichnis

Kapitel 1   Kopf und Hals – 3
            *Steffi Mayer, Bernd Lethaus, Anna Katharina Sander,
            Matthias Krause, Jasmin Rudolph und Andreas Dietz*

Kapitel 2   Thorax und Wirbelsäule – 31
            *Steffi Mayer, Peter Zimmermann und
            Christoph-Eckhard Heyde*

Kapitel 3   Abdomen – 43
            Steffi Mayer, Ina Sorge und Martin Lacher

Kapitel 4   Kolorektale Erkrankungen, Proktologie – 73
            *Martin Lacher, Steffi Mayer, Oliver Deffaa,
            Johannes Düß und Jan-Hendrik Gosemann*

Kapitel 5   Urologie – 113
            *Steffi Mayer, Frank-Mattias Schäfer,
            Maximilian Stehr, Roland Pfäffle, Larissa Merten,
            Gabriel Götz und Robin Wachowiak*

Kapitel 6   Kindergynäkologie – 155
            *Steffi Mayer, Frank-Mattias Schäfer,
            Maximilian Stehr, Peter Zimmermann,
            Mohamed Abdel Baky Fahmy und Martin Lacher*

Kapitel 7   Haut – 173
            Steffi Mayer und Mirjana Ziemer

Kapitel 8 **Extremitäten – 201**
*Steffi Mayer, Magdalena Wojan, Jana Nelson und
Peter Zimmermann*

Kapitel 9 **Traumatologie und Notfälle – 219**
*Peter Zimmermann, Jana Nelson, Steffi Mayer,
Markus Lehner, Florian Hoffmann,
Franz Wolfgang Hirsch, Jan-Hendrik Gosemann,
Ina Sorge und Martin Lacher*

Kapitel 10 **Angeborene Fehlbildungen: Diagnose,
Therapie und Langzeitbetreuung – 261**
*Martin Lacher, Richard Wagner, Steffi Mayer,
Frank-Mattias Schäfer und Maximilian Stehr*

Kopf und Hals

Steffi Mayer, Bernd Lethaus, Anna Katharina Sander, Matthias Krause, Jasmin Rudolph und Andreas Dietz

Inhaltsverzeichnis

1.1 Kephalhämatom – 4

1.2 Ankyloglosson – 6

1.3 (Epi-)Dermoidzyste – 8

1.4 Kiemengangsanomalien – 11

1.5 Lymphadenitis colli – 15

1.6 Kraniosynostosen und lagerungsbedingte Schädeldeformitäten – 18

1.7 Abstehende Ohren (Otapostasis) – 22

1.8 Hydrozephalus – 24

Weiterführende Literatur – 28

Erkrankungen der Kopf- und Halsregion schließen eine Vielzahl von Entitäten ein und betreffen Kinder unterschiedlichsten Alters. Dazu zählen geburtstraumatische Verletzungen wie das Kephalhämatom, das Ankyloglosson des Säuglings und die angeborenen (Epi-)Dermoidzysten sowie Kiemengangsanomalien, die sich bevorzugt im Kleinkindalter manifestieren. Die Lymphadenitis colli ist eine häufige Diagnose im Kleinkindalter, wenn respiratorische Infekte vermehrt auftreten. Kraniosynostosen und zunehmend auch lagerungsbedingte Schädeldeformitäten spielen im pädiatrischen Alltag immer wieder eine Rolle und sind häufig mit einer großen Unsicherheit der Eltern verbunden. Die Otapostasis hat als leichte Form der Ohrmuscheldysplasie per se keinen Krankheitswert, kann aber bereits im Grundschulalter einen Leidensdruck erzeugen, der einen operativen Eingriff rechtfertigt. Hier kommt dem Kinder- und Jugendarzt als Vertrauensperson eine besondere Rolle zu. Die klinische Präsentation eines Hydrozephalus variiert in Abhängigkeit vom Alter des Kindes bzw. seinem Fontanellenschluss. Eine rasche Diagnose und adäquate Behandlung durch den Kinderneurochirurgen sind von Relevanz, um den Krankheitsverlauf günstig zu beeinflussen. Hier steht der Kinder- und Jugendarzt im Zentrum des interdisziplinären Teams.

1.1 Kephalhämatom

Steffi Mayer

Das **Kephalhämatom** ist eine subperiostale Einblutung, die im Rahmen der Geburt entsteht. Es tritt bei 1–2 % der vaginalen sowie 2–4 % der assistierten Geburten (Saugglocke, Zange) auf. Bei 25 % der Kephalhämatome liegt auch eine Schädelfraktur vor. Innerhalb von 1 bis 2 Monaten wird das Hämatom resorbiert. Verschiedene Komplikationen können auftreten:

▪▪ Anämie, Neugeborenenikterus
Große Kephalhämatome können mit einer Anämie einhergehen, die selten transfusionsbedürftig ist. Häufiger entsteht mit dem Abbau des eingebluteten Hämatoms ein Neugeborenenikterus, der ggf. einer Fototherapie bedarf.

▪▪ Sekundäre Infektion
Kommt es im Verlauf zu einer erneuten Größenzunahme mit schmerzhafter Rötung und Fluktuation sowie lokalen und/oder systemischen Entzündungszeichen, ist in der Regel eine sekundäre Infektion des Kephalhämatoms, häufig durch *Escherichia coli* oder *Staphylococcus aureus,* ursächlich. Schwere, teils letale Verläufe mit Meningitis, Osteomyelitis, Epiduralabszess oder subduralem Empyem sind beschrieben. Daher besteht bei Verdacht auf ein infiziertes Kephalhämatom akuter Handlungsbedarf.

▪▪ Schädeldeformität
Selten können Kephalhämatome im Verlauf verkalken und in den benachbarten Knochen inkorporiert werden. Dies lässt sich als einseitige, rundliche Prominenz palpieren. Eine spontane Resorption ist möglich. Abhängig vom Befund kann selten im Verlauf eine radiäre Kraniektomie indiziert sein.

▪ Anamnese
Risikofaktoren sind:
- **Kephalhämatom:** assistierte Geburt und/oder protrahierter Geburtsverlauf
- **sekundäre Infektion:** verzögerter Blasensprung, assistierte Geburt, Kopfhautelektroden, systemische Infektionen
- **wachsende Fraktur:** assoziierte Fraktur mit Frakturspalt ≥5 mm

Kopf und Hals

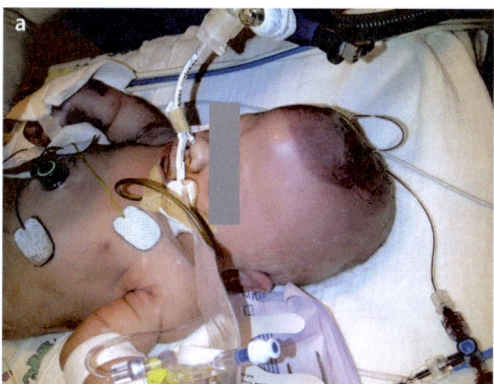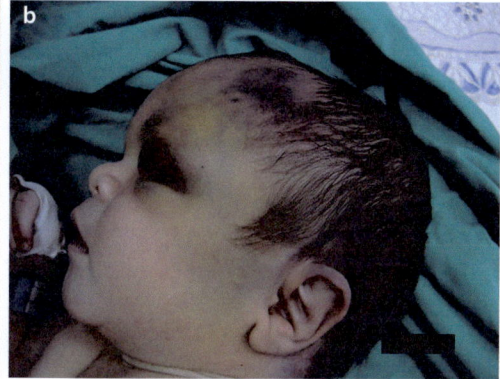

Abb. 1.1 Subgaleales Hämatom nach Vakuumextraktion (**a**) sowie nach vaginaler Geburt mit ausgeprägtem Hämatom und Ekchymosen (**b**). (Mit freundl. Genehmigung von Prof. Holger Stepan, Leipzig, und Prof. Mohamed Abdel Baky Fahmy, Kairo)

Tab. 1.1 Wichtige Differenzialdiagnosen

Differenzialdiagnosen	Symptome
Subgaleales Hämatom	Fluktuierende Schwellung zwischen Galea aponeurotica und Periost mit Zunahme des Kopfumfanges nach assistierter Geburt (Saugglocke!), die die Schädelnähte nicht als Begrenzung respektiert; neurologische Symptome möglich; **cave:** Anämie, hypovolämischer Schock, disseminierte intravasale Gerinnung und Letalität (5–23 %); Akuttherapie des hypovolämischen Schocks, Transfusion (Verlust ca. 40 ml/1 cm Zunahme des Kopfumfanges); spontane Resorption innerhalb von Wochen; ggf. Punktion bei großer Ausdehnung
Caput succedaneum (Geburtsgeschwulst)	Ödematöse, teigige Schwellung der Kopfhaut durch Stauung des Lymphabflusses bei protrahierter Geburt; respektiert die Schädelnähte nicht; spontane Resorption innerhalb von Tagen, in der Regel keine therapeutischen Maßnahmen notwendig

> Typischerweise ist das Kephalhämatom bei Geburt nicht direkt zu sehen, sondern entwickelt sich innerhalb von Stunden bzw. Tagen nach Geburt.

- **Blickdiagnosen**

Im Gegensatz zum subgalealen Hämatom (Abb. 1.1) und Caput succedaneum ist die subperiostale Schwellung beim Kephalhämatom in der Regel auf einen Kalottenknochen beschränkt. Es respektiert die Mittellinie und Schädelnähte als Begrenzung.

- **Untersuchung**
- zentral fluktuierende Schwellung (= flüssiges Hämatom) mit Randwall (= periphere Koagulation); auf eine Schädelkalotte begrenzt
- **sekundäre Infektion:** Rötung, Schwellung, Überwärmung, erneute Fluktuation; ggf. systemische Infektionszeichen (Fieber, verminderte Trinkleistung) (Tab. 1.1)

- **Prästationäre Diagnostik**
- Bilirubinmessung in der Resorptionsphase des Hämatoms (sekundäre Hyperbilirubinämie)
- ggf. Laboruntersuchung bei Verdacht auf Anämie oder Infektion
- Röntgen/MRT des Schädels bei Verdacht auf eine wachsende Fraktur

■ **Chirurgische Vorstellung**

Das Kephalhämatom bildet sich meist innerhalb von einigen Wochen zurück. Therapeutische Maßnahmen sind in der Regel nicht indiziert. Eine Punktion des Hämatoms wird nicht mehr empfohlen, da sich das bereits geronnene Blut kaum abziehen lässt und die Punktion ein Infektionsrisiko darstellt. Eine chirurgische Vorstellung ist bei kompliziertem Verlauf indiziert.

■ **Chirurgische Therapie**

Bei Infektionsverdacht erfolgen die Bestimmung der Entzündungsparameter sowie eine diagnostische Punktion zum Erregernachweis. Bei ausgedehntem Verhalt wird in gleicher Sitzung eine Entlastung durch Inzision und Drainage durchgeführt. Zudem ist eine kalkulierte intravenöse antibiotische Therapie (*Escherichia coli*, *Staphylococcus aureus*) mit Modifikation nach Antibiogramm für 1 bis 2 Wochen indiziert. Bei Verdacht auf einen komplizierten Verlauf wie Epiduralabszess oder subdurales Empyem müssen eine bildgebende Diagnostik (Ultraschall, MRT, ggf. CT) und ggf. protrahierte chirurgische Therapie erfolgen.

> **Schon gewusst?**
>
> Bei Kindern nach assistierter/protrahierter Geburt (Zangengeburt) sollte innerhalb der ersten 2 Tage alle 8 Stunden der Kopfumfang gemessen und auf Fluktuationen sowie Zeichen für einen beginnenden hypovolämischen Schock geachtet werden, um insbesondere subgaleale Blutungen rechtzeitig zu erkennen.

1.2 Ankyloglosson

Steffi Mayer

Das **Ankyloglosson** (◘ Abb. 1.2) bezeichnet eine Fixierung der Zunge am Mundboden durch ein verkürztes, verdicktes, zu straffes oder fehlinseriertes Frenulum linguae. Eine meist partielle Ankyloglossie betrifft ca. 5–10 % aller Neugeborenen, eine totale Ankyloglossie ist selten. Für signifikante Beeinträchtigungen des Stillens, der Sprach- und Kieferentwicklung sowie Zahnfehlstellungen durch eine Ankyloglossie fehlt eine fundierte Evidenz. Andererseits sollte bei Stillschwierigkeiten an ein Ankyloglosson gedacht werden. Eine eingeschränkte Zungenbeweglichkeit kann das adäquate tiefe Einsaugen der Brust verhindern und damit zu maternalen Beschwerden bzw. einer insuffizienten Stillleistung führen. Hinweisend sind häufiges, aber erschwertes Anlegen, Verschlucken und fehlende Temporalisbewegung bei der Stillmahlzeit, maternale Probleme wie wunde Mamillen, Milchstau/mangelnde Milchbildung,

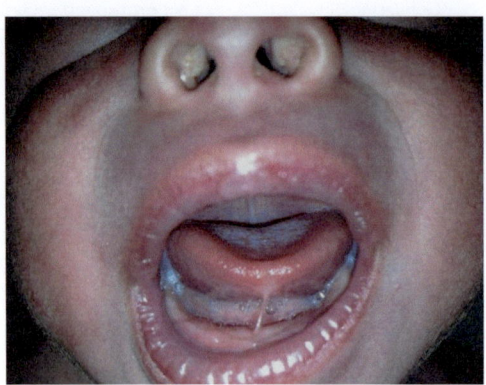

◘ **Abb. 1.2** Ankyloglosson beim Kleinkind. Derbe Fixierung der Zungenspitze und Anhebung der Zungenränder (Herzform). (Mit freundl. Genehmigung von Prof. Mohamed Abdel Baky Fahmy, Kairo)

Schmerzen und sekundärer Vasospasmus. Auch Flasche, Schnuller und Beikost bereiten dem Säugling Probleme.

- **Anamnese**
  - unruhiges Stillen, häufiges An- und Abdocken
  - Schnalz-/Klicklaute während des Stillens
  - eingeschränkte Mundöffnung
  - Gewichtsstagnation/-abnahme

- **Blickdiagnosen**

Sichtbare Einschnürung an der fixierten Zungenspitze, die Seiten der Zunge können sich heben; herzförmige Zunge beim Herausstrecken (◘ Abb. 1.2).

- **Untersuchung**
  - **Inspektion** der Mundhöhle und Zunge inklusive Gaumenform und -höhe.
  - **Überprüfung der Zungenbeweglichkeit:** Wird die untere Zahnleiste mit der Fingerspitze berührt, streckt der Säugling meist die Zunge heraus. Im Normalfall sollte die Zunge flach über die Unterlippe herausgestreckt bzw. zum oberen Gaumen bewegt werden können.

> Die Unterteilung in eine anteriore bzw. posteriore Ankyloglossie hat keine therapeutische Konsequenz und wird daher nicht mehr empfohlen.

- **Prästationäre Diagnostik**

Gegebenenfalls **submentale Sonographie** zur Darstellung des Zungenbewegungsmusters beim Saugen, Trinken und Schlucken durch einen erfahrenen Ultraschalluntersucher.

- **Chirurgische Vorstellung**

Ob das Ankyloglosson für Säuglinge eine signifikante Einschränkung darstellt, ist umstritten. Daher ist die Indikation zur operativen Intervention sehr zurückhaltend zu stellen. Jeder chirurgischen Intervention sollte immer eine Stillberatung vorausgehen.

- **Chirurgische Therapie**

Bei älteren Kindern sollte der Eingriff aufgrund des Blutungsrisikos in Kurznarkose durchgeführt werden. In den ersten 6 Lebenswochen kann das Frenulum linguae beim gestillten Säugling rasch unter Sicht und ohne Narkose durchtrennt werden (sog. Frenulotomie). Dazu wird das Frenulum mit einer Hohlsonde zum Gaumen hin gespannt und mit der Schere bzw. dem elektrischen Messer bis kurz vor dem vaskularisierten Anteil unter Schonung der Blutgefäße inzidiert.

Bei der partiellen Ankyloglossie ist eine Frenulotomie ausreichend. Eine vollständige Ankyloglossie erfordert eine Frenuloplastik (V/Y- oder Z-förmig), die eine Verlängerung des Zungenbändchens erlaubt und immer in Allgemeinanästhesie durchgeführt wird (◘ Tab. 1.2).

> **Schon gewusst?**
>
> - Zur Beurteilung der Zungenbeweglichkeit steht ein Screeningbogen zur Verfügung (sog. Hazelbaker Assessment Tool for Lingual Frenulum Function [HATLFF]).
> - Eine Cochrane-Analyse von 2017 kam lediglich zu dem Ergebnis, dass Mütter nach Frenulotomie das Stillen für sich selbst als weniger schmerzhaft empfanden. **Das kindliche Stillen blieb unverändert.** Eine randomisiert kontrollierte Studie in Großbritannien, die den Stillerfolg 3 Monate nach einer Frenulotomie vs. Sham-Operation bei einer Ankyloglossie und Stillproblemen vergleicht, soll zukünftig Klarheit bringen (sog. FROSTTIE Trial: A randomised controlled trial of FRenotomy Or breastfeeding Support for babies with Tongue-TIE).

Tab. 1.2 Komplikationen

Komplikation	Symptome	Management
Sublinguales Hämatom	Einblutung der Zunge	Meist spontanes Sistieren; ggf. Koagulation in Narkose
Insuffiziente Spaltung	Rezidiv	Ggf. erneute Spaltung bei signifikanter Beeinträchtigung
Vernarbung	Narbiger Strang, Lispeln, Spätrezidiv	Ggf. erneute Spaltung bei signifikanter Beeinträchtigung
Verletzung der Ausführungsgänge der Glandula sublingualis	Ausbildung einer Retentionszyste am Zungengrund (Ranula); Schluck-, Sprech-, Atembeschwerden	Marsupialisation der Zyste mit Erweiterung des Ausführungsganges, ggf. Exstirpation der Glandula sublingualis

- Eine tatsächliche Beeinträchtigung der Sprachentwicklung der sog. Zungenspitzenlaute (d, t, l, n, s) durch ein verkürztes Zungenbändchen wird durch die Deutsche Gesellschaft für Phoniatrie und Pädaudiologie (DGPP) als **sehr gering** eingeschätzt.

1.3 (Epi-)Dermoidzyste

Steffi Mayer

Diese subkutan gelegenen Zysten entstehen durch versprengtes ektodermales Gewebe beim Kleinkind. Epidermoide enthalten desquamierte Plattenepithelien, Dermoide zusätzlich Hautanhangsgebilde. Meist kommt es zu einer Ausdünnung des darunterliegenden Knochens (sog. Usuren). Durch eine Infektion kann es zur Abszedierung kommen.

- **Anamnese**

Langsam **größenprogrediente** Raumforderung (Retention von Talg und Zelldetritus) an typischer Lokalisation, der lateralen Augenbraue und des behaarten Kopfs (◘ Abb. 1.3c), in der Mittellinie zwischen Glabella (◘ Abb. 1.3a) und Nasenspitze (frontal), submental, an Jugulum (◘ Abb. 1.3b) oder Sternum, bzw. an der ehemaligen kleinen Fontanelle (okzipital).

- **Untersuchung**

Schmerzlose, subkutan gelegene Zyste; weich, elastisch, gelegentlich derb, darüberliegende Haut verschieblich (◘ Tab. 1.3).

- **Prästationäre Diagnostik**
  - bei unklarem Befund ggf. **Sonographie** lokal: Es zeigen sich Usuren des darunterliegenden Knochens sowie ein zentrales Gefäß
  - **Sonographie und ggf. MRT bei frontaler/okzipitaler Lage zum Ausschluss von Mittellinientumoren** bzw. zur Beurteilung einer möglicherweise engen Lagebeziehung zum darunterliegenden venösen Sinus.

- **Chirurgische Vorstellung**

Bei Verdacht auf eine (Epi-)Dermoidzyste ist eine chirurgische Vorstellung notwendig. Aufgrund der progredienten Größenzunahme sowie Infektionsgefahr besteht die **Indikation zur Exzision** (◘ Abb. 1.3d). Diese kann bei typischer Lage (laterale Augenbraue) in der Regel ambulant erfolgen.

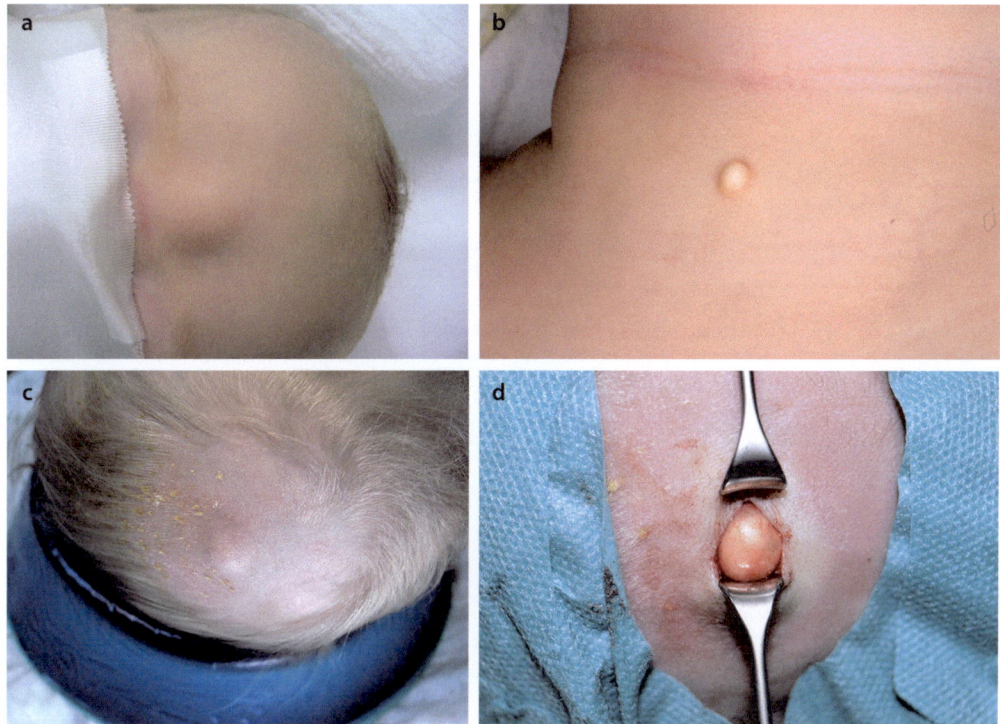

Abb. 1.3 Typische Lokalisationen von (Epi-)Dermoidzysten an der Glabella (**a**), oberhalb des Jugulums (**b**) sowie am behaarten Kopf (**c**), welche sich intraoperativ als bekapselte, mit Talg und Zelldetritus gefüllte Struktur darstellen (**d**). (Bildarchiv UKL)

Tab. 1.3 Wichtige Differenzialdiagnosen

Differenzialdiagnosen	Symptome
Pilomatrixom (Abb. 1.4a)	Von Haarfollikeln ausgehende, gutartige, mobile, harte bis höckrige Raumforderung (kalzifiziert); Exzision inklusive der beteiligten Haut (intra- und subkutane Lage!)
Granuloma pyogenicum (Abb. 1.4b)	Hellroter, blutungsbereiter, kapillärer Tumor z. B. nach lokalem Trauma oder Irritation; akut Blutstillung mit Kompressionsverband, ggf. Hämostyptikum oder lokale Applikation von Nasentropfen (Vasokonstriktion!); Exzision im Verlauf
Atherom (Abb. 1.4c)	Versprengung von Epithelzellen in die Dermis durch Mikrotraumen führt zu einer subkutanen Akkumulation von Hautabschilferungen; typische Lokalisation: Kopf, Hals, Brust, Rücken; gut abgrenzbar, fest, verschieblich; Exstirpation

- **Chirurgische Therapie**

Nach Inzision über der Raumforderung im Spaltlinienverlauf erfolgen die Exstirpation in toto, möglichst ohne Eröffnung der meist vorhandenen zarten Kapsel sowie die Koagulation des zentralen Gefäßes.

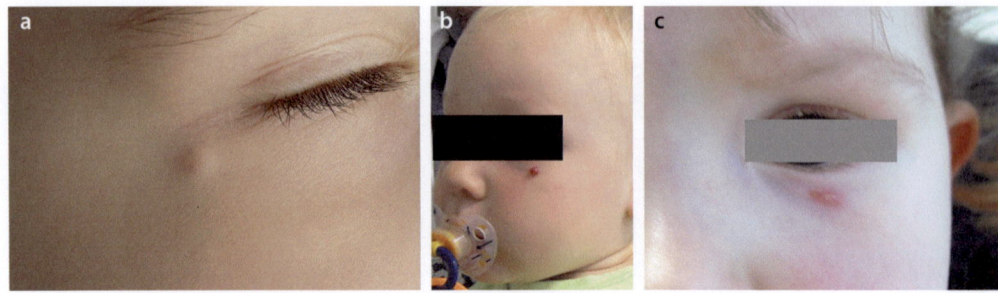

◘ **Abb. 1.4** Zu den Differenzialdiagnosen der (Epi-)Dermoidzysten gehören das intra- und subkutane, derb-knotige Pilomatrixom (**a**), das hochrote, blutungsbereite Granuloma pyogenicum (**b**) sowie das subkutan gelegene, gut abgrenzbare Atherom (**c**). (Bildarchiv UKL)

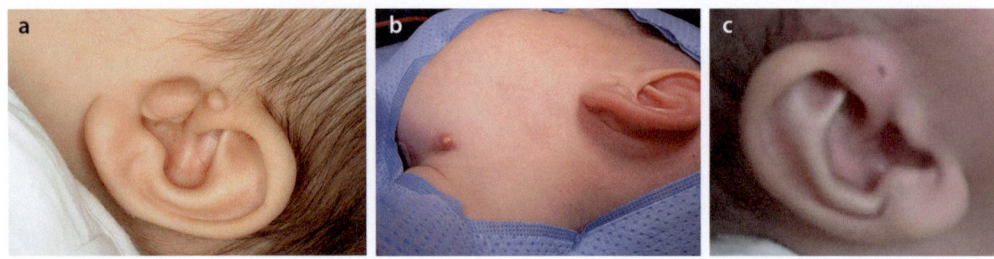

◘ **Abb. 1.5** Ohranhängsel können einzeln oder multipel, schmal- oder breitbasig, von präaurikulär (**a**) bis zum lateralen Hals (**b**) auftreten. Präaurikuläre Fisteln hingegen finden sich kranial am Ansatz der Ohrhelix (**c**). (Bildarchiv UKL. Mit freundl. Genehmigung von Prof. Mohamed Abdel Baky Fahmy, Kairo)

◘ **Tab. 1.4** Komplikationen

Komplikation	Symptome	Management
Nachblutung	Hämatom, Nachblutung	Kompressionsverband, selten Re-Operation und Blutstillung
Rezidiv	Erneute Füllung der Zyste nach inkompletter Entfernung	Re-Operation

Das entnommene Präparat wird zur histopathologischen Untersuchung versandt (◘ Tab. 1.4).

> **Schon gewusst?**
>
> – Bei Zysten der Medianebene (Glabella bis Nasenspitze bzw. ehemalige kleine Fontanelle) müssen neurale Spaltbildungen (Meningozele) bzw. Sanduhrdermoide, die sich ins Schädelinnere fortsetzen, mittels Sonographie bzw. MRT ausgeschlossen werden. Es besteht die Gefahr einer aszendierenden Infektion (Meningitis, Enzephalitis).
> – Liegt das Dermoid hinter dem Nasenbein, zeigt es sich lediglich als kongenitale Fistel des Nasenrückens.

- 65 % aller Patienten mit einer familiären adenomatösen Polypose (Gardner-Syndrom) weisen multiple (Epi-)Dermoidzysten an Kopf und Extremitäten auf.
- (Epi-)Dermoidzysten **bilden sich nie spontan zurück** und destruieren den Knochen durch verdrängendes Wachstum.
- Es besteht häufig eine Lagebeziehung zu den venösen Sinus des Gehirns.

1.4 Kiemengangsanomalien

Steffi Mayer

Bei der Entwicklung des Vorderdarms werden 6 Schlund- oder Kiemenbögen angelegt, die jeweils eine Knorpelspange, eine Arterie und einen Nerv sowie Muskeln enthalten. Auf der Innenseite werden diese Schlundbögen durch Schlundtaschen (Endoderm), auf der Außenseite durch Schlundfurchen (Ektoderm) eingestülpt. Die Schilddrüse entsteht ebenfalls aus dem Schlunddarm und wandert über das Foramen caecum nach kaudal auf die Trachea, wobei sie über den Ductus thyreoglossus mit der Zunge verbunden bleibt. Bei Persistenz des Ductus thyreoglossus bildet sich eine mediane Halszyste. Bei ausbleibendem Deszensus verbleibt eine Zungenschilddrüse.

Branchiogene Malformationen

Die Störung der Entwicklung des Schlund- oder Kiemenbogenapparates führt zu sog. branchiogenen Malformationen, die sich als Zysten, Fisteln, Sinus oder knorpelige Anhängsel manifestieren (◘ Tab. 1.5). Nicht selten sind sie mit weiteren Fehlbildungen assoziiert.

Anamnese

Je nach Manifestation finden sich prall-elastische Schwellungen, derbe Knorpel oder Fistelöffnungen an den typischen Lokalisationen: präaurikulär, am Vorderrand des M. sternocleidomastoideus oder in der Medianlinie am Hals. Knorpel und Fisteln sind in der Regel bereits bei Geburt nachweisbar, während sich zystische Veränderungen zumeist im Kleinkind- bis Schulalter manifestieren. Nicht selten wird die Diagnose im Rahmen einer akuten Infektion gestellt. Dann finden sich lokale und ggf. systemische Entzündungszeichen (◘ Tab. 1.6).

Prästationäre Diagnostik
- **Sonographie des Lokalbefundes**
- **Verdacht auf Infektion:** Abszedierung?
- **präaurikuläre Veränderungen:** Sonographie der Nieren, da diese Veränderungen mit einer Nierendysplasie/-agenesie einhergehen können; ggf. Hörprüfung
- **mediane Halszyste (präoperativ):** Sonographie der Schilddrüse zum Ausschluss Zungenschilddrüse (1,5 %)

Chirurgische Vorstellung

Bei Kiemengangsanomalien ist aus kosmetischen Gründen (Ohranhängsel) sowie der Prävention von Infektionen und einer seltenen malignen Entartung (mediane Halszyste) die Indikation zur operativen Entfernung gegeben. Diese nicht selten komplexen Eingriffe sollten möglichst vor Auftreten einer Infektion durchgeführt werden, um eine Entfernung in toto zu ermöglichen und damit die Gefahr eines Rezidivs zu minimieren. Post infectionem ist der intraoperative Situs häufig unübersichtlich.

Chirurgische Therapie
Akute Infektion

Bei einer akuten Infektion erfolgt eine antibiotische Therapie. Kommt es zur Abszedierung, werden eine Abszessspaltung und Drainage (Vessel-Loop) notwendig. Auf eine primäre Exzision muss verzichtet werden. Diese wird zeitnah nach Abklingen der Infektion im infektfreien Intervall unter Antibiotikaschutz durchgeführt.

Tab. 1.5 Branchiogene Malformationen

	Ursprung	Blickdiagnose, Untersuchung	Besonderheiten	Abb.
Ohranhängsel	Fehldifferenzierung des 1. Kiemenbogens	Uni-/bilateral, einzeln/multipel, breitbasig/gestielt, harter/weicher Knorpel, Vellushaare; ventral des normalen äußeren Ohres, gelegentlich im Bereich der Mandibula oder des lateralen Halses	Nierenfehlbildungen, Goldenhar-Syndrom	1.5a, b
Präaurikuläre Zyste/Fistel	Fusionsstörung des 1. und 2. Kiemenbogens	Meist bilateral, blind endend, am kranialen Ansatz der Ohrhelix	Nierenfehlbildungen, Goldenhar-Syndrom Cave intraoperativ: N. facialis	1.5c
Choristom	Branchiogene Überschussmissbildungen	Knorpelhaltige Hautanhängsel, unterer M. sternocleidomastoideus		1.6a
Branchiogene Fistel	Residuen der Kiemenspalten	Unterer Vorderrand M. sternocleidomastoideus; blind endend; meist unilateral; häufig schleimige Sekretion	Branchiookulorenales(BOR)-Syndrom	1.6b
Laterale Halszyste	Fehlbildung des 2. Kiemenbogens	Oberer Vorderrand M. sternocleidomastoideus; 10 % bilateral	Cave intraoperativ: N. facialis	1.6c
Mediane Halszyste	Persistenz des Ductus thyreoglossus	Medianlinie Hals, Aufwärtsbewegung beim Schlucken bzw. Zunge herausstrecken	Infektion (orale Keime über Zunge) Entartung (papilläres Schilddrüsenkarzinom)	1.7a–e

Kopf und Hals

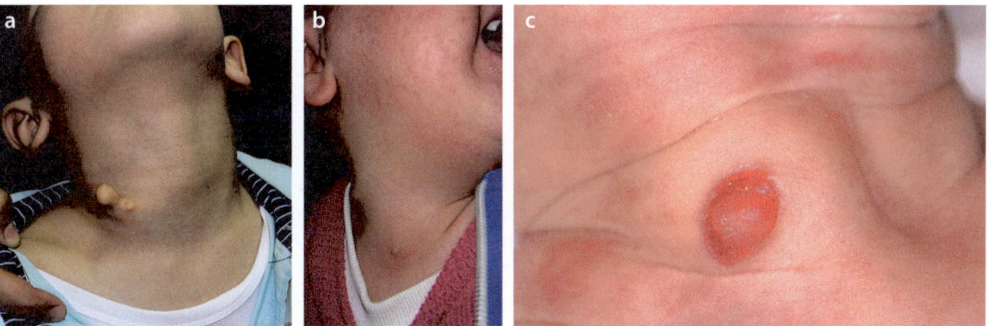

◻ **Abb. 1.6** Am lateralen Hals entlang der Vorderkante des M. sternocleidomastoideus finden sich Choristome (sog. Überschussmissbildungen; **a**), branchiogene Fisteln (**b**) und laterale Halszysten (**c**). (Bildarchiv UKL. Mit freundl. Genehmigung von Prof. Mohamed Abdel Baky Fahmy, Kairo)

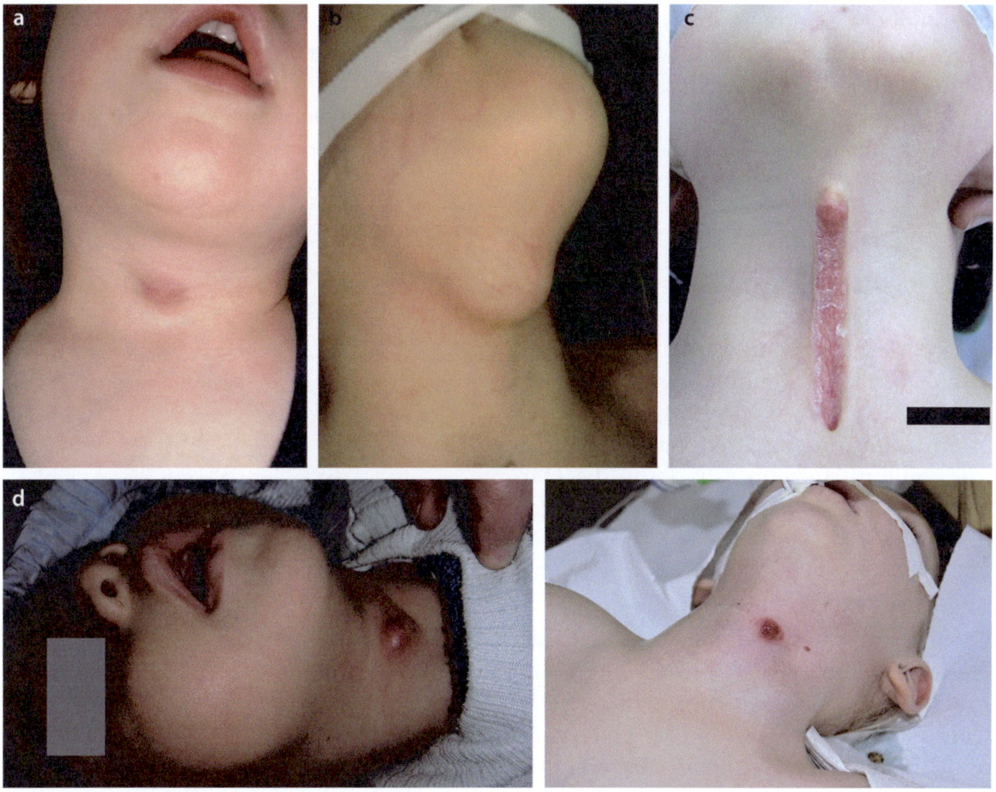

◻ **Abb. 1.7** Residuen des Ductus thyreoglossus finden sich in unterschiedlicher Ausprägung immer in der Medianlinie als Zyste (**a**, **b**) oder Fistel (**c**). Infektionen (**d**) und Rezidive (**e**) sind häufig. (Bildarchiv UKL. Mit freundl. Genehmigung von Prof. Mohamed Abdel Baky Fahmy, Kairo, und Prof. Oliver Münsterer, München)

Tab. 1.6 Wichtige Differenzialdiagnosen

Differenzialdiagnosen	Symptome
Lymphangiom, vaskuläre Malformation	Meist diffuse, unscharf begrenzte Schwellung des Halses, oft variable Füllungszustände
(Epi-)Dermoid	Prall-elastische Schwellung, Lage in der Mittellinie am Hals möglich, jedoch fehlende Aufwärtsbewegung beim Schlucken/Zunge herausstrecken (DD: mediane Halszyste); fehlende Lagebeziehung zum M. sternocleidomastoideus bei lateraler Lage
Lymphknotenschwellung	Weich, verschieblich, meist passager, typische Lokalisation: submandibulär, zervikal ventral, selten dorsal (cave: Malignität) des M. sternocleidomastoideus

▪▪ Ohranhängsel

Ovaläre Umschneidung der Basis und Mobilisation des Knorpelgrundes mit anschließender Entfernung des Haut-Knorpel-Präparates in toto. Hautverschluss.

> Bei der Präparation ist auf die Schonung des N. facialis zu achten.

▪▪ Fisteln, Sinus, Zysten

Nach ovalärer Umschneidung des Fistelgangs bzw. Inzision auf Zystenniveau wird der gesamte Fistelgang in Kenntnis der zugrunde liegenden Anatomie ggf. unter Zuhilfenahme von Kletterinzisionen (sog. „step ladder incisions") dargestellt und in toto entfernt. Intraoperativ kann die Darstellung des Fistelganges mit Methylenblau hilfreich sein.

▪▪ Mediane Halszyste

Die operative Behandlung der medianen Halszyste wurde in den 1920er-Jahren von Prof. Walter Ellis Sistrunk (1880–1933), Chirurg an der Mayo Clinic der Universität of Minnesota, revolutioniert. Er erkannte den Zusammenhang zum Ductus thyreoglossus und etablierte die Entfernung der Zyste bzw. des Sinus mit Resektion des rudimentären Ductus thyreoglossus bis zum Zungengrund unter **Mitnahme des zentralen Drittels des Zungenbeins.** Damit konnte eine Vielzahl an Rezidiven verhindert werden. **Es ist ein Kunstfehler, bei der Operation das mediane Zungenbein zu belassen!** (◘ Tab. 1.7).

> **Schon gewusst?**
>
> – Offene Verbindungen zwischen Schlundtaschen und Schlundfurchen bilden beim Fisch die Kiemen, daher der Begriff „Kiemengangsanomalien".
> – Das DiGeorge-Syndrom (▶ Mikrodeletion 22q11.2) beruht auf einem Entwicklungsdefekt der 3. und 4. Schlundtasche und des 4. Kiemenbogens, was in einer Fehlbildung von Thymus, Nebenschilddrüsen und herznahen Gefäßen resultiert.
> – Neuerdings wird angenommen, dass es sich bei der lateralen Halszyste nicht um ein Residuum des Sinus cervicalis, sondern um einen durch heterotope Epitheleinschlüsse aus der Tonsilla palatina zystisch veränderten Halslymphknoten handelt (sog. tonsillogene Lymphknotenerkrankung).

Kopf und Hals

Tab. 1.7 Komplikationen

Komplikation	Symptome	Management
Rezidiv (<7 %)	Erneute Schwellung oder lokale Entzündungsreaktion v.a. bei Ersteingriff post infectionem sowie durch Belassen des Zungenbeins bei Resektion einer medianen Halszyste (50 %)	Re-OP; Sistrunk-OP bei medianer Halszyste
Verletzung Nn. vagus, hypoglossus, accessorius, recurrens (2. Bogen)	Entsprechend dem Versorgungsgebiet	Ggf. Versuch der Rekonstruktion
Verletzung N. facialis (1. Bogen)	Entsprechend dem Versorgungsgebiet	Ggf. Versuch der Rekonstruktion

1.5 Lymphadenitis colli

Steffi Mayer

Zervikale Lymphknotenschwellungen treten im Kindesalter häufig auf (Tab. 1.8). Gemäß der AWMF-Leitlinie „Lymphknotenvergrößerung" (AWMF 025_020) der Gesellschaft für Pädiatrische Onkologie und Hämatologie (GPOH) sind weiche, verschiebliche und indolente Lymphknoten bis 1 cm bzw. am Kieferwinkel bis 1,5–2 cm Größe ohne Entzündungsreaktion bis in das frühe Schulalter typisch. Lymphknotenschwellungen können infektiöse, maligne, lymphoproliferative, immunologische und Stoffwechselerkrankungen sowie Medikamenteneinnahmen zugrunde liegen. Die differenzialdiagnostische Abklärung ist eine Domäne der Pädiatrie.

Tab. 1.8 Häufige Ursachen der zervikalen Lymphknotenschwellung

	Zervikale Lymphadenopathie	Lymphadenitis colli	MOTT-Infektion
Erreger	Meist viral (z. B. EBV, CMV, Adeno-, Coxsackieviren)	Häufig *Staphylococcus aureus, Streptococcus pyogenes*	*Mycobacterium avium*
Anamnese	Infekt der oberen Luftwege	Akut nach banalem Infekt; häufig Fieber	Subakut; Größenzunahme über 2 bis 3 Wochen; oft guter Allgemeinzustand, kaum Schmerzen
Lokalisation	Meist bilateral, ggf. generalisiert	Meist unilateral, submental (50–60 %), zervikal (25–30 %)	Meist unilateral, submandibulär/präaurikulär
Untersuchung	Wenig schmerzhaft, verschieblich, teigig, mäßig vergrößert	Stark (druck)schmerzhaft, nicht verschieblich, stark vergrößert, Rötung, Überwärmung; Fluktuation bei Abszedierung	Rötung, ggf. Fluktuation ohne Abszedierung (vgl. Sonographie!)
Therapie	Keine	Inzision und Drainage bei Abszedierung	Exstirpation in toto

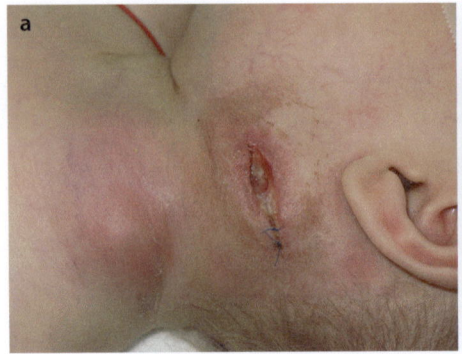
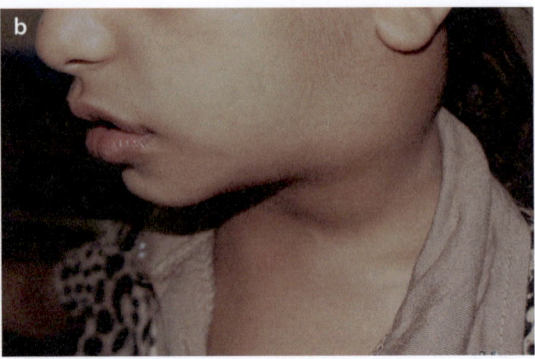

Abb. 1.8 Abszedierende Lymphadenitis colli mit Zustand nach Inzision und Drainage submental sowie einem zweiten abszedierten Lymphknoten supraklavikulär (hier: Erstmanifestation einer septischen Granulomatose) (a). Im Vergleich dazu submandibuläre Lymphknotenschwellung ohne ausgeprägte Entzündungsreaktion bei MOTT-Infektion (b). (Bildarchiv UKL. Mit freundl. Genehmigung von Prof. Mohamed Abdel Baky Fahmy, Kairo)

Chirurgischer Interventionsbedarf besteht bei entzündlichen Lymphadenopathien mit Abszedierung (Abb. 1.8a), die sich meist im Rahmen von banalen Infekten manifestieren. Staphylokokken und Streptokokken sind wichtige Erreger. Davon abzugrenzen sind Infektionen durch atypische Mykobakterien (sog. „mycobacteria other than tuberculosis" [MOTT]), die häufig rezidivierende Entzündungen bei gutem Allgemeinzustand verursachen (Abb. 1.8b).

- **Anamnese**
- Tierkontakt (Katzen, Nagetiere, Insekten-, Zeckenstiche), Reiseanamnese, chronische Erkrankungen
- Begleitsymptome (z. B. Knochen-, Weichteilbeteiligung, neurologische Symptome)
- B-Symptomatik

- **Untersuchung**
- lokale Eintrittspforte inklusive Zahnstatus, Tonsillen, Hautläsionen, Tierbisse, -stiche
- Schmerzen, Erythem, Hautveränderungen
- Splenomegalie?
- weitere vergrößerte Lymphknoten?

- **Prästationäre Diagnostik**
- **Sonographie des Lokalbefundes:** Größe, Ausdehnung und Struktur des Lymphknotens, Umgebungsbeziehung, Abszedierung (Abb. 1.9)
- **Labor** (Blutbild, CRP, ggf. BSG)
- **ggf. weiterführende Diagnostik** (MOTT)

- **Chirurgische Vorstellung**
Bei Verdacht auf eine Lymphadenitis colli mit (beginnender) Abszedierung sowie bei Verdacht auf eine MOTT-Infektion ist die chirurgische Vorstellung indiziert.

- **Chirurgische Therapie**
- - **Abszedierende Lymphadenitis colli**
Eine initiale antibiotische Therapie verzögert die Abszedierung und damit die meist definitive operative Therapie und ist bei typischer Anamnese und Befund nicht indiziert. Kommt es zur Einschmelzung mit **Fluktuation (klinische Diagnose),** erfolgen die Inzision, Spülung und Drainageneinlage zur Entlastung des Abszesses. Günstig erweist sich die Einlage eines sog. Vessel-Loops, einer Gummifadendrainage, der durch eine Inzision mit Gegeninzision gezogen und extrakorporal verknotet wird. Nach Entlastung des Abszesses fühlen sich die Kinder meist rasch besser. Eine antibiotische Therapie ist nicht indiziert.

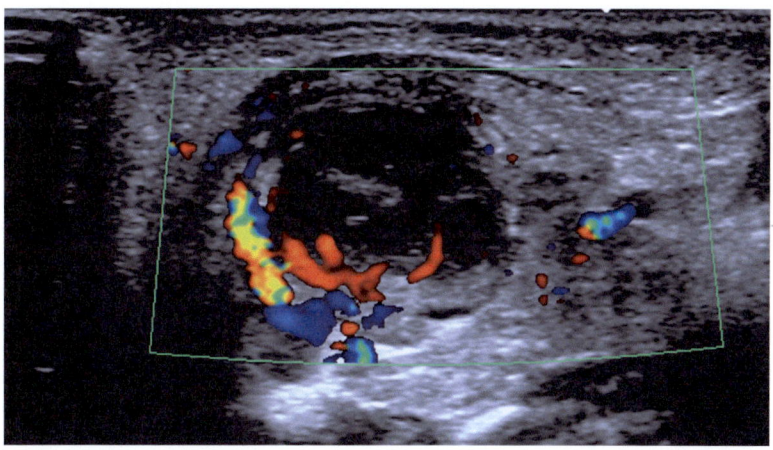

Abb. 1.9 Sonographie eines Lymphknotenabszesses links zervikal: Die Lymphknotenstruktur ist aufgehoben. Es stellt sich eine zentral echoarme und nicht perfundierte Raumforderung mit randständiger Hyperperfusion dar. (Mit freundl. Genehmigung von Dr. med. Ina Sorge, Leipzig)

MOTT-Infektion

Im Gegensatz zu bakteriellen Lymphknotenabszessen mit Entleerung von massiv Pus bei Inzision finden sich bei MOTT-Abszessen eine ausgeprägte Inflammation des umgebenden Gewebes und zentral verkäsende Nekrosen, aber **kaum Pus**. Eine **Probenentnahme zur pathologischen bzw. mikrobiologischen Untersuchung** kann die Verdachtsdiagnose bestätigen.

Zur Vermeidung wiederholter Rezidive ist eine **vollständige Exstirpation des betroffenen Lymphknotens** anzustreben, eine Abszessspaltung bzw. Kürettage ist nicht ausreichend. Gelingt diese, kann auf eine tuberkulostatische Therapie verzichtet werden. Ist bei ausgedehntem Befall die Entfernung in toto nicht möglich, erfolgt ein Debulking mit anschließender tuberkulostatischer Therapie für 4 bis 6 Wochen. Gegebenenfalls werden weiterhin vergrößerte Lymphknoten im Verlauf exzidiert.

Postoperative Betreuung

- Lokale Feuchtverbände mit polyhexanidhaltigen Lösungen können die perifokale Zellulitis reduzieren und haben zudem einen kühlenden Effekt.
- Der Vessel-Loop kann nach 1 Woche vom Kinder- und Jugendarzt problemlos entfernt werden. Nachfolgend wird die sekundäre Wundheilung abgewartet. Die Wunde sollte auf keinen Fall verschlossen werden (Rezidivgefahr) (Tab. 1.9).

> **Schon gewusst?**
>
> - Pusteln im Drainagegebiet können hinweisend auf eine Katzenkratzkrankheit (Bartonellose) sein.
> - Tastbare supraklavikuläre Lymphknoten sind immer suspekt und bedürfen einer weiteren Abklärung inklusive Röntgen des Thorax zum Ausschluss mediastinaler Raumforderungen/Lymphknoten und ggf. einer Schnittbildgebung (MRT).
> - In einem systematischen Review mit 2687 Kindern waren maligne Erkrankungen (v. a. Non-Hodgkin-Lymphom) mit 5 % die dritthäufigste Ursache für unspezifische Lymphknotenschwellungen nach reaktiven Hyperplasien (68 %) oder EBV-Infektion (9 %).

◻ **Tab. 1.9** Komplikationen

Komplikation	Symptome	Management
Verletzung des Ramus marginalis des N. facialis bei submentaler bzw. submandibulärer Abszessspaltung	Beeinträchtigung der Unterlippenmimik (Unterlippe zur gesunden Seite verzogen)	Rehabilitation, ggf. operative Korrektur (HNO)
Rezidiv	Erneute Größenzunahme bei unzureichender Spaltung	Inzision und Drainage bei Fluktuation; Abstrich und Biopsie zur histopathologischen und mikrobiologischen Untersuchung (u. a. MOTT-Infektion, Brucellose, Tularämie)

1.6 Kraniosynostosen und lagerungsbedingte Schädeldeformitäten

Bernd Lethaus, Anna Katharina Sander und Matthias Krause

Unter Kraniosynostosen versteht man den verfrühten Verschluss einer oder mehrerer Schädelnähte, die im wachsenden Schädel normalerweise ausreichend Platz für das sich schnell entwickelnde Gehirn gewährleisten. Die möglichen Folgen bei ausbleibender Therapie umfassen unter anderem intrakranielle Drucksteigerung mit Einengung des Gehirns, Liquorzirkulationsstörung, irreversible neurologische Funktionsstörungen, Entwicklungsverzögerung und auch Sehstörungen. Eine frühzeitige Diagnosestellung und Therapieplanung sind somit essenziell.

In ungefähr 8 % der Fälle liegen syndromale oder familiäre Formen vor, die meist auf autosomal-dominant vererbte Mutationen des Fibroblasten-Wachstumsfaktor-Rezeptors zurückzuführen sind; in den übrigen Fällen handelt es sich um isolierte spontane Defekte.

> Entscheidend ist v. a. die Abgrenzung von lagebedingten Schädeldeformitäten (lagebedingte Plagiozephalie), die keine Operationsindikation darstellen.

- **Anamnese**
  - **Familienanamnese:** Syndrome, Schädeldeformitäten, pränatale Teratogenexposition, Schwangerschaftskomplikationen (Mehrlingsschwangerschaften, Oligohydramnion, abnorme intrauterine Lage etc.)
  - bisherige Entwicklung, Dysphagie verursacht durch Mittelgesichtsfehlbildung, hohen Gaumen oder evtl. Spaltbildung
  - übliche Liegeposition („Lieblingsseite")

- **Untersuchung**
  - Schädelform in allen Dimensionen und Vermessung des Kopfumfangs zur Berechnung des **zephalischen Index** (Verhältnis von maximaler Breite zu maximaler Länge des Schädels)
  - aufgeworfene Suturen, prominente Blutgefäße des Skalps, Größe/Form/Spannung der Fontanellen
  - Dysmorphien im Gesichtsbereich (Asymmetrien, Mittelgesichtshypoplasie, Hyper-/Hypotelorismus, Position/Größe/Form der Ohren)
  - Begleitsymptome, die auf ein Syndrom hinweisen, z. B. breite Daumen in Varusstellung (sog. Pfeiffer-Syndrom), Syndaktylie (sog. Apert-Syndrom)
  - gesicherte Atemwege (mögliche Dyspnoe z. B. bei Kieferrücklage)?

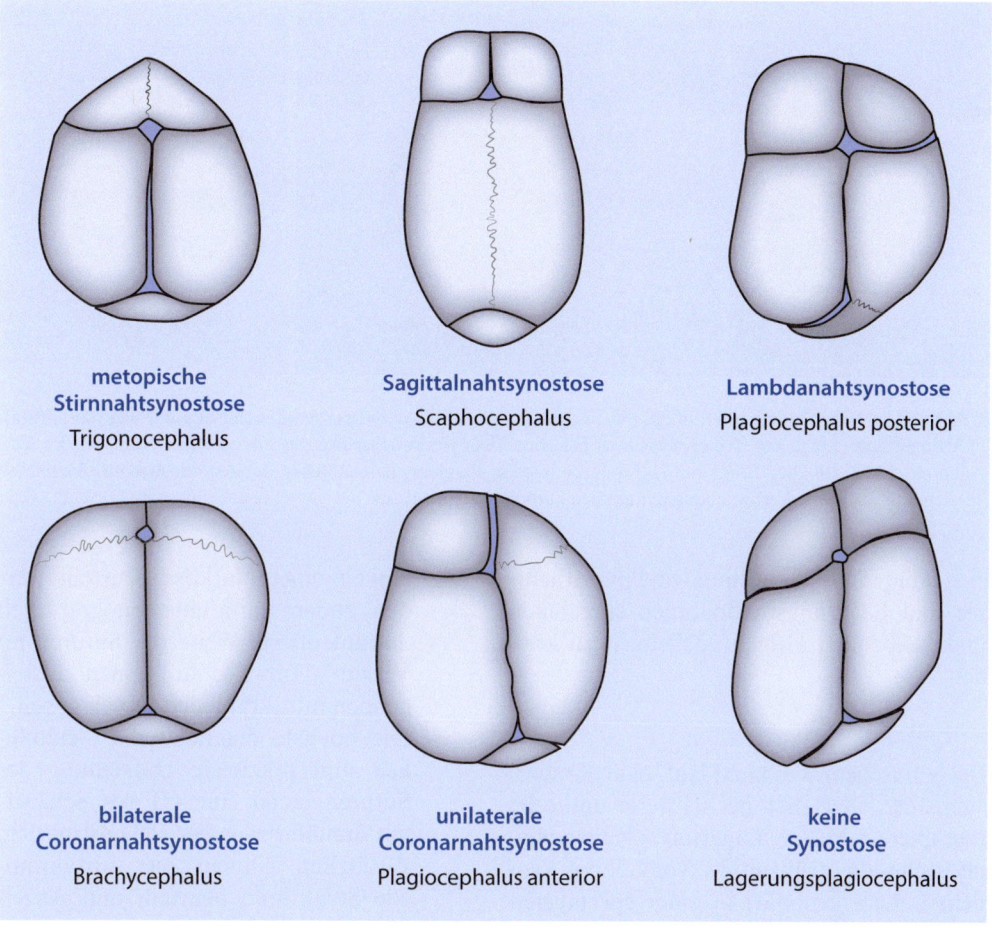

Abb. 1.10 Unterschiedliche Lokalisation der frühzeitigen Schädelnahtverknöcherungen mit den konsekutiven Schädelformen. (Adaptiert nach Buchanan et al. 2017; mit freundl. Genehmigung von © Dove Medical Press Ltd 2017)

- **ophthalmologische Mitbeurteilung:** Fundoskopie mit Frage nach Papillenödem als Frühsymptom eines erhöhten intrakraniellen Drucks (maximal 20 % positiv)

> Das äußere Erscheinungsbild resultiert aus dem gehemmten Knochenwachstum senkrecht zur befallenen Naht und der verstärkten Ausdehnung parallel zur befallenen Naht.

■ **Blickdiagnosen**
Bei ausreichender klinischer Erfahrung mit den charakteristischen Schädelformen können die verschiedenen Kraniosynostosen voneinander und von lagebedingten Deformitäten unterschieden werden (◘ Abb. 1.10 und 1.11a, b).

■ **Wichtige Differenzialdiagnosen**
Einer persistierenden Schädeldeformität beim Säugling kann eine Kraniosynostose oder eine lagebedingte Deformität (Lagerungsplagiozephalus) zugrunde liegen (◘ Abb. 1.11c). Für den behandelnden Pädiater ist diese Differenzierung wichtig, um

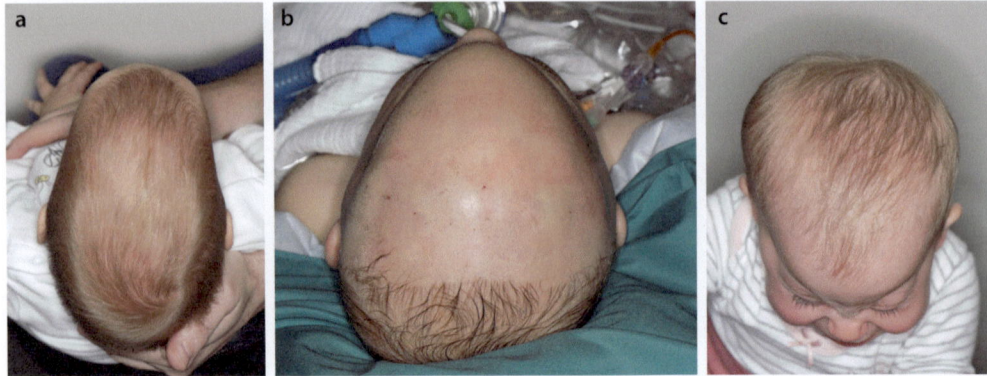

Abb. 1.11 Vier Monate alter Junge mit Skaphozephalus bei vorzeitiger Verknöcherung der Sagittalnaht (**a**), 13 Monate alter Junge mit Trigonozephalus bei vorzeitiger Verknöcherung der metopischen Naht (**b**). Im Vergleich ein 5 Monate alter Junge mit lagerungsbedingtem Plagiozephalus. Neben der Asymmetrie im okzipitalen Bereich fällt auch eine Verschiebung der axialen Ohrsymmetrie auf (**c**)

eine adäquate Behandlung wie Physiotherapie und Lagerungsmaßnahmen einzuleiten und bleibenden Folgen vorbeugen zu können.

- **Chirurgische Vorstellung**

Bei klinischem Verdacht auf eine Kraniosynostose, aber auch bei schwerer und/oder therapierefraktärer Lagerungsplagiozephalie sollte die frühzeitige Vorstellung (vor dem 6. Lebensmonat) in einer spezialisierten Klinik zur Planung des weiteren Prozedere erfolgen.

- **Prästationäre Diagnostik**
- Essentiell ist ein **neuropädiatrisches Assessment,** um mögliche neurologische Funktionsstörungen und die psychomotorische Entwicklung zu erfassen.
- Die zur Verfügung stehenden **bildgebenden Verfahren** sollten abhängig von der Wahrscheinlichkeit der Diagnose, der angedachten Therapie und den mit ihnen verbundenen Vor- und Nachteilen eingesetzt werden.
    - Bei initialen Zweifeln an der klinischen Diagnose sollte zunächst eine **sonographische Darstellung** erfolgen. Der Zustand der Suturen kann hier ohne Strahlenbelastung und Notwendigkeit einer Narkose beurteilt werden, zudem kann eine sonographisch dokumentierte Weite der Suturen im Verlauf Hinweise auf einen ansteigenden intrakraniellen Druck geben.
    - Die höchste diagnostische Genauigkeit und präziseste Darstellung der Suturen bietet eine **CT des Schädels mit dreidimensionaler Rekonstruktion.** Zusätzlich können hier intrakranielle Strukturen beurteilt und Anzeichen für einen erhöhten intrakraniellen Druck festgestellt werden (beispielsweise eine Ventrikulomegalie). Aufgrund der erhöhten Strahlenbelastung muss die rechtfertigende Indikation sorgfältig gestellt werden. Vor allem bei komplexeren Krankheitsbildern kann die CT zur Operationsplanung unerlässlich sein.
    - Eine **MRT** hingegen erlaubt eine exzellente Beurteilung der zerebralen Strukturen, kann im Vergleich zur CT die Suturen aber nicht adäquat abbilden und kommt daher v. a. bei Patienten zum Einsatz, bei denen in der CT zerebrale Anomalitäten aufgefallen sind. Neuere MRT-Techniken (sog. „GRASE imaging") könn-

Kopf und Hals

ten zukünftig die Diagnosestellung in der MRT ermöglichen.
- Wenn der Verdacht auf eine syndromale Symptomatik besteht, ist eine **genetische Testung** auf häufig betroffene Gensequenzen (u. a. FGRF2, FGRF3, TWIST, MSX2) indiziert.

- **Chirurgische Therapie**

Die Symptomatik ist abhängig von Lokalisation, Zeitpunkt des Nahtverschlusses und Anzahl der betroffenen Schädelnähte. Somit bedürfen die Entscheidung für eine operative Therapie und die Wahl des optimalen Zeitpunkts einer sorgfältigen individuellen Abwägung.

- - **Minimalinvasive Korrektur**

Eine endoskopische minimalinvasive Korrektur kann bereits im Alter von 6 bis 8 Lebenswochen erfolgen. Sie besteht in der Resektion der verschlossenen Sutur und ist wegen der stark reduzierten Invasivität, geringeren Blutverlustes und verkürzter Operationsdauer schonender. Im Gegensatz zu einer offenen Rekonstruktion hat sie jedoch höhere Rezidivraten. Daher muss in Einzelfällen eine spätere konventionelle Operation durchgeführt werden.

- - **Offen-chirurgische Korrektur**

Nach dem **3. Lebensmonat** sollte aufgrund abnehmender Flexibilität der Schädelknochen eine **offene chirurgische Korrektur** erfolgen, die je nach Lokalisation und Ausmaß der Synostose bis zum 14. Lebensmonat abgeschlossen sein sollte. Zum einen ist die intraoperative Formbarkeit des Schädelknochens in diesem frühen Lebensalter am besten, zum anderen ist auch ein vollständiger Verschluss der gesetzten Ostektomien zu erwarten. Moderne Methoden der individualisierten computergestützten dreidimensionalen Planung ermöglichen die Einbeziehung aller individuellen Gegebenheiten wie Knochenform, -angebot und -beschaffenheit sowie den Verlauf von Gefäßen. Durch neue MRT-Verfahren (sog. „GRASE imaging") kann zukünftig auf strahlenbasierende Diagnostik (CT) verzichtet werden.

- **Postoperative Betreuung**

Die unmittelbar postoperative Nachbehandlung umfasst die 24-stündige Intensivüberwachung mit Kontrolle von Weichgewebsschwellung und Temperatur. Regelmäßige Nachsorgeuntersuchungen mit Dokumentation eines normalen Schädelwachstums und -umfangs sind im weiteren Verlauf essenziell: bis zum 3. Lebensjahr 2-mal/Jahr, bis zum 8. Lebensjahr 1-mal/Jahr, bis zum 14. Lebensjahr bei Patienten mit Syndromen.

Zusätzlich muss auf Anzeichen für erhöhten intrakraniellen Druck und Hinweise auf weitere, sich vorzeitig verschließende Suturen geachtet werden.

> Nach minimalinvasiver Operation muss meist eine Helmbehandlung erfolgen, auf die nach konventioneller Operation mit oder ohne Osteosynthesematerial verzichtet werden kann.

> Bei Rezidivsymptomen kann die Helmtherapie das operative Ergebnis stabilisieren, wenngleich das Rezidivrisiko gegenüber der späteren klassischen Operation mit ca. 10 % deutlich erhöht ist.

- **Komplikationen**

Zu den relevanten postoperativen Komplikationen gehören Blutverlust, intra- und postoperative Hyperthermie, Infektionen, insbesondere Meningitis, subgaleale und subkutane Hämatome/epidurale Nachblutung sowie die Ruptur der Dura mater mit Liquorverlust/Liquorfisteln. Die Mortalitätsrate ist stark abhängig vom Ausmaß des Eingriffs und wird mit bis zu 2,6 %, die postoperative Morbidität mit bis zu 12 % angegeben.

> **Schon gewusst?**
> - Eine frühestmögliche Diagnosestellung ist wichtig, um zum geeigneten Zeitpunkt die Therapie einleiten zu können!
> - Durch eine frühzeitige, gezielte Förderung (z. B. Frühförderung, SPZ-Anbindung) können kognitive Beeinträchtigungen und negative akademische Konsequenzen abgemildert, wenn nicht sogar verhindert werden.

1.7 Abstehende Ohren (Otapostasis)

Jasmin Rudolph und Andreas Dietz

Kein Ohr ist wie das andere, dennoch unterliegen alle einem anatomischen Grundprinzip. An ihrer Vorderfläche zeigt die Ohrmuschel vielgestaltige Erhebungen und Vertiefungen, die der richtungsabhängigen Lokalisation von Schallquellen dienen (Abb. 1.12). Dieses charakteristische Relief wird durch elastischen Knorpel geformt. Über der Knorpelschicht liegt eine nur 1 mm dünne Hautschicht, die kaudal in das knorpelfreie Ohrläppchen (Lobulus auriculae) übergeht. Die Rückseite der Ohrmuschel trägt eine dickere Hautschicht (bis zu 3 mm mit Subkutangewebe), weshalb ein Wundverschluss hier einfacher und die Heilung von Wunden unkomplizierter ist. Die Distanz der Ohrmuschel zum Mastoid ist ebenso individuell verschieden und kann ab einem bestimmten Abstand ästhetisch auffallend sein (sog. Concha-Mastoid-Winkel >30° und Mastoid-Helix-Abstand >26 mm).

Die Otapostasis (Abb. 1.13a, b) gehört zur leichten Form der angeborenen Ohrmuscheldysplasien. Die Strukturen der normalen Ohrmuschel sind vorhanden, eine operative Korrektur leicht möglich.

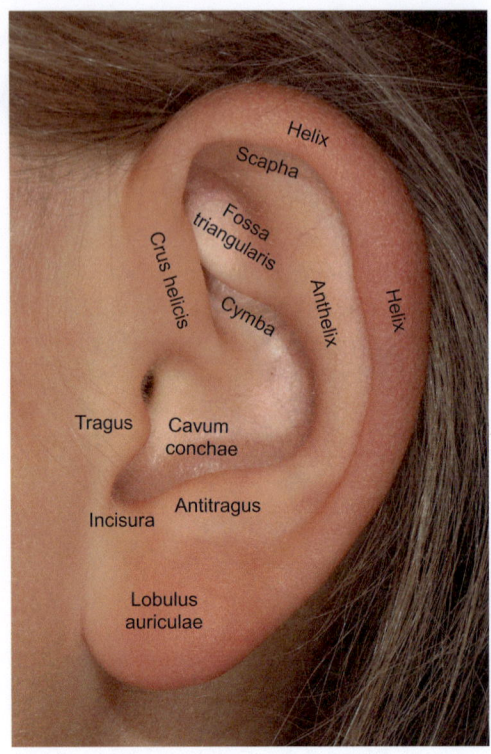

Abb. 1.12 Normale Anatomie des Ohres

Bei schwereren äußeren Deformitäten sowie Hypo- bis Aplasien bedarf es einer aufwendigen Rekonstruktion. Häufig sind diese auch mit Fehlbildungen von Mittel- oder Innenohr vergesellschaftet.

> Anamnese, Untersuchung, Diagnostik und operative Versorgung sind eine Domäne der HNO.

- **Anamnese**
- Psychischer Leidensdruck?
- Neigung zu Narben, Keloiden, Hautekzemen oder Wundheilungsstörungen; angeborene Immundefekte (mögliche Kontraindikationen)?

- **Untersuchung/präoperative Diagnostik**
- Beurteilung von Form, Größe, Konfiguration und Stellung der Ohrmuschel
- Otoskopie

Kopf und Hals

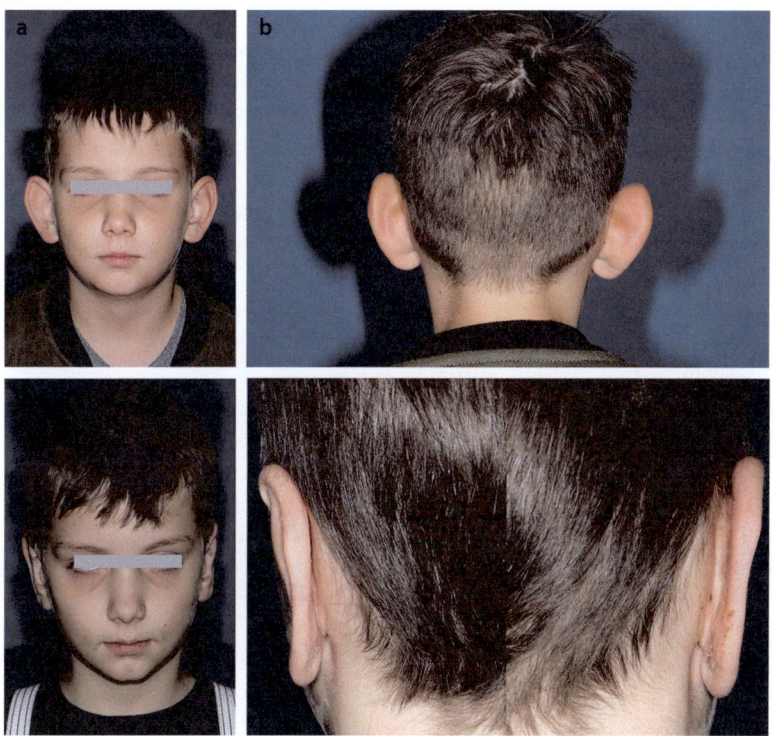

Abb. 1.13 Prä- (**a, b**) und postoperativer (**c, d**) Befund einer Otapostasis nach Ohrmuschelanlegeplastik. (Mit freundl. Genehmigung der Eltern)

- standardisierte Fotodokumentation
- kindgerechte Audiometrie zum Ausschluss von Schwerhörigkeiten oder Mittelohrpathologien

Chirurgische Vorstellung

Die Ohrmuschelanlegeplastik ist eine der häufigsten ästhetischen Operationen im Kindesalter (Abb. 1.13c, d). Besteht ein psychischer Leidensdruck, kann eine medizinische Indikation für den Eingriff gestellt werden. In diesem Fall wird in der Regel auch die Kostenübernahme durch die Krankenkassen genehmigt. Anderenfalls handelt es sich um einen rein ästhetischen Eingriff auf Wunsch des Patienten, der als sog. „Selbstzahlerleistung" abgerechnet wird.

Die Indikationsstellung erfordert eine eingehende Gesprächsführung sowohl mit beiden Elternteilen als auch mit dem betreffenden Kind, um etwaige psychische Komorbiditäten (z. B. Dysmorphophobiesyndrom) und die Motivation des Patienten zur operativen Therapie zu evaluieren.

> Die geistige Reife, die Konsequenzen dieser Operation abzuschätzen, ist ca. im 6. Lebensjahr erreicht. Die Indikationsstellung erfordert den ausdrücklichen Wunsch des Kindes zur Operation. Der alleinige Wunsch der Eltern zur operativen Korrektur stellt keine ausreichende Rechtfertigung dar, in die körperliche Unversehrtheit eines Kindes einzugreifen.

Besteht beim Kind der Wunsch nach einer operativen Korrektur, sollte eine HNO-ärztliche Vorstellung zur prästationären Diagnostik und ggf. OP-Planung erfolgen.

- **Chirurgische Therapie**

Da es sich um einen kosmetischen Eingriff handelt, ist eine rechtzeitige und „schonungslose" Risikoaufklärung mit allen sorgeberechtigten Elternteilen notwendig, die allen Entscheidungsträgern ausreichend Bedenkzeit einräumt.

Es existiert eine Vielzahl verschiedener Operationstechniken. Man unterscheidet grundsätzlich zwischen reinen oder kombinierten Nahttechniken bzw. Schnitt-Ritz-Techniken. Letztlich entscheidet der Operateur anhand von Form und Konfiguration des Knorpels darüber, welches Vorgehen das beste Ergebnis verspricht. Ziel ist ein symmetrisches, natürliches Ergebnis, das ästhetisch mit dem Gesicht harmoniert. Der operative Zugang erfolgt in der Regel von der Ohrmuschelrückseite. Nähte zur dauerhaften Formung des Knorpels werden mit farblosem, nichtresorbierbarem Material durchgeführt; der Hautverschluss hingegen mit resorbierbarem Faden, der sich nach einigen Wochen von allein löst und dem Kind einen unangenehmen Fadenzug erspart. Eine Ohrmuschelplastik sollte bei Kindern in Allgemeinnarkose erfolgen. Bei Jugendlichen ist bei entsprechender Reife die Durchführung in Lokalanästhesie möglich.

- **Postoperative Betreuung**

Im Anschluss an die Operation wird ein Kopfwickelverband angelegt. Insbesondere bei jüngeren Kindern hat es sich bewährt, diesen für 1 bis 2 Wochen zu tragen, um einer Manipulation am Ohr vorzubeugen. Bei älteren Patienten kann nach einigen Tagen auf einen Pflasterverband ausgewichen werden. Zur Nacht oder bei körperlicher Aktivität sollte ein Stirnband getragen werden, um ein Abknicken des Ohres zu vermeiden.

- **Komplikationen**

Neben unerwünschten Narben, Fadengranulomen und Wundheilungsstörungen stellen Rezidive häufige Komplikationen dar. In seltenen Fällen kommt es zur Ausbildung einer Perichondritis oder eines Othämatoms. Hiervon abzugrenzen sind fehlerhaft durchgeführte Eingriffe; beispielsweise durch die falsche Auswahl der Operationstechnik, die ein nicht zufriedenstellendes ästhetisches Ergebnis bedingen können.

> **Schon gewusst?**
>
> — Man unterteilt die Ohrmuscheldysplasien nach **Weerda in Grad I, II und III**. Die reine Otapostasis gehört zu den Dysplasien Grad I.
> — Ein stationärer Aufenthalt ist, sofern Nebendiagnosen dies nicht erfordern, nicht zwingend notwendig.
> — Es empfiehlt sich, ausgiebigere **sportliche Betätigung** (insbesondere Kontakt- oder Mannschaftssportarten) für **3 bis 6 Monate gänzlich zu pausieren**, um das Operationsergebnis nicht zu gefährden.

1.8 Hydrozephalus

Matthias Krause

Der Hydrozephalus (von griech. Hydro [ὕδωρ] – Wasser und kephalé [κεφαλή] – Kopf) ist eine Störung der Balance des intrakraniellen Wasserhaushaltes, die sich meist durch eine Ventrikulomegalie manifestiert. Er ist ein Symptom für eine ihn auslösende Grunderkrankung und kann akut oder chronisch auftreten. Akute Formen sind v. a. im Rahmen von Traumata, Blutungen oder Infektionen zu beobachten. Der kongenitale Hydrozephalus ist die häufigste Missbildung des Zentralnervensystems des Menschen mit einer Inzidenz von 1:2000 Lebendgeburten. Häufig wird er jedoch auch pränatal detektiert, wobei hier

Tab. 1.10 Altersabhängige Manifestation eines Hydrozephalus

Vor Fontanellenschluss	Nach Fontanellenschluss
Vorwölbung und Spannung der Fontanelle in der Horizontalen und Vertikalen	Motorische Entwicklungsverzögerung (v. a. Gangstörungen)
Aufweitung der Schädelnähte	Sprachliche und allgemein kognitive Entwicklungsstörung
Neurologischer Status (Rumpfhypotonie, Sehstörungen, vertikale Blickparese)	Urin-, seltener auch Stuhlinkontinenz
	Selten Hirndruckzeichen (ca. 10 % der Kinder)

die Prognoseabschätzung aufgrund sehr kleiner Fallzahlen der existierenden Literatur schwierig ist.

- **Anamnese**
- Eigenanamnese: extreme Frühgeburtlichkeit mit intraventrikulärer Blutung (IVH), Meningitis, Schädel-Hirn-Traumata, Syndrome
- bisherige Entwicklung, Schwierigkeiten bei der Ernährung
- Familienanamnese: Syndrome, Erstinfektionen der Mutter (z. B. CMV, Toxoplasmose, Parvovirus B19)

- **Untersuchung**
- Schädelform und Vermessung des Kopfumfangs und Perzentilenverlauf
- **ophthalmologische Mitbeurteilung**

> Die Fundoskopie mit Frage nach Papillenödem als Frühsymptom des erhöhten intrakraniellen Drucks ist nur in maximal 20 % positiv.

Prinzipiell ist zwischen Symptomen bei Neugeborenen und Kleinkindern bis Fontanellenschluss und Kindern mit geschlossener Fontanelle (grob jenseits des 2. Lebensjahres) zu unterscheiden (◘ Tab. 1.10).

- **Blickdiagnosen**

> Bis zum 12. Lebensmonat sind die simple Messung des Kopfumfangs und Auftragung auf die Perzentilenkurve das sensitivste diagnostische Kriterium.

Prinzipiell gibt es in diesem Alter keinen klinisch relevanten Hydrozephalus, der nicht mit einem perzentilenkreuzenden Kopfwachstum oder einem bereits bei Geburt pathologischen Kopfumfang auffällig wird.

Typisch sind weiterhin die Blickparese nach unten (Parinaud-Syndrom, Sonnenuntergangsphänomen; ◘ Abb. 1.14) sowie seltener auch Hirndruckzeichen mit Müdigkeit, Apathie, Trinkschwäche, Nüchternerbrechen.

> Hirnstammsymptome wie Bradykardien und Apnoen treten v. a. bei Frühgeborenen auf. Bei älteren Kindern sind chronische Symptome einer Hakim-Trias (Demenz, Ataxie, Inkontinenz) häufiger.

- **Wichtige Differenzialdiagnosen**

Neben dem Hydrocephalus internus mit Ventrikulomegalie sind Tumoren, Erweiterungen der äußeren Liquorräume, Makrozephaliesyndrome (z. B. Neurofibromatose) oder auch neurologische Erkrankungen aus

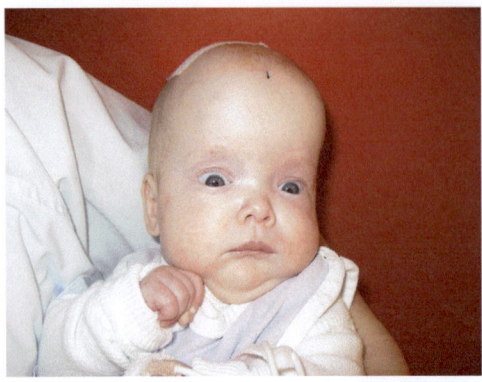

Abb. 1.14 Säugling mit Myelomeningozele und Hydrozephalus. Aufweitung der Schädelnähte, Balkenstirn, gespannte Fontanelle, Sonnenuntergangsphänomen (sog. Parinaud-Syndrom). (Bildarchiv UKL. Mit freundl. Genehmigung der Eltern)

dem degenerativen Formenkreis abzugrenzen, bei denen die kranielle Bildgebung großen Stellenwert besitzt.

- **Chirurgische Vorstellung**

Bei klinischem Verdacht auf einen Hydrozephalus sollte eine zeitnahe – bei akuten Symptomen oder rascher Progredienz eine notfallmäßige – Vorstellung in einer spezialisierten Klinik erfolgen.

- **Prästationäre Diagnostik**

Essenziell ist die kranielle Bildgebung. Diese kann zunächst bei offener Fontanelle mittels Sonographie erfolgen. Zur anatomischen Beurteilung der Hydrozephalusgenese und auch ggf. zur Therapieplanung für endoskopische Eingriffe ist eine MRT der Goldstandard. In dringenden Fällen und z. B. bei Frühgeborenen nach IVH ist eine Akutversorgung auch anhand des sonographischen Befundes möglich.

Wenn der Verdacht auf eine syndromale Erkrankung besteht, sollte eine genetische Testung auf die zumeist betroffenen Gensequenzen (u. a. Holoprosenzephalie-Panels, X-linked-Hydrozephalus bei männlichen Betroffenen) erfolgen.

- **Chirurgische Therapie**

Zur neurochirurgischen Therapie stehen neben temporär ableitenden Verfahren (externe Ventrikeldrainage, Lumbaldrainage oder Rickham-Reservoir zur repetitiven Liquorpunktion [Abb. 1.15b]) v. a. permanente Liquorableitungen in das Peritoneum oder in den Vorhof als VP- (◘ Abb. 1.15a) bzw. VA-Shunts zur Verfügung. In Abhängigkeit vom Pathomechanismus des Hydrozephalus werden v. a. bei Aquäduktstenosen, Tumoren oder Zysten vorrangig rein endoskopische Verfahren oder kombinierte Verfahren z. B. mit Stentkathetern favorisiert. Die Wahl des optimalen Behandlungsverfahrens ist von der individuellen Anatomie und der Erfahrung der behandelnden Einrichtung abhängig.

- **Postoperative Betreuung**

Die unmittelbar postoperative Nachbehandlung umfasst die 24-stündige Intensivüberwachung mit Kontrolle des neurologischen Zustands. Es besteht die Gefahr einer akuten Fehlfunktion oder intrazerebralen Nachblutung mit vitaler Bedrohung. Am Folgetag sollte in der Regel vor Verlegung auf die Normalstation eine Schädelsonographie oder MRT durchgeführt werden. Regelmäßige Nachsorgeuntersuchungen mit Kontrollen von Schädelwachstum und -umfang sind im weiteren Verlauf essenziell (◘ Tab. 1.11).

Zusätzlich muss auf Anzeichen für erhöhten intrakraniellen Druck und andere Komplikationen (Shuntinfektion, Fehlfunktionen, Liquorfisteln) sowie Anzeichen für suboptimale neurologische Entwicklung aufgrund einer Über- oder Unterdrainage geachtet werden.

> Die Entwicklung einer Epilepsie ist mit einer schlechteren kognitiven Entwicklung vergesellschaftet. Eine neurologische Entwicklungsverzögerung oder ein erstmaliger postoperativer Krampfanfall sind immer verdächtig auf eine Shuntfehlfunktion.

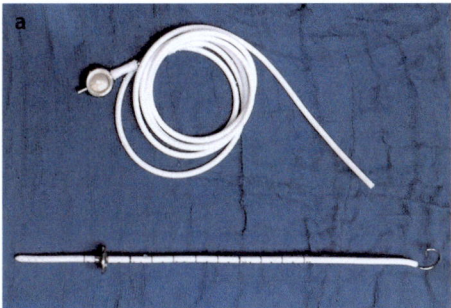 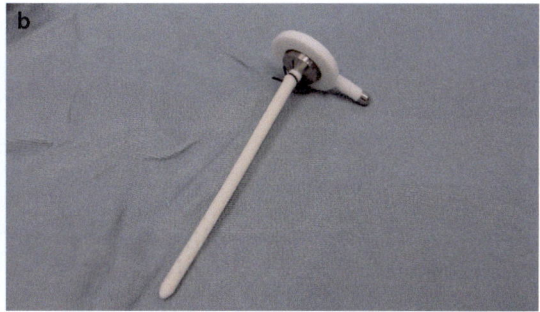

Abb. 1.15 Shuntsystem vor Implantation. Pumpkammer und Ventil mit abdominellem Ableitungskatheter (oben) und Ventrikelkatheter mit Fixierungskappe (unten) (**a**). Rickham-Reservoir zur subkutanen Implantation und intermittierenden transkutanen Punktion sowie zur direkten Konnektion mit einem Shuntsystem zur permanenten Ableitung (**b**)

Tab. 1.11 Postoperative Nachsorge nach Hydrozephaluschirurgie

Alter bei Operation	Früh-postoperative Kontrollen		Langzeitkontrollen	
<1. Lebensjahr	2, 4, 8, 16 Wochen	Alle 3 Monate für 1 Jahr	<18. Lebensjahr	≥1-mal/Jahr
>1. Lebensjahr	2, 4, 8 Wochen	Alle 6 Monate für 2 Jahre	> 18. Lebensjahr	≥1-mal/2 Jahre

Komplikationen

Wichtige Komplikationen sind Shuntinfektionen (3–10 % in Abhängigkeit von Alter und Vorerkrankung), intrazerebrale Blutungen (1–2 %), subdurale Hygrome, Shuntfehlfunktionen (Abb. 1.16), Rezidivverschluss von Fensterungen bei Endoskopien und Über- oder Unterdrainagen. Vor allem Über- und Unterdrainagen bei normaler Shuntfunktion können bei den Kindern und Jugendlichen zu Einschränkungen führen: **Konzentrationsstörungen, Schwindel bei Lagewechsel, Kopfschmerzen bei Belastung** bis zu **Migräne mit Photophobie und Erbrechen,** in schweren Fällen auch **epileptische Anfälle.** Durch den Einsatz gravitationsassistierter bzw. flussgesteuerter Ventile sind schwere Überdrainagekomplikationen (z. B. subdurale Hämatome und Hygrome) in den letzten Jahren seltener zu beobachten.

> Während die Mortalitätsrate in historischen Kohorten ohne Operation bis zu 50 % betrug, liegt sie in aktuellen großen Langzeitstudien bei 8–14 %.

Schon gewusst?

— Eine frühestmögliche Diagnosestellung ist wichtig, um zum geeigneten Zeitpunkt die Therapie einleiten zu können! Die kognitive Prognose des Hydrozephalus ist bei Therapie innerhalb der ersten 12 Lebensmonate am besten.

— Durch eine frühzeitige und individuelle Förderung (z. B. Sehfrühförderung, Physiotherapie nach Bobath oder Vojta) können kognitive Beeinträchtigungen und statomotorische Entwicklungsstörungen abgemildert, in Einzelfällen sogar verhindert werden. Die kognitive Entwicklung wird

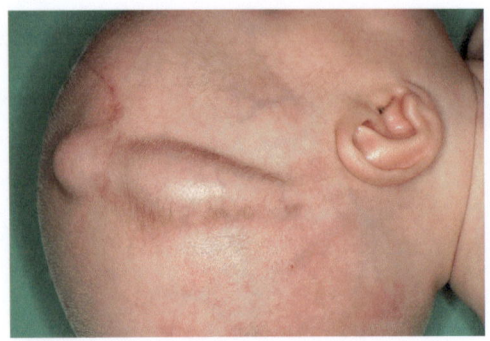

Abb. 1.16 Komplikation nach VP-Shuntanlage bei Hydrozephalus. Ausgeprägtes Liquorkissen im Ableitungsverlauf als Hinweis auf Diskonnektion/Fehllage. (Bildarchiv UKL)

allerdings sehr stark durch die zugrunde liegende Hirnfehlbildung bestimmt. Hierbei ist die isolierte Aquäduktstenose die günstigste Form.
– Die Selbsthilfe Arbeitsgemeinschaft Spina Bifida und Hydrocephalus e. V. unterstützt Eltern und Patienten mit Hydrozephalus (▶ www.asbh.de). Betroffene Familien sollten auf dieses vielfältige Angebot schon früh hingewiesen werden.

Weiterführende Literatur

Berghaus A (2016) Kombination unterschiedlicher Nahttechniken zur Ohrmuschelkorrektur – die Technik von Berghaus. In: Berghaus A (Hrsg) Korrektur und Rekonstruktion der Ohrmuschel. Springer, Berlin, S 125–143

Buchanan EP, Xue Y, Xue AS, et al (2017) Multidisciplinary care of craniosynostosis. J Multidiscip Healthc 10:263–270. ▶ http://doi.org/10.2147/JMDH.S100248

Brzęcka D, Garbacz M, Micał M et al (2019) Diagnosis, classification and management of ankyloglossia including its influence on breastfeeding. Dev Period Med 23:79–87

Deosthali A, Donches K, DelVecchio M, Aronoff S (2019) Etiologies of pediatric cervical lymphadenopathy: a systematic review of 2687 subjects. Glob Pediatr Health 6:2333794X1986544. ▶ http://doi.org/10.1177/2333794x19865440

Eley KA, Watt-Smith SR, Sheerin F, Golding SJ (2014) "Black Bone" MRI: a potential alternative to CT with three-dimensional reconstruction of the craniofacial skeleton in the diagnosis of craniosynostosis. Eur Radiol 24:2417–2426. ▶ https://doi.org/10.1007/s00330-014-3286-7

Hale M, Mills N, Edmonds L et al (2019) Complications following frenotomy for ankyloglossia: a 24-month prospective New Zealand paediatric surveillance unit study. J Paediatr Child Health 4:E33. ▶ https://doi.org/10.1111/jpc.14682

Morris LM (2016) Nonsyndromic craniosynostosis and deformational head shape disorders. Facial Plast Surg Clin North America 24:517–530. ▶ https://doi.org/10.1016/j.fsc.2016.06.007

Nicholson L (2007) Caput succedaneum and cephalohematoma: the cs that leave bumps on the head. Neonatal Netw 26:277–281. ▶ https://doi.org/10.1891/0730-0832.26.5.277

Raunig H (2016) Ohrmuschelkorrektur basierend auf der Feilmethode. Korrektur und Rekonstruktion der Ohrmuschel. Springer, Berlin, S 59–75

Reid J (2007) Neonatal subgaleal hemorrhage. Neonatal Netw 26:219–227. ▶ https://doi.org/10.1891/0730-0832.26.4.219

Rödel R, Laskawi R (1998) Isolated paralysis of the ramus marginalis mandibulae nervi facialis: clinical aspects, etiology, diagnosis and therapy. An overview. Laryngorhinootologie 77:115–121. ▶ https://doi.org/10.1055/s-2007-996944

Sadhra SS, Motahariasl S, Hardwicke JT (2017) Complications after prominent ear correction: a systematic review of the literature. J Plast Reconstr Aesthet Surg 70:1083–1090. ▶ https://doi.org/10.1016/j.bjps.2017.05.033

Von Schweinitz D, Ure B (2013) Kinderchirurgie. Springer, Berlin

Tahiri Y, Bartlett SP, Gilardino MS (2017) Evidence-based medicine: Nonsyndromic craniosynostosis. Plast Reconstr Surg 140:177e–191e. ▶ https://doi.org/10.1097/PRS.0000000000003473

Traupe H, Hamm H (2006) Pädiatrische Dermatologie. Springer, Berlin

Varadan M, Chopra A, Sanghavi AD et al (2019) Etiology and clinical recommendations to manage the complications following lingual frenectomy: a critical review. J Stomatology Oral Maxillofac Surg 120:549–553. ▶ https://doi.org/10.1016/j.jormas.2019.06.003

Venkataramana NK (2011) Hydrocephalus Indian scenario – a review. J Pediatr Neurosci 6:11. ▶ https://doi.org/10.4103/1817-1745.85704

Vinchon M, Rekate H, Kulkarni AV (2012) Pediatric hydrocephalus outcomes: a review. Fluids Barriers CNS. ▶ https://doi.org/10.1186/2045-8118-9-18

Weerda H (1988) Classification of congenital deformities of the auricle. Facial Plast Surg 5:385–388.
▶ https://doi.org/10.1055/s-2008-1064778

Wienke A (2013) Juristische Aspekte der Otopexie im Kindesalter. J Ästhetische Chirurgie 6:240–243.
▶ https://doi.org/10.1007/s12631-013-0268-6

Winter MW (2016) Kombination unterschiedlicher Naht-, Schnitt- und Ritztechniken zur Ohrmuschelkorrektur – die Technik von Winter. In: Korrektur und Rekonstruktion der Ohrmuschel. Springer, Berlin, S 111–123

Thorax und Wirbelsäule

Steffi Mayer, Peter Zimmermann und Christoph-Eckhard Heyde

Inhaltsverzeichnis

2.1 Brustwanddeformitäten – 32

2.2 Idiopathische Skoliose – 36

2.3 Spondylodiszitis – 39

Weiterführende Literatur – 41

Zu den relevanten Erkrankungen von Thorax und Wirbelsäule bei Kindern und Jugendlichen gehören die Brustwanddeformitäten (Trichterbrust, Kielbrust) sowie die idiopathische Skoliose. Hier ist der Kinder- und Jugendarzt häufig erster Ansprechpartner, wenn Eltern und Kindern eine Andersartigkeit im Aussehen bei den Brustwanddeformitäten oder eine progrediente Fehlhaltung bei idiopathischer Skoliose auffällt. Hier kann der Kinderarzt eine erste Beurteilung und Beratung vornehmen. Subakut manifestiert sich die Spondylodiszitis, die sich häufig mit unspezifischen Symptomen wie reduziertem Allgemeinzustand und Gehverweigerung präsentiert. Da es sich in der Regel um eine Ausschlussdiagnose handelt, wird diese häufig spät gestellt und die Behandlung damit hinausgezögert. Die Kenntnis dieses seltenen Krankheitsbildes ist damit für den Kinderarzt als wichtige Differenzialdiagnose von Wert.

2.1 Brustwanddeformitäten

Steffi Mayer und Peter Zimmermann

Die **Trichterbrust** (Pectus excavatum; 1:400, ◘ Abb. 2.1) und die **Kielbrust** (Pectus carinatum; 1:1000, ◘ Abb. 2.2) gehören zu den häufigsten angeborenen Fehlbildungen des Thorax. Jungen sind 3- bis 5-mal häufiger betroffen, eine familiäre Häufung findet sich in einem Drittel der Fälle. Nicht selten treten weitere muskuloskelettale Erkrankungen und Syndrome wie Skoliose (20 %), Marfan-Syndrom (2 %) und Ehlers-Danlos-Syndrom auf. Typisch ist die **progrediente Manifestation mit Einsetzen der Pubertät.** Viele Betroffene empfinden einen starken psychischen Leidensdruck, mehr als 60 % geben assoziierte Beschwerden an wie Palpitationen, Dyspnoe, verminderte Belastbarkeit sowie Rücken- und Brustschmerzen.

- **Anamnese**

Die ärztliche Vorstellung erfolgt häufig bereits im Kleinkindalter durch die Eltern, die meist aufgrund der andersartigen Thoraxkonfiguration besorgt sind. In der Adoleszenz sind subjektive Beschwerden sowie ein Korrekturwunsch häufig Motivation für einen Arztbesuch. Zu erfragen sind neben körperlichen Beschwerden und Leidensdruck auch die Familienanamnese bezüglich Brustwanddeformitäten sowie Metallunverträglichkeiten (z. B. Nickelallergie) im Hinblick auf eine operative Korrektur.

- **Untersuchung**
- **Thorax:** Konfiguration des Trichters (Längs-, Querausdehnung, Tiefe; [A]symmetrie) bzw. des Kiels, Veränderungen der Rippen (Protrusionen, Asymmetrien) und des Thorax
- **Rücken, Wirbelsäule:** Haltung, Schulterschiefstand, Skoliose, Beckenschiefstand
- **Fotodokumentation:** Erfassung der Befundprogression

- **Prästationäre Diagnostik**

Im Schulalter sowie bei subjektiven Beschwerden bzw. Operationswunsch ist eine Vorstellung in einem Zentrum für Brustwanddeformitäten empfehlenswert. Folgende apparative Untersuchungen sollten präoperativ bzw. bei Symptomen durchgeführt werden:
- **Röntgen** des Thorax in 2 Ebenen: Thoraxkonfiguration
- **EKG:** Herzrhythmusstörungen?
- **Echokardiographie:** kardiale Verlagerung, Mitralklappenprolaps, Klappeninsuffizienzen?
- **Lungenfunktion:** (restriktive) Ventilationsstörung?
- **MRT des Thorax zur OP-Planung:** Thoraxkonfiguration, kardiopulmonale Veränderungen; Bestimmung des Haller-Index (Trichterbrust; HI), der sich aus dem

Thorax und Wirbelsäule

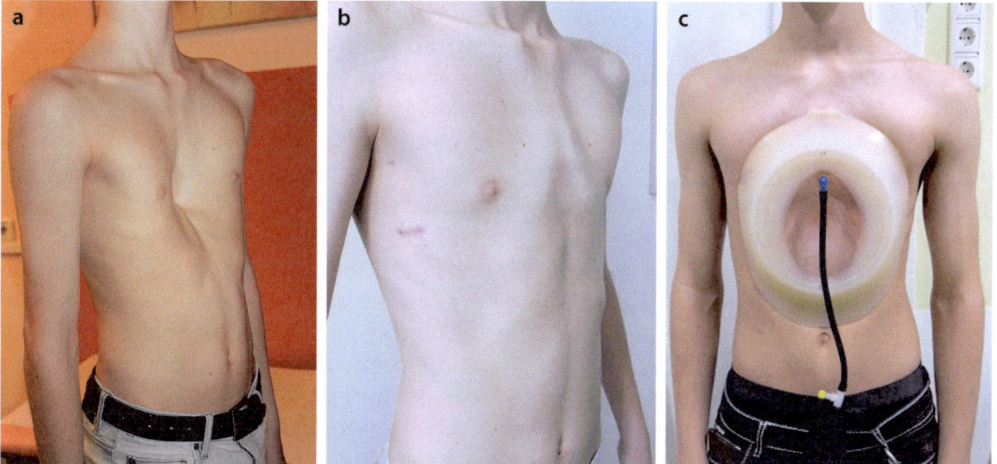

Abb. 2.1 15-jähriger Junge vor (**a**) und nach (**b**) minimalinvasiver Korrektur einer Trichterbrust (sog. MIRPE-Verfahren, minimalinvasive Rekonstruktion einer Pectus excavatum). Saugglockentherapie bei Trichterbrust (**c**). Durch den so erzeugten Unterdruck kann der Trichter sukzessive korrigiert werden

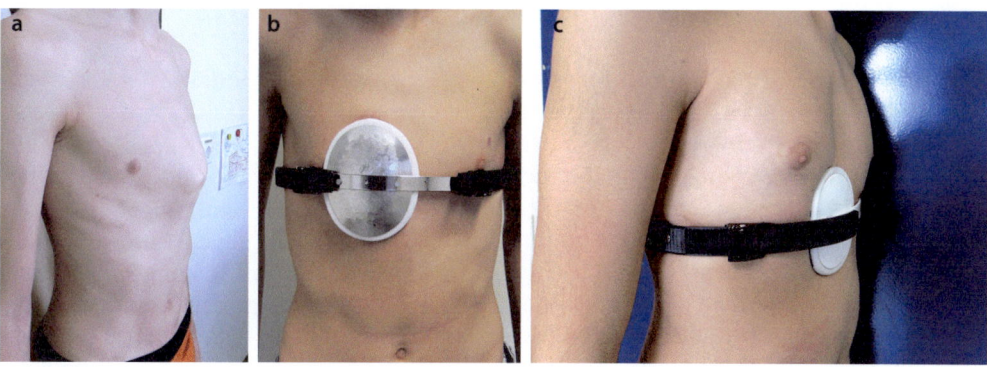

Abb. 2.2 14-jähriger Junge mit ausgeprägter Kielbrust (**a**). Durch konsequentes Tragen einer Pelotte (sog. "Brace") mit kontinuierlichem Druck auf den Kiel (**b**) kann dieser bei der Mehrheit der Patienten erfolgreich redressiert werden (**c**). (Mit freundl. Genehmigung von Dr. med. Caroline Fortmann, Hannover)

Verhältnis Transversaldurchmesser/Sagittaldurchmesser des Thorax an der tiefsten Stelle des Trichters berechnet sowie des 2011 erstmals beschriebenen Correction Index (CI) als Abschätzung der sternalen Einziehung (Bestimmung des Abstandes zwischen der Vorderkante der Wirbelsäule und der tiefsten Stelle des Trichters bzw. der größten Thoraxausdehnung; Die Differenz aus größter und kleinster Thoraxausdehnung geteilt durch Letztere multipliziert mit 100 ergibt den CI). Werte $\geq 3{,}25$ (HI) bzw. 28 % (CI) sind pathologisch und stellen eine (relative) OP-Indikation dar.

- **Chirurgische Vorstellung**

Im Vordergrund steht bei den meisten Jugendlichen der durch die Andersartigkeit hervorgerufene, psychische Leidensdruck. **Bei mehr als 60 % der Betroffenen** finden sich zusätzlich eine im Vergleich zu Gleichaltrigen **eingeschränkte Belastbarkeit** und **Ausdauer sowie Kurzatmigkeit.** Die Therapieentscheidung erfolgt gemeinsam zwischen Patient, Eltern und Chirurgen. Der Patientenwunsch hat oberste Priorität.

Chirurgische Therapie
Physiotherapie
Eine langfristige und regelmäßige Physiotherapie ab Beginn der Adoleszenz zur Kräftigung der Rücken-, Brust-, und Atemhilfsmuskulatur verbessert Erscheinungsbild, Haltung sowie kardiopulmonale Belastbarkeit und schafft optimale Voraussetzungen für ein gutes operatives Ergebnis. Die in der Physiotherapie erlernten Übungen sollten von den Patienten selbstständig fortgeführt werden und idealerweise in ein regelmäßiges funktionelles Training übergehen.

Konservative Behandlung der Trichterbrust – die Saugglocke
Mit der Saugglocke (◘ Abb. 2.1c) steht prinzipiell eine konservative Behandlungsmethode für die Trichterbrust zur Verfügung. Dabei wird die Saugglocke über den Trichter aufgesetzt und ein Vakuum erzeugt, das diesen anhebt. Besonders in jungem Alter mit elastischem Thorax und einer geringen Trichtertiefe (≤1,5 cm) kann so bei **guter Compliance über mehrere Monate mit einer täglichen Anwendung über mehrere Stunden** eine Aufrichtung des Trichters (20 %) erreicht bzw. ein weiteres Einsinken des Trichters verhindert werden.

Operative Korrektur der Trichterbrust

> Eine OP-Indikation ergibt sich aus dem eindeutigen und anhaltenden Leidensdruck des Patienten in Zusammenschau mit pathologischen kardiopulmonalen Befunden, einem Haller-Index ≥3,25 sowie subjektiven Beschwerden.

In der Regel wird eine minimalinvasive Korrektur nach NUSS (sog. MIRPE-Verfahren, minimalinvasive Rekonstruktion einer Pectus excavatum) durchgeführt, bei der mindestens ein individuell angepasster Metallbügel von lateral unter thorakoskopischer Kontrolle retrosternal platziert wird, um das Sternum anzuheben und den Trichter auszugleichen (◘ Abb. 2.1b). Aufgrund eines geringeren Operationstraumas sowie kürzerer Operations- und Rekonvaleszenzzeiten erfährt diese Methode bzw. ihre Modifikationen eine große Akzeptanz bei Patient und Operateur, sodass die offene Korrektur der Brustwand in den Hintergrund getreten ist. Vorbestehende Ventilationsstörungen sowie die kardiopulmonale Belastbarkeit und subjektive Leistungsfähigkeit werden langfristig verbessert, die Patientenzufriedenheit liegt über 90 %. Der eingebrachte Bügel wird nach 3 Jahren in einer zweiten Operation wieder entfernt.

Konservative Behandlung der Kielbrust – die Pelotte
Die Kielbrust kann meist konservativ therapiert werden. Eine individuell angepasste, den Thorax umspannende Pelotte (sog. „Brace"), die über mehrere Stunden am Tag getragen wird, komprimiert ähnlich einer Zahnspange den Kiel, sodass dieser schrittweise und dauerhaft redressiert wird (◘ Abb. 2.2b). Bei guter Compliance werden mit der Pelotte bei der Mehrheit der Patienten (90 %) sehr gute Ergebnisse erzielt (◘ Abb. 2.2c).

Operative Korrektur der Kielbrust
Die operative Korrektur der Kielbrust ist Einzelfällen vorbehalten. Auch hier stehen minimalinvasive Verfahren in Analogie zum NUSS-Prinzip zur Verfügung, wobei ein Metallbügel nicht unter dem Sternum, sondern darüber platziert wird (z. B. Operation nach Abramson bzw. „Reversed-Nuss-Operation"). Auch offene Verfahren z. B. nach Ravitch sind zu diskutieren.

◨ **Tab. 2.1** Komplikationen

Komplikation	Symptome	Management
Dislokation des Bügels (bis 3 Monate post-OP)	Lageveränderung, Schmerzen	In der Regel Entfernung und Neueinlage
Infektion des Bügels	Lokale und/oder systemische Entzündungszeichen	Labor (BB, CRP, BSG, PCT, Blutkultur), Röntgen des Thorax in 2 Ebenen (Bügellage?), Sonographie der Thoraxwand (Erguss?), Herzecho (Perikarderguss?) i.v. antibiotische Therapie, ggf. Prednisolon; bei Persistenz Materialentfernung (selten)
Allergische Reaktion	Ekzeme, Wundheilungsstörung, Schmerzen, Materiallockerungen	Prednisolon; bei Rezidiv Materialentfernung
Rezidiv Trichterbrust (1,5 %)	Erneutes Einsinken des Sternums	Ggf. Re-MIRPE

- **Postoperative Betreuung (MIRPE)**
- Nach Entlassung sollte eine regelmäßige **Schmerztherapie**, z. B. mit Ibuprofen, fortgeführt werden.
- Die in der Klinik begonnenen **Atemübungen mit dem Triflow** sollten mehrmals täglich durchgeführt werden, um die Belüftung der Lungen zu verbessern.
- Eine gute **Alltagsbelastung** mit **Schul-/Arbeitsfähigkeit** ist in der Regel 3 bis 4 Wochen nach der Operation wieder erreicht. Dann sollte auch die **Physiotherapie** zur Kräftigung der Rumpf-, Atemhilfs- und Rückenmuskulatur wieder konsequent 1- bis 2-mal wöchentlich durchgeführt werden, um das Operationsergebnis zu stärken und die eigene Haltung zu optimieren.
- Wir empfehlen **täglich leichte körperliche Betätigung** (z. B. Spaziergänge) ab dem Entlasstag sowie bevorzugt **Rückenlage, Vermeiden von schwerem Heben** (>5 kg) und eine **Sportbefreiung für 4 bis 6 Wochen**. Anschließend stellen wir eine **Teilsportbefreiung** für **weitere 8 Wochen** aus (Laufen, Schwimmen, Radfahren erlaubt). **Drei Monate** nach der Operation können wieder **alle körperlichen Aktivitäten** durchgeführt werden. Die Wiederaufnahme von **Kontaktsportarten** sollte gemeinsam mit dem Operateur entschieden werden.
- Der ausgestellte **Implantatpass** sollte immer mitgeführt werden. Im unwahrscheinlichen Falle einer **kardiopulmonalen Reanimation** muss der Brustkorb bei liegendem Bügel mit vermehrter Kraft eingedrückt werden. Bei einer **Defibrillation** sollten die Elektroden an Brustkorb und Rücken (anterior-posterior) platziert werden, um einen Stromfluss durch den Bügel zu vermeiden.
- Die **Nachkontrollen** bis zur Entfernung des Bügels in 2 bis 3 Jahren sollten in regelmäßigen Abständen, z. B. 1, 3, 12 und 24 Monate nach OP beim Operateur stattfinden (◨ Tab. 2.1).

> Bei Rötung, Schwellung oder Schmerzen im Bereich des Bügels, Atemproblemen oder unklarem Fieber muss eine umgehende Vorstellung beim Operateur erfolgen.

> **Schon gewusst?**
>
> — Sportarten wie Klettern, Schwimmen oder Laufen tragen zu einer ganzheitlichen Kräftigung der Muskulatur mit Verbesserung der Haltung und des Körperbildes bei und sollten Patienten mit Brustwandfehlbildungen empfohlen werden.
> — Der Trend geht dazu, mehrere, kürzere Bügel mit jeweils nur einem Stabilisator einzulegen und die Bügel nicht an der Thoraxwand zu fixieren.
> — Die Reanimation eines Patienten mit langem Bügel muss ggf. in **Bauchlage** erfolgen.
> — Eine bestehende Nickelallergie ist keine grundsätzliche Kontraindikation für die Implantation eines nickelhaltigen Stahlbügels.

2.2 Idiopathische Skoliose

Christoph-Eckhard Heyde

Skoliosen werden unterteilt in die häufigen idiopathischen (Inzidenz von 1,1 %, davon nur 0,5 % mit Skoliosen über 20°) und seltenen, sog. sekundären Skoliosen. Die Ursache idiopathischer Skoliosen ist multifaktoriell mit einer genetischen Disposition, sekundäre Skoliosen entstehen als Krankheitsfolge auf dem Boden verschiedenster neuromuskulärer Erkrankungen, Syndrome u. a.. Da sekundäre Skoliosen als Krankheitsfolge erwartbar sind und die Betroffenen häufig in speziellen Einrichtungen (SPZ) betreut werden, soll hier nur auf die idiopathische Skoliose eingegangen werden.

Bei idiopathischen Skoliosen handelt es sich um strukturelle dreidimensionale (mit Rotationskomponente!) Deformitäten der Wirbelsäule.

- **Anamnese**
- zunehmende Fehlhaltung, die aber schleichend auftritt und in Wachstumsphasen akzeleriert
- Schmerzen sind nur in Ausnahme- und dann sehr ausgeprägten Fällen beschrieben
- ggf. in der Familie (Mutter, Oma) bekannte Wirbelsäulendeformität?

- **Blickdiagnose**
- Schulterschiefstand (◘ Abb. 2.3b)
- asymmetrisches Taillendreieck
- Asymmetrien im Körperschema: Rippenbuckel (bei thorakaler Hauptkrümmung) und Lendenwulst (bei lumbaler Hauptkrümmung) (◘ Abb. 2.3c)

- **Untersuchung**

Die Untersuchung muss beim bis auf die Unterwäsche entkleideten Patienten erfolgen. Vorhandene Beinlängendifferenzen sollten für die Untersuchung ausgeglichen werden. Folgende Zeichen sind hinweisend:
- oft einseitiger Schultertiefstand
- verstrichenes Taillendreieck
- Abfahren der Wirbelsäule vom zerviko-thorakalen Übergang bis zum Sakrum mit den Fingern; dabei tastet man die Verkrümmung, der resultierende Dermographismus zeigt diese dann häufig auch besser.
- Pathognomonisch ist der **Adams-Test**: Der Patient beugt sich bei gestreckten Beinen im Stehen nach vorne. Der Arzt schaut tangential über den gebeugten Rücken. Dabei zeigt sich die Asymmetrie des Thorax durch den Rippenbuckel bzw. die Asymmetrie lumbal durch den Lendenwulst (◘ Abb. 2.3 und ◘ Tab. 2.2).

> Schmerzen im Bereich der Wirbelsäule bei Palpation und/oder Durchbewegung sind bei idiopathischen Skoliosen die Ausnahme und müssen Anlass zur weiteren Abklärung sein.

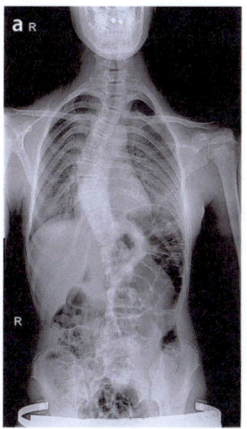 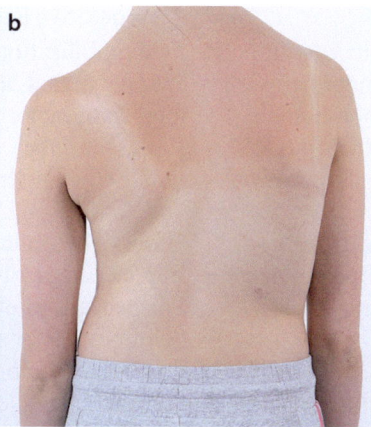 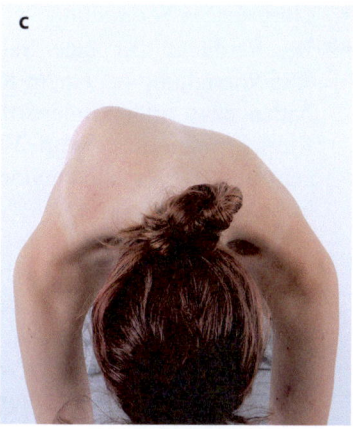

Abb. 2.3 Bei einer rechtskonvexen Thorakalskoliose (**a**) zeigt sich klinisch von dorsal eine Oberkörperasymmetrie mit diskretem Schultertiefstand (**b**). In der Vorneige (Adams-Test) zeigt sich die ausgeprägte Thoraxasymmetrie durch den einseitigen Rippenbuckel (**c**)

Tab. 2.2 Wichtige Differenzialdiagnosen

Differenzialdiagnosen	Symptome
Säuglingsskoliose	Langgestreckte C-förmige Wirbelsäulen-Verbiegung im Säuglingsalter, häufig über eine initiale Säuglingsasymmetrie (oft mit Plagiozephalie vergesellschaftet) vermittelt, meist (95 % der Fälle) mit Spontanheilung, selten Beginn einer sog. Early-onset-Skoliose
Haltungsfehler	Reversible und damit passiv sowie aktiv ausgleichbare, oft muskulär bedingte Fehlhaltungen, häufiger allerdings in der Sagittalebene
Reaktive schmerzbedingte Skoliosen	Ausweichhaltungen bei einseitigen Schmerzen im Lumbal- bzw. Lumbosakralbereich wie bei den im Kindes- und Jugendalter seltenen Bandscheibenvorfällen oder bei den noch selteneren Osteoidosteomen
Reaktive kompensatorische Skoliose	Ein Beckenschiefstand durch Veränderungen im Becken selbst oder durch ausgeprägte Beinlängendifferenzen kann zu einer kompensatorischen Skoliose führen, diese ist initial häufig voll ausgleichbar, kann unbehandelt aber im Verlauf strukturell werden
Sekundäre Skoliosen	Als sekundäre Folge zentraler und peripherer neuromuskulärer Erkrankungen und verschiedenster Syndrome. Häufig früh progredient, oft lange C-förmige Ausbiegungen

- **Prästationäre Diagnostik**
- **Röntgen:** Wirbelsäulenganzaufnahme im Stehen in 2 Ebenen
- bei ausgeprägten Verkrümmungen Untersuchung der Lungenfunktion
- Standardlabordiagnostik präoperativ, eine spezielle Diagnostik ist bei idiopathischen Skoliosen nicht erforderlich
- weiterführende Diagnostik (spezielle Röntgenaufnahmen, MRT, ggf. kardiale Abklärung etc.) nur bei OP-Notwendigkeit und dann in den weiterbehandelnden Einrichtungen

- **Chirurgische Vorstellung**
- Bei Verdacht auf eine Skoliose sollte eine Vorstellung bei einem Kinderorthopäden bzw. einer kinderorthopädischen Einrichtung oder einem Wirbelsäulenzentrum mit entsprechender Expertise erfolgen.
- Die Prognose sowohl konservativ (Physiotherapie, Korsett) als auch operativ ist besser, umso früher mit diesen speziellen Maßnahmen begonnen wird.
- Ausgeprägte klinische bzw. radiologische Verkrümmungen sollten Anlass zur Vorstellung in einem Wirbelsäulenzentrum sein.
- **Indikationen zur operativen Krümmungskorrektur** können sein:
  - Krümmungen >45° bis 50° in der Adoleszenz
  - progrediente Krümmungen nach erfolgloser oder nicht möglicher Korsett- bzw. Gipstherapie im Kindesalter (wachstumslenkende Verfahren)

- **Chirurgische Therapie**
- Abhängig vom Alter sowie dem Ausmaß und der Lokalisation der Krümmung kommen verschiedene operative Korrekturmaßnahmen an der Wirbelsäule zum Einsatz.
- Es handelt sich dabei ausschließlich um elektive Indikationen. Im Kindesalter ermöglichen operative wachstumslenkende Maßnahmen eine Korrektur bei einem weiteren Wachstum der Wirbelsäule.
- In der Adoleszenz werden Korrekturoperationen (dorsal oder ventral an der Wirbelsäule) durchgeführt, die mit einer Korrektur, aber auch Fusion des zu korrigierenden Abschnittes einhergehen (◘ Tab. 2.3).

- **Postoperative Betreuung**
- Frühmobilisation
- Wund- und Laborkontrollen (Entzündungsparameter und Hb-Verlauf)
- Entlassung bei guten Wundverhältnissen und bei guter Mobilisation
- vor Entlassung Röntgenkontrolle der Ganzwirbelsäule im Stehen
- Physiotherapie: Isometrie, Koordination, Spiegeltraining etc.
- Schulbesuch nach 4 bis 6 Wochen postoperativ möglich
- Sportfähigkeit je nach Sportart nach 6 bis 12 Monaten (individuelle Beratung erforderlich)

> **Schon gewusst?**
>
> - Skoliosen gehen nicht immer mit einem Schulterstiefstand einher. Insbesondere bei zwei- oder dreibogigen Skoliosen können sich auch ausgeprägte Kurven gegenseitig ausgleichen, sodass der Schultergürtel balanciert bleibt.
> - In der Adoleszenz und damit in dem präpubertären Wachstumsschub zeigen Mädchen sich oft ungern nicht oder wenig bekleidet den Eltern, sodass die schnelle Progredienz in diesem Wachstumsschub manchmal erst verzögert bemerkt wird.
> - Je früher eine Skoliose erkannt und behandelt wird, umso größer ist die Chance, konservativ verbleiben zu können bzw. den ggf. erforderlichen operativen Aufwand zu minimieren.

Tab. 2.3 Komplikationen

Komplikation	Symptome	Empfehlung
Wundinfektion	Rötung, Schwellung, Sekretion, ggf. lokale Schmerzen, Persistenz bzw. Anstieg der Entzündungsparameter (Leukozyten, CRP, PCT)	Umgehende Vorstellung in versorgender Einrichtung, operative Revision mit Débridement, Lavage, lokalen Antibiotikaträgern und systemischer Antibiotikatherapie, ggf. Umfelddiagnostik (Lunge, Urin)
Pseudarthrose im Verlauf (Monate bis Jahre)	Neu auftretende Schmerzen, ggf. Korrekturverlust, ggf. Materialbruch	Röntgenkontrolle, ggf. lokale CT, ggf. Revision mit neuer Spondylodese, Materialwechsel
Anschlussdegeneration, Anschlussfehlstellung (nach Jahren)	Zunehmende an die versteifte Strecke angrenzende Kyphose oder neue Skoliose, ggf. Schmerzen	Bildgebende Abklärung (Röntgen, CT), konservative Therapie (muskuläre Stabilisierung), ggf. operative Revision mit Korrektur und Stabilisierung

2.3 Spondylodiszitis

Christoph-Eckhard Heyde

Die Spondylodiszitis ist im Kindes- und Jugendalter ausgesprochen selten und repräsentiert ca. 2–4 % aller Infektionen des Stütz- und Bewegungsapparates. Die im Säuglings- und Kleinkindesalter typische Form ist die Entzündung der Bandscheibe (sog. Diszitis). Die Keiminokulation (in aller Regel im Rahmen einer unspezifischen bakteriellen Entzündung) erfolgt hämatogen in die in diesem Alter noch mit Gefäßen versorgte Bandscheibe. *Staphylococcus aureus, Staphylococcus epidermidis* und *Kingella kingae* sind – in absteigender Reihenfolge – die häufigsten Erreger. Ein Befall der angrenzenden Wirbelkörper erfolgt sekundär (sog. Spondylodiszitis). Nach Verlust der Gefäßversorgung der Bandscheibe wird die Erkrankung seltener und beginnt dann – wie beim Erwachsenen – im Wirbelkörper mit sekundärem Befall der Bandscheibe.

- **Anamnese**
- vorausgegangene infektiöse Erkrankungen der oberen Luftwege, gastrointestinal oder urogenital
- Bewegungsvermeidung: Verweigerung von Krabbeln, Sitzen und Stehen, manchmal hinkender Gang
- unspezifische Symptome (z. B. unspezifische Bauchschmerzen), deshalb oft verzögerte Diagnosestellung
- ältere Kinder: Rückenschmerzen, manchmal mit Ausstrahlung in Gesäß, Bauch oder Hüften

- **Blickdiagnose**
- allgemeine Krankheitszeichen (Abgeschlagenheit, Müdigkeit, Verweigerung Nahrungsaufnahme)
- Schmerz durch Belastung verstärkt, aber auch Ruheschmerz
- eingeschränkte Aktivität: Liegen, Laufen mit Schonhaltung, manchmal Hinken
- neurologische Defizite sind Ausnahmen

> Es gibt kein pathognomonisches, spezifisch auf diese Erkrankung hinweisendes Symptom, deshalb handelt es sich oft um eine Ausschlussdiagnose.

- **Untersuchung**
- Druck- und Klopfschmerz an der Wirbelsäule, häufigste Manifestation lumbal, gefolgt von thorakal

Tab. 2.4 Wichtige Differenzialdiagnosen

Differenzialdiagnosen	Symptome
Chronisch rekurrierende multifokale Osteomyelitis	Nichtbakterielle Knochenentzündung, multiple Lokalisationen, gehäuft um das 10. Lebensjahr. Herde können schmerzhaft, geschwollen, überwärmt, manchmal aber auch asymptomatisch sein. Selten subfebrile Temperaturen, kein Fieber. Entzündungswerte eher unauffällig, CRP in akuten Phasen moderat erhöht
Osteoidosteom	Gutartiger schmerzhafter Knochentumor, meist ab ca. dem 10. Lebensjahr, vorwiegend nächtlicher Schmerz, spricht auf Gabe von ASS gut an, keine Allgemeinsymptome, keine Entzündungskonstellation
Spezifische Entzündung der Wirbelsäule (Tuberkulose)	Unspezifischer Rückenschmerz, durch Belastung verstärkt, aber auch in Ruhe, ausgeprägte Krankheitszeichen im Sinne eines konsumierenden Verlaufes bei Progredienz, im Spätstadium Gibbusbildung, neurologische Defizite und ausgeprägte Abszessbildung möglich (sog. Senkungsabszesse)

- Untersuchung des Abdomens oft mit Druckschmerzangabe im Psoasverlauf
- Anheben des gestreckten Beines manchmal mit Schmerzprovokation (Psoasreiz)
- Fieber tritt häufig auf, kann bei kleinen Kindern aber fehlen
- Erhöhung der laborchemischen Entzündungsparameter (Leukozyten, insbesondere CRP und PCT), manchmal Hb-Abfall (Tab. 2.4)

- **Prästationäre Diagnostik**
- Labordiagnostik (Differenzialblutbild, CRP, PCT, ggf. BSG)
- Abnahme von Blutkulturen zum Keimnachweis vor Therapiebeginn (40–60 % positiv)
- bei Verdacht: MRT der Wirbelsäule (hohe Spezifität und Sensitivität)

> Röntgenbilder zeigen meist erst in fortgeschrittenen Stadien (Minderung der Bandscheibenhöhe, Veränderungen der Grund- und Deckplatten) hinweisende Befunde und sind daher primär nicht indiziert.

- **Chirurgische Vorstellung**

Bei Verdacht auf eine Diszitis/Spondylodiszitis bzw. nach deren Nachweis ist in jedem Fall eine initial stationäre Therapie zu empfehlen. Diese Vorgehensweise ist unabhängig davon, ob eine konservative oder eine operative Therapie indiziert ist.

- **Chirurgische Therapie**

Eine chirurgische Therapie ist bei Kindern nur in Ausnahmefällen erforderlich. Die wichtigste Säule der Therapie sind Antibiotika, die möglichst gezielt und initial i.v. verabreicht werden. Hier empfiehlt sich z. B. eine kalkulierte Therapie mit Clindamycin (40 mg/kgKG/Tag in 3 ED, maximal 2,7 g/Tag) und Cefotaxim (210 mg/kgKG/Tag in mindestens 3 ED; maximale ED 2 g, maximal 12 g/Tag).

- Findet sich in der Blutkultur kein Erreger, kann eine bildgestützte Punktion der betroffenen Bandscheibe angezeigt sein.
- Falls noch nicht erfolgt, ist eine MRT-Untersuchung, möglichst mit Kontrastmittel Gadolinium), obligat.
- Umfelddiagnostik zur Fokussuche (Urinuntersuchung, ggf. Thoraxuntersuchung, ggf. Abdomensonographie).

Die überwiegende Zahl der Fälle ist konservativ therapierbar.
- Dazu gehören neben der gezielten Antibiotikatherapie in den ersten Tagen

◘ Tab. 2.5 Komplikationen

Komplikation	Symptome	Empfehlung
Postoperative Wundinfektion bzw. persistierender Infekt	Rötung, Schwellung, Sekretion, ggf. lokale Schmerzen, Persistenz bzw. Anstieg der Entzündungsparameter (Leukozyten, CRP, PCT)	Umgehende Vorstellung in versorgender Einrichtung, operative Revision mit Débridement, Lavage, lokalen Antibiotikaträgern, Kontrolle der systemischen Antibiose, ggf. Umstellung
Versagen der konservativen Therapie	Progredienz der Beschwerden, progrediente Destruktion bzw. Fehlstellung	Kontrolle Erreger und Resistenz, cave: Keim-Shift, ggf. Umstieg auf ein operatives Verfahren

Bettruhe (bis zur Besserung des Allgemeinzustandes und bis zur Schmerzreduktion) und eine Ruhigstellung der Wirbelsäule.
— Im Säuglingsalter erfolgt die Ruhigstellung mit wechselnden Gipsen und ab dem Kleinkindalter mit einem Korsett, das nach Mobilisation für 8 bis 12 Wochen getragen werden soll.

Eine operative Therapie ist angezeigt bei ausgeprägten Destruktionen mit resultierenden Instabilitäten und kyphotischen und/oder skoliotischen Fehlstellungen sowie in den seltenen Fällen auftretender neurologischer Defizite.
— Die Stabilisierung der Wirbelsäule erfolgt in aller Regel von dorsal. Über diesen Zugang sind Dekompressionen und Korrekturen gut durchführbar.
— Größere Destruktionen können eine Ausräumung und Defektüberbrückung (Knochenspan oder Cage mit Knochen) erforderlich machen. Dazu können additive ventrale Eingriffe notwendig werden.

- **Postoperative Betreuung**
— Weitergabe der i.v. antibiotischen Therapie. Oralisierung nach 7 bis 14 Tagen (auch in Abhängigkeit vom Verlauf der Entzündungsparameter) für weitere 6 bis 8 Wochen.
— Wund- und Laborkontrollen (CRP als Marker für das Therapieansprechen)
— Entlassung bei guten Wundverhältnissen und bei guter Mobilisation mit liegendem Korsett
— Kita-/Schulbesuch nach ca. 6 Wochen möglich (Einzelfallentscheidung)
— MRT-Kontrolle nach 3 und nach 6 Monaten im Verlauf (◘ Tab. 2.5)

Schon gewusst?

— Die MRT-Untersuchung der Wirbelsäule gilt in der Diagnostik der Spondylodiszitis als Goldstandard.
— Bei Patienten nach langen Aufenthalten auf der Intensivstation bzw. bei ausgeprägter Immunsuppression muss an eine Pilzinfektion, evtl. als Superinfektion, gedacht werden.
— Bei Kindern aus Endemiegebieten sollte immer eine mögliche Tuberkulose ausgeschlossen werden.

Weiterführende Literatur

Jeong JY, Ahn JH, Kim SY et al (2015) Pulmonary function before and after the Nuss procedure in adolescents with pectus excavatum: correlation with morphological subtypes. J Cardiothorac Surg. ► https://doi.org/10.1186/s13019-015-0236-7

Kim HK, Yoon JY, Han KN, Choi YH (2016) Effect of the Nuss procedure on the physical development of patients with pectus excavatum. Ann Thorac Cardiovasc Surg 22:327–332. ▶ https://doi.org/10.5761/atcs.oa.16-00012

Matussek J, Benditz A, Dingeldey E et al (2015) Operative Behandlung der Skoliose im Kindes- und Jugendalter. Orthopade 44:577–594. ▶ https://doi.org/10.1007/s00132-015-3133-9

Nuss D, Obermeyer RJ, Kelly RE (2016) Nuss bar procedure: past, present and future. Ann Cardiothorac Surg 5:422–433. ▶ https://doi.org/10.21037/acs.2016.08.05

Obermeyer RJ, Goretsky MJ (2012) Chest wall deformities in pediatric surgery. Surg Clin North Am 92:669–684. ▶ https://doi.org/10.1016/j.suc.2012.03.001

Patel AJ, Hunt I (2019) Is vacuum bell therapy effective in the correction of pectus excavatum? Interact CardioVasc Thorac Surg 29:287–290. ▶ https://doi.org/10.1093/icvts/ivz082

Pawlak K, Gąsiorowski Ł, Gabryel P et al (2016) Early and late results of the Nuss procedure in surgical treatment of pectus excavatum in different age groups. Ann Thorac Surg 102:1711–1716. ▶ https://doi.org/10.1016/j.athoracsur.2016.04.098

Principi N, Esposito S (2016) Infectious discitis and spondylodiscitis in children. Int J Mol Sci 17:539. ▶ https://doi.org/10.3390/ijms17040539

Ridderbusch K, Spiro AS, Kunkel P et al (2018) Strategies for treating scoliosis in early childhood. Detsch Aerztebl Online. ▶ https://doi.org/10.3238/arztebl.2018.0371

Stücker R (2010) Die idiopathische Skoliose. Orthop Unfallchirurgie up2date 5:39–56. ▶ https://doi.org/10.1055/s-0029-1243953

Völker A, Schubert S, Heyde C-E (2016) Spondylodiscitis in children and adolescents. Orthopade 45:491–499. ▶ https://doi.org/10.1007/s00132-016-3273-6

von der Höh NH, Völker A, Jeszenszky D, Heyde C-E (2016) Chronische rekurrierende multifokale Osteomyelitis der Wirbelsäule. Orthopade 45:484–490. ▶ https://doi.org/10.1007/s00132-016-3271-8

Abdomen

Steffi Mayer, Ina Sorge und Martin Lacher

Inhaltsverzeichnis

3.1 Akute Appendizitis – 44

3.2 Nässender Nabel – 47

3.3 Hypertrophe Pylorusstenose – 51

3.4 Invagination – 54

3.5 Malrotation, Volvulus – 58

3.6 Hernien – 61

3.7 Meckel-Divertikel – 67

  Weiterführende Literatur – 70

© Springer-Verlag GmbH Deutschland, ein Teil von Springer Nature 2020
M. Lacher et al. (Hrsg.), *Kinderchirurgie für Pädiater*,
https://doi.org/10.1007/978-3-662-61405-1_3

Bauchschmerzen sind eine der häufigsten Ursache für eine Vorstellung beim Kinder- und Jugendarzt. Die Herausforderung für den Pädiater ist es, chirurgische Abdominalerkrankungen zu erkennen und von anderen Ursachen wie einer Gastroenteritis abzugrenzen. Dabei lassen sich durch eine zielgerichtete Anamnese und klinische Untersuchung unter Beachtung des Patientenalters und des Verlaufs der Symptome bereits präklinisch mögliche Differenzialdiagnosen ermitteln.

3.1 Akute Appendizitis

Steffi Mayer

Etwa 25–40 % der Kinder, die mit akuten Bauchschmerzen vorgestellt werden, leiden an einer akuten Appendizitis, davon sind 48 % Schulkinder, 36 % Kleinkinder und 5 % Säuglinge. Gerade bei jungen Kindern liegt häufig schon bei Erstvorstellung eine Perforation vor, die innerhalb von 24–36 h nach Symptombeginn auftreten kann. Die unkomplizierte Appendizitis ist weiterhin die Domäne der operativen Therapie, die – im Gegensatz zur konservativen Therapie – allein kurativ ist.

- Anamnese
- subakute Bauchschmerzen, Beginn periumbilikal, Wanderung in den rechten Unterbauch (**„Migration"**)
- Krankheitsgefühl, **Übelkeit/Erbrechen** (72 %) und **Inappetenz** (63 %)
- subfebrile Temperaturen >38,0 °C (46 %)

- Blickdiagnosen
- gebeugte Schonhaltung, blasses Munddreieck

- **Acapulco-Zeichen:** Eine entspannte Rückenlage mit hinter dem Kopf verschränkten Armen und übereinander geschlagenen Beinen sprechen gegen eine akute Appendizitis

- Untersuchung
- **Druckschmerz im rechten Unterbauch;** bei fortschreitender Entzündung lokalisierte bzw. generalisierte Abwehrspannung
- **Erschütterungsschmerz:** z. B. durch Hüpfen von der Untersuchungsliege
- **kontralateraler Loslassschmerz:** Induktion rechtsseitiger Schmerzen durch Palpation des linken Unterbauches als Hinweis auf eine fortgeschrittene Entzündung (lokale Peritonitis)
- **Psoas-Zeichen:** Induktion von Schmerzen im tiefen rechten Unterbauch durch Heben des gestreckten rechten Beines gegen den Widerstand der eignen Hand als Hinweis auf eine entzündliche Reizung der Faszie des M. psoas major (besonders ausgeprägt bei retrozökaler Lage der Appendix)

> Bei Bauchschmerzen muss immer auch eine Inspektion der Leisten und des Genitales zum Ausschluss einer inkarzerierten Leistenhernie bzw. eines akuten Skrotums erfolgen (Tab. 3.1).

- Prästationäre Diagnostik
- **Labor:** Leukozytose mit Neutrophilie (80 %), CRP-Erhöhung im Verlauf (hohe Sensitivität!)
- **Sonographie des Abdomens** (Sensitivität 95 % bzw. Spezifität 96 % bei darstellbarer Appendix): tubuläre, nicht komprimierbare Struktur mit einem Außendurchmesser von >6 mm; ggf. Umgebungsreaktion, freie Flüssigkeit (Abb. 3.1)

Abdomen

Tab. 3.1 Wichtige Differenzialdiagnosen

Differenzialdiagnosen	Symptome
Infektiöse Gastroenteritis	Beginn meist mit Erbrechen, erst nachfolgend Bauchschmerzen
Lymphadenitis mesenterialis	Oft im Anschluss an einen viralen Infekt der oberen Luftwege oder eine Gastroenteritis, über Tage anhaltende Beschwerden eher ubiquitär wellenartig mit freien Intervallen. *Sonographie des Abdomens:* zahlenmäßig vermehrte, oft vergrößerte mesenteriale Lymphknoten
Inkarzerierte Leistenhernie	Nichtreponible Vorwölbung im Bereich der Leiste
Akutes Skrotum (z. B. Hodentorsion)	(Vor)pubertäre Jungen; plötzlicher Beginn, oft mit Erbrechen; skrotaler Druckschmerz mit Rötung, Schwellung
Ovarialtorsion	(Vor)pubertäre Mädchen; plötzlicher, oft nächtlicher Beginn, Schmerzen im rechten Mittel-, Unterbauch, oft mit Erbrechen
Koprostase	Beschwerden aus völligem Wohlbefinden meist nach einer Mahlzeit, krampfartig, im linken Mittel- und Unterbauch, ggf. palpable Stuhlwalzen
Basale Pneumonie	Fieber, Tachypnoe, Hypoxie; Auskultation, ggf. Thoraxröntgenaufnahme
HWI, Pyelonephritis	Miktionsbeschwerden, Fieber, Flankenschmerzen; auffälliger Urin-Stix

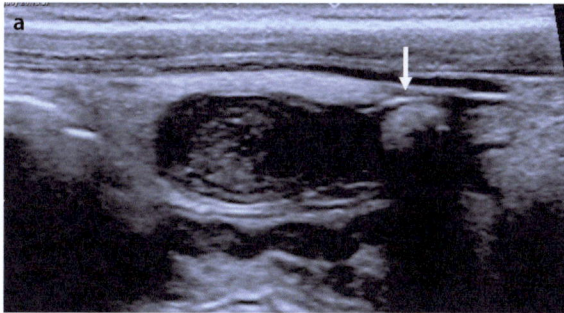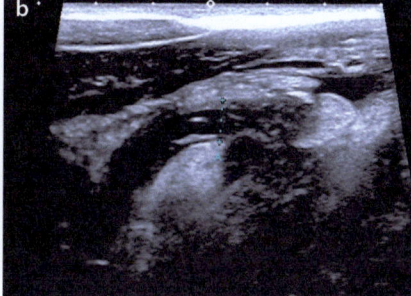

Abb. 3.1 Appendizitis bei einem 13-jährigen Jungen (**a**) und 7-jährigen Mädchen (**b**). Der Ultraschall zeigt die massiv aufgetriebene Appendixspitze, proximal davon einen Appendikolith mit Schallschatten (**a**; *Pfeil*). Verdickte Appendix mit echoreicher entzündlicher Verdichtung des umgebenden mesenterialen Fettgewebes (**b**). (Mit freundl. Genehmigung von Dr. med. Ina Sorge, Leipzig)

Chirurgische Vorstellung

Bei Verdacht auf eine akute Appendizitis sollte eine kinderchirurgische Vorstellung erfolgen. Auch Beschwerden über mehrere Tage sowie ein reduzierter AZ mit diffusen Bauchschmerzen sollten v. a. beim Säugling/Kleinkind an eine perforierte Appendizitis denken lassen und immer eine Klinikeinweisung indizieren!

Chirurgische Therapie
Unkomplizierte Appendizitis

Die Appendektomie sollte heute immer laparoskopisch, vorzugsweise über einen einzigen umbilikalen Zugang (sog. „single incision laparoscopic surgery", SILS) unter einmaliger antibiotischer Prophylaxe durchgeführt werden (Abb. 3.2). In der Regel beginnen der orale Kostaufbau so-

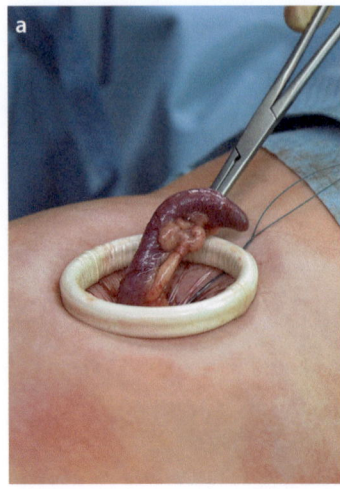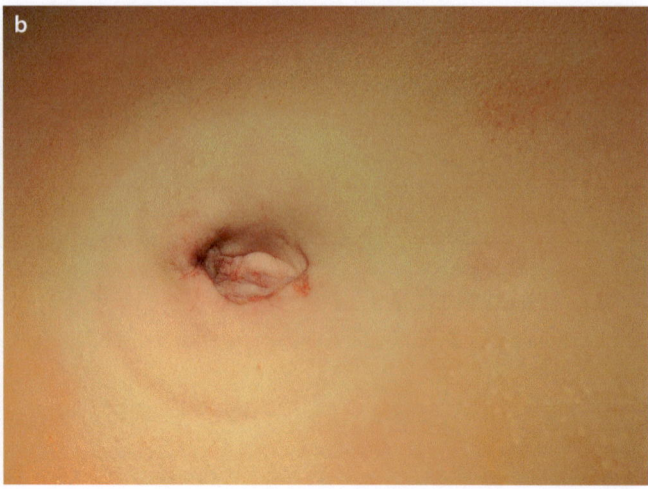

Abb. 3.2 SILS-Appendektomie. Nach laparoskopischer Mobilisation wird die Appendix über den Nabel extrakorporal abgesetzt (**a**). Die SILS-Technik erlaubt eine „narbenlose" Operation (**b**)

wie die Mobilisation unter altersgerechter Analgesie umgehend mit Entlassung am ersten oder zweiten postoperativen Tag.

Die primär antibiotische Therapie bei Kindern geht mit einer Rezidivrate von 5–14 % einher, 18 % der Patienten werden im Verlauf appendektomiert, sodass sich die konservative Behandlung bisher nicht als Standardverfahren durchgesetzt hat.

Komplizierte Appendizitis ohne Abszess

Bei intraoperativem Nachweis einer Perforation ist postoperativ eine Therapie mit einem Breitbandantibiotikum bis zur Normalisierung der Leukozytenzahl, Fieberfreiheit und AZ-Verbesserung indiziert.

Perforierte Appendizitis mit Abszess

Zeigt sich in der Abdomensonographie ein entzündliches Konglomerat mit Abszessformation begleitet von einer ausgeprägten Leukozytose und CRP-Erhöhung, ist von einer perforierten Appendizitis auszugehen. Dann ist ein konservatives Management mit intravenöser Gabe eines Breitbandantibiotikums, Volumensubstitution und Analgesie indiziert. Um der Gefahr eines Rezidivs vorzubeugen und die Morbidität der Operation im akuten, schwerkranken Zustand bei perforierter Appendizitis zu umgehen, werden Abszessformationen bei entsprechender Größe kinderchirurgisch oder interventionell-radiologisch drainiert. Nach 6 bis 8 Wochen schließt sich ggf. eine elektive Appendektomie (sog. „Intervallappendektomie") an. Ob Letztere durchgeführt werden muss oder nicht, wird kontrovers diskutiert (Tab. 3.2).

> **Schon gewusst?**
>
> - **Durchfall** ist ein Zeichen der **perforierten** Appendizitis (Peritonitis).
> - Bei retrozökaler Lage der Appendix (15 %) liegt das Punctum maximum der Beschwerden häufig weiter kranial am Übergang Mittel-/Unterbauch. Zieht die Appendix Richtung Ureter/Blase, treten vermehrt suprapubische Schmerzen und Miktionsbeschwerden mit abakterieller Leukozyturie auf.
> - Die Temperaturdifferenz axillär vs. rektal hat heute keinen diagnostischen Stellenwert mehr.

Abdomen

● Tab. 3.2 Komplikationen

Komplikation	Symptome	Empfehlung
Wundinfektion	Rötung, Schwellung, Sekretion umbilikal bzw. an den Trokarstellen	Chirurgische Vorstellung, lokale Antibiotikatherapie, bei Abszedierung Spaltung und Drainage in Lokalanästhesie bzw. Kurznarkose
Intraabdomineller Abszess	Erneute Bauchschmerzen, Fieber, erhöhte Entzündungswerte 7 bis 10 Tage nach Appendektomie	Chirurgische Vorstellung, intravenöse Antibiotikatherapie, Abszessdrainage
Bridenileus (Monate bis Jahre später)	Ileussymptomatik auch im langfristigen Verlauf	Chirurgische Vorstellung, primär konservative Therapie oft erfolgreich, ggf. operative Ileustherapie

- Die digital-rektale Untersuchung ist aufgrund fehlender diagnostischer Relevanz obsolet.
- Die Appendizitis ist **keine alleinige klinische Diagnose!** Erhöhte Entzündungsparameter (Leukozytose, erhöhtes CRP) haben eine größere Wertigkeit als die klinische Untersuchung. Im Umkehrschluss ist die Appendizitis bei negativen laborchemischen Entzündungswerten eine Rarität.
- Eine strahlenfreie Schnittbildgebung **(MRT)** hat bei speziellen Indikationen, z. B. bei ausgeprägter Adipositas oder atypischer Befundkonstellation, eine Sensitivität von 96 % für die akute Appendizitis.
- Die Appendizitis ist **kein Notfall.** Eine Appendektomie, die innerhalb der ersten 24 h nach Aufnahme durchgeführt wird, geht nicht mit einer erhöhten Perforationsrate oder anderen negativen Effekten einher.
- In großen US-amerikanischen Zentren werden 31–87 % der Kinder am OP-Tag nach Hause entlassen.
- Gegenwärtig läuft eine randomisiert-kontrollierte Studie zum Vergleich der primär konservativen mit der operativen Therapie (Appendectomy Versus Non-Operative Treatment For Acute Non-Perforated Appendicitis in Children [APPY]; NCT02687464).

3.2 Nässender Nabel

Steffi Mayer

Nach Abnabelung kommt es zur Austrocknung des Nabelstumpfes, der nach ca. 2 Wochen abfällt und einen Wundgrund hinterlässt, der rasch epithelialisiert. Einem nässenden Nabel können verschiedene Ursachen zugrunde liegen (● Tab. 3.3).

■■ **Persistierender Ductus omphaloentericus und Urachus**

Die persistierende Verbindung zwischen Nabel und Blase bzw. Darm kann sich unterschiedlich manifestieren: 1) durchgehend offen mit Sekretion, 2) obliteriert, ggf. mit zystischen Anteilen im Strang, 3) umbilikal offen als Sinus bzw. 4) intraabdominell offen zum Darm (Meckel-Divertikel) bzw. zur Blase (Urachusdivertikel). Dabei können Zysten als Mittellinientumoren bzw. bei Infektion auch als Bauchdeckenabszesse/-phlegmone evident werden. Obliterierte

Tab. 3.3 Differenzialdiagnosen des nässenden Nabels

Nässender Nabel	Definition	Anamnese	Blickdiagnose	Abb.
Omphalitis	Meist durch *Staphylococcus aureus* verursachte Entzündung; Progredienz bis nekrotisierende Faszitis möglich	Putride Beläge	Schmerzhafte Rötung, Schwellung, schmierige Beläge, kein Porus	3.3a, b
Nabelgranulom	Inkomplette Epithelialisierung des Nabelgrundes ohne Verbindung nach intraperitoneal	Blutig-seröses Sekret	Umgebungsrötung, breitbasige oder gestielte, eher dunkelrote Vorwölbung am Nabelgrund, nicht sondierbar	3.3c
Persistierender Ductus omphaloentericus	Embryonale Verbindung zwischen Nabel und Darm	Absonderung von Pus (Entzündung), Stuhl, Galle oder Luft	Sichtbare bzw. sondierbare Öffnung, hellrote Schleimhaut oder Polyp am Nabelgrund	3.4
Persistierender Urachus	Embryonale Verbindung (Allantois) zwischen Nabel und Blase	Absonderung von Pus (Entzündung) oder klarem Urin		3.5

Abdomen

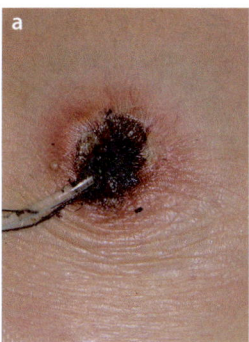 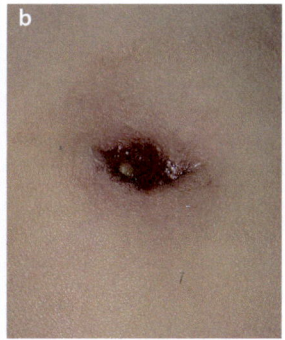 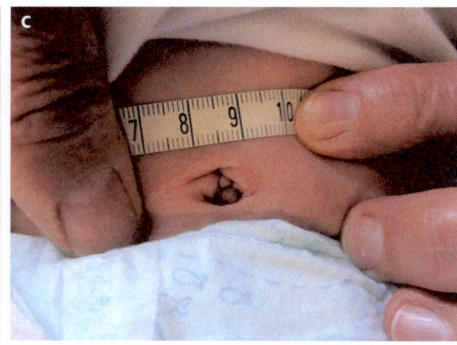

Abb. 3.3 Frühgeborenes mit Omphalitis bei liegendem Nabelvenenkatheter (**a**). Säugling mit Omphalitis (**b**). Ausgeprägte Rötung und Schwellung, Sekretion umbilikal (**a, b**). Im Gegensatz dazu zeigt sich das Nabelgranulom (**c**) als gestielte, dunkelrote Vorwölbung. (Mit freundl. Genehmigung von Prof. Mohamed Abdel Baky Fahmy, Kairo. Bildarchiv UKL)

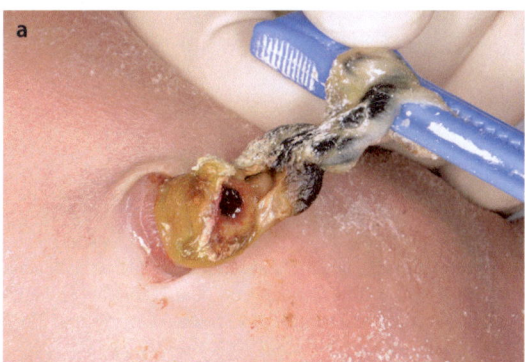 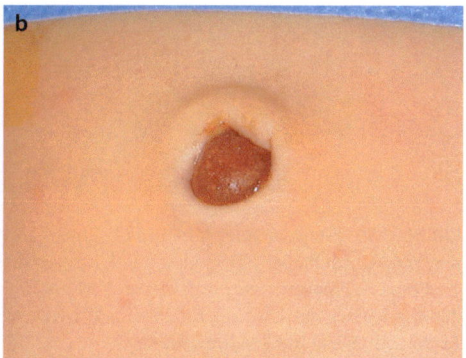

Abb. 3.4 Der persistierende Ductus omphaloentericus kann sich als sichtbare Vorwölbung (**a**) oder als hellrote Schleimhaut am Nabelgrund zeigen (**b**). (Bildarchiv UKL)

Stränge können Ursache einer intestinalen Obstruktion (Strangulationsileus, Volvulus) sein. Ein persistierender Urachus kann rezidivierende HWIs und Restharn bedingen.

- **Untersuchung**

Inspektion des Nabels, ggf. Sondierung, Palpation der Mittellinie.

- **Wichtige Differenzialdiagnosen**

Ein **verspäteter Abfall der Nabelschnur** (>21 Tage nach Geburt) kann Hinweis auf eine hereditäre **Koagulopathie** oder einen primären **Immundefekt** mit Beeinträchtigung der Granulozytenfunktion (z. B. Leukozytenadhäsionsdefekt, RAC2-Defekt) oder der Toll-like-Rezeptor-vermittelten Signaltransduktion (z. B. MyD88/IRAK-4-Defekt) sein und geht oft mit rezidivierenden Blutungen (Koagulopathie) bzw. einer Omphalitis (Granulozytendefekt) einher.

- **Prästationäre Diagnostik**
- ggf. Labor bei Verdacht auf systemische Infektion
- ggf. Urin-Stix zum Ausschluss HWI bzw. umbilikal zum Nachweis von austretendem Urin

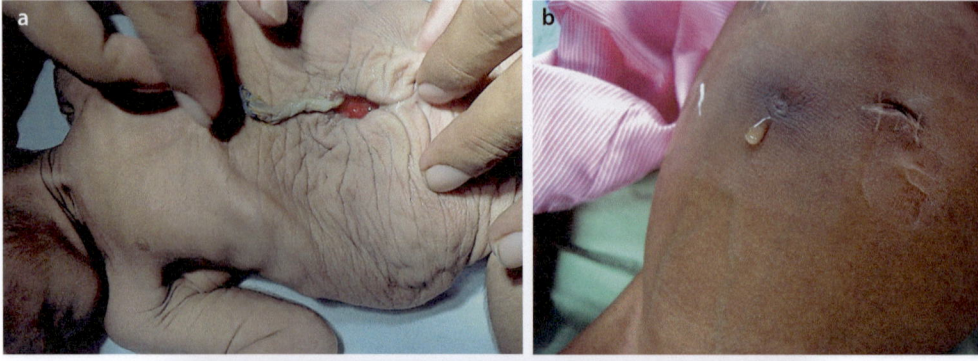
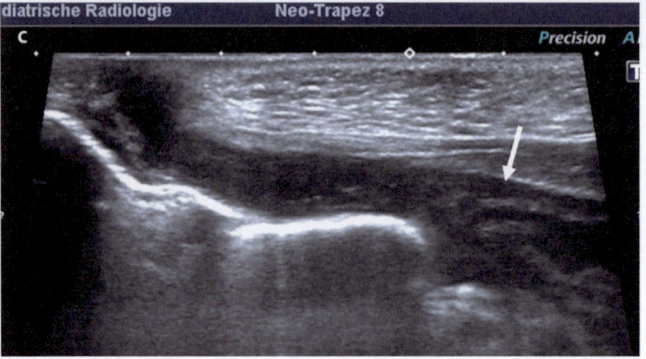

Abb. 3.5 Persistierender Urachus bei einem Neugeborenen mit Prune-Belly-Syndrom (**a**), als Ursache für einen „nässenden Nabel" (Sekretion von Urin) (**b**) sowie in der sonographischen Darstellung. Der Ultraschall zeigt eine breite echoarme, zentral echofreie Verbindung zwischen dem Harnblasendach und dem Nabel im Sinne eines persistierenden Urachus (**c**, *Pfeil*). (Mit freundl. Genehmigung von Dr. med. Ina Sorge, Leipzig und Prof. Mohamed Abdel Baky Fahmy, Kairo)

- **Sonographie des Abdomens:** Darstellung einer zum Darm bzw. Blase ziehenden Gangstruktur ggf. mit Divertikel, Strängen, Zysten oder Abszess umbilikal bzw. im Mittellinienverlauf (**Abb. 3.5c**)

- **Chirurgische Vorstellung**

Bei gutem Allgemeinzustand kann die milde Omphalitis bzw. das Nabelgranulom kinderärztlich therapiert werden. Bei umbilikaler Sekretion von Pus, Urin oder Stuhl, Fieber oder Bauchschmerzen sollte primär eine kinderchirurgische Vorstellung erfolgen.

- **Chirurgische Therapie**
- - **Omphalitis**

Tägliche Säuberung mit polyhexanidhaltiger Lösung sowie eine Lokaltherapie mit antibakteriellen Wundauflagen oder antibiotischen Salben. Darunter kommt es in der Regel innerhalb von Tagen zu einer vollständigen Abheilung. Bei rasch progredienter Infektion oder Allgemeinsymptomen wie Fieber ist eine systemische Antibiotikatherapie sowie aufgrund der Gefahr einer nekrotisierenden Fasziitis eine chirurgische Vorstellung indiziert.

- - **Nabelgranulom**

Nach Desinfektion wird das Nabelgranulom mittels Silbernitrat – z. B. als fertige

○ Tab. 3.4 Komplikationen

Komplikation	Symptome	Empfehlung
Rezidiv bei inkompletter Resektion (v. a. Urachus)	Erneut nässender Nabel	Re-Exploration und Exzision ggf. unter Mitnahme des Blasendaches

Stäbchen – geätzt, was bei Bedarf nach 5 bis 7 Tagen wiederholt werden kann. Darunter sollte es zu einer Regredienz des Granuloms kommen, anderenfalls ist die chirurgische Vorstellung angezeigt, um einen persistierenden Sinus auszuschließen. Lässt sich dieser nachweisen, ist die chirurgische Exzision indiziert.

■■ **Persistierender Ductus omphaloentericus/Urachus**

Bei akuter Infektion erfolgt zunächst eine antibiotische Therapie und/oder chirurgische Drainage. Im Anschluss ist die Exzision der ursächlichen Pathologie indiziert. Der persistierende Ductus omphaloentericus bzw. Urachus wird über einen semizirkulären Zugang am Nabelunterrand bis zur Einmündung in den Darm bzw. das Blasendach komplett entfernt (○ Tab. 3.4).

> **Schon gewusst?**
>
> — Auch Frühgeburtlichkeit, Entbindung per Sectio und postpartale antibiotische Therapie können mit einer verzögerten Abnabelung einhergehen.
> — Zur Prävention einer Omphalitis beim reifen Neugeborenen bringt eine teurere, antiseptische Nabelpflege (Alkoholdesinfektion, Chlorhexidin) keine Vorteile und ist damit nicht indiziert. Eine Säuberung des Nabels mit klarem Wasser und vorsichtiges Trockentupfen sind ausreichend.
> — Ein persistierender Ductus omphaloentericus kann mit einer signifikanten Morbidität bzw. Mortalität z. B. durch Obstruktion, Perforation oder Sepsis einhergehen und sollte bei umbilikalen Auffälligkeiten immer erwogen und ausgeschlossen werden.

3.3 Hypertrophe Pylorusstenose

Steffi Mayer

Durch eine Hypertrophie der Ringmuskulatur des Pylorus kommt es im Alter von 3 bis 8 Wochen (seltenst >3 Monate) zu einer funktionellen Magenausgangsstenose mit rezidivierendem, nicht-galligem Erbrechen. Jungen sind 4- bis 5-mal häufiger betroffen als Mädchen, **das höchste Wiederholungsrisiko haben Söhne von Müttern mit hypertropher Pylorusstenose (20 %; sog. Carter-Effekt).** Die Pyloromyotomie nach Weber-Ramstedt ist die Therapie der Wahl und sollte heute laparoskopisch durchgeführt werden, da die Kinder postoperativ von einem schnelleren Kostaufbau, kürzeren Krankenhausaufenthalt und weniger Schmerzen bei einem besseren kosmetischen Ergebnis profitieren.

■ **Anamnese**
— 3 bis 8 Wochen altes männliches Reifgeborenes mit ggf. positiver Familienanamnese
— rezidivierendes, **nicht-galliges** Erbrechen im Schwall unmittelbar nach Nahrungsaufnahme mit zunehmender Intensität bei gutem Trinkverhalten des hungrigen Kindes (Vollbild nach 1 bis 2 Wochen)

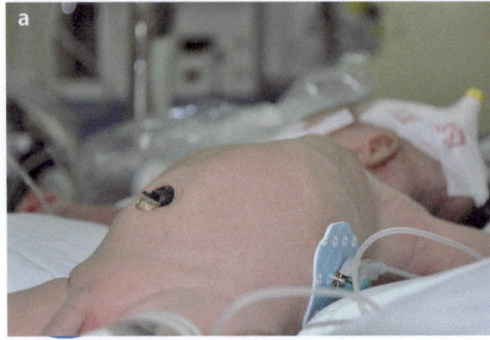
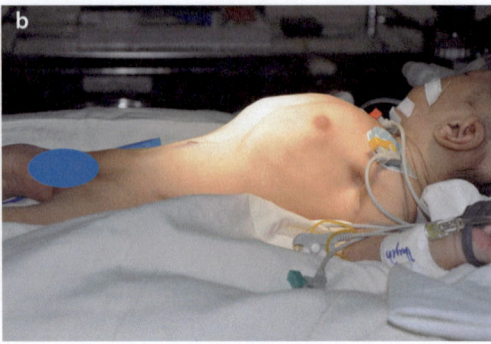

Abb. 3.6 Vietnamesischer männlicher Säugling mit hypertropher Pylorusstenose. Sichtbare Magenperistaltik (**a**) und skaphoides Abdomen (**b**) (Mit freundl. Genehmigung der Stiftung Kinderchirurgie, Leipzig)

Tab. 3.5 Wichtige Differenzialdiagnosen

Differenzialdiagnosen	Symptome
Infektiöse Gastroenteritis	Erbrechen, Durchfall, ggf. Fieber
Gastroösophageale Refluxerkrankung (GÖRK)	Lageabhängiges Herauslaufen der Nahrung statt schwallartigem Erbrechen, keine Dehydratation, erst im Verlauf Gedeihstörung möglich
Hirndruck	Erbrechen unabhängig von der Nahrungsaufnahme, klaffende Schädelnähte, gespannte Fontanelle, Sonnenuntergangsphänomen
Stoffwechselstörungen, z. B. AGS	Begleitsymptomatik abhängig von Grunderkrankung
Nahrungsmittelunverträglichkeiten (z. B. Kuhmilchproteinintoleranz)	Rezidivierendes Erbrechen, Obstipation oder Diarrhö

– im Vollbild Gewichtsstagnation/-abnahme sowie trockene Windeln als Zeichen der Dehydratation

- **Blickdiagnosen**
– gastrale Hyperperistaltik nach der Mahlzeit (Abb. 3.6a)
– greisenhaftes Aussehen, Stirnrunzeln, skaphoides Abdomen (Abb. 3.6b)

- **Untersuchung**

Versuch, eine Resistenz im Oberbauch (Olive) bei eingefallenem Abdomen bei gleichzeitiger Glukosefütterung zur Entspannung der Bauchdecke zu tasten (Tab. 3.5).

- **Prästationäre Diagnostik**
– **Labor:** BGA, Elektrolyte mit Zeichen einer hypochlorämischen, hypokaliämischen und hyponatriämischen metabolischen Alkalose
– **Sonographie des Abdomens** (Sensitivität 95 %, Spezifität 100 %): Der sonst nicht darstellbare Pylorus ist mit einer Länge ≥ 17 mm und Wanddicke ≥ 4 mm (≥ 3 mm <30. Lebenstag) darstellbar; fehlende Pylorusrelaxation ohne Nahrungspassage ins Duodenum bei prall gefülltem Magen, ggf. mit Retroperistaltik (Abb. 3.7).

Abdomen

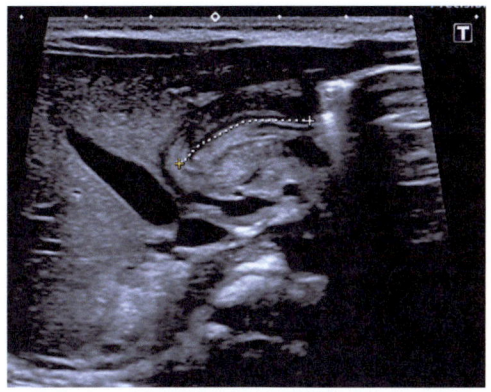

Abb. 3.7 Sonographie des Abdomens. Vier Wochen alter männlicher Säugling mit hypertropher Pylorusstenose. Der Pyloruskanal ist deutlich verlängert *(gepunktete Linie)*, die Muscularis ist verdickt, während der Untersuchung ist kein Flüssigkeitsübertritt zu beobachten. (Mit freundl. Genehmigung von Dr. med. Ina Sorge, Leipzig)

- **Chirurgische Vorstellung**

Bei Verdacht auf eine hypertrophe Pylorusstenose sollte eine umgehende kinderchirurgische Vorstellung erfolgen, da es im Vollbild zu einer ausgeprägten Dehydratation und hypochlorämischen, hypokaliämischen metabolischen Alkalose kommen kann.

- **Chirurgische Therapie**
- - **Präoperative Stabilisierung**

Die hypertrophe Pylorusstenose ist kein operativer Notfall. Nach sonographischer Bestätigung der Diagnose erfolgt zunächst die intravenöse Rehydratation und Korrektur der Elektrolytentgleisung, da sonst das Risiko einer postoperativen Apnoe und narkoseassoziierter Komplikationen steigt. Elektrolytentgleisungen verlängern den Krankenhausaufenthalt. Sensitivster Marker für die Flüssigkeitssubstitution ist die Hypochlorämie. Ziel ist eine Urinausscheidung >1 ml/kg KG/h, Bikarbonat <30 mmol/l, Chlorid >100 mmol/l und Kalium 3,4–5,2 mmol/l.

- - **Laparoskopische Pyloromyotomie**

Die Pyloromyotomie sollte heute bei im Vergleich zum offenen Verfahren gleicher Komplikationsrate, aber verkürztem postoperativem Nahrungsaufbau immer laparoskopisch durchgeführt werden. Hierbei wird der Pylorus längs inzidiert und die hypertrophierte Muskulatur in ihrer gesamten Länge vom Antrum bis zum Bulbus duodeni vollständig unter Schonung der Mukosa gespreizt. Postoperativ erfolgt der Kostaufbau ad libitum, auch wenn sich das Kind erbrechen sollte, und gilt mit 3 konsekutiven Mahlzeiten ohne Erbrechen als abgeschlossen (Tab. 3.6).

> **Schon gewusst?**
>
> — Die zunehmende Alkalose bedingt ein Einschleusen von K^+-Ionen in die Zellen. Dadurch wird die Hypokaliämie

Tab. 3.6 Komplikationen

Komplikation	Symptome	Empfehlung
Inkomplette Spaltung (<1 %)	Anhaltendes Erbrechen postoperativ über 4 bis 5 Tage	Laparoskopische Re-Pyloromyotomie
Perforation (1–4 %)	Nachweis meist intraoperativ (Luftprobe)	Ggf. Umsteigen auf ein offenes Vorgehen und Naht der Perforation, ggf. Omentum-majus-Patch
Wundinfektion (1 %)	Rötung, Schwellung, Sekretion umbilikal bzw. an den Trokarstellen	Chirurgische Vorstellung, lokale Antibiotikatherapie, bei Abszedierung Spaltung und Drainage in Lokalanästhesie bzw. Kurznarkose

verstärkt. Die renalen Kompensationsmechanismen (K⁺-Retention, H⁺-Ausscheidung) sind für eine **paradoxe Azidurie** verantwortlich.
- Das **Tasten der Olive** ohne Narkose ist aufgrund der Abwehrspannung **fast nie** erfolgreich.
- Die präoperative Anlage einer Magensonde bringt auch bei wiederholtem Erbrechen im Schwall keine Vorteile.
- Die Mehrzahl der Kinder **erbrechen auch in den ersten Tagen nach einer erfolgreichen Pyloromyotomie** weiter. Tatsächlich liegt die Rate für inkomplette Spaltungen jedoch nur bei <1 %. Ein rascher Kostaufbau ad libitum trotz Erbrechen ist dennoch mit einem kürzeren Krankenhausaufenthalt assoziiert. Hier gilt es, die Eltern entsprechend aufzuklären.
- Der deutsche Chirurg Conrad Ramstedt (1867–1963) war der Patenonkel von Karl Lagerfeld und erhielt für seine Beschreibung der OP-Methode 1957 das Bundesverdienstkreuz.

3.4 Invagination

Steffi Mayer

Bei der Invagination handelt es sich um die vollwandige Einstülpung eines proximalen (Invaginatkopf) in einen nachfolgenden Darmabschnitt (Invaginatpforte) unter Einbeziehung des Mesenteriums. Dadurch wird die Blutversorgung des Darmes kompromittiert, was bei anhaltender Ischämie zu Darmwandnekrose, Perforation und Sepsis führen kann. In 80–90 % der Fälle tritt die Invagination ileozökal auf. Zumeist ist die Ursache unbekannt, eine Assoziation mit gastrointestinalen oder respiratorischen Infektionen (z. B. Rotaviren, Adenoviren) sowie eine Hypertrophie des lymphatischen Gewebes (Peyer-Plaques) werden diskutiert. Bei 10 % der Kinder, meist im atypischen Alter jenseits des 3. Geburtstages, tritt die Invagination sekundär auf. Ursächlich können verschiedene „leading points" sein wie Meckel-Divertikel, Darmduplikaturen, Appendix(stumpf), Adhäsionen und Raumforderungen (Darmpolypen, Lymphome). Auch submuköse Blutungen bei Purpura Schönlein-Henoch, Hämophilie und Leukämie oder eine zystische Fibrose können eine Invagination begünstigen.

- **Anamnese**
- typisches Alter: 6 bis 12 Monate; 80 % innerhalb des ersten Lebensjahres
- plötzlich einsetzende, stärkste Bauchschmerzen mit (galligem) Erbrechen und Anziehen der Beine wechseln sich mit beschwerdefreien Intervallen ab
- rektaler Blutabgang (Spätzeichen)

- **Blickdiagnosen**
- krankes, rasch verfallendes Kleinkind
- himbeergeeleartiger, schleimig blutiger Stuhl (◘ Abb. 3.8)

- **Untersuchung**
- diffus druckschmerzhaftes Abdomen
- **Dance-Zeichen** (Jean Baptiste Hippolyte Dance, französischer Pathologe, 1797–1832): palpable Resistenz (Invaginat) im rechten Ober- bzw. Mittelbauch bei leerem rechtem Unterbauch durch die Einstülpung des distalen Ileums in das Zökum/Colon ascendens (◘ Tab. 3.7)

- **Prästationäre Diagnostik**
- **Labor:** Blutbild, BGA, Elektrolyte

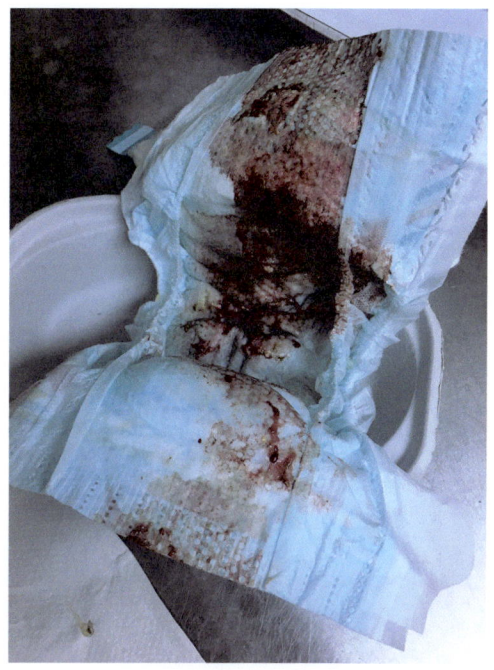

Abb. 3.8 Himbeergeleeartiger, schleimig blutiger Stuhl bei Invagination, häufig bereits ein Spätzeichen

- **Sonographie des Abdomens** (Sensitivität/Spezifität: 98 %): Das eingestülpte Invaginat zeigt sich im rechten Mittel-/Unterbauch typischerweise als kurzstreckige Kokarde („target sign", Querschnitt) bzw. „pseudokidney sign" (Längsschnitt), wobei der äußere Ring dem ödematös veränderten Kolon mit zentral hyperechogenem Mesenterium des Invaginatkopfes entspricht (◘ Abb. 3.9)

- **Chirurgische Vorstellung**
Bei Verdacht auf eine Invagination sollte eine umgehende Vorstellung in einer kinderchirurgischen Einrichtung, im Idealfall mit Kinderradiologie, erfolgen, da die Frühdiagnose und -therapie den Krankheitsverlauf wesentlich bestimmen.

- **Chirurgische Therapie**
Nach Bestätigung der Diagnose erfolgt die umgehende, sonographiegestützte, hydrostatische Desinvagination in Analgosedierung durch den Kinderradiologen und/oder Kinderchirurgen mittels rektaler Instillation von physiologischer Kochsalzlösung. Diese ist in erfahrenen Händen in **>95 % der Fälle erfolgreich,** das Kind im Anschluss rasch beschwerdefrei. Eine stationäre Aufnahme zur Rehydratation ist bei reduziertem Allgemeinzustand (AZ) immer indiziert, bei gutem AZ und verlässlicher Compliance kann auch ein ambulantes Management erwogen werden. **Bei unvollständiger Desinvagination kann bei stabilen Patienten zunächst nach 4–6 h ein erneuter hydrostatischer Desinvaginationsversuch erfolgen.**

Bei erfolgloser Desinvagination, Verdacht auf Perforation oder instabilen Patienten erfolgt die notfallmäßige diagnostische Laparoskopie über einen einzigen umbilikalen Zu-

◘ **Tab. 3.7** Wichtige Differenzialdiagnosen

Differenzialdiagnosen	Symptome
Infektiöse Gastroenteritis	Beginn meist mit nicht-galligem Erbrechen, erst nachfolgend Bauchschmerzen
Appendizitis	Subakute Beschwerden, Beginn periumbilikal, Migration in den rechten Unterbauch
Inkarzerierte Leistenhernie	Nicht reponible Schwellung im Bereich der Leiste
Malrotation (Volvulus, Strangulationsileus)	Neugeborene/Säuglinge, galliges Erbrechen, Verfall, zu Beginn weiches, eingefallenes (skaphoides) Abdomen
Meckel-Divertikel-Blutung	Meist wiederholter, Hb-relevanter rektaler Blutabgang oft bei relativem Wohlbefinden

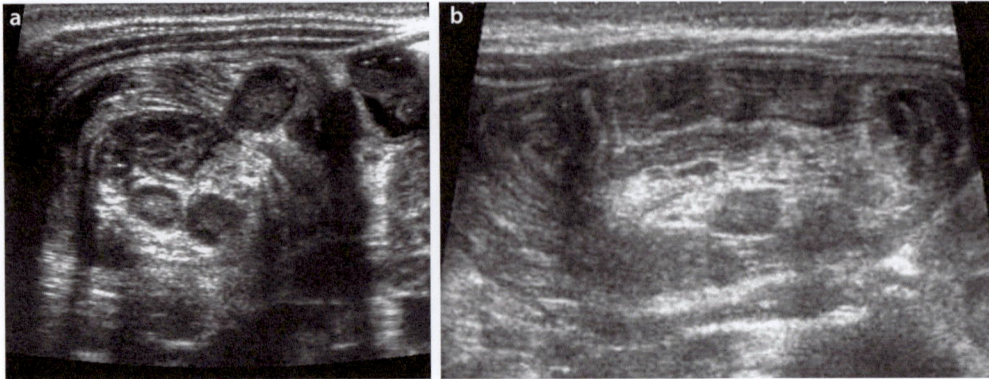

Abb. 3.9 Sonographie des Abdomens. Ileokolische Invagination bei einem 10 Monate alten Mädchen. Darstellung einer zielscheibenartigen Struktur im rechten Oberbauch (sog. Kokarde oder „target sign"). Im Innern finden sich Dünndarm, Mesenterium und mesenteriale Lymphknoten (**a**). Im Längsschnitt resultiert ein nierenartiger Aspekt (sog. Pseudokidneyzeichen, **b**). (Mit freundl. Genehmigung von Dr. med. Ina Sorge, Leipzig)

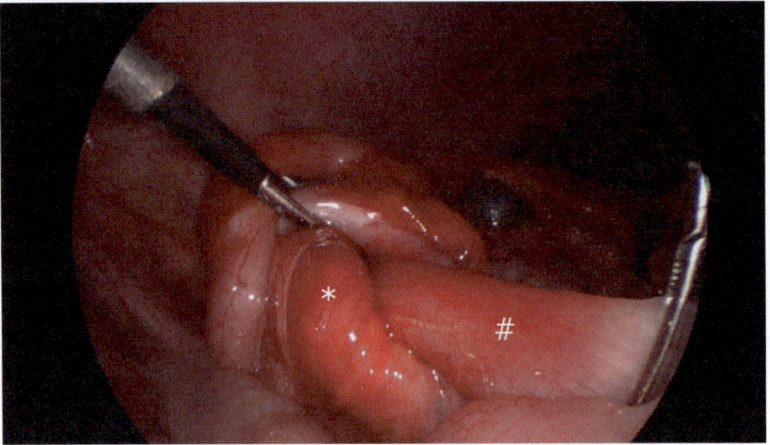

Abb. 3.10 Bei erfolgloser hydrostatischer Desinvagination ist die diagnostische Laparoskopie indiziert. Das Invaginat wird aufgesucht und z. B. mit zwei Darmfasszangen reponiert (# *Ileum*, * *Colon*)

gang (sog. „single incision laparoscopic surgery" [SILS]) unter antibiotischer Prophylaxe (Abb. 3.10). Dabei wird das Invaginat über den Bauchnabel vor die Bauchdecke luxiert und von aboral nach oral heraus massiert (sog. Hutchinson-Handgriff) (Abb. 3.11a). Finden sich Leitstrukturen, wie z. B. ein Meckel-Divertikel, werden diese entfernt. Alternativ kann laparotomiert werden. Bei Darmnekrose, Deserosierung des Dünndarms oder unmöglicher Reposition muss in seltenen Fällen eine Segmentresektion erfolgen (Abb. 3.11b; Tab. 3.8).

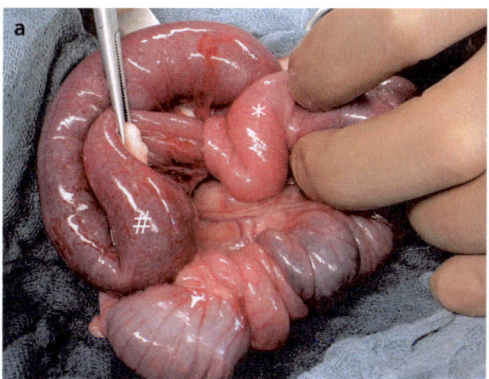 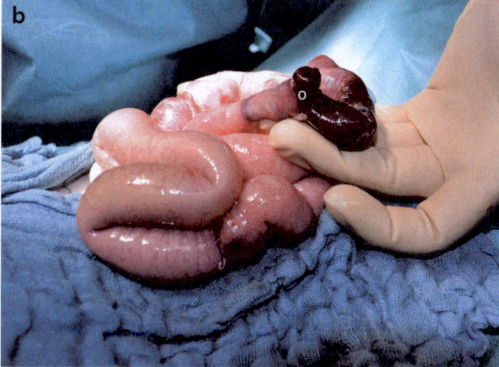

Abb. 3.11 Bei erfolgloser laparoskopischer Desinvagination wird das Invaginat extrakorporal von aboral nach oral heraus massiert (sog. Hutchinson-Handgriff) (**a**). Leitstrukturen wie ein Meckel-Divertikel (°) (**b**) werden entfernt *(# Ileum, * Colon)*. (Bildarchiv UKL)

Tab. 3.8 Komplikationen

Komplikation	Symptome	Empfehlung
Rezidiv	Erneute Beschwerden (meist 48 h nach Desinvagination)	Chirurgische Vorstellung, Versuch erneute hydrostatische Desinvagination, ggf. (Re-)OP
Perforation	Primär bei persistierender Invagination >24–48 h Sekundär nach hydrostatischer Desinvagination (<1 %)	Chirurgische Vorstellung, zusätzlich Röntgen des Abdomens (freie Luft?), operative Versorgung; keine hydrostatische Desinvagination bei Peritonitis, Ileus, Sepsis (relative Kontraindikation)
Peritonitis	Anamnese >24–48 h, schwer krankes Kind, ggf. Fieber	Chirurgische Vorstellung, Stabilisierung, antibiotische Therapie, ggf. primär operative Therapie

Schon gewusst?

- Die sonographiegestützte hydrostatische Desinvagination hat den Kolonkontrasteinlauf zur Reposition abgelöst.
- Das Wiederholungsrisiko für eine Invagination beträgt nach erfolgreicher hydrostatischer Desinvagination insgesamt 9–13 %, wobei „nur" 3–7 % der Rezidive innerhalb der ersten 48 h auftreten und daher bei gutem AZ und Compliance ein ambulantes Management vertretbar ist.
- In 10 % der Fälle findet sich intraoperativ nach erfolgloser radiologischer Desinvagination kein Invaginat mehr. Daher ist eine diagnostische Laparoskopie der Laparotomie bei gleicher Komplikationsrate und kürzerem Krankenhausaufenthalt vorzuziehen.
- Eine Invagination kann auch 1 bis 2 Wochen nach einer Laparotomie auftreten und bedarf meist einer operativen Therapie.
- Bei Kindern über 3 Jahre sollte eine prädisponierende Grunderkrankung ausgeschlossen werden.

3.5 Malrotation, Volvulus

Steffi Mayer

Eine akute Darmdrehung (sog. Volvulus) tritt v. a. im frühen Säuglingsalter (30 % in der 1. Lebenswoche, 50 % im 1. Lebensmonat, 90 % im 1. Lebensjahr) auf. Ursächlich sind eine Störung der Darmdrehung sowie eine mangelnde Anheftung von Darmteilen an der hinteren Bauchwand während der Darmentwicklung, sodass der Darm in Nonrotation oder Malrotation zu liegen kommt. Aufgrund der mangelnden Fixation an der Bauchwand kann sich der Dünndarm um die darmversorgenden Blutgefäße (A./V. mesenterica superior) drehen. In der Folge werden die betroffenen Darmabschnitte vermindert durchblutet, was mit einer Nekrose und signifikantem Darmverlust einhergehen kann. **Leitsymptom ist das gallige Erbrechen.**

> Der Volvulus ist ein kinderchirurgischer Notfall und hat auch heute noch eine signifikante Morbidität (Kurzdarmsyndrom) und Mortalität (4–8 %).

- **Anamnese**
- plötzlicher Krankheitsbeginn
- akut krankes Kind
- bei älteren Kindern ggf. krampfartige Bauchschmerzen

> Galliges Erbrechen beim Säugling oder Kleinkind ist bis zum Beweis des Gegenteils das Korrelat des Volvulus.

- **Untersuchung**

> Das Abdomen ist – im Gegensatz zum mechanischen Ileus – initial flach, nicht unbedingt distendiert.

Spätzeichen sind: geblähtes Abdomen, Dehydration und Irritabilität, rektaler Blutabgang sowie Zeichen einer Sepsis.

- **Prästationäre Diagnostik**
- **Röntgen Abdomenübersicht:** Ein **luftleeres Abdomen** mit großem Magen und proximalem Duodenum sprechen für einen Volvulus; ggf. zeigt sich ein Double-bubble-Zeichen (duodenale Obstruktion). Spiegelbildung (DD: Obstruktion) und freie Luft (DD: nekrotisierende Enterokolitis [NEC]) gehören nicht zu den klassischen Zeichen des Volvulus.
- **Magendarmpassage** (MDP) (◘ Abb. 3.12): Wo liegt das Treitz-Ligament? Auf welcher Seite der Wirbelsäule steigt der Dünndarm ab? Gibt es einen Kontrastmittelstopp? Beim Volvulus zeigt die MDP eine proximale Dünndarmobstruktion mit einem Stopp bzw. einer **korkenzieherartigen Formation (sog. „curley Q")** des Kontrastmittelflusses im unteren Duodenum oder proximalen Jejunum, wobei der duodenojejunale Übergang rechts der Wirbelsäule zum Liegen kommt.
- **Sonographie des Abdomens** (◘ Abb. 3.13): In der Sonographie sind die um sich verdrehten Mesenterialgefäße **(sog. Whirlpool-Zeichen)** hinweisend auf einen Volvulus. Normalerweise liegt die A. mesenterica superior rechts der Vene. Liegt die Arterie links oder anterior davon, ist dies ein Hinweis auf einen Volvulus. Auch Luft in der Pfortader ist beschrieben (DD: NEC).
- **Labor:** Blutbild, Blutgruppe, CRP, IL-6, Quick, pTT, Blutprodukte bei Notfalllaparotomie (Je 20 ml/kgKG Erythrozytenkonzentrat bzw. FFP sollten vorbereitet werden).
- Gegebenenfalls **Kolonkontrasteinlauf:** regelrechte Lage des Zökums im rechten Unterbauch?

Abdomen

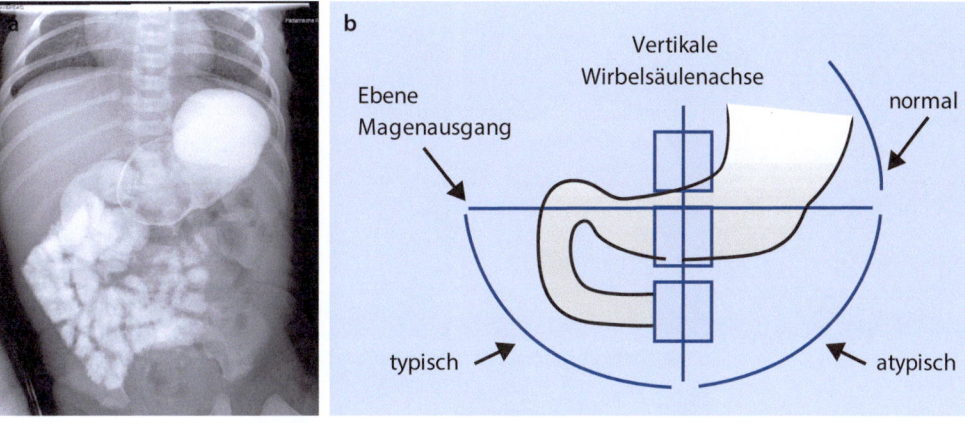

Abb. 3.12 Magendarmpassage bei einem 2 Wochen alten weiblichen Neugeborenen mit Malrotation. Das Duodenum kreuzt die Mittellinie nicht, das Jejunum findet sich rechts der Wirbelsäule (**a**). Die Position von Treitz kann anhand der Ebene des Magenausgangs bzw. der vertikalen Achse der Wirbelsäule bestimmt werden (**b**). (Mod. nach Spitz und Coran 2013. Mit freundl. Genehmigung von Dr. med. Ina Sorge, Leipzig)

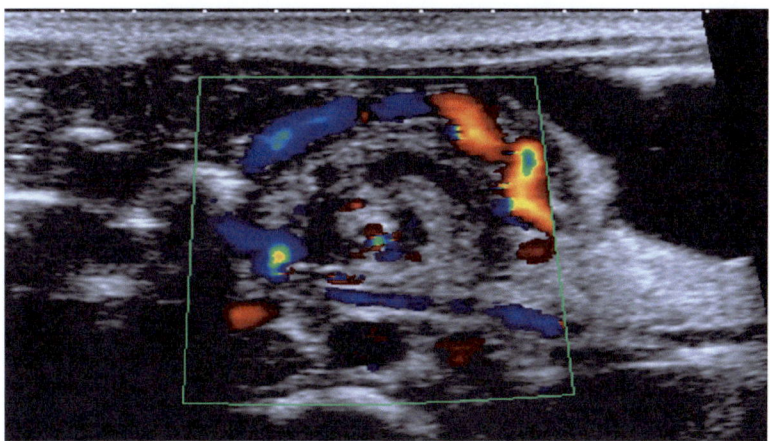

Abb. 3.13 Volvulus bei einem 10 Tage alten Mädchen. Das Ultraschallbild zeigt die whirlpoolartig verschlungenen mesenterialen Gefäße (sog. „Whirlpool sign"). (Mit freundl. Genehmigung von Dr. med. Ina Sorge, Leipzig)

- **Wichtige Differenzialdiagnosen**

Im Gegensatz zum Volvulus beginnt die Gastroenteritis mit nicht-galligem Erbrechen, gefolgt von Bauchschmerzen.

- **Chirurgische Vorstellung**

Der Volvulus ist ein **Notfall** und bedarf einer umgehenden Vorstellung in einer kinderchirurgischen Klinik.

- **Chirurgische Therapie**

Nach umgehender Akutbehandlung mit Entlastung via Magensonde, hochvolumiger Infusionstherapie und Beginn einer antibiotischen Therapie ist auch schon im Verdachtsfall die **sofortige operative Versorgung mittels Laparotomie bzw. Laparoskopie** zur Detorquierung gegen den Uhrzeigersinn und Ladd-Operation indiziert (Abb. 3.14).

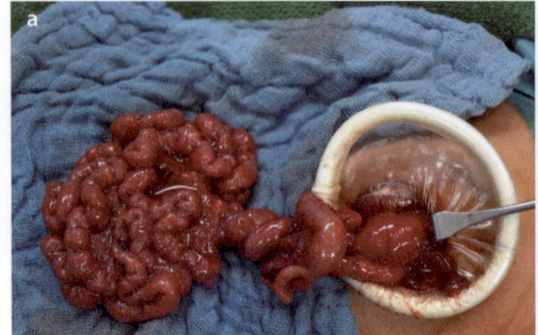
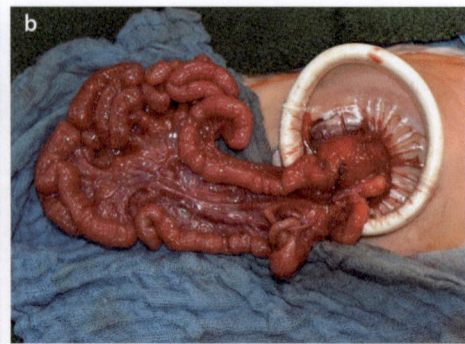
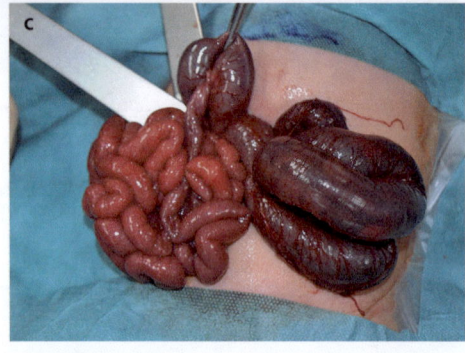

Abb. 3.14 Intraoperativer Befund eines Volvulus mit 720° Verdrehung des Dünndarms um den mesenterialen Gefäßstiel vor (**a**) und nach Detorquierung (**b**). Anschließend wird der Darm in Nonrotation (Dünndarm rechts, Kolon links) (**c**) in die Abdominalhöhle zurück verbracht

Komplikationen

Wichtigste Komplikation ist eine **Darmnekrose,** die innerhalb weniger Stunden eintritt und postoperativ mit einer **signifikanten Mortalität** (10 % bei einer Nekrose von mehr als 50% der Darmlänge) bzw. **Morbidität (Kurzdarmsyndrom)** einhergehen kann. Rezidive treten in 2–6 % auf.

> Die unverzügliche Diagnose und operative Versorgung eines Volvulus sind die beste Maßnahme für einen Darmerhalt.

Postoperative Betreuung

Postoperativ ist in der Regel eine intensivmedizinische Betreuung notwendig. Zunächst wird die Magensonde belassen, da häufig eine Darmparalyse vorliegt. Nachfolgend Beginn des enteralen Kostaufbaus, dieser gelingt meist verzögert. Ein möglicher Verlust an nekrotischem Darm bestimmt den weiteren Verlauf.

> **Schon gewusst?**
>
> - Typischerweise liegt beim Volvulus eine Drehung um **720° im Uhrzeigersinn** vor. Zur Detorquierung wird der Volvulus gegen den Uhrzeigersinn gedreht, anschließend werden die Ladd-Bänder durchtrennt, das Mesenterium wird ausgebreitet und eine Appendektomie durchgeführt (sog. Ladd-Operation). Abschließend wird der Darm in Nonrotation gelegt: der Dünndarm nach rechts, der Dickdarm nach links (**Abb. 3.14c**).
> - Die erste Operation eines Volvulus wurde 1932 von William E. Ladd, Leiter der Kinderchirurgie des Boston

Children's Hospital, durchgeführt (sog. Ladd-Operation). Nach ihm sind die Ladd-Bänder benannt, die bei Fehlrotation des Darms im rechten Oberbauch vom Zökum über das Duodenum zur hinteren Bauchwand ziehen und eine extrinsische duodenale Obstruktion verursachen können.
- Die hypertrophe Pylorusstenose (nicht-galliges Erbrechen) ist keine Differenzialdiagnose des Volvulus (galliges Erbrechen).
- **Gastroschisis, Omphalozele** und **Zwerchfellhernie** gehen **immer** mit einer **Malrotation** einher.

3.6 Hernien

Steffi Mayer

Hernien können angeboren oder erworben sein. Sie sind definiert durch eine Bruchpforte, einen Bruchsack und Bruchinhalt. Bei Kindern können neben Nabel- und indirekten Leistenhernien selten auch direkte Leistenhernien, epigastrische oder femorale Hernien auftreten. Narbenhernien werden v. a. nach Laparotomie im Früh-/Neugeborenenalter sowie nach Verschluss von Bauchwanddefekten beobachtet (◘ Tab. 3.9). Ein Inkarzerationsrisiko besteht vorrangig bei Leistenhernien (6–18 %) und ist bei diesen im 1. Lebensjahr am höchsten (50 %).

- **Prästationäre Diagnostik**

Hernien sind in der Regel klinische Diagnosen. Bei Unsicherheit kann in Einzelfällen eine Sonographie hilfreich sein.

- **Leistenhernie**

Indirekte Leistenhernien betreffen Jungen deutlich häufiger als Mädchen und sind aufgrund des physiologisch verzögerten Descensus testis **rechts häufiger als links.** Im Umkehrschluss besteht eine **erhöhte Wahrscheinlichkeit eines zusätzlichen Leistenbruches rechts, wenn die Erstmanifestation die linke Seite betrifft.** In 10 % der Fälle bestehen beidseitige Hernien. Ein signifikant erhöhtes Risiko für Leistenhernien haben Frühgeborene (<30 %) sowie Kinder mit Bauchwanddefekten, urogenitalen Fehlbildungen und intraabdomineller Druckerhöhung sowie Defekten des Bindegewebes. Leistenhernien verschließen sich nie spontan. **Direkte Leistenhernien** (im Kindesalter selten) haben keine Beziehung zum Samenstrang.

- **Anamnese und Blickdiagnose**

Asymptomatische Hernien zeigen sich als schmerzlose, wegdrückbare Schwellung im Bereich der Bruchpforte. Leistenhernien beim Mädchen finden sich als Schwellung oberhalb der Labia majora lateral vom Mons pubis (◘ Abb. 3.16b), beim Jungen inguinal bis nach skrotal reichend (◘ Abb. 3.16a). Eine **inkarzerierte Hernie** ist hingegen ein akutes Schmerzgeschehen mit irreponibler Schwellung im Bereich des Bruches. Reflektorisch kann es zu Übelkeit und Erbrechen kommen.

- **Untersuchung**
- **Asymptomatische (Leisten-)Hernie:** Inspektion und Palpation des Bruches, ggf. Provokation der Herniation durch Aktivierung der Bauchpresse, ggf. vorsichtige Reposition des Bruchinhaltes,
- **Inkarzerierte (Leisten-)Hernie:** irreponible Schwellung, Schmerzen. Bei einer inkarzerierten Leistenhernie erfolgt die Schmerzprojektion häufig auf das untere Abdomen. Eine Inspektion des äußeren Genitales bei Bauchschmerzen ist daher obligat.
- **Bei Mädchen** liegt bei asymptomatischer (15–20 %) sowie v. a. bei inkarzerierter Leistenhernie (77 %) ein Ovarprolaps vor. Ohne Inkarzeration erfolgt in den meisten Fällen eine spontane Reposition nach intraabdominell. Bei In-

◘ Tab. 3.9 Hernien beim Kind

Hernie (Häufigkeit)	Definition			Lokalisation	Abb.
	Bruchpforte	Bruchsack	Bruchinhalt		
Nabelhernie (10–30 %)	Fibröser Nabelring (Fascia umbilicalis bzw. transversalis, Rektusscheide)	Peritoneum parietale	Darm, Omentum majus	Umbilikal	3.15a
Leistenhernie indirekt (1–4 %)	Innerer Leistenring	Processus vaginalis peritonei	Darm; Ovar, Tube, Blase, Appendix, Meckel-Divertikel	Leiste/Skrotum bzw. Labium majorum	3.16
Leistenhernie direkt (<1 %)	Hesselbach-Dreieck zwischen Vasa epigastrica inferiora, Leistenband, und lateralem Rektus	Peritoneum parietale	Darm	Leiste oberhalb des Leistenbandes	
Supraumbilikale/epigastrische Hernie (<1 %)	Mediane Faszienlücke der Linea alba	Fehlt in der Regel (unechte Hernie)	Präperitoneales Fett, selten Peritoneum, Darm	Medianlinie, supraumbilikal, epigastrisch	3.15b
Femoralhernie (<1 %)	Mediale Lacuna vasorum unterhalb des Leistenbandes, Rosenmüller-Lymphknoten	Peritoneum parietale	Darm	Leiste/Oberschenkel unterhalb des Leistenbandes	
Narbenhernie (1–5 %)	Ehemalige Inzision für Laparotomie/Laparoskopie	Peritoneum parietale	Darm; Fett	Abhängig von Vor-OP	3.17

Abdomen

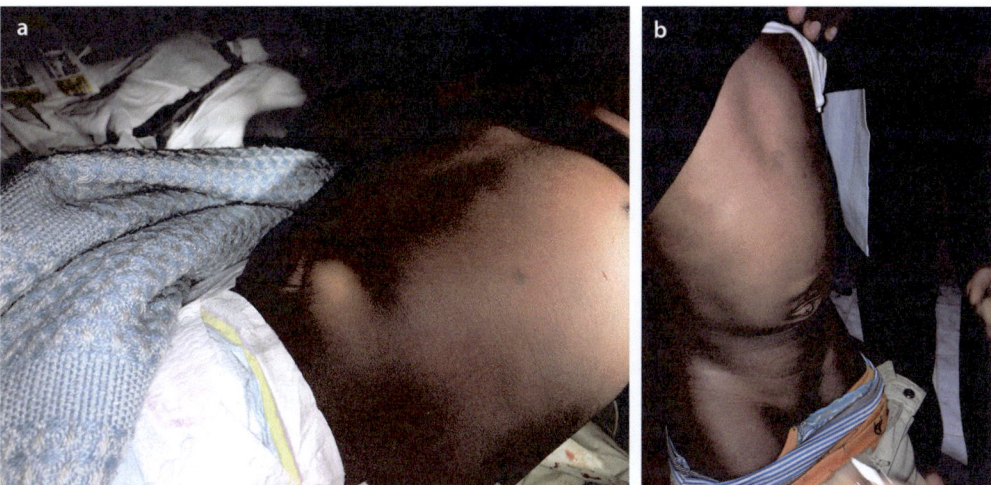

Abb. 3.15 Im Gegensatz zur Nabelhernie, bei der häufig Mesenterium oder Darmschlingen durch den umbilikalen Narbenring hernieren (**a**), findet sich in der supraumbilikalen Hernie präperitoneales Fett (sog. unechte Hernie) (**b**)

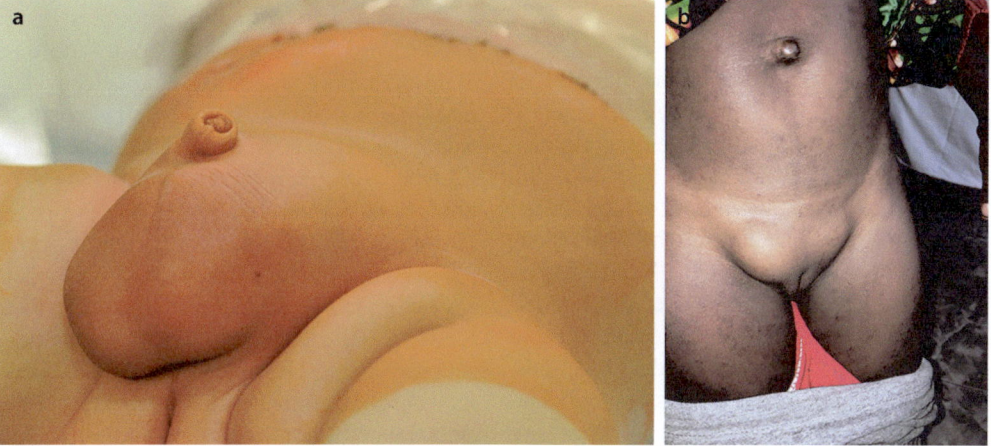

Abb. 3.16 Beim Jungen prolabiert bevorzugt Darm in den Leistenkanal (**a**), beim Mädchen prolabieren mehrheitlich die Ovarien (hier: beidseitiger Befund; **b**). (Mit freundl. Genehmigung der Stiftung Kinderchirurgie, Leipzig)

karzeration steigt mit Häufigkeit der manuellen Repositionen das Risiko für eine SOH (sog. „strangulated ovarian hernia"). Daher sollte bei Inkarzeration beim Mädchen auf einen **Repositionsversuch verzichtet** und eine zügige operative Versorgung angestrebt werden. Diese ist auch am Folgetag möglich.

– **Silk-glove-Phänomen:** Gelegentlich lässt sich bei der Leistenhernie der leere Bruchsack beim Rollen des Samenstranges über das Tuberculum pubis als „Knistern" tasten.
– **Diaphanoskopie:** Bei skrotalem Aufsetzen einer starken Lichtquelle ist eine Hydrozele, nicht aber eine Leistenhernie auffällig hellrot und durchscheinend (Tab. 3.10). Die Aussagekraft ist beschränkt.

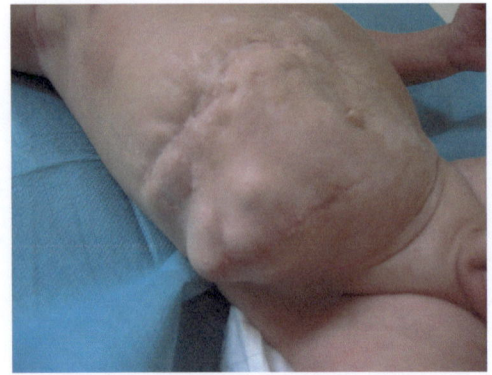

Abb. 3.17 Narbenbrüche sind bei Kindern selten. Sie treten v. a. nach Laparotomien im Frühgeborenenalter auf. Bei diesem ehemaligen Frühgeborenen zeigt sich an der kranialen Narbe ein suffizienter Faszienverschluss, während in der kaudalen Narbe subkutan prolabierte Darmschlingen sichtbar sind. (Mit freundl. Genehmigung von Prof. Mohamed Abdel Baky Fahmy, Kairo)

■ **Chirurgische Vorstellung**

Im Gegensatz zur Nabelhernie besteht bei der Leistenhernie ein evidentes Inkarzerationsrisiko mit signifikanten Komplikationen, wie z. B. einer Darmnekrose. Bei Erstmanifestation ohne Inkarzeration erfolgt daher eine **zeitnahe kinderchirurgische Vorstellung und operative Versorgung (<1 Monat).** Zuverlässige Angaben der Eltern oder des Kinder- und Jugendarztes (Fotodokumentation!) sind für die Indikationsstellung in der Regel ausreichend. Die chirurgische Vorstellung bei inkarzerierter Hernie (Schmerzen!) muss immer notfallmäßig, ggf. nach Repositionsversuch, erfolgen. Dann ist eine operative Versorgung innerhalb von 48 h nach erfolgreicher Reposition bzw. sofort bei erfolgloser Reposition zur Versorgung in Narkose indiziert. Alternativ können die Reposition der inkarzerierten Darmschlingen und der Verschluss der Bruchlücke **direkt via Laparoskopie** erfolgen. Der Vorteil für dieses Procedere ist die **frühere Entlassung.**

■ **Chirurgische Therapie**

Aufgrund des relevanten Inkarzerationsrisikos sollte die operative Versorgung asymptomatischer Leistenhernien zeitnah als ambulanter oder stationärer Eingriff erfolgen. Bei Inkarzeration erfolgt umgehend nach Vorstellung ein Repositionsversuch durch den Facharzt. Bei Misserfolg ist die notfallmäßige Reposition in Narkose mit gleichzeitiger Versorgung des Bruches indiziert.

■ ■ **Indirekte Leistenhernie**

Heute wird zumeist eine laparoskopische Herniorrhaphie, alternativ eine offene Herniotomie bis zum 6. Lebensmonat vorzugsweise in Kaudalanästhesie, durchgeführt (◘ Abb. 3.18). Bei der **Herniorrhaphie** wird unter laparoskopischer Kontrolle die Bruchpforte mit einem über eine 2-mm-Stichinzision eingebrachten, extraperitoneal platzierten Faden verschlossen. Da 5–20 % aller Kinder nach einseitigem Verschluss eine operationswürdige Hernie der Gegenseite (sog. metachrone Leistenhernie) entwickeln, sollte ein offener Processus vaginalis kontralateral in gleicher Sitzung verschlossen werden. Die Vorteile des laparoskopischen Vorgehens be-

Tab. 3.10 Wichtige Differenzialdiagnosen

Differenzialdiagnosen	Symptome
Akutes Skrotum	Plötzlicher Beginn, oft mit Erbrechen; skrotaler Druckschmerz mit Rötung, Schwellung
Hodenhochstand	Hoden nicht deszendiert, in Leiste tastbar
(Nicht) kommunizierende Hydrocele testis/funiculi bzw. Nuck-Zyste	(Nicht) ausdrückbare Ansammlung von Peritonealflüssigkeit skrotal/Samenstrang bzw. zum Labium majus ziehend; positive Diaphanoskopie, schmerzlos

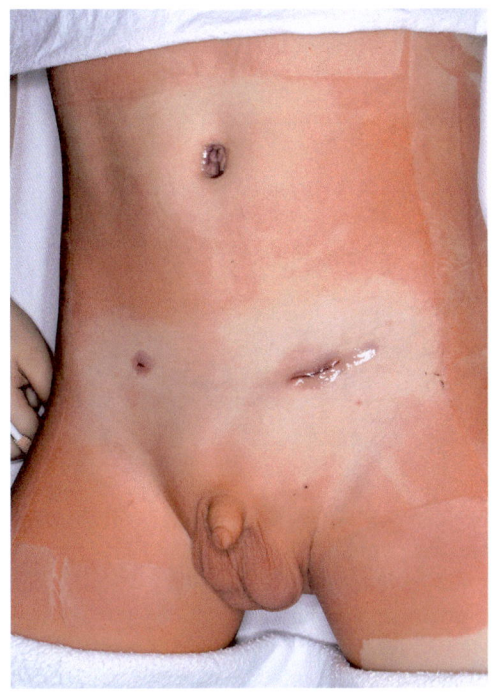

Abb. 3.18 4-jähriger Junge nach laparoskopischer Herniorrhaphie rechts mit umbilikalem Zugang und offener Herniotomie links in gleicher Sitzung. Deutliche Varianz im kosmetischen Ergebnis, rechts praktisch narbenlos, links inguinale Narbe von 2 cm Länge

stehen in einem besseren kosmetischen Ergebnis, einer kürzeren Operationszeit v. a. bei beidseitigen Hernien und weniger Komplikationen (1 vs. 3 %) bei vergleichbarer Rezidivrate (<1 %). Auch bei irreponiblen Hernien sowie Rezidivhernien ist das laparoskopische Verfahren überlegen (◘ Tab. 3.11).

Direkte Leistenhernie

Die bei Kindern seltenen, direkten Leistenhernien können nicht in perkutaner laparoskopischer Verschlusstechnik versorgt werden. Stattdessen wird zunächst das in der direkten Bruchlücke befindliche Lipom reseziert, das Peritoneum am Rand der Bruchpforte inzidiert und anschließend mittels nichtresorbierbarer Naht verschlossen. Sollte aufgrund der Größe der Bruchpforte eine direkte Naht wegen zu hoher Spannung nicht möglich sein, wird eine offene Versorgung nach Shouldice mit Verstärkung der Hinterwand des Leistenkanals durch Naht (ohne Netz) notwendig. Kinder mit direkter Leistenhernie sind häufig älter und nicht schon im frühen Kindesalter auffällig.

Nabelhernie

Nabelhernien entstehen durch den ausbleibenden Verschluss des fibrösen Nabelringes. Sie sind in der Regel asymptomatisch und haben ein vernachlässigbares Inkarzerationsrisiko, sodass primär abgewartet werden kann. Beschwerden werden meist durch Netzadhäsionen hervorgerufen. Hat die Bruchpforte eine Größe von <1,5 cm verschließen sich Nabelhernien meist spontan innerhalb der ersten 2 bis 3 Lebensjahre.

Chirurgische Vorstellung

Ein akuter Handlungsbedarf durch eine Inkarzeration ist bei der Nabelhernie äußerst selten.

> Der Spontanverschluss einer Nabelhernie ist ab einem Alter von 4 Jahren bzw. einem Durchmesser von mehr als 1,5 cm unwahrscheinlich.

In der Regel ist bei ausbleibendem Spontanverschluss eine umbilikale Herniotomie ab dem 4. bis 5. Lebensjahr sowie bei großen Hernien >1,5 cm indiziert. Frühzeitige Operationen vor dem 4. Lebensjahr gehen mit einem erhöhten Rezidivrisiko einher. In Einzelfällen kann eine sehr große Nabelhernie mit ständig prolabierten Darmschlingen, Meteorismus und Schmerzen eine Operation im Säuglingsalter rechtfertigen.

Chirurgische Therapie

Nach semizirkulärer infraumbilikaler Inzision wird der Bruchsack vom Hautnabel isoliert und durchtrennt. Die Bruchpforte wird verschlossen, der Hautnabel an der

Tab. 3.11 Komplikationen

Komplikation	Symptome	Empfehlung
Rezidiv (<1 %)	Erneute ipsilaterale Schwellung, ggf. Inkarzeration	Erneute Laparoskopie mit Herniorrhaphie
Sekundärer Hodenhochstand (1–13 %)	Retention des ipsilateralen Hodens nach inguinal	Inguinale Freilegung, ggf. Entfernung der Herniorrhaphie und offene Herniotomie sowie Orchidopexie
Hydrozele (<1 %)	Schmerzlose Schwellung, Diaphanoskopie positiv	Expektatives Management; meist reversibel innerhalb von einigen Wochen
Hodenatrophie (<1 % post-OP; 2–29 % nach Inkarzeration)	Im Vergleich zur Gegenseite verkleinertes Hodengewebe	Abwarten; sonographische Befunddokumentation

Faszie pexiert und die Inzision verschlossen.

- **Seltene Hernien**
- - **Epigastrische Hernie**

Diese „unechten" Hernien (fehlender Bruchsack) werden meist durch eingeklemmtes, präperitoneales Fett in der Faszienlücke symptomatisch. Nach präoperativer Markierung erfolgen die horizontale bzw. sagittale Hautinzision, Reposition bzw. Resektion des Bruchinhaltes sowie Verschluss der Bruchpforte.

- - **Femoralhernie**

Nach Abtragung des Bruchsackes erfolgt der Verschluss der medialen Lacuna vasorum, ohne die Femoralvene einzuengen. Alternative Techniken zur Bauchwandverstärkung, u. a. resorbierbare künstliche Netze, kommen hier zum Einsatz.

- - **Narbenhernie**

Aufgrund von funktionell schwachem Narbengewebe können ventrale Bauchwandhernien entstehen. Als prädisponiert gelten Frühgeborene, die wegen einer neonatalen Darmperforation bzw. Obstruktion laparotomiert werden müssen, sowie Kinder nach Enterostomarückverlagerung oder offener Pyloromyotomie. Auch nach minimalinvasiven Eingriffen werden Narbenhernien im Bereich ehemaliger Trokarstellen bzw. umbilikal nach Single-Port-Operationen beobachtet. Des Weiteren können sich Narbenhernien nach Verschluss von Bauchwanddefekten (Omphalozele, Gastroschisis) entwickeln. Abhängig von der Lokalisation der Narbenhernie erfolgt frühestens 6 Monate nach Ersteingriff eine erneute Operation (Verschluss der Faszie). **Narbenhernien verschließen sich nie spontan.**

Schon gewusst?

- Bei einer Leistenhernie kann sich ein Meckel-Divertikel (sog. Littre-Hernie) oder die Appendix (sog. Amyand-Hernie) als Bruchinhalt finden. Amyand war ein französischer Chirurg. Er führte 1735 die erste Appendektomie bei einem 11-jährigen Jungen durch, der eine akute Appendizitis in einer Leistenhernie hatte.
- Nach Herniorrhaphie kann der nichtresorbierbare Faden oft subkutan gesehen und getastet werden. Dieses Phänomen verschwindet mit wachsender Bauchwanddicke im späteren Leben.
- Obwohl es bei der Versorgung eines einseitigen Leistenbruches zur Schädigung des Ductus deferens und der

Abdomen

- Hodengefäße kommen kann (<1 %), ist die Infertilitätsrate vergleichbar mit der der Normalbevölkerung (5 %).
- Epigastrische Hernien treten zu 20 % multipel auf. Daher sollte prä- bzw. intraoperativ nach weiteren Bruchlücken gesucht und diese in gleicher Sitzung verschlossen werden.
- Bei Geburt haben 75 % aller Frühgeborenen <1500 g eine Nabelhernie.
- Im Gegensatz zum Erwachsenen besteht bei der kindlichen Leistenhernie keine Wandschwäche im Bereich des Leistenkanals. Es finden sich hingegen fast ausschließlich indirekte Hernien.
- Rechtsseitige Hernien sind häufiger (60 %) als linksseitige (30 %), da der rechte Hoden später als der linke deszendiert und der Processus vaginalis rechts daher später obliteriert.
- Leistenhernien inkarzerieren v. a. in den ersten 6 Lebensmonaten.

3.7 Meckel-Divertikel

Steffi Mayer

Beim Meckel-Divertikel handelt es sich um eine antimesenterial gelegene, vollwandige Ausstülpung im distalen Ileum, die als Rudiment des Ductus omphaloentericus zwischen Darmanlage und Dottersack als Verbindung zwischen Ileum und Nabel persistiert. Es tritt gehäuft mit anderen Fehlbildungen auf und kann sich ganz unterschiedlich präsentieren als:
1. **untere GI-Blutung** (40–60 %)
2. **intestinale Obstruktion** (25 %), z. B. im Rahmen einer Invagination, eines Strangulationsileus oder als inkarzerierte Leistenhernie (sog. Littre-Hernie)
3. **Meckel-Divertikulitis** (10–20 %), die von einer akuten Appendizitis kaum zu unterscheiden ist und mit einer Perforation einhergehen kann.

- **Anamnese**
- wiederholter, schmerzloser, rektaler Blutabgang beim Kleinkind in gutem AZ
- seltener akute Manifestation bei Obstruktion mit galligem Erbrechen und distendiertem Abdomen (v. a. Säuglinge) bzw. Entzündung mit Übelkeit, Bauchschmerzen, ggf. Fieber (v. a. ältere Kinder)

- **Blickdiagnosen**

Schmerzlose massive intestinale Blutung.

- **Untersuchung**

Meist unbeeinträchtigtes Kind, ggf. Zeichen für eine chronische Anämie (Blässe) (◘ Tab. 3.12).

- **Prästationäre Diagnostik**
- **Labor:** Blutbild, Anämiediagnostik; ggf. Entzündungsparameter
- **Hämoccult-Test** zum Nachweis von (subklinischem) rektalem Blutabgang
- **ggf. Sonographie des Abdomens:** vom Ileum ausgehende, blind endende, komprimierbare tubuläre Struktur mit allschichtiger Darmwand, deren Inhalt auf Druck in das Ileum entleert wird; ggf. Zeichen einer Entzündung oder intestinalen Obstruktion, ggf. Verbindung nach umbilikal; Ausschluss einer akuten Appendizitis. Das Meckel-Divertikel lässt sich sonographisch zumeist nicht darstellen.

- **Chirurgische Vorstellung**

Bei Hk-relevanter unterer GI-Blutung im Säuglings- und Kleinkindalter sollte immer an ein Meckel-Divertikel gedacht werden und eine kinderchirurgische Vorstellung erfolgen. Dies trifft auch zu bei einem akut kranken Kind mit Zeichen einer intestinalen Obstruktion bzw. Entzün-

Tab. 3.12 Wichtige Differenzialdiagnosen

Differenzialdiagnosen	Symptome
Infektiöse Gastroenteritis	Erbrechen, Durchfall, ggf. Fieber
Akute Appendizitis	Bauchschmerzen periumbilikal, Wanderung in den rechten Unterbauch („Migration")
Inkarzerierte Leistenhernie	Nichtreponible Vorwölbung im Bereich der Leiste
Dünndarmduplikatur	Vergleichbar zum Meckel-Divertikel
Rektum-, Kolonpolyp, Analfissur	Aufgelagertes, frisches Blut, Wohlbefinden
Chronisch entzündliche Darmerkrankung	Gewichtsverlust, Tenesmen, erhöhte Entzündungsparameter; Jugendliche
Kuhmilchproteinintoleranz	Blähungen, (blutig-schleimige) Diarrhö, Gedeihstörung

dung, für das sich meist erst retrospektiv ein Meckel-Divertikel als ursächlich findet (◘ Abb. 3.19b). Hier muss zunächst sonographisch nach einer Invagination oder einer akuten Appendizitis bzw. mittels Abdomenleeraufnahme nach einer intestinalen Obstruktion gesucht und entsprechend therapiert werden.

▪ Chirurgische Therapie

Bei anhaltender unterer GI-Blutung ist nach Stabilisierung (Volumengabe, Gabe von Protonenpumpeninhibitoren [PPI], ggf. Transfusion von Erythrozytenkonzentrat) bei typischer Anamnese und Klinik die zeitnahe diagnostische Laparoskopie über einen einzigen umbilikalen Zugang (sog. „single incision laparoscopic surgery" [SILS]) indiziert (◘ Abb. 3.19a). Beim Nachweis eines Meckel-Divertikels erfolgen entweder eine einfache Resektion des Divertikels und quere Vernähung, eine Keilexzision, oder eine Segmentresektion mit Primäranastomose (◘ Abb. 3.19c).

▪ Komplikationen

Keine erkrankungsspezifischen Komplikationen.

> **Schon gewusst?**
>
> — Das Meckel-Divertikel ist die **häufigste angeborene Fehlbildung des Gastrointestinaltraktes**. Nur 2 % der Träger werden symptomatisch. Es ist jedoch für 50 % der unteren GI-Blutung beim Kind verantwortlich, sodass bei der Abklärung einer (Eisenmangel-)Anämie im Kleinkindalter immer auch an ein Meckel-Divertikel gedacht werden sollte (Hämoccult-Test zum Ausschluss einer subklinischen Blutung).
> — Es gilt die **2er-Regel**: Das Meckel-Divertikel sitzt beim Erwachsenen innerhalb von 2 Fuß (=60 cm) vor der Ileozökalklappe, ist 2 Zoll (5 cm) lang mit einem Durchmesser von 2 cm und kann 2 verschiedene ektope Schleimhäute (Magen, Pankreas) aufweisen. Es tritt bei 2 % der Bevölkerung auf, wird 2-mal häufiger bei Jungen und zumeist in den ersten 2 Lebensjahren symptomatisch.

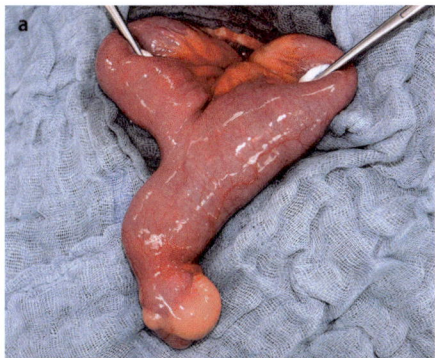
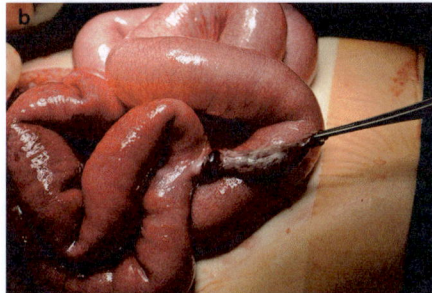
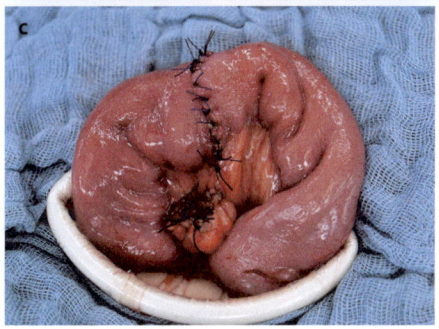

Abb. 3.19 Das Meckel-Divertikel kann sich nicht nur mit einem asymptomatischen rektalen Blutabgang aus ektoper Schleimhaut (**a**) präsentieren, sondern auch vergleichbar einer akuten Appendizitis als Meckel-Divertikulitis (**b**) bzw. als „leading point" für eine Invagination (Abb. 3.11b). Bei breitbasigen Meckel-Divertikeln (**a**) erfolgt eine Segmentresektion und primäre Anastomose bevorzugt über einen umbilikalen Zugang (*weißer Ring = Wundretraktor umbilikal*) (**c**)

– Die Blutung des Meckel-Divertikels ist eine Ulkusblutung aus einem Ulkus im Ileum. Dieses entsteht durch HCl-produzierende ektope Magenschleimhaut im Divertikel. **Daher führt die Gabe von PPI fast immer zum Sistieren der Blutung**.
– Die ^{99m}Tc-Szintigraphie (sog. Meckel-Scan) kann ektope Magenschleimhaut im Meckel-Divertikel nachweisen, die allerdings nur in 50–60 % der Fälle vorliegt. Ein negativer Meckel-Scan schließt ein Meckel-Divertikel nicht aus, Darmduplikaturen, Polypen oder intestinale Entzündungen können falsch positive Nachweise erbringen. Eine **diagnostische Laparoskopie** hingegen ermöglicht gleichzeitig eine definitive Diagnose und Behandlung bei geringer Morbidität, sodass diese **die Szintigraphie in der Diagnostik des Meckel-Divertikels abgelöst hat**.
– Strittig bleibt, ob zufällig gefundene Meckel-Divertikel operativ entfernt oder belassen werden sollten. Hier sind mögliche Komplikationen durch das Meckel-Divertikel selbst (Blutung, intestinale Obstruktion, Divertikulitis, maligne Entartung im Erwachsenenalter) gegen die (geringen) Komplikationen einer elektiven operativen Entfernung abzuwägen. Obwohl die Entfernung eines asymptomatischen Meckel-Divertikels immer wieder empfohlen wird, konnte eine systematische Literaturrecherche hierfür keine ausreichende Evidenz finden.
– Johann Friedrich Meckel der Jüngere (1781–1833) war ein deutscher Anatom und Ordinarius für Anatomie, pathologische Anatomie, Chirurgie und Geburtshilfe in Halle/Saale.

Weiterführende Literatur

Abukhalaf SA, Alzughayyar TZ, Baniowda MA et al (2019) Postoperative intestinal intussusception in children, an easily missed culprit of postoperative intestinal obstruction: case series and literature review. Int J Surg Case Rep 60:336–339. ▶ https://doi.org/10.1016/j.ijscr.2019.06.057

Almeflh W, AlRaymoony A, AlDaaja M et al (2019) A systematic review of current consensus on timing of operative repair versus spontaneous closure for asymptomatic umbilical hernias in pediatric. Med Arch 73:268–4. ▶ https://doi.org/10.5455/medarh.2019.73.268-271

Bagade S, Khanna G (2015) Imaging of omphalomesenteric duct remnants and related pathologies in children. Curr Probl Diagn Radiol 44:246–255. ▶ https://doi.org/10.1067/j.cpradiol.2014.12.003

Beasley SW (2017) Umbilicus and its extensive clinical repertoire. J Paediatr Child Health 53:1123–1126. ▶ https://doi.org/10.1111/jpc.13760

Bowling K, Hart N, Cox P, Srinivas G (2017) Management of paediatric hernia. BMJ 359:j4484. ▶ https://doi.org/10.1136/bmj.j4484

Chen Q, Gao Z, Zhang L et al (2018) Multifaceted behavior of Meckel's diverticulum in children. J Pediatr Surg 53:676–681. ▶ https://doi.org/10.1016/j.jpedsurg.2017.11.059

Cohen ES, Lapidoth M, Snast I et al (2019) Cutaneous presentations of omphalomesenteric duct remnant: a systematic review of the literature. J Am Acad Dermatol. ▶ https://doi.org/10.1016/j.jaad.2019.02.033

Dhaou MB, Zouari M, Chtourou R et al (2017) Incidence of incisional hernia after single-incision laparoscopic surgery in children. J Minim Access Surg 13:240–241. ▶ https://doi.org/10.4103/0972-9941.199214

Duggan EM, Marshall AP, Weaver KL, et al (2016) A systematic review and individual patient data meta-analysis of published randomized clinical trials comparing early versus interval appendectomy for children with perforated appendicitis. Pediatr Surg Int 1–7. ▶ http://doi.org/10.1007/s00383-016-3897-y

Edwards EA, Pigg N, Courtier J et al (2017) Intussusception: past, present and future. Pediatr Radiol 47:1101–1108. ▶ https://doi.org/10.1007/s00247-017-3878-x

Esposito C, Escolino M, Turrà F et al (2016) Current concepts in the management of inguinal hernia and hydrocele in pediatric patients in laparoscopic era. Semin Pediatr Surg 25:232–240. ▶ https://doi.org/10.1053/j.sempedsurg.2016.05.006

Georgiou R, Eaton S, Stanton MP et al (2017) Efficacy and safety of nonoperative treatment for acute appendicitis: a meta-analysis. Pediatrics 139:e20163003. ▶ https://doi.org/10.1542/peds.2016-3003

Glass CC, Rangel SJ (2016) Overview and diagnosis of acute appendicitis in children. Semin Pediatr Surg 25:198–203. ▶ https://doi.org/10.1053/j.sempedsurg.2016.05.001

Gras-Le Guen C, Caille A, Launay E et al (2017) Dry care versus antiseptics for umbilical cord care: a cluster randomized trial. Pediatrics 139:e20161857. ▶ https://doi.org/10.1542/peds.2016-1857

Halleran DR, Minneci PC, Cooper JN (2019) Association between age and umbilical hernia repair outcomes in children: a multistate population-based cohort study. J Pediatr. ▶ https://doi.org/10.1016/j.jpeds.2019.10.035

Hansen C-C, Søreide K (2018) Systematic review of epidemiology, presentation, and management of Meckel's diverticulum in the 21st century. Medicine (Baltimore) 97:e12154. ▶ https://doi.org/10.1097/MD.0000000000012154

Hutchings N, Wood W, Reading I et al (2018) CONTRACT Study – CONservative TReatment of Appendicitis in Children (feasibility): study protocol for a randomised controlled Trial. Trials 19:1–10. ▶ https://doi.org/10.1186/s13063-018-2520-z

Kanglie MMNP, de Graaf N, Beije F et al (2019) The incidence of negative intraoperative findings after unsuccessful hydrostatic reduction of ileocolic intussusception in children: a retrospective analysis. J Pediatr Surg 54:500–506. ▶ https://doi.org/10.1016/j.jpedsurg.2018.05.006

Keese D, Rolle U, Gfroerer S, Fiegel H (2019) Symptomatic Meckel's diverticulum in pediatric patients – case reports and systematic review of the literature. Front Pediatr 7:1289–9. ▶ https://doi.org/10.3389/fped.2019.00267

Kethman WC, Harris AHS, Hawn MT, Wall JK (2018) Trends and surgical outcomes of laparoscopic versus open pyloromyotomy. Surg Endosc 32:3380–3385. ▶ https://doi.org/10.1007/s00464-018-6060-0

Lampl B, Levin TL, Berdon WE, Cowles RA (2009) Malrotation and midgut volvulus: a historical review and current controversies in diagnosis and management. Pediatr Radiol 39:359–366. ▶ https://doi.org/10.1007/s00247-009-1168-y

Olesen CS, Mortensen LQ, Öberg S, Rosenberg J (2019) Risk of incarceration in children with inguinal hernia: a systematic review. Hernia 23:245–254. ▶ https://doi.org/10.1007/s10029-019-01877-0

Oomen MWN, Hoekstra LT, Bakx R et al (2012) Open versus laparoscopic pyloromyotomy for hypertrophic pyloric stenosis: a systematic review and meta-analysis focusing on major complications. Surg Endosc 26:2104–2110. ▶ https://doi.org/10.1007/s00464-012-2174-y

Peter SDS, Adibe OO, Iqbal CW et al (2012) Irrigation versus suction alone during laparoscopic appendectomy for perforated appendicitis. Ann Surg 256:581–585. ► https://doi.org/10.1097/sla.0b013e31826a91e5

Peter SDS, Snyder CL (2016) Operative management of appendicitis. Semin Pediatr Surg. ► https://doi.org/10.1053/j.sempedsurg.2016.05.003

Sanchez TR, Corwin MT, Davoodian A, Stein-Wexler R (2016) Sonography of abdominal pain in children. J Ultrasound Med 35:627–635. ► https://doi.org/10.7863/ultra.15.04047

Schein M (2007) To drain or not to drain? The role of drainage in the contaminated and infected abdomen: an international and personal perspective. World J Surg 32:312–321. ► https://doi.org/10.1007/s00268-007-9277-y

Shen G, Zhang C, Li J et al (2018) Risk factors for short-term recurrent intussusception and reduction failure after ultrasound-guided saline enema. Pediatr Surg Int 34:1225–1231. ► https://doi.org/10.1007/s00383-018-4340-3

Shew SB (2009) Surgical concerns in malrotation and midgut volvulus. Pediatr Radiol 39:167–171. ► https://doi.org/10.1007/s00247-008-1129-x

Solomon-Cohen E, Lapidoth M, Snast I et al (2019) Cutaneous presentations of omphalomesenteric duct remnant: a systematic review of the literature. J Am Acad Dermatol 81:1120–1126. ► https://doi.org/10.1016/j.jaad.2019.02.033

Spitz L und Coran AG (2013) Operative Pediatric Surgery. Taylor & Francis Ltd, Boca Raton

Sullivan KJ, Chan E, Vincent J et al (2016) Feeding post-pyloromyotomy: a meta-analysis. Pediatrics. ► https://doi.org/10.1542/peds.2015-2550

Svensson JF, Patkova B, Almström M et al (2015) Nonoperative treatment with antibiotics versus surgery for acute nonperforated appendicitis in children: a pilot randomized controlled trial. Ann Surg 261:67–71. ► https://doi.org/10.1097/SLA.0000000000000835

Tanaka K, Misawa T, Ashizuka S et al (2018) Risk factors for incisional hernia in children. World J Surg 42:2265–2268. ► https://doi.org/10.1007/s00268-017-4434-4

Ye X, Tang R, Chen S et al (2019) Risk factors for recurrent intussusception in children: a systematic review and meta-analysis. Front Pediatr 7:145. ► https://doi.org/10.3389/fped.2019.00145

Zani A, Eaton S, Rees CM, Pierro A (2008) Incidentally detected Meckel diverticulum: to resect or not to resect? Ann Surg 247:276–281. ► https://doi.org/10.1097/SLA.0b013e31815aaaf8

Kolorektale Erkrankungen, Proktologie

Martin Lacher, Steffi Mayer, Oliver Deffaa, Johannes Düß und Jan-Hendrik Gosemann

Inhaltsverzeichnis

4.1 Blut im Stuhl – 74

4.2 Perianalabszess, perianale Fistel – 77

4.3 Analfissur – 80

4.4 Hämorrhoidalleiden – 82

4.5 Mariske – 83

4.6 Anal- und Rektumprolaps – 84

4.7 Sinus pilonidalis – 86

4.8 Obstipation, Enkopresis, Stuhlinkontinenz – 88

4.9 Morbus Hirschsprung – 92

4.10 Anorektale Malformationen (ARM) – 99

Weiterführende Literatur – 111

© Springer-Verlag GmbH Deutschland, ein Teil von Springer Nature 2020
M. Lacher et al. (Hrsg.), *Kinderchirurgie für Pädiater*,
https://doi.org/10.1007/978-3-662-61405-1_4

In diesem Kapitel werden typische proktologische Erkrankungen bei Kindern beschrieben. Wir bieten praktische Empfehlungen zu Themen wie rektale Polypen, Analfissuren, Marisken, perianale Abszesse und Fisteln, Hämorrhoiden, Rektum- und Analprolaps. Die meisten der hier vorgestellten Erkrankungen können leicht von Kinder- und Jugendärzten mit konservativen Maßnahmen behandelt werden. In schweren oder hartnäckigen Fällen wird eine Vorstellung bei Kinderchirurgen mit kolorektalem Schwerpunkt empfohlen.

4.1 Blut im Stuhl

Steffi Mayer

Blut im Stuhl ist ein Symptom vielfältigster Genese (Tab. 4.1), das häufig zur ärztlichen Konsultation führt. Hellrotes Blut stammt eher aus dem Kolon, Rektum und Analkanal (**Hämatochezie**). Dunkler Stuhl bzw. Teerstuhl wird bei der Blutung aus dem oberen GI-Trakt, proximal der Ileozäkalklappe und in seltenen Fällen bei Blutungen aus dem Colon ascendens und langsamem Transit abgesetzt (**Meläna**, Abb. 4.1). Eine mikrozytäre Anämie mit Blässe und Abgeschlagenheit ohne makroskopisch sichtbaren rektalen Blutabgang nennt man **okkulte Blutung**. Die Ursachen sind vielfältig. Anamnese, Begleitsymptome wie Schmerzen oder Erbrechen und Alter des Kindes helfen, die Genese einzugrenzen (Tab. 4.1).

▪▪ Dünndarmduplikatur

Eine Dünndarmduplikatur (Abb. 4.3d) ist eine mesenterial gelegene, meist zystische Dopplung des Dünndarms mit gemeinsamer Gefäßversorgung und Anbindung an das Dünndarmlumen, die häufig **im distalen Ileum** zu finden ist. Vor allem die selteneren tubulären Formen können versprengte Magenschleimhaut enthalten (80 %), welche zu einer Ulkusblutung im Dünndarm führen können. Hinweisend sind Erbrechen, blutige Stühle und ggf. eine palpable Raumforderung. Rezidivierende Bauchschmerzen mit Blutungsanämie und Gewichtsverlust bezeichnet man als sog. **Blindsacksyndrom**. Invagination, intestinale Obstruktion, Volvulus und Perforation sind mögliche Komplikationen. Maligne Entartungen im Erwachsenenalter sind beschrieben. Die Resektion der Duplikatur bzw. Anastomosierung des angrenzenden Dünndarms ist indiziert.

▪▪ Polypen

Polypen (Abb. 4.3) haben 1-2% aller Kinder. Sie sind nach Analfissuren und chronisch entzündlichen Darmerkrankungen die **dritthäufigste Ursache für Blut im Stuhl**. Häufige Manifestationen sind eine Invagination (Polyp = „leading point") oder eine Anämie (okkulte Blutung aus Polyp). Zwei Drittel der Polypen finden sich im Anorektum. Im Rahmen einer Koloskopie können die Polypen mittels Schlinge abgetragen und das restliche Kolon inspiziert werden. Die meisten Polypen sind Hamartome, ausgehend von der Mukosa des Kolons (juvenile Polypen; 80 %), und gutartig. Seltener treten lymphoide (15 %) oder adenomatöse (3 %) Polypen auf. **Bei mehr als 5 Polypen bzw. einer positiven Familienanamnese oder anderen Hinweisen wie Pigmentflecken an den Lippen muss an hereditäre Syndrome wie die familiäre adenomatöse Polyposis (FAP) oder das Peutz-Jeghers-Syndrom gedacht werden.** Bei Letzterem finden sich zusätzlich Polypen im Dünndarm. Beide Syndrome stellen eine Präkanzerose dar. Bei diesen Kindern sind eine Koloskopie zum Ausschluss weiterer Polypen sowie die Polypektomie in gleicher Sitzung indiziert. Nachblutungen und Perforationen (<0,5 %) sind wichtige Komplikationen.

Kolorektale Erkrankungen, Proktologie

◘ Tab. 4.1 Blut im Stuhl. Altersabhängige Differenzialdiagnosen

	Ursache	Besonderheit
Neugeborenes	Melaena spuria	Teerstuhl durch Verschlucken mütterlichen Blutes
	Vitamin-K-Mangel	Blutungen gastrointestinal sowie umbilikal; fehlende Prophylaxe
	Nekrotisierende Enterokolitis (NEC)	Meist Frühgeborene <1500 g Geburtsgewicht in der 2. bis 3. Lebenswoche (◘ Abb. 4.2)
	Analfissur	Häufig bei Nahrungsumstellung; streifige Blutauflagerung; unbeeinträchtigter AZ
Säugling, Kleinkind	Invagination	Starke, krampfartige, Bauchschmerzen mit freiem Intervall, beeinträchtigter AZ; Blutung = Spätsymptom
	Analfissur	Häufig bei Obstipation; schmerzhafte Defäkation; streifige Blutauflagerung; unbeeinträchtigter AZ
	Meckel-Divertikel	Schmerzlose rektale Blutung, Blutungsanämie; Transfusionsbedarf
	Volvulus	Plötzlich einsetzende, krampfartige Schmerzen, galliges Erbrechen; Blutung = Spätsymptom
	Dünndarmduplikatur	Ggf. Blutung aufgrund ektoper Magenschleimhaut, Erbrechen, abdominelle Raumforderung
	Kuhmilchproteinintoleranz	(Peri)orale Schwellung, Durchfälle, blutig-schleimige Stühle, Motilitätsstörungen mit Erbrechen, schweren Koliken oder hartnäckiger Obstipation mit perianalen Läsionen, Gedeihstörung, atopischem Ekzem
Schulkind	Polypen	Isolierter bzw. dem Stuhl aufgelagerter Blut- und Schleimabgang; ggf. sichtbarer peranaler Polypaustritt
	Chronisch entzündliche Darmerkrankung	Colitis ulcerosa: häufig blutige Durchfälle; Tenesmen Morbus Crohn: GI-Blutung = 14 % Erstmanifestation
	Invagination	Starke, krampfartige, Bauchschmerzen mit freiem Intervall, beeinträchtigter AZ; Blutung = Spätsymptom; im Schulalter meist sekundär durch intraabdominelle Pathologie (z. B. Lymphom); B-Symptomatik?
	Purpura Schönlein-Henoch	65 % Beteiligung des GI-Traktes mit Bauchschmerzen, Hämatemesis, Meläna; Komplikationen: Nekrose, Perforation, Invagination, Pankreatitis; oft Fehldiagnose Appendizitis
Alle		Ösophagitis, Gastritis, GI-Ulzera, Gastroenteritis, vaskuläre Malformationen, Hämangiome, verschlucktes Blut aus Nasen-Rachen-Raum, Nahrungsmittel, Medikamente (z. B. Eisensubstitution)

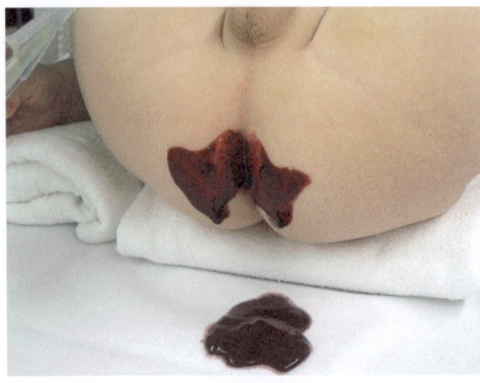

Abb. 4.1 Typische Meläna (Teerstuhl), hier als Spätzeichen einer Invagination. (Bildarchiv UKL)

- **Anamnese**
- Verlauf: akut, subakut, chronisch
- Menge und Art des Blutes (Herkunft oberer vs. unterer GI-Trakt)
- Begleitsymptome: Fieber, Erbrechen/Hämatemesis, Durchfall, Bauchschmerzen, Petechien, Purpura, Gewichtsverlust, Anämie

- **Untersuchung**
- Inspektion und Palpation des Abdomens
- Inspektion des Anus (ggf. in Narkose)
- digital-rektale Untersuchung (selten zielführend beim wachen Kind)

- **Prästationäre Diagnostik**
- **ggf. Labor** (Blutbild, Anämiediagnostik, Entzündungsparameter)
- **ggf. Sonographie des Abdomens**
- **ggf. Röntgen des Abdomens** (Volvulus = luftleeres Abdomen)

- **Chirurgische Vorstellung**

Bei rektalem Abgang von Blut sollte immer eine chirurgische Mitbeurteilung erfolgen. Im akuten Krankheitsfall muss diese umgehend initiiert werden, um Differenzialdiagnosen zu erfassen, die einer chirurgischen Intervention bedürfen, z. B. Invagination oder (selten) Volvulus.

- **Chirurgische Therapie**

Notwendige therapeutische Maßnahmen richtigen sich nach der zugrunde liegenden Ursache.

> **Schon gewusst?**
>
> - Das Treitz-Band (Lig. suspensorium duodeni) zwischen dem Abgang der A. mesenterica superior aus der Aorta und der Flexura duodenojejunalis definiert die Grenze zwischen oberer und unterer GI-Blutung.

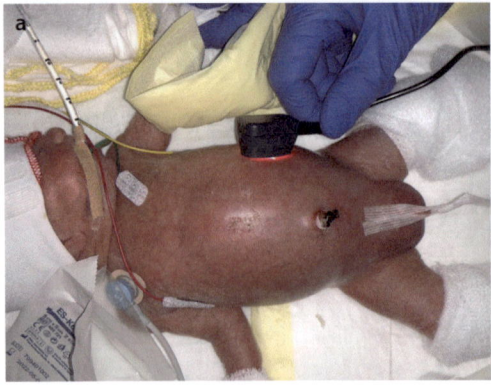 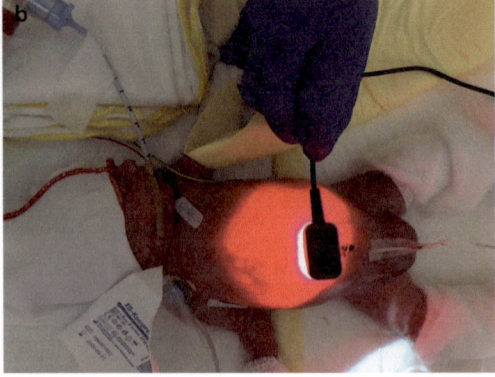

Abb. 4.2 Kommt es bei der nekrotisierenden Enterokolitis zur Darmperforation, lässt sich die freie Luft im distendierten Abdomen (**a**) auch mittels Diaphanoskopie darstellen (**b**)

Kolorektale Erkrankungen, Proktologie

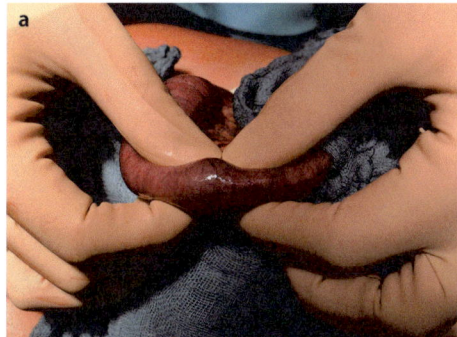
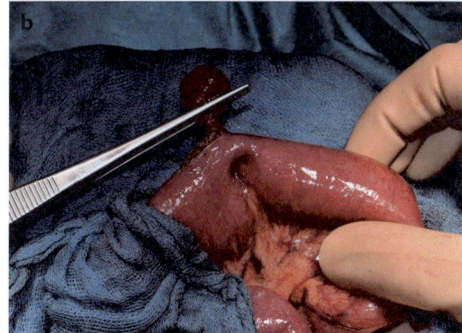
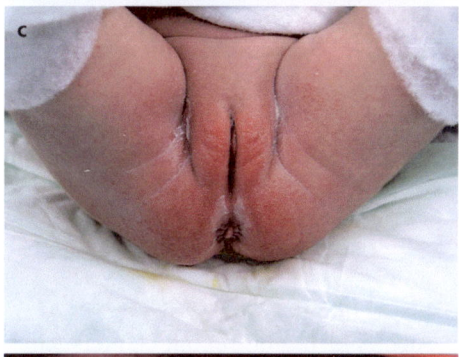
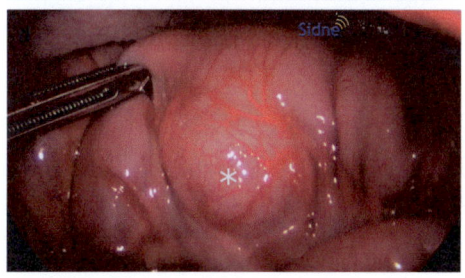

Abb. 4.3 Intraluminale Darmpolypen sind häufig für okkulte Blutungen mit Anämie oder als Leitstruktur für eine Invagination verantwortlich (**a**, **b**). Als Analpolyp können sie aus dem Anus prolabieren und sichtbar werden (**c**). Auch Dünndarmduplikaturen (*, **d**) können ektope Schleimhaut besitzen und für eine GI-Blutung verantwortlich sein

- Auch Neugeborene können durch maternale Gastrinproduktion induzierte Duodenalulzera mit gastrointestinaler Blutung entwickeln. Es erfolgen die Anlage einer Magensonde zur Entlastung, eine Säuresuppression mit Protonenpumpeninhibitoren (PPI) sowie ggf. Calciumchloridspülungen oder, wenn nötig, eine Übernähung der Ulzera.
- Das normale Blutvolumen eines Kindes beträgt 70–80 ml/kgKG.
- Als Faustregel für eine Transfusion von Erythrozytenkonzentrat gilt: **10 ml/kgKG erhöhen den Hämatokrit um 10 %.**
- **Eine Meckel-Divertikel-Blutung sistiert unter der Gabe von PPIs nahezu immer.**

4.2 Perianalabszess, perianale Fistel

Martin Lacher

Die perianale Fistel (Abb. 4.4) ist ein häufiges Krankheitsbild. Der Fisteltrakt verläuft von einer Analkrypte auf Höhe der Linea dentata zur perianalen Haut, meist ca. 1 cm lateral des Anus. **Die Fistel bildet sich nach vorangehender perianaler Abszedierung** (Abb. 4.5). Die Ursache ist unklar. Der Abszess entspringt aus einer infizierten Morgagni-Krypte, den Ausführungsgängen der Proktodealdrüsen, die zirkulär auf der Linea dentata (anatomische Grenzlinie des Analkanals, die das Plattenepithel des Anus von der Schleimhaut des Rektums abgrenzt), angeordnet sind. Meist handelt es sich um Keime der Darmflora, seltener um Hautkeime wie Staphylokokken.

- **Anamnese**
- **Abszess:** plötzlich aufgetretene umschriebene Rötung, Schwellung, Druckschmerz, ggf. Sekretion

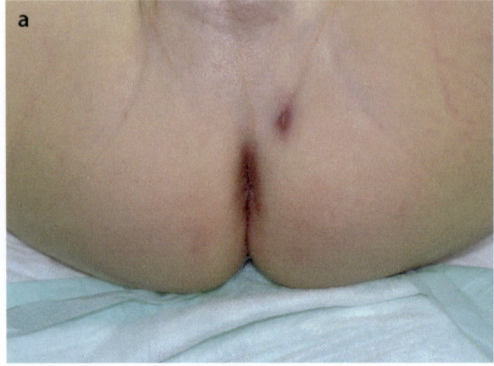
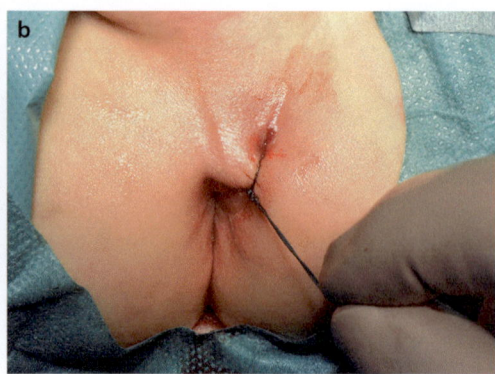

Abb. 4.4 Die Analfistel des Säuglings manifestiert sich typischerweise Im Abstand von 1–2 cm zum Anus als lateraler Hautporus (**a**). Bleibt der Spontanverschluss aus, kann die Fistel mit einem Faden (sog. „cutting seton") armiert werden (**b**)

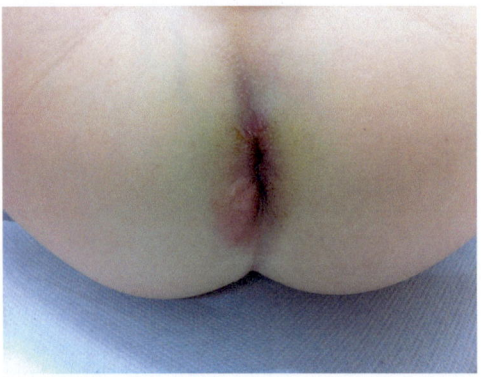

Abb. 4.5 Analabszess beim Säugling mit praller Schwellung und zentraler Fluktuation, umgebender Rötung und Induration

- bei protrahiertem Verlauf: Irritabilität, niedriges Fieber
- fast ausschließlich Jungen
- Alter: selten >18 Monate
- ohne Behandlung Spontanperforation innerhalb weniger Tage
- **Fistel:** Tage bis Wochen nach einem Perianalabszess fallen eine Rötung und Hautporus an der Stelle auf, an der der ehemalige Abszess drainierte. Im Gegensatz zum vorangehenden Abszess ist das Kind nun **symptomlos.** Nach Drainage von 1 bis 2 Tropfen Pus verschließt sich die Fistel wieder, um nach 10 bis 14 Tagen erneut zu sezernieren. Dieser Prozess tritt chronisch auf.

- **Blickdiagnosen**
  - **Abszess:** Rötung, pralle Schwellung mit zentraler Fluktuation und umgebender Induration (Abb. 4.5)
  - **Fistel:** im Abstand von 1–2 cm zum Anus, lateraler Hautporus, ausgehend von einer Analkrypte der Linea dentata (Letztere nur in Narkose gut sichtbar) (Abb. 4.4a)

- **Untersuchung**
  - Inspektion des Anus.
  - Auf eine digital-rektale Untersuchung ohne Narkose kann und sollte verzichtet werden!

- **Wichtige Differenzialdiagnosen**

Bei rezidivierenden perianalen Abszessen und Fisteln, insbesondere bei Kindern über 18 Monate, sollte auch an einen Morbus Crohn gedacht werden (Abb. 4.6).

- **Prästationäre Diagnostik**

Anamnese und klinische Untersuchung sind in der Regel ausreichend.

Kolorektale Erkrankungen, Proktologie

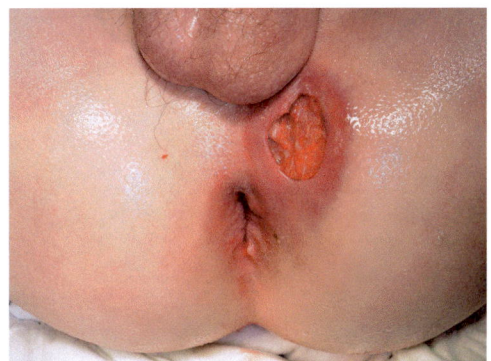

Abb. 4.6 13-jähriger Junge mit Morbus Crohn, Erstdiagnose aufgrund rezidivierender Perianalabszesse. Kommt es zu rezidivierenden Abszedierungen mit ausgeprägten Befunden und atypischen Lokalisationen (hier 2 Uhr SSL!), muss immer eine CED ausgeschlossen werden

- **Chirurgische Vorstellung**

Bei Nachweis eines Perianalabszesses mit Fluktuation ist die chirurgische Vorstellung indiziert.

- **Chirurgische Therapie**

Ein reifer Abszess kann in kurzer Allgemeinanästhesie inzidiert und ein Vessel-Loop eingelegt werden, wobei Säuglinge eine hohe Spontanregression zeigen. **Im Rahmen dieses Eingriffs sollte im entzündeten Gewebe nicht nach einer Analfistel gesucht werden, um keine Via falsa zu erzeugen.** Eine perioperative antibiotische Therapie ist in der Regel nicht indiziert. Die Kinder können am selben oder Folgetag mit einliegendem Vessel-Loop nach Hause entlassen und dieser kann 1 Woche später durch den Kinder- und Jugendarzt entfernt werden.

> Die Mehrheit der perianalen Fisteln verschließt sich ohne Therapie vor Abschluss des 1. Lebensjahres spontan, einige wenige persistieren auch über 18 Lebensmonate hinaus.

Die größte Aufgabe des Pädiaters besteht daher darin, den Eltern zu versichern, dass die eitrige Drainage von 1 bis 2 Tropfen Pus alle 10 bis 14 Tage bei einem sonst unauffälligen Säugling keinen Grund zur Sorge darstellt und selbstlimitierend ist.

Eine Vielzahl von Chirurgen hält die Fistulotomie bzw. Fistulektomie für die beste Therapie. Hierfür gibt es verschiedene Verfahren. Entweder erfolgt die Exzision mittels Elektromesser über einer Sonde, oder der Fistelgang wird, ausgehend vom Hautporus, bis zur Linea dentata mit einem Faden (sog. „cutting seton") „armiert". Dieser kann dann sukzessive angezogen werden und „schneidet" im Verlauf von Tagen bis Wochen bis zum Hautniveau durch (◘ Abb. 4.4b).

- **Komplikationen**

Rezidive treten in 4–68 % der Fälle auf.

> **Schon gewusst?**
>
> — Die Behandlung von Perianalabszessen bzw. Fisteln bei Kindern unterscheidet sich fundamental von der im Erwachsenenalter, wo transsphinktäre, translevatorische und intrasphinktäre Fisteln häufig sind. Bei Kindern treten fast ausschließlich „gutartige" Formen auf.
> — Fisteln, die oberhalb einer gedachten Linie zwischen **3 und 9 Uhr Steinschnittlage** münden, verlaufen meist **radiär**, Fisteln unterhalb verlaufen meist bogenförmig und münden bei 6 Uhr Steinschnittlage im Analkanal (**sog. Goodsall-Regel**). Es ist umstritten, ob diese bei Erwachsenen gültige Regel bei Kindern regelhaft zutrifft.
> — Etwa 16–62 % der Patienten mit Morbus Crohn weisen perianale Läsionen (Analfissuren, Analfisteln, Perianalabszesse) meist auf 3 Uhr Steinschnittlage auf. Daher sollte bei **perianalen Läsionen älterer Kinder,** Gewichtverlust, Rezidiven, multiplen Fisteln und denjenigen, die nicht der Goodsall-Regel folgen, immer ein **Morbus Crohn** ausgeschlossen werden.

- Einige Kinderchirurgen sehen aufgrund der hohen Spontanheilungsrate von „normalen" perianalen Fisteln grundsätzlich von einer Therapie ab.
- Es ist unbekannt, wie viele perianale Abszesse sich in Fisteln weiterentwickeln, man vermutet 24–35 %.
- Auch wenn bei perianalen Abszessen eine umgebende Zellulitis auftritt, **schreitet die Entzündung nie bis zur Sepsis fort.**
- **Antibiotika ändern den Verlauf der Erkrankung nicht.**

4.3 Analfissur

Martin Lacher

Analfissuren sind ein **gutartiges Krankheitsbild bei Kindern mit Obstipation.** Das Absetzen von hartem, voluminösem Stuhl führt zu Einrissen der Haut oder Schleimhaut des Analkanals. Sobald diese Risse (Fissuren) heilen, wiederholt sich der Vorgang. Daher kann sich eine chronische Ulzeration bilden, die aufgrund von Schmerzen zu Angst vor der Defäkation und Vermeidungsverhalten führt („Teufelskreis").

- **Anamnese**
- schmerzhafte Defäkation, ggf. Stuhlverhalt bzw. verminderte Defäkationsfrequenz
- hellrote, streifenförmige Blutauflagerung, keine Blutbeimengungen
- typisches Alter: Säuglinge/Kleinkinder beim Umstellen der Nahrung von Muttermilch/Flasche auf Beikost und Änderung der Stuhlkonsistenz

- **Blickdiagnosen**
- radiärer Schleimhauteinriss, meist auf 6 Uhr (80-90%), seltener 12 Uhr (10-20%) Steinschnittlage, distal der Linea

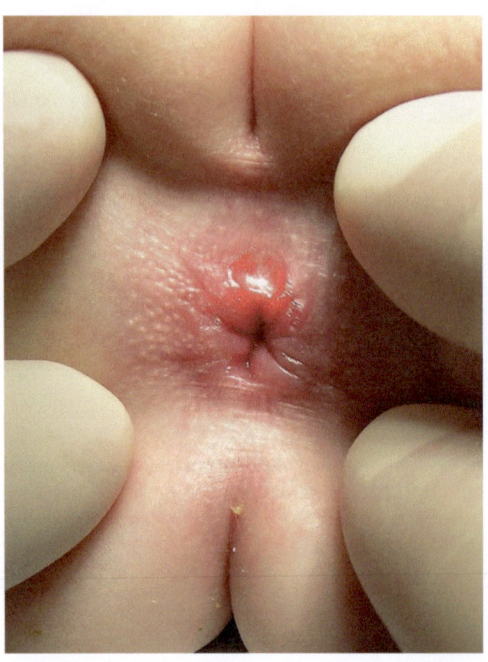

Abb. 4.7 Typische Analfissur auf 12 Uhr SSL bei Obstipation bei Umstellung von Säuglingsnahrung auf Beikost

dentata an der Haut-Schleimhaut-Grenze (Abb. 4.7)
- perianale Rötung

- **Untersuchung**
- Palpation des Abdomens, ggf. tastbare Stuhlwalzen im Unterbauch.
- Inspektion des Anus.
- Auf eine rektale Untersuchung kann und sollte verzichtet werden! (Tab. 4.2)

- **Prästationäre Diagnostik**

Anamnese und klinische Untersuchung sind in der Regel ausreichend.

- **Chirurgische Vorstellung**

Nur bei ausbleibendem Erfolg der Obstipationstherapie nötig.

- **Chirurgische Therapie**

> Die Therapie der Analfissur bedeutet Therapie der Obstipation.

Tab. 4.2 Wichtige Differenzialdiagnosen

Differenzialdiagnosen	Symptome
Entzündliche Darmerkrankungen (v. a. bei Teenagern), Traumata	Atypische Lokalisation der Fissur
Ultrakurzer Morbus Hirschsprung, narbige Analstenose	Ausgeprägte Obstipation, ggf. bleistiftartige Stühle. Definition normaler Neugeborenenanus: Hegar 12, zirkulär umgeben vom Sphinkter, ausreichend Perineum
Lichen sclerosus et atrophicans	Perianale Hautveränderungen
Sexueller Missbrauch	Atypische Lokalisation der Fissur, ggf. Hämatome; Begleitverletzungen; Anamnese (Abb. 4.8)

Diese besteht zunächst in der Desimpaktation (Klistiere, retrograde Spülungen des Rektums/Kolons, ggf. in Narkose) und anschließenden Einstellung auf Stuhlweichmacher wie Macrogol in einer Startdosis von 0,7 g/kgKG/Tag. Sobald oben genannter „Teufelskreis" unterbrochen ist und keine harten Stühle mehr abgesetzt werden, heilt die Fissur ab. Die Heilung kann sich jedoch über Wochen erstrecken. Auch benötigt es Wochen bis Monate, bis die Kinder die schmerzhafte Defäkation „vergessen". Eine Lokaltherapie mit Sitzbädern und ggf. Applikation von Lokalanästhetika ist nur in Ausnahmefällen nötig.

Bei allen unklaren proktologischen Befunden kann die Untersuchung des Anus in Narkose (sog. Narkoseproktoskopie) erwogen werden. Hierbei kann der Anus kalibriert, eine kongenitale Analstenose und mittels Elektrostimulation eine anorektale Malformation ausgeschlossen werden (Normalgröße des Anus: Hegar 12 beim Neugeborenen, Hegar 14 beim 1-jährigen Kind). Zudem kann das Rektum/Kolon bei Stuhlimpaktation durch ausgiebige Spülung entleert werden.

Eine chirurgische Therapie ist Ausnahmefällen vorbehalten. Wenn die Kinder sich ohnehin in Narkose befinden, kann die einmalige Sphinkterdehnung mit nachfolgender Verschorfung tiefer Fissuren durch monopolare Koagulation oder Ätzung mit Silbernitrat (sog. Höllensteinstift) eine Abheilung fördern. In Extremfällen kann der Sphinktertonus passager durch lokale Botoxinjektion (25–50 IE pro Quadrant) reduziert werden (Wirkdauer: 3 Monate).

Schon gewusst?

- Atypisch lokalisierte, multiple Analfissuren treten häufig sekundär (19–30 %) im Rahmen eines Morbus Crohn oder bei Säuglingen/Kleinkindern mit „Crohn's like disease" auf.
- Die Literatur zur Analfissur beim Erwachsenen beschreibt ein anderes Krankheitsbild (z. B. fehlende Relaxation des internen Analsphinkters), die Analfissur des Kindesalters ist gutartig und einfach zu behandeln.
- Für den Einsatz von Stuhlweichmachern wie Macrogol in einer Startdosis von 0,7 g/kgKG/Tag ist der „off label use" schon bei Säuglingen problemlos und ohne Risiken auch langfristig möglich.
- Die Inzision (= Schwächung) des Analsphinkters im Sinne einer Sphinkterotomie/-myotomie ist bei Kindern aufgrund ihres irreversiblen Charakters für alle Krankheitsbilder, daher auch bei der Analfissur, obsolet.

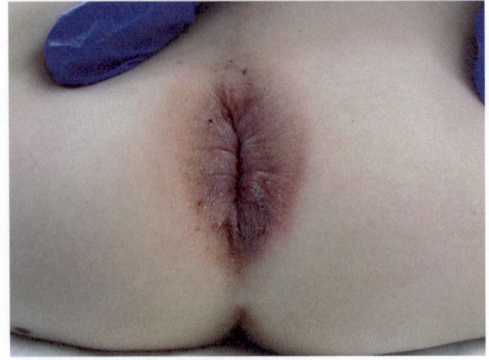

Abb. 4.8 Bei atypisch lokalisierten Fissuren, begleitet von einem Hämatom und ggf. weiteren Verletzungszeichen, besteht immer der Verdacht auf einen sexuellen Missbrauch

4.4 Hämorrhoidalleiden

Martin Lacher

Hämorrhoiden bezeichnen eine Hyperplasie des Corpus cavernosum recti, der aus Verzweigungen der Endarterien der A. rectalis superior gebildet wird und als arteriovenöses Gefäßpolster oral der Linea dentata der Kontinenz dient. **Bei Kindern sind Hämorrhoiden eine absolute Rarität.** Verursacht werden sie meist durch einen erhöhten Schließmuskeltonus. In vielen Fällen werden sie mit einem Schleimhautprolaps verwechselt.

- **Anamnese**
- **Äußere Hämorrhoiden** (unterhalb der Linea dentata) sind mit Anoderm gedeckt. Durch die kutane Innervation können diese bei Thrombosierung sehr **schmerzhaft** sein. Dies ist die häufigste bei Kindern anzutreffende Form. Sie stehen häufig in Zusammenhang mit Obstipation und einer ballaststoffarmen Ernährung. Oft sind die Stühle mit Blut belegt, gelegentlich wird von den Eltern ein erweiterter venöser Plexus im Analbereich gesehen und beschrieben (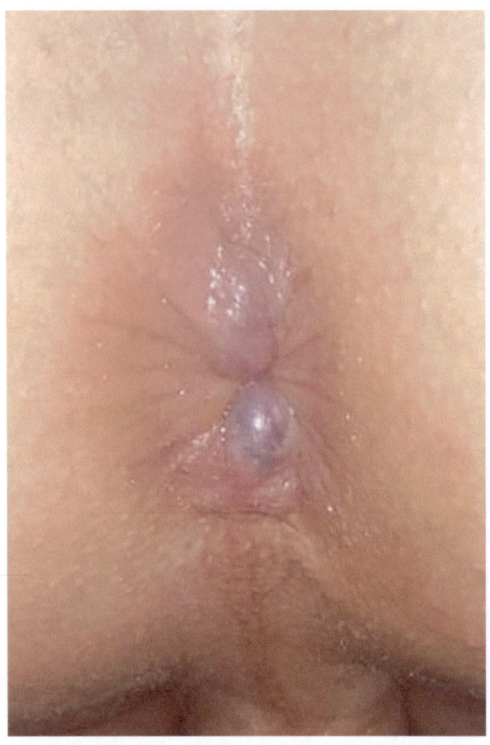 Abb. 4.9).

Abb. 4.9 Hämorrhoidalknötchen auf 12 Uhr SSL. (Mit freundl. Genehmigung von Prof. Mohamed Abdel Baky Fahmy, Kairo)

- **Innere Hämorrhoiden** besitzen eine viszerale Innervation und sind daher **weniger schmerzhaft.** Hier sind es jedoch häufiger **Blutungen** und der Prolaps, die zur Vorstellung führen. Bei echten inneren Hämorrhoiden sollte eine portale Hypertension ausgeschlossen werden: ein Drittel der Kinder mit portaler Hypertension weist eine verstärkte perianale Venenzeichnung/Hämorrhoiden auf, die häufig asymptomatisch sind.

- **Blickdiagnosen**

Je nach Ausmaß des Prolaps werden die inneren Hämorrhoiden nach Goligher in 4 Schweregrade eingeteilt: I° nur proktoskopisch sichtbar vergrößerter Plexus haemorrhoidalis superior, II° Prolaps bei Defäkation, retrahiert sich spontan, III° Prolaps bei Defäkation, retrahiert sich nicht spontan; nur manuell reponibel, IV° Prolaps permanent fixiert; irreponibel. **Im Kindesalter ist diese Einteilung meinst unnötig.**

- Untersuchung

Inspektion, Palpation (Steinschnitt-, Linksseiten- oder Knie-Ellenbogen-Lage).

- Wichtige Differenzialdiagnosen

Die akute **Hämorrhoidalthrombose** bezeichnet die seltene Thrombosierung eines oder mehrerer Hämorrhoidalknoten. Im Gegensatz dazu handelt es sich bei einer **(Peri-)Analvenenthrombose** um die Thrombosierung einer subkutanen perianalen Vene (fälschlicherweise häufig äußere Hämorrhoiden genannt). Diese zeigt sich als schmerzhafter, blauschwarzer, prallelastischer perianaler Knoten. Auch **anorektale Varizen** bei portaler Hypertension (4–8 % betroffener Kinder) werden häufig irrtümlich als sekundäre Hämorrhoiden bezeichnet.

- Prästationäre Diagnostik

Anamnese und klinische Untersuchung sind ausreichend.

- Chirurgische Vorstellung/Therapie

In der Regel reicht eine Therapie mit Stuhlweichmachern, Sitzbädern und im Extremfall die topische Behandlung mit analgetischen Cremes für 1 bis 2 Wochen bzw. eine systemische Analgesie aus. Die chirurgische Therapie (Inzision einer schmerzhaften thrombosierten Hämorrhoide/Analvenenthrombose) ist die absolute Ausnahme.

4.5 Mariske

Martin Lacher

Marisken (sog. Analfalte, Analläppchen) am Anus können häufig als Hämorrhoide fehldeutet werden. Oft handelt es sich hierbei um harmlose Hautfalten/Knoten/Lappen, die angeboren (idiopathisch) sind oder nach Analfissuren sowie Analvenenthrombosen zurückbleiben.

- Anamnese

Perianale Falte oder Knoten, die in der Regel keine Beschwerden bereiten.

- Blickdiagnosen
— breitbasige, hautfarbene Falte meist auf 12 Uhr (40%) oder 6 Uhr (30%) Steinschnittlage (◘ Abb. 4.10)
— Rötlich-livide Marisken von fleischig-sulziger Konsistenz treten häufig im Rahmen eines Morbus Crohn auf.

- Untersuchung
— Inspektion des Anus.
— Auf eine rektale Untersuchung kann und sollte verzichtet werden!

- Prästationäre Diagnostik

Anamnese und klinische Untersuchung sind in der Regel ausreichend.

- Chirurgische Vorstellung/Therapie

Meist sind diese völlig asymptomatisch, zeigen keine Rückbildungstendenz und bedürfen keiner Therapie. Wenn Marisken die Hygiene erschweren oder stören, können sie chirurgisch reseziert werden.

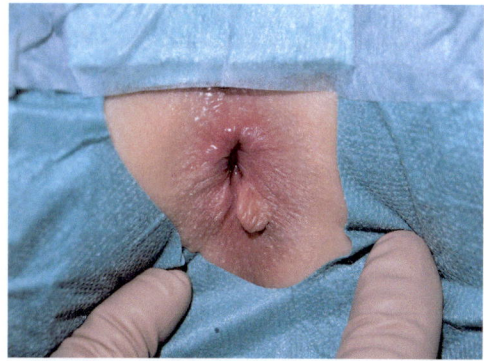

◘ **Abb. 4.10** Breitbasige, hautfarbene Marisken auf 5 und 7 Uhr Steinschnittlage bei einer 8-jährigen Patientin mit Morbus Hirschsprung

4.6 Anal- und Rektumprolaps

Martin Lacher

Der Prolaps hat die höchste Inzidenz bei Kindern zwischen dem 1. und 4. Lebensjahr und tritt bei Mädchen und Jungen v. a. nach der Defäkation gleich häufig auf. Die Ursache ist unklar, man vermutet, dass er durch eine Schwäche der Beckenbodenmuskulatur und nur schwache Verbindung zwischen der rektalen Submukosa und der darunter liegenden Muskelschicht begünstigt wird. Eine Obstipation und/oder eine protrahierte Defäkation (langes Sitzen auf der Toilette mit starkem Pressen) sind weitere Faktoren. Sekundär kann der Anal- bzw. Rektumprolaps im Rahmen einer Grunderkrankung oder postoperativ nach Korrektur von hohen Formen einer anorektalen Malformation (ARM) auftreten.

> Der Rektumprolaps ist ein Symptom und keine Erkrankung.

Es werden 2 Formen unterschieden:
- **Typ-I-Prolaps** (partieller Schleimhautprolaps/**Analprolaps**)
- **Typ-II-Prolaps** (vollständiger Prolaps des gesamten Rektums/**Rektumprolaps**).

Die genaue Ursache ist unklar. Die Therapie des Anal- und Rektumprolaps erfolgt vorwiegend konservativ und richtet sich nach der Diagnose und Behandlung der prädisponierenden Erkrankung.

- **Anamnese**
- (dunkel)rote Vorwölbung aus dem Anus, ggf. schmerzhaft
- chronische Obstipation, protrahierte Defäkation?
- kurz zurückliegende Gastroenteritis?
- Reiseanamnese (parasitäre Infektion?)
- Hinweise für zystische Fibrose (CF)?

- **Blickdiagnosen**
- **Analprolaps:** radiäre Schleimhautfältelung (Mukosa) (◘ Abb. 4.11a)
- **Rektumprolaps:** zirkuläre Schleimhautfältelung (Vollwand) (◘ Abb. 4.11b)

- **Untersuchung**
- **Inspektion**
- **Provokation des Prolaps:** Manchmal kann der Prolaps durch eine Untersuchung in hockender Position des Kindes provoziert werden.
- **Palpation der prolabierten Schleimhaut:** Tastet sich zwischen Daumen und Zeigefinger nur Schleimhaut (Analprolaps) oder die dickere Rektumwand (Rektumprolaps)? Auch kann beim Rektumprolaps mit der Fingerkuppe der neben dem Prolaps befindliche Sulkus 1–2 cm tief in den Analkanal hinein getastet werden.

- **Prästationäre Diagnostik**

Anamnese und klinische Untersuchung sind in der Regel ausreichend. Eine Fotodokumentation durch die Eltern kann hilfreich sein. Gegebenenfalls kann eine Stuhlkultur auf Parasiten oder ein Schweißtest durchgeführt werden. Eine bildgebende Diagnostik ist für die Diagnose nicht erforderlich.

- **Chirurgische Vorstellung**

Der Prolaps reponiert sich in der Regel beim Aufstehen von der Toilette selbst (◘ Abb. 4.11c). Wenn nicht bereits eine Spontanreduktion des Prolapses erfolgt ist, sollte eine rasche manuelle Reduktion (bereits durch die Eltern) durchgeführt werden. Diese ist für den Patienten meist schmerzlos. Bei länger bestehendem Prolaps und starker Unruhe des Patienten kann unter Umständen eine Analgosedierung erforderlich werden.

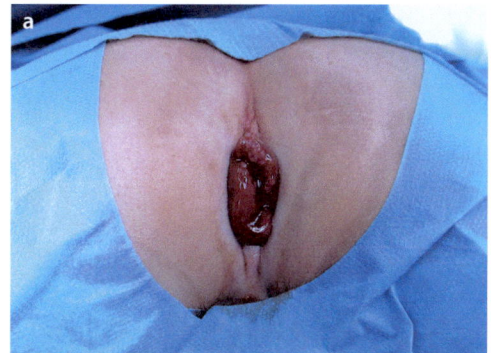
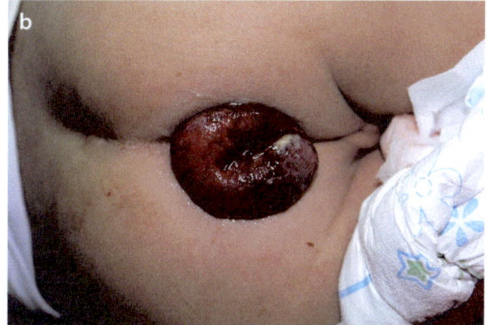
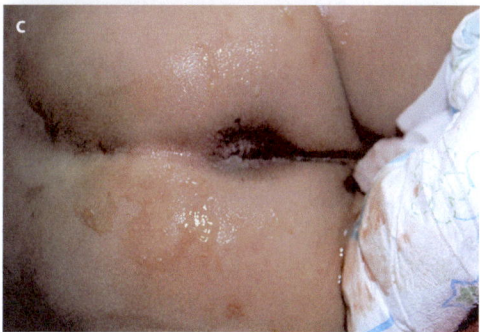

Abb. 4.11 Beim Analprolaps prolabiert lediglich die Mukosa (radiäre Schleimhautfältelung) (**a**), beim Rektumprolaps die vollständige Rektumwand (zirkuläre Schleimhautfältelung) (**b**). Spontane Repositionen sind die Regel (**c**)

- **Chirurgische Therapie**
- **Analprolaps**

Gegebenenfalls Resektion in Narkose. Ein zirkumferenter Prolaps (360°) wird in 2 Sitzungen im Abstand von 6 Wochen reseziert, damit auf eine postoperative Dilatation des Anus verzichtet werden kann.

- **Rektumprolaps**

Eine chirurgische Therapie ist selten zielführend, da der Prolaps ein **Symptom und keine Erkrankung** ist. Daher müssen zunächst mögliche Ursachen ausgeschlossen werden (z. B. idiopathische Obstipation, CF, chronisch entzündliche Darmerkrankungen, parasitäre Erkrankungen und Nahrungsmittelunverträglichkeiten). Zu den chirurgischen Optionen zählen:

1. **Sklerosierung** der Wand des Analkanals und pararektalen Gewebes durch Infiltration von z. B. Glukose 40 %. Hierdurch wird eine Entzündung und Narbe gesetzt, die eine Verlagerung des Rektums in den Analkanal verhindern soll.
2. **Laparoskopische Rektopexie:** Hierbei wird das Rektum mobilisiert und durch mehrere nicht resorbierbare Nähte an das Periost des sakralen Promontoriums fixiert.
3. **Transanale Resektion** von 6–8 cm Rektum analog der Operation eines ultrakurzen Morbus Hirschsprung im Sinne einer transanalen Resektion nach Swenson.

- **Postoperative Betreuung**

In der Regel handelt es sich um eine selbstlimitierende Erscheinung, die jenseits des 4. Geburtstages nicht mehr auftritt. Prophylaktisch sind ein Toilettentraining (Defäkation mit Sitz und aufgestellten Füßen) und ballaststoffreiche Kost zu empfehlen. Eine Obstipation sollte mit Macrogol (Startdosis 0,7 g/kgKG/Tag) behandelt werden. Prädisponierende Faktoren sollten ausgeschlossen werden.

> **Schon gewusst?**
>
> – Unterernährung zählt weltweit zu den häufigsten Ursachen des Anal- bzw. Rektumprolaps.
> – Bei etwa **20 %** der Patienten mit Rektumprolaps **im Alter zwischen 6 Mona-**

ten und 3 Jahren wird später eine CF diagnostiziert.
- Viele Kleinkinder lernen schnell, den Prolaps selber zurückzudrücken. Dieser tritt meist zwischen den Stuhlgängen nicht in Erscheinung.
- Die Diagnose des okkulten rektalen Prolapses, einer Sonderform des Rektumprolapses, wird gewöhnlich erst während einer Sigmoidoskopie gestellt.
- Eine Invagination des (redundanten) Sigmoids kann klinisch kaum von einem Rektumprolaps unterschieden werden. Bei dieser Differenzialdiagnose ist der oben genannte Sulkus tiefer. Eine definitive Diagnose gelingt oft erst in Narkose.

4.7 Sinus pilonidalis

Jan-Hendrik Gosemann, Oliver Deffaa und Martin Lacher

Der Sinus pilonidalis beschreibt eine akute oder chronische Erkrankung der sakrokokzygealen Region (Rima ani) mit der Ausbildung von Pori (sog. „pits") und subkutanen Hohlräumen (Sinus). Die Inzidenz beträgt 48:100.000. Haare spielen bei der Pathogenese eine wichtige Rolle, jedoch bestehen bezüglich der Ätiologie bis heute widersprüchliche Theorien: Zum einen werden eine Hyperkeratose, Dilatation und Ruptur eines Haarfollikels, zum anderen eine Perforation der Haut durch abgebrochene Haare als Ursache für die Fistelbildung diskutiert. Die Haare dringen immer tiefer in die Haut sowie das subkutane Fettgewebe ein und bilden dort Fremdkörpergranulome, die nicht spontan heilen (sog. blande Form). Kommt es zu einer Infektion, bilden sich Abszesse oder chronische Infektionen mit regelmäßiger Sekretion.

> Risikofaktoren für die Ausbildung eines Sinus pilonidalis und/oder Pilonidalabszesses sind starke Behaarung, Adipositas und Hyperhidrosis.

> Es besteht hingegen keine Evidenz, dass mangelnde Hygiene oder lange sitzende Tätigkeit eine kausale Rolle bei der Entstehung des Sinus pilonidalis spielt.

- **Anamnese, Blickdiagnosen**
- Der **blande Sinus pilonidalis** ist durch den Nachweis von „pits" im Bereich der Rima ani ohne stattgehabte Exsudation gekennzeichnet (◘ Abb. 4.12a).
- Klinisch präsentiert sich ein akuter, **abszedierender Sinus pilonidalis** mit Schmerzen und Schwellung meist paramedian der Rima ani. Gegebenenfalls entleert sich nach Spontanperforation oder chirurgischer Spaltung Pus.
- Im **chronischen Stadium** kommt es zu permanenten oder intermittierenden serös-eitrigen Absonderungen aus einem Porus.

- **Untersuchung**

Die Diagnose des Sinus pilonidalis wird klinisch gestellt. Charakteristisch sind die „pits" in der Rima ani. Im Rahmen einer Abszedierung können die „pits" leicht übersehen werden.

- **Wichtige Differenzialdiagnosen**

Zu den wichtigen Differenzialdiagnosen gehören die kongenitale perianale Fistel/Fistula in ano, eine Fistel im Rahmen einer chronisch entzündlichen Darmerkrankung (Morbus Crohn) und eine Hidradenitis suppurativa/Acne inversa.

- **Prästationäre Diagnostik**

Bei Unsicherheiten können eine lokale Sonographie, Koloskopie und/oder MRT bzw. CT zur Darstellung möglicher Fistelungen durchgeführt werden. Diese Zusatzuntersuchungen sind in der Regel nicht notwendig, dienen jedoch bei dringendem Verdacht dem

Kolorektale Erkrankungen, Proktologie

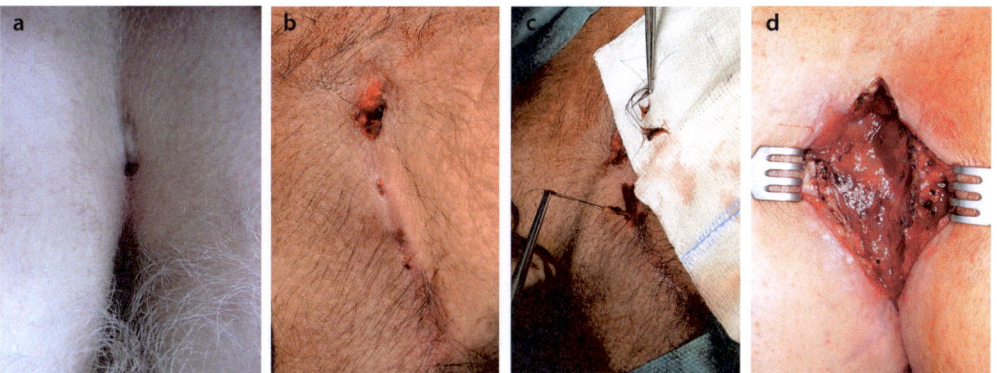

◘ Abb. 4.12 Asymptomatischer Sinus pilonidalis mit pathognomonischen „pits" (**a**). „Pit-Picking": Die sichtbaren „pits" werden mit einer Hautstanze exzidiert (**b**), und der subkutane Hohlraum wird mit einem scharfen Löffel und/oder einem Klemmchen zur Entfernung der Haare debridiert (**c**). Exzision und offene Wundbehandlung: mediane, vollständige Exzision des Gesamtbefundes (ggf. nach Anfärben des Sinus mit Methylenblau) mit anschließender offener Wundbehandlung (**d**).

◘ Tab. 4.3 Chirurgische Therapieoptionen

Lokalbefund	Chirurgische Therapieoptionen
Blander Sinus pilonidalis	Keine Therapie
Akut abszedierter Sinus pilonidalis	Inzision/Gegeninzision und Kapillardrainage (neben der Rima ani)
	Primäre Exzision mit offener Wundbehandlung (Sekundärheilung)
Chronischer Sinus pilonidalis	„Pit-Picking" (minimalinvasive Exzision der einzelnen Pori) (◘ Abb. 4.12b, c)
	Exzision und offene Wundbehandlung (Sekundärheilung) (◘ Abb. 4.12d)
	Exzision und Verschiebelappen (Limberg-/Karydakis-Lappen)

Ausschluss relevanter Differenzialdiagnosen, wie z. B. einem Morbus Crohn.

Chirurgische Vorstellung
Bei klinischem Verdacht auf einen Sinus pilonidalis sollte immer eine chirurgische Vorstellung erfolgen.

Chirurgische Therapie
Die chirurgische Therapie richtet sich nach dem Lokalbefund (◘ Tab. 4.3). Hier stehen verschiedene Verfahren zur Verfügung. Bei nicht eindeutiger Evidenz liegt die Wahl des Verfahrens vorrangig beim Operateur.

> Die mediane Exzision mit anschließender primärer Mittelliniennaht kann wegen hoher Rezidivraten nicht mehr empfohlen werden.

Postoperative Betreuung
Die Wunde nach „Pit-Picking" oder Exzision sollte 2-mal täglich (und nach jedem Stuhlgang) ausgespült/ausgeduscht werden. Bei tiefen Defekten wird die Einlage einer antimikrobiellen Gaze empfohlen. Der Patient sollte im behandelnden Zentrum – bestenfalls vom Operateur – nachgesorgt werden, bis die Wundheilung abgeschlossen ist.

- **Komplikationen**

Postoperativ kommt es häufig zu Wundkomplikationen, insbesondere, wenn die Wunde in der Mittellinie primär verschlossen wurde. Es besteht jedoch keine einheitliche Definition von Rezidiven eines Sinus pilonidalis, sodass eine genaue Inzidenz nach operativer Therapie nicht bekannt ist. Häufig werden Patienten im Verlauf mehrfach operiert, was den Leidensdruck der Patienten signifikant erhöht. Daher sollte die Definition eines Rezidivs auch Reoperationen und chronische Wunden beinhalten.

Über einen langen Zeitraum wurde Patienten mit Sinus pilonidalis eine lebenslange Rasur der glutealen Haare verordnet in der Annahme, hierdurch Rezidive zu verhindern. Eine retrospektive Kohortenstudie aus Deutschland hat jedoch höhere Rezidivraten bei Patienten mit regelmäßiger Rasur gezeigt.

> Die (früher häufig empfohlene) lebenslange Rasur der glutealen Haare ist obsolet.

Die Laserhaarentfernung wurde hingegen in einem systematischen Review mit einer verbesserten Langzeitprognose assoziiert. Einzig eine prospektive, randomisierte Studie zu dieser Fragestellung konnte keinen Vorteil der Laserepilation zeigen. Darüber hinaus ist die Laserbehandlung keine Kassenleistung. **Eine eindeutige Empfehlung für/gegen eine Lasertherapie kann daher aktuell nicht gegeben werden.**

Schon gewusst?

- Ein Primärverschluss nach Exzision in der Mittellinie und die postoperative Rasur der glutealen Haare sind mit einer höheren Rezidivrate assoziiert und werden nicht mehr empfohlen.
- Aufgrund eines vermehrten Auftretens bei US-Soldaten im Zweiten Weltkrieg wurde der Sinus pilonidalis im angloamerikanischen Sprachraum auch als „Jeep's disease" bezeichnet.
- Der interdigitale Sinus pilonidalis bei Friseuren wird auch Friseurgranulom genannt und ist als Berufserkrankung anerkannt.

4.8 Obstipation, Enkopresis, Stuhlinkontinenz

Jan-Hendrik Gosemann, Johannes Düß und Martin Lacher

Die chronische Obstipation (Verstopfung) gehört zu den häufigsten Vorstellungsgründen beim Kinderarzt. In über 95 % der Fälle liegt eine funktionelle Obstipation und keine organische Erkrankung vor, deren Genese meist multikausal ist. Die höchste Prävalenz wird in der Literatur für das Vorschulalter angegeben. Es scheint keinen klaren Einfluss des Geschlechtes zu geben. Die Differenzialdiagnostik richtet sich nach den Befunden einer gezielten Anamnese und Untersuchung. Ziel ist dabei, die wenigen Patienten zu identifizieren, die eine organische Ursache für die Obstipation haben.

> **Säuglinge,** die ausschließlich mit Muttermilch ernährt werden, können zwischen **1- und 8-mal pro Tag** und **1-mal alle 8 Tage Stuhlgang** haben. Ab dem **3. Lebensmonat** ist eine Stuhlfrequenz von **1-mal alle 2 Tage** bis **3-mal täglich** normal.

Unabhängig von der Häufigkeit sind Zeichen einer Verstopfung:
- Schmerzen oder ungewöhnlich starkes Pressen beim Stuhlgang
- Enkopresis
- Rückhaltemanöver
- Stühle von sehr harter Konsistenz oder großem Kaliber
- Stuhlmassen im Rektum

Kolorektale Erkrankungen, Proktologie

> Halten diese **Symptome einer Verstopfung länger als 1 Monat** an, wird von einer **idiopathischen Obstipation** gesprochen.

- **Anamnese**

Eine strukturierte Anamnese dient der Erfassung möglicher Grunderkrankungen (◘ Tab. 4.4). Manche Kinder mit **Morbus Hirschsprung** fallen jenseits der Neonatalperiode mit einer chronischen Obstipation auf, die trotz Diät, Stuhlweichmacher- oder Laxanzientherapie persistiert. Folglich sollten bei jedem Kind mit einer chronischen Obstipation die Warnzeichen eines Morbus Hirschsprung abgefragt werden (▶ Abschn. 4.9).

- **Blickdiagnosen**

Kolonkontrasteinlauf bei idiopathischer Obstipation: massive Koprostase im Rektum (◘ Abb. 4.13)

- **Untersuchung**
- **Perianale Inspektion:** Rhagaden, Fissuren, Marisk022, Analekzem, Fisteln und Hämorrhoiden, Steißbeinspitze palpieren (Ausschluss Sakrumfehlbildung), Form des Anus (Ausschluss anorektale Malformation)

> Die **digitale-rektale Untersuchung** (DRU) hat bei folgenden Patienten einen hohen Stellenwert:
> - Säuglinge mit Obstipation oder Warnzeichen für eine organische Erkrankung,
> - Kinder mit Symptomen seit frühester Kindheit/Säuglingszeit,
> - immer bei Anzeichen auf Morbus Hirschsprung.

◘ **Tab. 4.4** Strukturierte Anamnese bei Obstipation

Säuglingsperiode	– Zeitpunkt des Mekoniumabgangs (Normal < 24 h) – Stuhlverhalten während des Stillens, nach Zufütterung und nach dem Abstillen
Art, Beginn, Dauer und situativer Bezug der aktuellen Beschwerden	– Vermeidungsverhalten – Steifmachen der Beine und Zusammenkneifen der Gesäßmuskulatur – Verstecken in der Situation
Stuhlanamnese, optimal: Stuhlprotokoll	– Stuhlfrequenz, Stuhlkonsistenz (Bristol-Stuhlformen-Skala), Stuhlkaliber – Explosive Stuhlentleerung – Stuhlschmieren (An wie vielen Tagen in der Woche hat das Kind eine saubere Unterhose?) – Einkoten großer Stuhlmengen
Ernährungsanamnese	– Beginn der Problematik nach Initiierung bestimmter Nahrungsmittel (z. B. Kuhmilch) – Appetitverlust, besondere Ernährungsgewohnheiten
Bisherige Entwicklung, Eigenanamnese	– Somatogramm im Verlauf (perzentilenflüchtiges Verhalten?) – Anhalt für neurologische Erkrankung/Entwicklungsverzögerung – (Abdominelle) Voroperationen, chronische Erkrankungen, Allergien, Krankenhausaufenthalte
Sonstige Auffälligkeiten	– Z. B. Bauchschmerzen, Enuresis, Harnwegsinfektionen, Entwicklungsretardierung
Familien- und psychosoziale Anamnese	– Art und Zeitpunkt der Sauberkeitserziehung – Verhältnis zu Bezugspersonen, sonstige psychische Auffälligkeiten – Eltern, Familienstand, Sorgerecht, Beruf, Erkrankungen – Geschwister, Erkrankungen
Bisherige Diagnostik und Therapie	– Laboruntersuchungen, Sonographie, Kolonkontrasteinlauf, obere/untere Intestinoskopie, Operationen

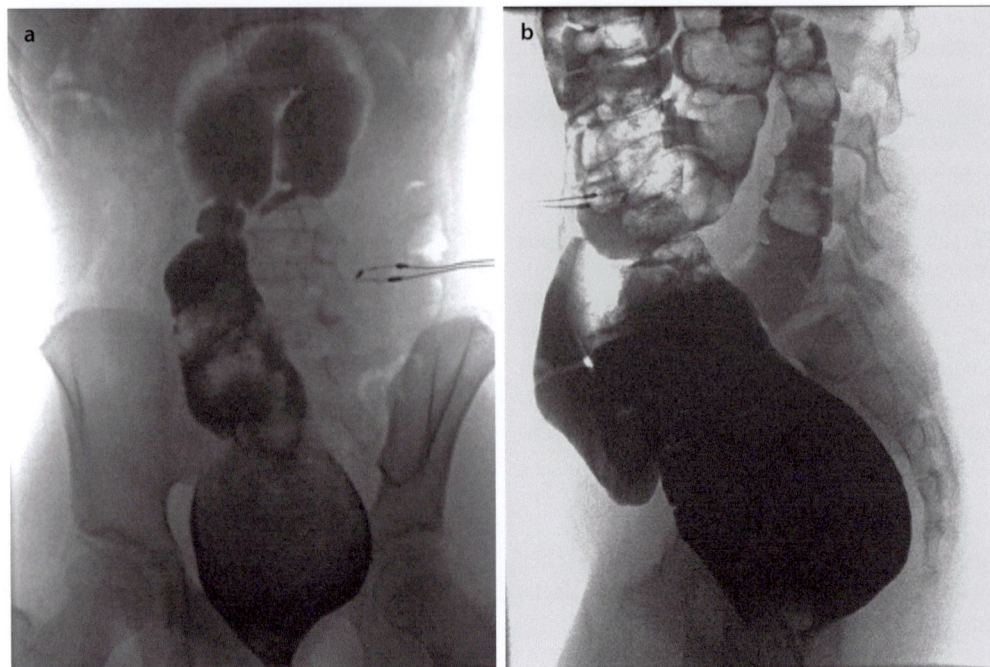

Abb. 4.13 Kolon-Kontrasteinlauf a.-p. (**a**) und seitlich (**b**) bei idiopathischer Obstipation eines 12-jährigen Jungen mit massiver Koprostase

Bei allen anderen Kindern sollte auf eine DRU verzichtet werden, um diese nicht unnötig zu traumatisieren.
- **Abdominelle Untersuchung:** Resistenzen, Skybala?
- Eine **apparative/invasive Diagnostik** (z. B. Sonographie des Abdomens, Kolonkontrasteinlauf, Untersuchung in Narkose, Rektumbiopsie) ist bei der idiopathischen Obstipation primär nicht indiziert. Sie sollte dem Ausschluss relevanter Differenzialdiagnosen durch den Kinderchirurgen vorbehalten sein (**Tab. 4.5**).

■ Chirurgische Vorstellung

Die Behandlung (psycho)somatischer Ursachen richtet sich nach deren Genese. Die initiale fachspezifische Vorstellung, kinderchirurgisch, kindergastroenterologisch oder kinder- und jugendpsychiatrisch, richtet sich nach der vermuteten Ursache. Liegt eine idiopathische Obstipation vor, kann die Behandlung primär vom Kinderarzt übernommen werden.

■ Therapie
■ ■ Idiopathische Obstipation

Die Therapie der idiopathischen Obstipation erfolgt mit dem Ziel, eine **schmerzfreie Defäkation** zu ermöglichen und somit nachhaltig die **Beschwerdesymptomatik auszuschalten.** Sie ist häufig **über mehrere Monate bis Jahre nötig und muss bis zum Therapieerfolg** durchgeführt werden.

> Die Dauer der Obstipationsanamnese entspricht der Zeit, die das Kolon für eine Retonisierung nach Dilatation benötigt.

Das Therapiekonzept umfasst verschiedene Stufen mit konkreten Handlungsanweisungen (**Tab. 4.6**):
1. Erstvorstellung mit Anamnesegespräch und körperlicher Untersuchung (Ausschluss somatische Ursache),

Kolorektale Erkrankungen, Proktologie

Tab. 4.5 Wichtige Differenzialdiagnosen

Kinderchirurgisch	– Morbus Hirschsprung – Anorektale Malformationen – Gestörte Darmpassage (Zustand nach abdomineller Operation, Briden, Darmstenosen) – Therapierefraktäre Obstipation – Überlaufenkopresis
Kindergastroenterologisch	– Nahrungsmittelallergien – Zöliakie – Chronisch entzündliche Darmerkrankungen – Chronisch intestinale Pseudoobstruktion
Kinder- und jugendpsychiatrisch	– Verhaltensauffälligkeiten – Stimmungsstörungen – Auffällige elterliche Haltungen – Hemmung der psychischen Entwicklung – Psychosomatische Faktoren – Psychische Komorbidität

Tab. 4.6 Therapiekonzept bei idiopathischer Obstipation

Ernährungsumstellung	– Vermeiden von Weißmehlprodukten (z. B. Weißbrot, Weißnudeln, Reis) – Einnahme von Obst, Gemüse, Hülsenfrüchten und Lebensmitteln mit hohem Ballaststoffgehalt (Vollkornprodukte, Roggen) – Ggf. Zusatz von ballaststoffhaltigen Diätmitteln (z. B. Flohsamen, Leinsamen, Weizenkleie, Apfelpektin)	
Empfohlene tägliche Flüssigkeitsmenge	– 1. bis 2. Lebensjahr: 650 ml – 3. bis 4. Lebensjahr: 800 ml – 5. bis 6. Lebensjahr: 900 ml – 7. bis 10. Lebensjahr: 1000 ml – 11. bis 12. Lebensjahr: 1200 ml – 13. bis 15. Lebensjahr: 1300 ml – 16. bis 18. Lebensjahr: 1500 ml	
Körperliche Aktivität	Physische Aktivität regt den Darm an und ist ein starkes Werkzeug gegen Verstopfung. Die WHO empfiehlt für Kinder 60 min körperliche Aktivität pro Tag	
Toilettentraining	– 3- bis 4-mal am Tag auf die Toilette gehen, für ungefähr 15 min entspannt sitzen – Ablenkung (z. B. Buch oder Tablet) und positive Verstärkung mit Belohnung für den regelmäßigen Toilettengang (unabhängig von erfolgtem oder nicht erfolgtem Stuhlgang). Der Toilettengang soll als angenehm, nicht als „lästige Pflicht" empfunden werden	
Medikamentöse Erhaltungstherapie	Säuglinge, Kleinkinder	Osmotische Laxanzien (sog. Stuhlweichmacher), z. B. Macrogol (Startdosis 0,7 g/kgKG/Tag)
	Schulkinder, Jugendliche	Stimulierende Laxanzien zur Förderung der Darmtätigkeit, z. B. Sennesblätterextrakt (Startdosis 2 mg/kgKG/Tag)

2. Edukation der Eltern/Patienten: Ernährungsumstellung, körperliche Aktivität, Toilettentraining,
3. Entfernung von festem Stuhl aus dem Enddarm (sog. Desimpaktation) mit rektalen Einläufen (Klysma) oder osmotischen Laxanzien per os (Macrogol, Startdosis 0,7 g/kgKG/Tag, Dosissteigerung bis Desimpaktation), ambulant oder stationär, bei ausgeprägten Fällen in Narkose,
4. medikamentöse Erhaltungstherapie, altersabhängig mit osmotischen oder stimulierenden Laxanzien,
5. langfristige, regelmäßige Betreuung.

> Bei langjährig bestehender Obstipation ist die Therapie mit Stuhlweichmachern (Macrogol) häufig nicht erfolgreich. Diese Kinder benötigen eine Therapie mit stimulierenden Laxanzien.

> Der Einsatz von Sennesblätterextrakt als stimulierendes Laxans im Kindesalter hat sich in Studien als unbedenklich erwiesen. Nach Desimpaktation und Initiierung einer Therapie mit stimulierenden Laxanzien werden >95 % aller Kinder mit idiopathischer Obstipation/Enkopresis stuhlkontinent.

Je nach Stuhlkonsistenz und Frequenz muss die Dosis der medikamentösen Erhaltungstherapie täglich angepasst werden. **Die Zielvorgabe ist ein problemloser, schmerzfreier Stuhlgang pro Tag.** Im Rahmen der Einstellung der Erhaltungstherapie ist anfangs die tägliche Rückmeldung der Eltern (z. B. Telefon, E-Mail) beim Behandler zur Adjustierung der Dosis hilfreich. Entsprechende Merkblätter zur Therapiesteuerung finden sich auf ▶ www.kinderchirurgie24.de.

■■ **Spezielle Betreuung bei therapierefraktärem Verlauf**
Ist die Behandlung mit oben genannten Maßnahmen nicht erfolgreich, sollte die Vorstellung in einer dafür ausgerichteten Spezialsprechstunde erfolgen. Häufig ist in diesen Fällen auch eine interdisziplinäre Betreuung (Pädiatrie, Kinderchirurgie, Kinder- und Jugendpsychiatrie, Physiotherapie) erstrebenswert. Bestehen Warnzeichen für bestimmte Grunderkrankungen, ist eine erweiterte stationäre Diagnostik und spezifische Therapie notwendig.

■ **Komplikationen**
Eine unzureichend behandelte, idiopathische Obstipation führt nicht selten zu einer Überlaufenkopresis mit massiver psychosozialer Belastung der Patienten und der Familie. Vor diesem Hintergrund ist eine kontinuierliche Betreuung der Patienten bis zum nachhaltigen Therapieerfolg erforderlich.

> **Schon gewusst?**
> - Die idiopathische Obstipation gehört zu den häufigsten Vorstellungsgründen beim Kinderarzt.
> - Eine verzögerte oder unzureichende Behandlung ist mit einer signifikanten psychosozialen Komorbidität assoziiert.
> - Bei idiopathischer Obstipation ist die Langzeitanwendung von stimulierenden Laxanzien auf pflanzlicher Basis (Sennesblätterextrakt) als medikamentöses Bowel-Management etabliert.

4.9 Morbus Hirschsprung

Jan-Hendrik Gosemann und Martin Lacher

Der Morbus Hirschsprung (MH) ist eine funktionelle Obstruktion des distalen Kolons, die erstmalig 1886 durch den **dänischen Pädiater Harald Hirschsprung** als „**Megacolon congenitum**" beschrieben wurde. Ursächlich ist eine Fehlbildung des enterischen Nervensystems mit einem Mangel an Ganglienzellen im Plexus submucosus und myentericus. Die Aganglionose befindet sich immer im distalen Kolon und führt zu einer reflektorischen Engstellung des aganglionären Bereiches mit einer daraus resultierenden funktionellen Obstruktion und Dilatation der proximalen Darmanteile. Der häufigste Typ ist der rektosigmoidale MH. Je weiter die Aganglionose nach proximal ausgedehnt ist, desto komplexer stellt sich die Behandlung dar. Die Maximalform mit einer **totalen Kolonaganglionose** wird auch als **Zuelzer-Wilson-Syndrom** bezeichnet. Der MH kann Teil eines Syndroms sein (Tab. 4.7).

Die Inzidenz beträgt 1:5000. **Der Pädiater spielt bei der Erkennung und beim Management von Kindern mit MH eine entscheidende Rolle.** Daher sind die Kenntnis der verschiedenen Präsentationen in den jeweiligen Altersstufen und das Erkennen der Warnzeichen eines MH essenziell.

Morbus Hirschsprung im Neugeborenenalter

Der überwiegende Anteil der Patienten mit MH fällt in der Neonatalperiode auf.

> Die typische Präsentation eines Neonaten mit MH ist das klinische Bild einer **distalen intestinalen Obstruktion**: abdominelle Distension, galliges Erbrechen und Nahrungsunverträglichkeit.

Eine Abdomenübersicht zeigt typischerweise dilatierte Dickdarmschlingen mit ggf. Spiegelbildungen im Kolon sowie ein luftleeres Rektum (Abb. 4.14).

Morbus Hirschsprung jenseits der Neugeborenenperiode

Jenseits der Neonatalperiode stellen sich die meisten Kinder mit einer **chronischen Obstipation** vor. Bei der Anamnese sollten daher stets die **Warnzeichen** für einen MH abgefragt werden. **Fehlen diese, kann zunächst auf eine Rektumbiopsie verzichtet werden.**

> Warnzeichen (sog. „red flags") eines Morbus Hirschsprung sind:
> - Mekoniumabgang >24 h
> - Stuhlverhalt bei voll gestillten Säuglingen
> - Fieber und Erbrechen
> - Gedeihstörung
> - distendiertes Abdomen
> - dünnflüssige, ggf. spritzende Stühle als Zeichen einer Hirschsprung-assoziierten Enterokolitis

Hirschsprung-assoziierte Enterokolitis

Die **Hirschsprung-assoziierte Enterokolitis** (HAEC) ist charakterisiert durch eine abdominelle Distension, Fieber und Diarrhö oder obstruktive Symptome mit intermittierend spritzenden, übel riechenden Stühlen. 10 % der Kinder mit MH stellen sich bei Erstdiagnose mit einer HAEC vor. Die Maximalform der HAEC ist das toxische Megakolon, das trotz moderner Intensivmedizin und rascher chirurgischer Therapie auch in Industrieländern noch mit einer Mortalität assoziiert ist.

Tab. 4.7 MH-assoziierte kongenitale Fehlbildungen

Assoziierte Syndrome	Isolierte kongenitale Fehlbildungen
– Down Syndrom/Trisomie 21 (10 % der Fälle von MH) – Neurocristopathien – Shprintzen-Goldberg-Syndrom – Smith-Lemli-Opitz-Syndrom – Multiple endokrine Neoplasie Typ 2 – Kongenitales zentrales Hypoventilationssyndrom (Undine-Syndrom)	– Angeborene Herzerkrankungen – Malrotation – Urogenitale Fehlbildungen – Fehlbildungen des ZNS

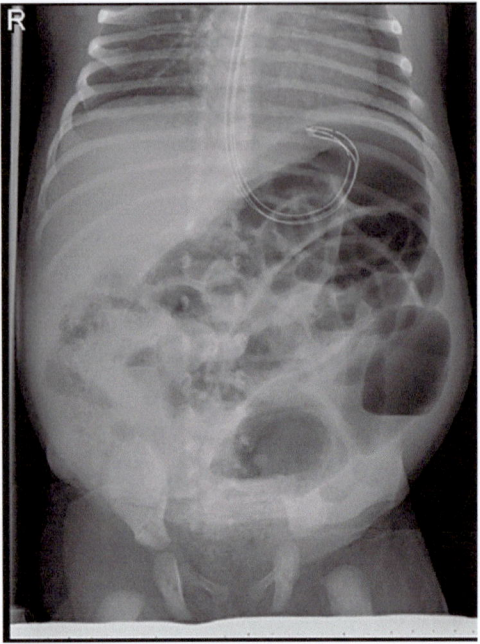

Abb. 4.14 Abdomenübersichtsaufnahme mit dilatiertem Kolon und luftleerem Rektum bei MH im Säuglingsalter

- **Wichtige Differenzialdiagnosen**

In der Neugeborenenperiode kommen der Volvulus bzw. eine Malrotation (galliges Erbrechen!), das Mekoniumpfropfsyndrom und eine Dünn-/Dickdarmatresie infrage.

- **Blickdiagnosen**
  - distendiertes Abdomen (Abb. 4.15a) (Abb. 4.16)
  - spritzender Stuhlabgang (Abb. 4.15b)
  - toxisches Megakolon (Abb. 4.17)

- **Untersuchung**
  - Inspektion und Palpation des Abdomens (abdominelle Distension)
  - digital-rektale Untersuchung (spritzender Stuhlabgang)

- **Prästationäre Diagnostik**
  - **Infektionsparameter:** Differenzialblutbild, CRP
  - **Röntgen Abdomenübersicht:** Dilatiertes Kolon? Spiegelbildung im Kolon/Rektum?

> Spiegelbildung im Kolon in der Abdomenübersichtsaufnahme sind immer hochverdächtig auf einen Morbus Hirschsprung und HAEC.

  - **Sonographie der Nieren und ableitenden Harnwege** zum Ausschluss von assoziierten Fehlbildungen

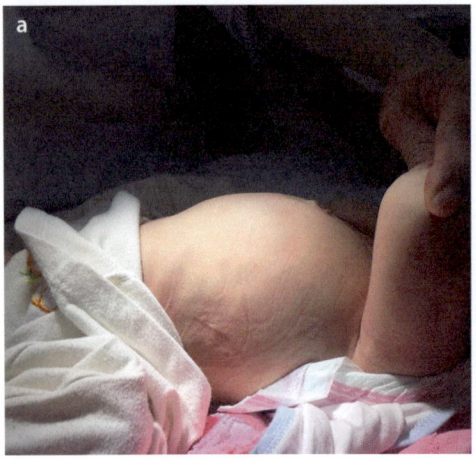 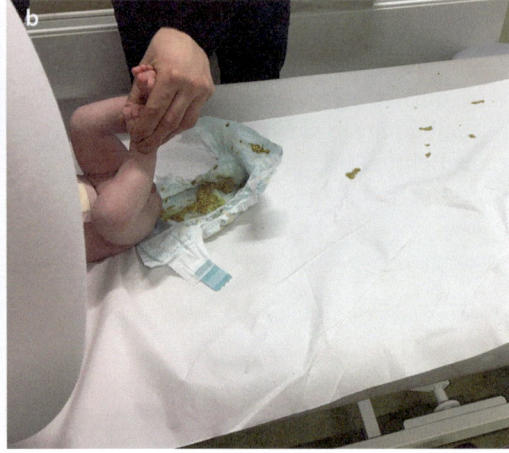

Abb. 4.15 Massiv distendiertes Abdomen bei einem Säugling (**a**) mit spritzenden Stühlen (**b**)

Kolorektale Erkrankungen, Proktologie

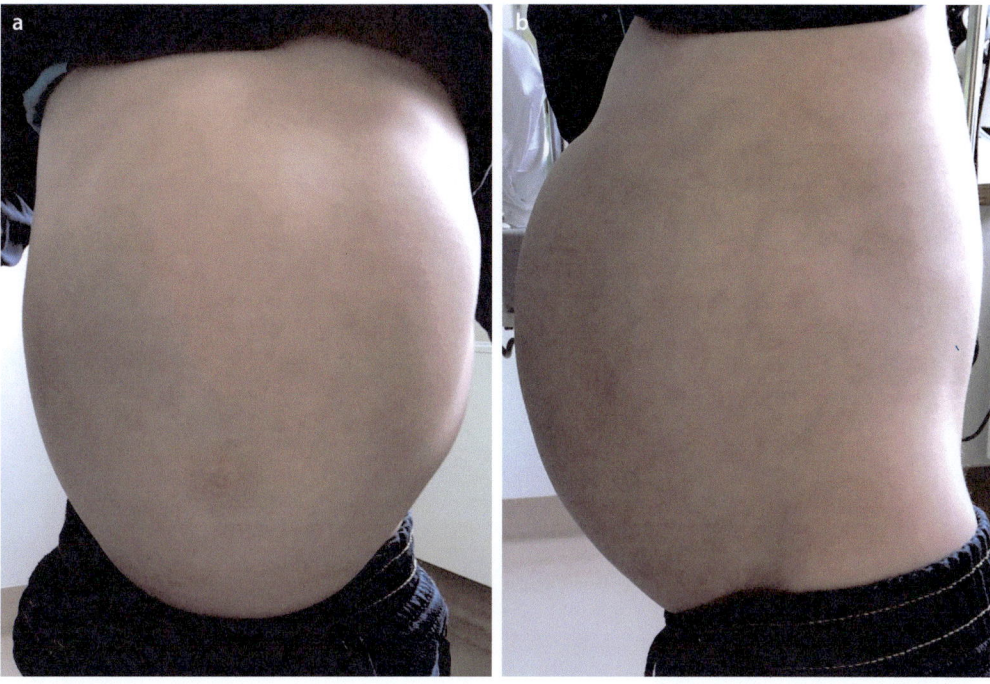

Abb. 4.16 Massiv distendiertes Abdomen bei einem 4-jährigen Patienten mit chronischer Obstipation und später Diagnose eines MH (**a**, **b**)

- **Kolonkontrasteinlauf (KKE)** mit wasserlöslichem Kontrastmittel (Neonat: Sensitivität 80 %, Spezifität 98 %): Transitionszone? (◘ Abb. 4.18)

> Je **jünger** das Kind, desto **geringer** ist die Chance, dass ein Kolonkontrasteinlauf zur Diagnose führt.

- **Rektumbiopsie:** offene Biopsie (Sensitivität > 90 %, Spezifität > 95 %; alternativ Saugbiopsie); Entnahme mindestens 1–2 cm oberhalb der Linea dentata (bei 0,5–1 cm ab Linea dentata sind regelhaft wenig Ganglienzellen lokalisiert). Die Frage an den Pathologen lautet: Finden sich **Ganglienzellen** im Plexus submucosus und myentericus? Gibt es **hypertrophierte Nervenfasern** (>40 µm)? Welche Färbung wurde angewandt (**Immunhistochemie:** AChE [Nervenzellen], S-100 [Nervenzellen], Calretinin [Ganglienzellen])?

- **Chirurgische Vorstellung**

> Jeder Patient mit intestinaler Obstruktion und mindestens einem Warnzeichen eines MH sollte dem Kinderchirurgen vorgestellt werden.

- **Chirurgische Therapie**

Die operative Therapie des MH hat die Entfernung des aganglionären Darms sowie die Rekonstruktion der intestinalen Passage durch eine koloanale Anastomose zum Ziel (◘ Abb. 4.19). Hierzu wurden über die letzten Jahrzehnte verschiedene OP-Techniken etabliert (Soave, Swenson, Duhamel), die seit 1995 um die laparoskopisch assistierte Durchzugsoperation (Georgeson) und 1998 um die rein transanale Durchzugsoperation (de la Torre) ergänzt wurden. Für keine der genannten Techniken konnte in bisherigen Metaanalysen eine eindeutige Überlegenheit gegenüber den anderen gezeigt werden.

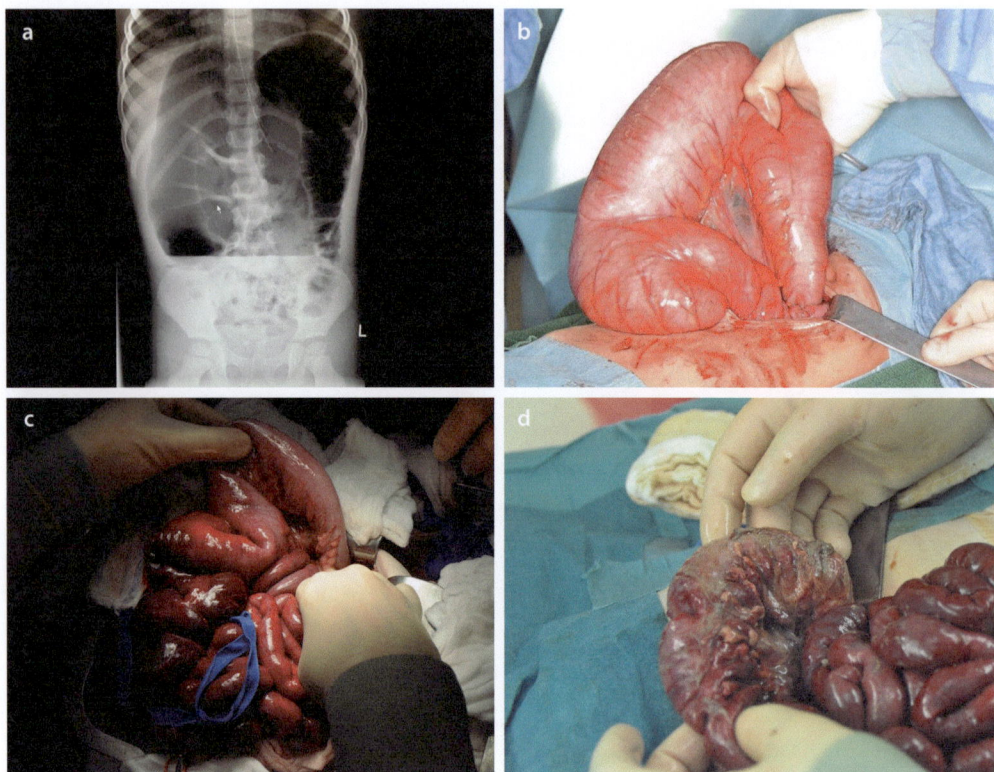

Abb. 4.17 Toxisches Megakolon. Abdomenübersichtsaufnahme mit massiv dilatiertem Kolon und Spiegelbildung sowie luftleerem Rektum (**a**). Intraoperativer Befund bei toxischem Megakolon (**b–d**)

Die laparoskopisch assistierte Durchzugsoperation (Abb. 4.19) ermöglicht eine übersichtliche intraabdominelle Präparation des aganglionären Segments bis tief ins kleine Becken und Mobilisation des ganglionären Kolons. Unabhängig von der Operationstechnik gelten folgende Grundsätze:
— Häufig ist es nötig, z. B. die A. mesenterica inferior unter Erhaltung der kolonnahen Gefäßarkaden (sog. Riolan-Anastomose zwischen der A. colica media [aus A. mesenterica superior] und der A. colica sinistra [aus A. mesenterica inferior]) zu ligieren, um eine ausreichende Mobilisation des Kolons zu erreichen.
— Der orale Absetzungsrand des durchzogenen Kolonsegmentes und somit auch der proximale Anteil der koloanalen Anastomose müssen sicher (nicht hypertrophierte) Ganglienzellen enthalten (präoperatives Mapping durch laparoskopische Kolonbiopsien und/oder intraoperative Bestätigung durch Schnellschnitt, Absetzen proximal der makroskopischen Transitionszone).
— Der Kontinenzapparat, bestehend aus Sphinkter und Analkanal (Linea dentata), muss geschont werden:
  – Die koloanale Anastomose erfolgt proximal der Linea dentata und somit unter Erhaltung derselben. Damit verbleiben 0,5–1 cm aganglionäres Rektum/Analkanal in situ.
  – Eine Überdehnung des Sphinkters muss vermieden werden.

▪ **Postoperative Betreuung**

Die postoperative Betreuung von Patienten mit MH wird durch den Operateur im spe-

Kolorektale Erkrankungen, Proktologie

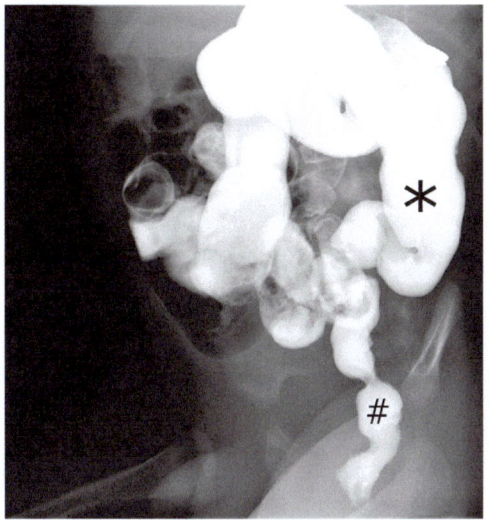

■ **Abb. 4.18** Kolonkontrasteinlauf eines Säuglings mit MH im Alter von 4 Wochen: Übergangszone/Transitionszone vom aganglionären in den ganglionären Darm (*). Funktionell eng gestelltes Rektum (#)

zialisierten Zentrum durchgeführt. Regelhafte Nachuntersuchungen erfolgen zunächst kurzfristig (2 bis 4 Wochen nach Entlassung), die Intervalle können je nach Verlauf gestreckt werden. Häufig kommt es direkt postoperativ durch den zunächst hochfrequenten Stuhlgang zu einer **ausgeprägten Windeldermatitis**, die einer entsprechenden Lokalbehandlung sowie oft einer **intermittierenden Irrigationstherapie** bedarf.

> Wichtig bei der postoperativen Betreuung dieser Patienten ist das Verständnis, dass der Analkanal 0,5 bis 1 cm proximal der Linea dentata lebenslang aganglionär ist und zugunsten der Sensibilität des Analkanals erhalten wurde.

Daher verbleibt immer ein „Stück Hirschsprung" in situ. In den meisten Fällen schafft das anastomosierte proximale Kolon im Verlauf der ersten Jahre, den zusätzlichen Widerstand zu überwinden.

> Insbesondere in den Monaten nach der Durchzugsoperation sind persistierende obstruktive Symptome häufig. Sie bedürfen einer konsequenten Entlastung des Kolons. Eine erneute Kolondilatation ist unbedingt zu vermeiden.

Um dies zu gewährleisten kommt zum einen die **Injektion von Botulinumtoxin in den Analsphinkter** als etablierte und effektive Therapie zur temporären Schwächung des distalen Widerstands im Analkanal zum Einsatz. Sie kann, wenn nötig, regelmäßig wiederholt werden und ist in den meisten Fällen nicht über das 5. Lebensjahr hinaus notwendig (25–50 IE pro Quadrant). Zum anderen kann es nötig sein, das **Kolon konsequent** täglich durch die Eltern zu **spülen** (transanale Irrigation).

- **Komplikationen**
- ■■ **Obstruktive Symptome**

Bei 10–21 % der Patienten werden im postoperativen Verlauf obstruktive Symptome beschrieben. Mögliche Ursachen für obstruktive Symptome sind:
1. mechanisch: Anastomosenstenose, verbliebenes aganglionäres Segment oder während der Operation verdrehtes Kolon („twisted colon")
2. gestörte Motilität im proximalen Kolon und Dünndarm
3. fehlende Sphinkterrelaxation
4. funktionelles Megakolon durch Stuhlverhalt

Je nach Ursache müssen zeitnah die zielgerichtete Diagnostik und eine entsprechende aggressive Therapie erfolgen, um die (erneute) Entwicklung eines Megakolons zu verhindern.

■■ **Stuhlschmieren (Inkontinenz)**

Im Langzeitverlauf tritt eine Inkontinenz bei 25–33 % der Patienten auf. Gründe hierfür können ein erniedrigter Sphinktertonus, eine herabgesetzte Darmperistaltik (Folge: Überlaufenkopresis) oder ein durch die Operation geschädigter Analkanal sein. Die zeitnahe und korrekte Identifikation

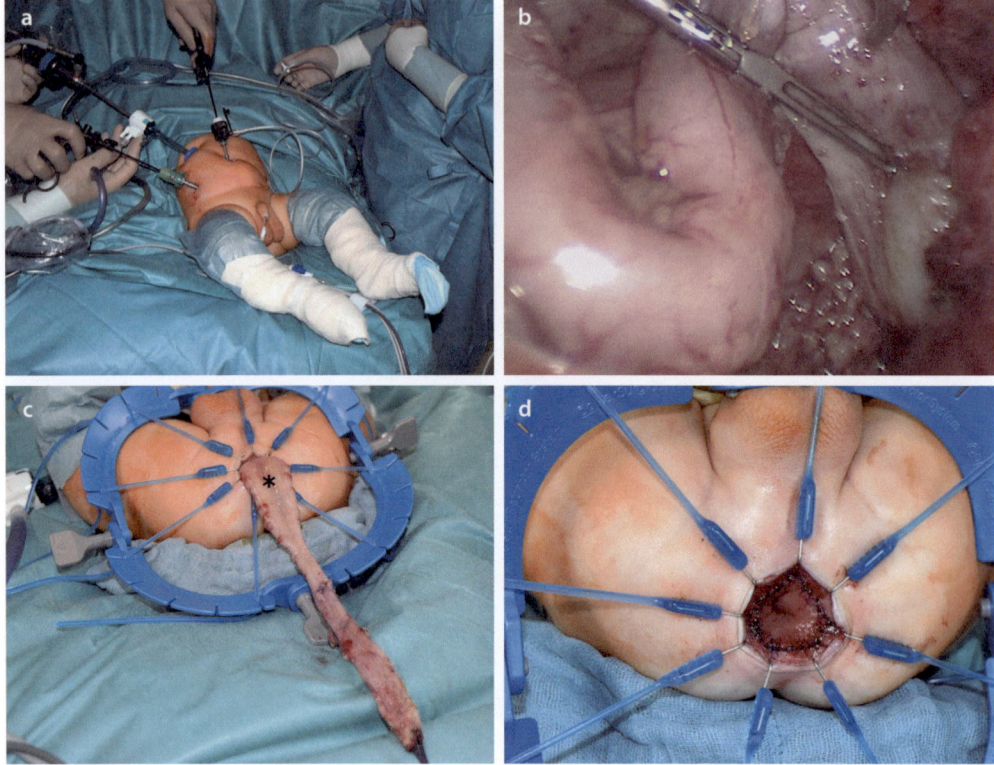

◘ **Abb. 4.19** Laparoskopisch assistierte Durchzugsoperation. Lagerung und Trokarposition (**a**). Laparoskopische Präparation des distalen Kolons und Rektum (**b**). Transanaler Durchzug bis proximal der Transitionszone (*, **c**). Koloanale Anastomose 1 cm proximal der Linea dentata (geschützt unter den Traktionshaken) (**d**)

der Ursache der Inkontinenz ist essenziell. **Ziel ist es, das Kolon des Patienten mittels „Bowel-Management" konsequent zu entleeren,** was auf 2 Arten erfolgen kann:
- Medikamentös:
  - **stimulierende Laxanzien** bei hypomotilem Kolon (z. B.: Sennesblätterextrakt, Startdosis von 2 mg/kgKG/Tag) sowie wasserlösliche Faserpräparate bei dünnflüssigen Stühlen
  - Loperamid und eine „constipative diet" bei hypermotilem Kolon

> Zur Therapie des Stuhlschmierens bei MH haben Stuhlweichmacher (z. B. Macrogol) keinen Effekt und verschlimmern in der Regel das Stuhlschmieren. Benötigt wird ein stimulierendes Laxans.

- Mechanisch:
  - retrograde Irrigationstherapie
  - antegrade Irrigationstherapie über ein sog. Malone-Stoma bzw. „MACE" (Malone Antegrade Continence Enema)

Hirschsprung-assoziierte Enterokolitis (HAEC)

Bis zu 34 % der Patienten können im postoperativen Verlauf eine HAEC entwickeln. **Die HAEC kann schnell und dramatisch verlaufen und tritt häufig im ersten Jahr nach der Operation auf.** Es ist wichtig, dass sowohl Eltern als auch der betreuende Kinderarzt die Symptome einer HAEC kennen und deuten können.

> Bei Fieber, Erbrechen, Durchfall/spritzenden Stühlen, abdomineller Distension und Verschlechterung des Allgemeinzu-

Kolorektale Erkrankungen, Proktologie

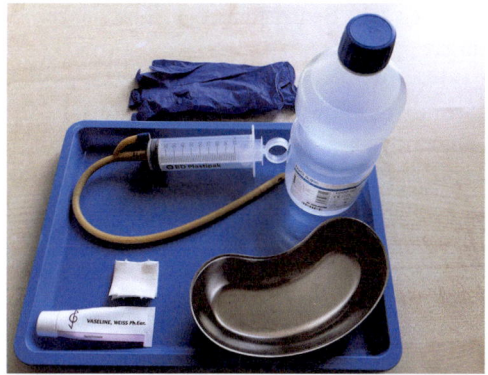

Abb. 4.20 Zubehör für die rektale Irrigationstherapie: Weicher Blasenkatheter (Ch. 24–26), Blasenspritze (100 ml), NaCl 0,9 % oder Leitungswasser (lauwarm), Vaseline, Nierenschale (Aus Lacher 2018; mit freundl. Genehmigung von © Georg Thieme Verlag 2018)

standes muss bei einem Kind mit MH immer eine HAEC ausgeschlossen werden.

Wird die HAEC frühzeitig erkannt und therapiert, kann ein dramatischer Verlauf mit toxischem Megakolon verhindert werden. Die erste Maßnahme bei Verdacht auf eine HAEC ist die rektale Irrigationstherapie (Abb. 4.20), die die Eltern bereits auch bei geringgradigem Verdacht zu Hause beginnen sollten. Im Anschluss sollte eine ärztliche Vorstellung erfolgen. Metronidazol ist das Antibiotikum der Wahl zur Behandlung der HAEC.

› Die rektale Irrigationstherapie muss von den Eltern bereits **vor** der Durchzugsoperation beherrscht werden, damit sie im Falle einer HAEC schon zu Hause begonnen werden kann.

› Die rektale Irrigationstherapie sollte wie folgt durch eführt werden:
1. Einführen eines weichen Darmrohres (Blasenkatheter Ch. 24–26),
2. Spülung mit NaCl 0,9 % oder Leitungswasser (lauwarm) mit 15 ml/kgKG 3-mal täglich,
3. aktive (Aspiration) oder passive Evakuation der Spülflüssigkeit,
4. abschließende digital-rektale Dehnung des Analkanals.

> **Schon gewusst?**
>
> – Bei einer korrekt durchgeführten Durchzugsoperation bleiben die Linea dentata und ein kurzes aganglionäres Segment zugunsten der Stuhlkontinenz erhalten. Daher gilt der Grundsatz: „**Einmal Hirschsprung, immer Hirschsprung**".
> – Eine frühzeitig erkannte Hirschsprung-assoziierte Enterokolitis (HAEC) kann erfolgreich mit Irrigationstherapie behandelt und somit die Ausbildung eines fulminanten Krankheitsbildes verhindert werden.
> – **Bei korrekt durchgeführter Durchzugsoperation** (Erhalt des Analkanals, spannungsfreier Durchzug eines gut durchbluteten ganglionären Kolons ohne hypertrophe Nerven) ist die **Kontinenzprognose exzellent.**
> – Intrasphinktäre Botulinumtoxininjektionen sind effektiv und sicher bei der Behandlung von postoperativen obstruktiven Symptomen bei Säuglingen und Kleinkindern mit MH.
> – Patientenorganisationen (SOMA e. V., ▶ www.soma-ev.de) und Europäische Referenznetzwerke (ERNICA, ▶ www.ern-ernica.eu; eUROGEN, ▶ www.eurogen-ern.eu) stellen ein Patienten-Empowerment dar.

4.10 Anorektale Malformationen (ARM)

Jan-Hendrik Gosemann und Martin Lacher

Anorektale Malformationen (ARM) sind angeborene Fehlbildungen unterschiedlicher Ausprägung. Assoziierte Begleitpathologien verstärken die hohe Komplexität des Krankheitsbildes weiter. Kinder mit ARM sollten in einem spezialisierten kinderchirurgischen Zentrum behandelt werden. Die engmaschige postoperative Nachbehandlung und die interdisziplinäre Betreuung haben das Ziel, neben dem Streben nach Kontinenz auch eine möglichst normale psychosoziale Entwicklung der Kinder zu erreichen.

ARM treten bei ca. 1:5000 Neugeborenen auf. Verschiedene toxische und genetische Hintergründe werden diskutiert, jedoch bleiben Ätiologie und Pathogenese unklar. Pränatal werden ARM nur in den seltensten Fällen erkannt, sodass die überwiegende Mehrzahl der Patienten im Rahmen der U1 diagnostiziert wird. Mit ARM gehen bestimmte chromosomale Aberrationen (Trisomie 13, 18, 21) sowie eine Vielzahl von Syndromen (z. B. VACTERL-Assoziation, Cat-eye-, Townes-Brocks-, Pallister-Hall-, Opitz-, Fraser-, Goldenhar-, McKusick-Kaufmann-Syndrom) einher. Bei **etwa der Hälfte aller Patienten mit ARM finden sich urogenitale Fehlbildungen** (z. B. Harntransportstörungen, neurogene Blasenentleerungsstörungen, Einzelnieren, Hypospadien). Darüber hinaus können gynäkologische Fehlbildungen auftreten. **Insbesondere assoziierte knöcherne Fehlbildungen des Os sacrum und/oder Fehlbildungen des Myelons sind relevante Ko**faktoren zur Beurteilung der Kontinenzprognose.

Es ist essenziell, die anatomischen Grundlagen sowie das jeweilige klinische Erscheinungsbild der verschiedenen ARMs zu kennen, um einen individuellen Therapieplan zu erstellen (◘ Tab. 4.8).

> Die Klassifikation der anorektalen Malformation dient der Einschätzung der Häufigkeit assoziierter Fehlbildungen, der wahrscheinlichen operativen Strategie und der Kontinenzprognose.

▪▪ Ventralisierter Anus

Ein normaler Anus ist zum einen durch seine Größe definiert (Neugeborenes Hegar 12), einen zirkumferenten Sphinkter (360°) sowie einen ausreichenden Damm (Perineum). Was hinsichtlich des Perineums „ausreichend" ist, wird kontrovers diskutiert. Beim ventralisierten Anus (◘ Abb. 4.38) ist lediglich das Perineum verkürzt. **Sowohl Größe des Anus als auch Sphinkter sind normal.** Es besteht **keine OP-Indikation,** da jede OP die Gefahr einer Sphinkterverletzung, Verletzung des Analkanals (Sensibilität), Analstenose oder sogar weiteren Verkürzung des Perineums birgt.

◘ **Tab. 4.8** Blickdiagnosen der anorektalen Malformationen

Hauptgruppe der ARM		Seltene Formen
Männlich	Weiblich	
Rektoperineale Fistel (◘ Abb. 4.21 und 4.22)	Rektoperineale Fistel (◘ Abb. 4.28)	Pouch-Kolon
Rektourethrale Fistel – Bulbär (◘ Abb. 4.23) – Prostatisch (◘ Abb. 4.24)	Rektovestibuläre Fistel (◘ Abb. 4.29)	Rektovaginale H-Fistel (◘ Abb. 4.32)
Blasenhalsfistel (◘ Abb. 4.25)	Kloakenfehlbildung (◘ Abb. 4.31)	Kloakenekstrophie (◘ Abb. 4.33)
ARM ohne Fistel (◘ Abb. 4.26)	ARM ohne Fistel (◘ Abb. 4.30)	
Rektumatresie/-stenose (◘ Abb. 4.27)	Rektumatresie/-stenose	

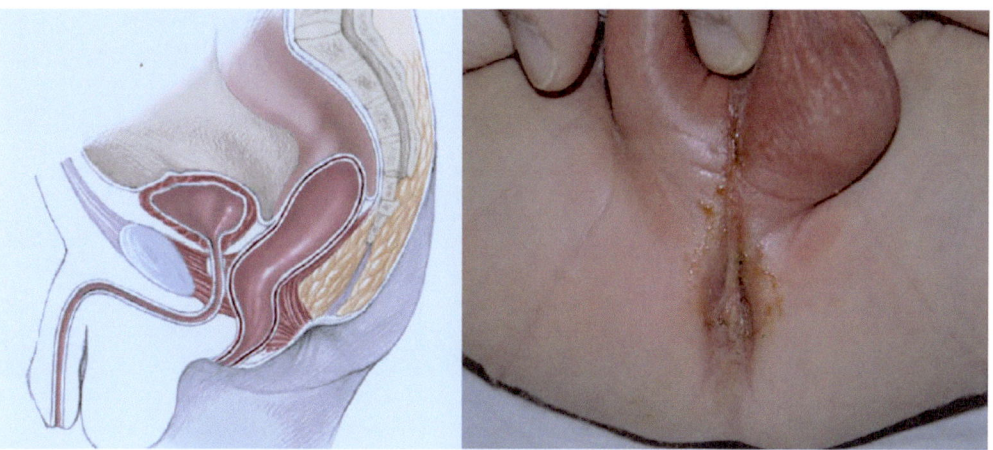

Abb. 4.21 ARM mit rektoperinealer Fistel. (Aus Lacher und Gosemann 2016; mit freundl. Genehmigung von © Springer-Verlag Berlin Heidelberg 2016)

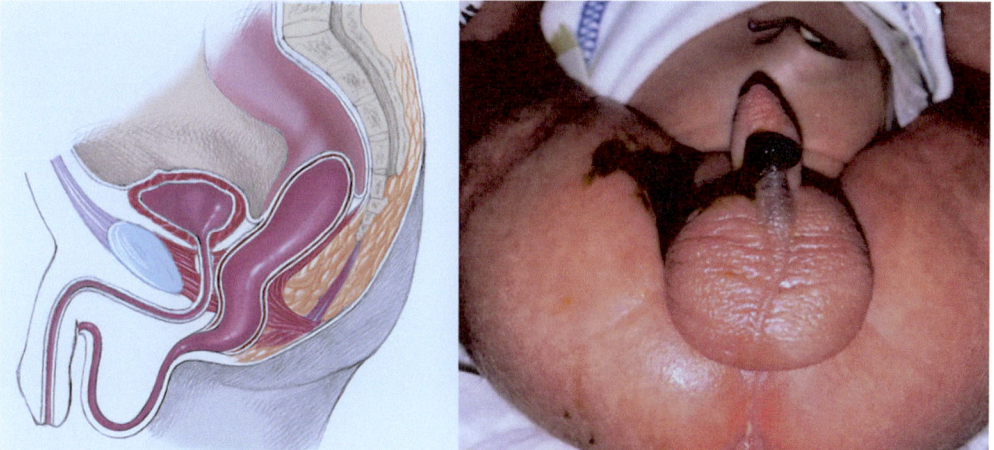

Abb. 4.22 ARM mit rektoperinealer Fistel mit subepithelial gelegenem, in der Mittellinie verlaufendem Verhalt von Mekonium, der über einen oberflächlichen Gang erst an der Penisbasis drainiert. (Aus Lacher und Gosemann 2016; mit freundl. Genehmigung von © Springer-Verlag Berlin Heidelberg 2016)

- **Untersuchung**
  - Inspektion und Palpation des Abdomens
  - Inspektion des Perineums (Mekoniumaustritt, Fistel)
  - Palpation des Os coccygeum: spitz (Normalbefund) oder stumpf (Verdacht auf Sakrumfehlbildung)

> Ein normaler Anus ist definiert durch eine normale Größe (Neugeborene: Hegar 12), eine vollständige (360°) Umgebung von Sphinktermuskulatur und ausreichend Perineum.

Bei auffälligem Perineum oder Anus sollte frühzeitig der Kinderchirurg konsultiert werden.

- **Prästationäre Diagnostik**

Diagnostik und Behandlung der ARM unterscheiden sich für Jungen (◘ Abb. 4.39a) und Mädchen (◘ Abb. 4.39b).

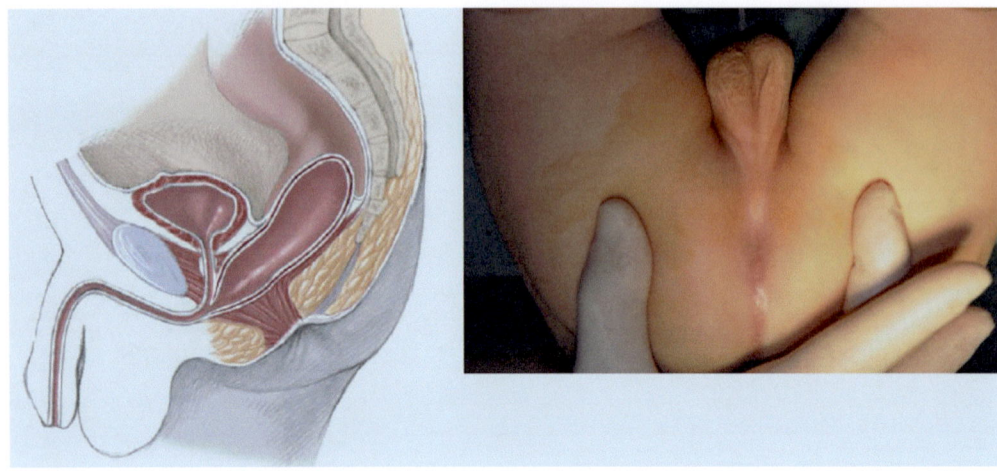

Abb. 4.23 ARM mit rektourethraler/bulbärer Fistel: Fistel äußerlich nicht sichtbar. (Aus Lacher und Gosemann 2016; mit freundl. Genehmigung von © Springer-Verlag Berlin Heidelberg 2016)

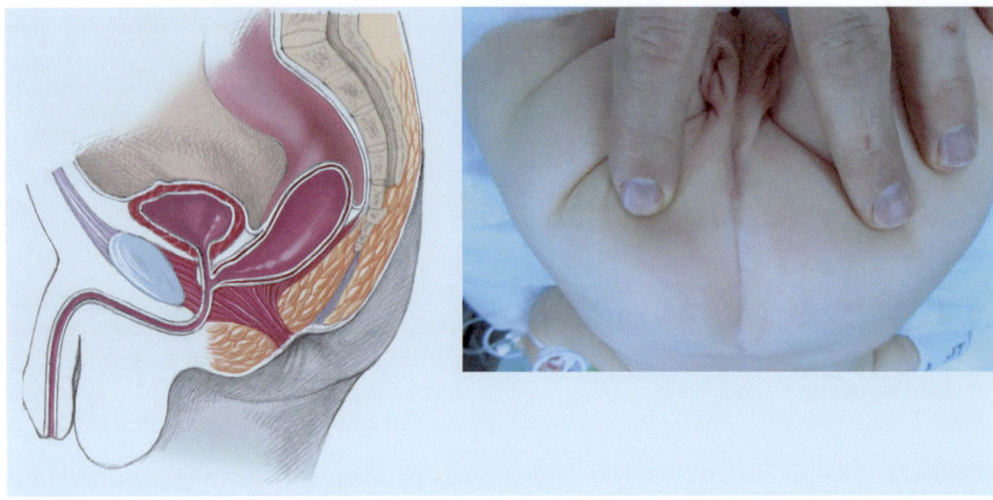

Abb. 4.24 ARM mit rektourethraler/prostatischer Fistel: Fistel äußerlich nicht sichtbar. (Aus Lacher und Gosemann 2016; mit freundl. Genehmigung von © Springer-Verlag Berlin Heidelberg 2016)

■ **Chirurgische Therapie**

Bei Patienten ohne sichtbare Fistel ist die Anlage eines temporären Kolostomas notwendig. Die Mehrzahl der spezialisierten Kinderchirurgen bevorzugt die Anlage eines Kolostomas im Bereich des Colon descendens (sog. Pena-Stoma, ◘ Abb. 4.34). Zum einen wird somit eine suffiziente Ableitung des Stuhlgangs ermöglicht, zum anderen erlaubt dieses Stoma eine spätere Klärung der genauen Lagebeziehung zwischen dem tiefsten Punkt des Rektums und dem Os sacrum bzw. coccygeum sowie bei Jungen die Darstellung einer möglichen Fistel zum Urogenitaltrakt über ein sog. Hochdruckkolostogramm (◘ Abb. 4.35). Der Großteil der ARM kann über einen ausschließlich posterior-sagittalen Zugang operiert werden

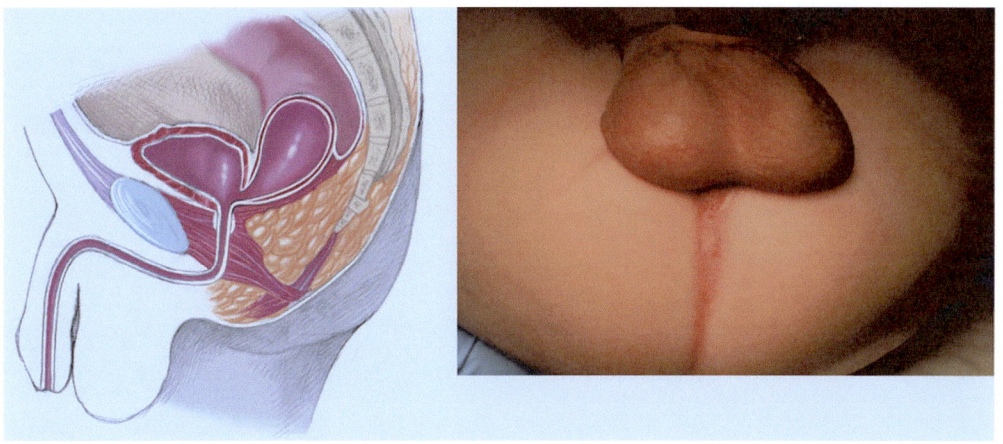

Abb. 4.25 ARM mit Blasenhalsfistel, „flat bottom". (Aus Lacher und Gosemann 2016; mit freundl. Genehmigung von © Springer-Verlag Berlin Heidelberg 2016)

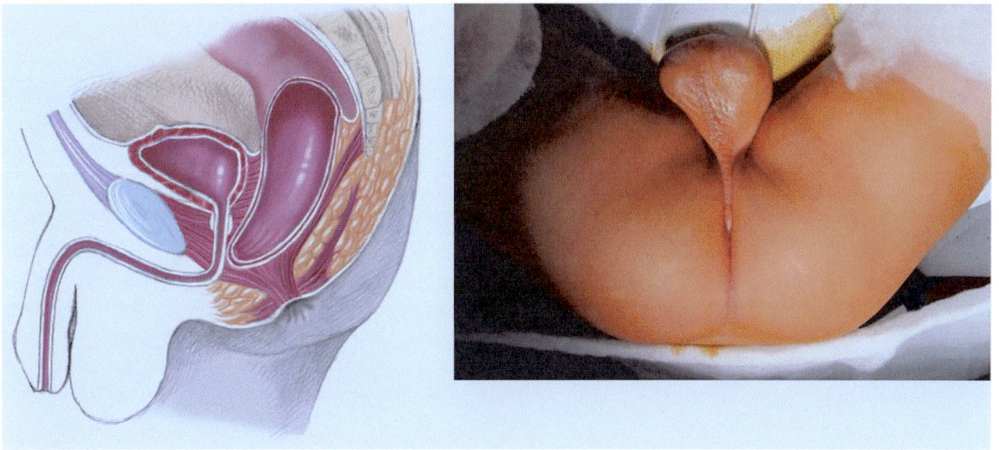

Abb. 4.26 ARM ohne Fistel. (Aus Lacher und Gosemann 2016; mit freundl. Genehmigung von © Springer-Verlag Berlin Heidelberg 2016)

(◘ Abb. 4.36). Die posteriore-sagittale Anorektoplastik (sog. PSARP-Operation) sollte bei höheren Formen (z. B. Blasenhalsfistel oder hohe rektoprostatische Fistel) laparoskopisch assistiert erfolgen (sog. „laparoscopically assisted anorectal pull-through", LAARP; ◘ Abb. 4.37).

Bei Patienten mit perinealer Fistel im Bereich des ventralen Sphinkteranteils und Formen der kongenitalen Analstenose kann auch lediglich eine Anoplastik (sog. Cutback- oder Heineke-Mikulicz-Operation) zum Erlangen einer altersgerechten Anusgröße durchgeführt werden. Zur Indikationsstellung dieses Eingriffes muss sichergestellt sein, dass der zu erweiternde Anus 360° von Sphinkter umgeben ist.

- **Postoperative Betreuung**

Die Therapie und Nachsorge von Kindern mit ARM sollte nach Diagnosestellung in einem spezialisierten Zentrum erfolgen. Die Nachsorge findet hier federführend durch den Operateur und ein interdisziplinä-

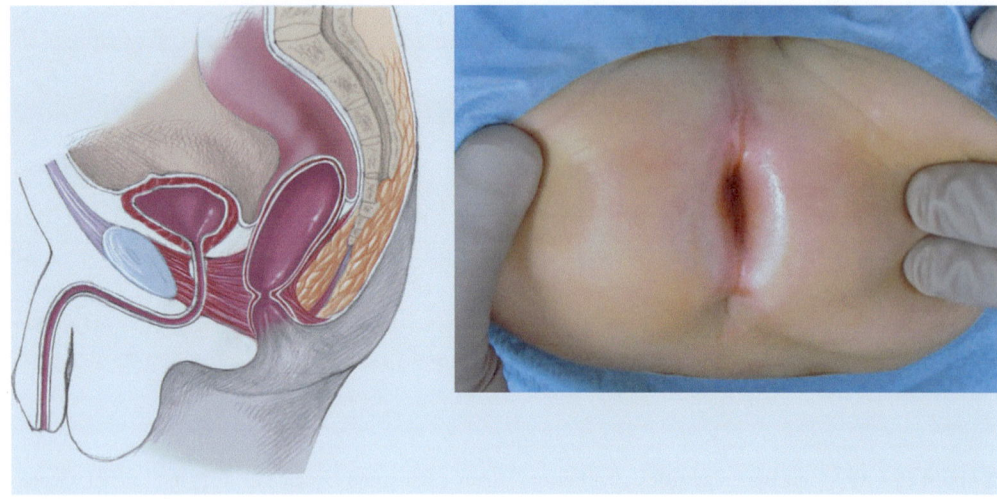

Abb. 4.27 Rektumatresie/-stenose mit trichterförmigem Anus („funnel anus"). (Aus Lacher und Gosemann 2016; mit freundl. Genehmigung von © Springer-Verlag Berlin Heidelberg 2016)

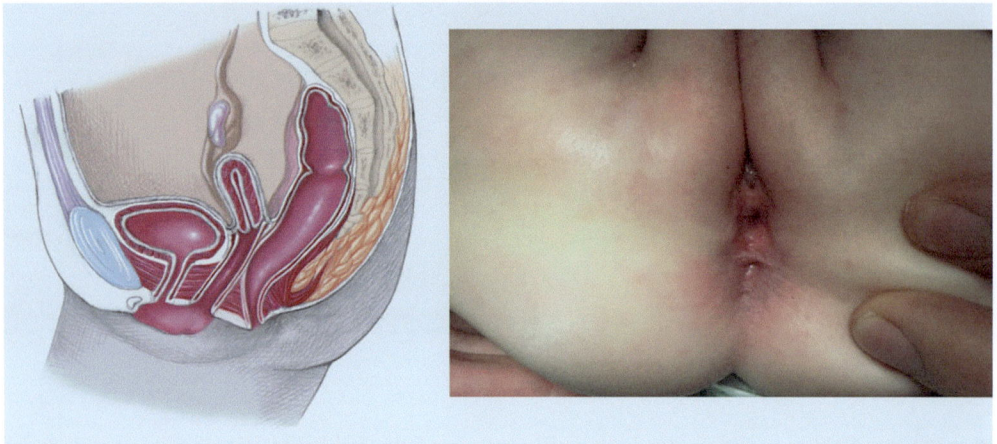

Abb. 4.28 ARM mit rektoperinealer Fistel. (Aus Lacher und Gosemann 2016; mit freundl. Genehmigung von © Springer-Verlag Berlin Heidelberg 2016)

res Team, bestehend aus Kinderchirurgen, Physio- und Urotherapeuten, Psychologen/Psychiatern und im Langzeitverlauf auch Gynäkologen/Urologen, statt. Nur so können eine adäquate Nachsorge gewährleistet und relevante Langzeitkomplikationen adressiert werden. In diesem Zusammenhang wurden einzelne Zentren bereits von der Europäischen Kommission als Europäische Referenzzentren für seltene angeborene urorektale Fehlbildungen zertifiziert (eUROGEN, ▶ www.eurogen-ern.eu). Eltern von betroffenen Kindern und betreuende Ärzte werden hierüber in Zukunft die Möglichkeit haben, sich eine qualifizierte Zweitmeinung einzuholen und sich über Behandlungs-/Nachsorgestandards zu informieren. Neben den Europäischen Referenznetzwerken stehen Eltern und Patienten Patientenorganisationen wie SOMA e. V. (▶ www.soma-ev.de), zur

Kolorektale Erkrankungen, Proktologie

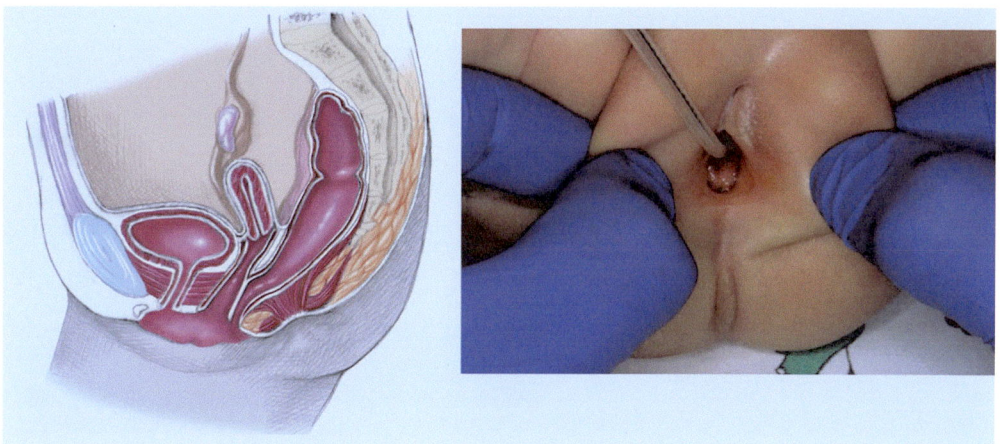

Abb. 4.29 ARM mit rektovestibulärer Fistel: Die Fistel mündet im Bereich der hinteren Kommissur des Vestibulum vaginae. (Aus Lacher und Gosemann 2016; mit freundl. Genehmigung von © Springer-Verlag Berlin Heidelberg 2016)

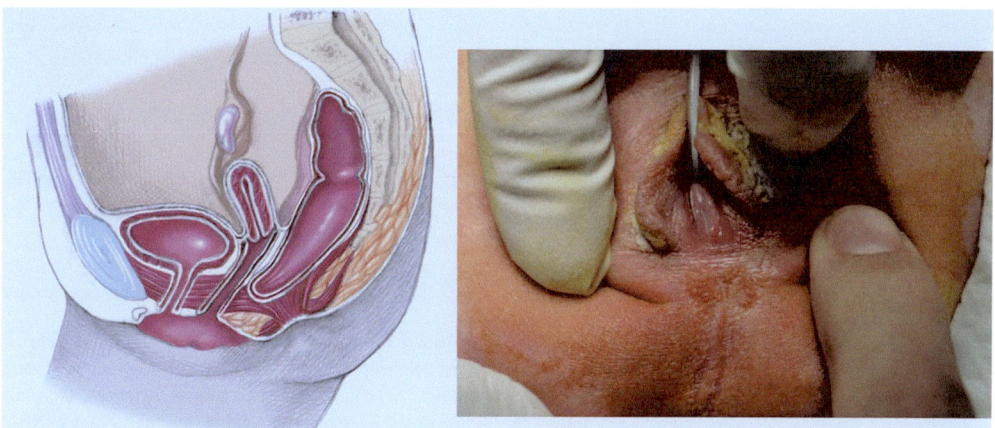

Abb. 4.30 ARM ohne Fistel. (Aus Lacher und Gosemann 2016; mit freundl. Genehmigung von © Springer-Verlag Berlin Heidelberg 2016)

Verfügung, die neben Informationen zum Krankheitsbild auch konkrete Angebote zum Erlernen eines Darm- oder Blasenmanagements sowie Beratung bei der Hilfsmittelversorgung anbieten.

- **Komplikationen**

Für die Vermeidung postoperativer Komplikationen sind v. a. die Expertise des behandelnden Kinderchirurgen sowie die genaue Kenntnis der individuellen Besonderheiten der ARM entscheidend (Tab. 4.9).

■■ **Frühe postoperative Komplikationen**

> Schmerzhafte Manipulationen und Dilatationsbehandlungen können die Patienten nachhaltig traumatisieren und sollten unterlassen werden.

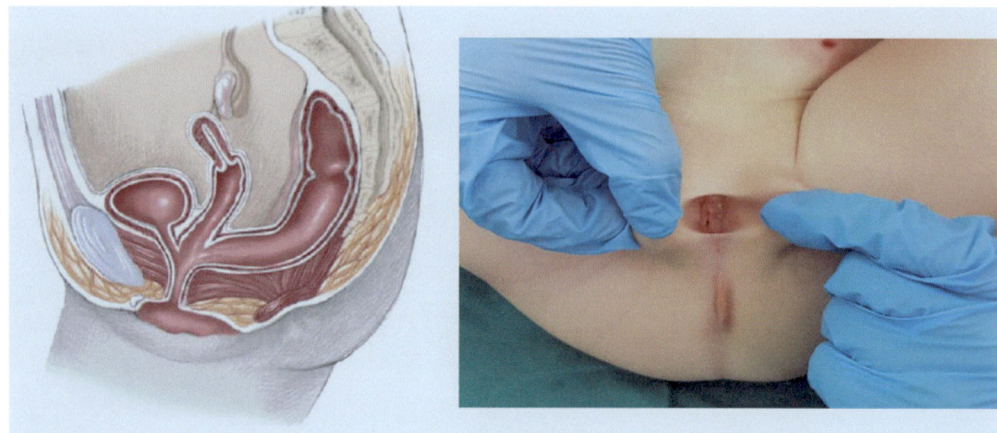

◘ Abb. 4.31 Kloakenfehlbildung: Man erkennt nur eine Öffnung. (Aus Lacher und Gosemann 2016; mit freundl. Genehmigung von © Springer-Verlag Berlin Heidelberg 2016)

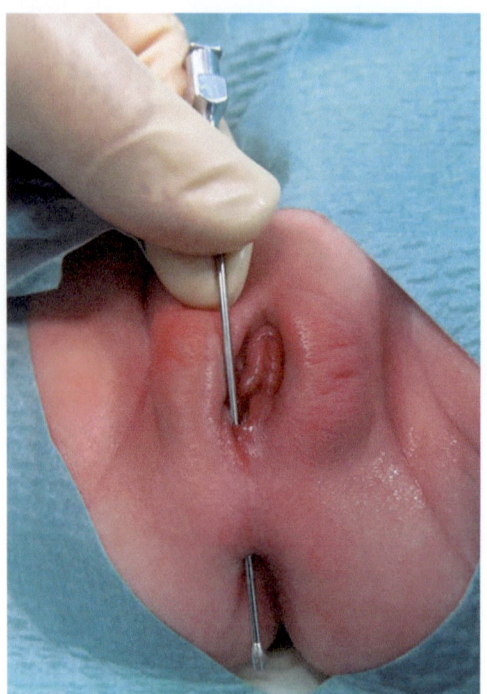

◘ Abb. 4.32 H-Fistel: Die Fistel geht vom Vestibulum vaginae aus und mündet auf Höhe der Linea dentata im Rektum. (Aus Lacher und Gosemann 2016; mit freundl. Genehmigung von © Springer-Verlag Berlin Heidelberg 2016)

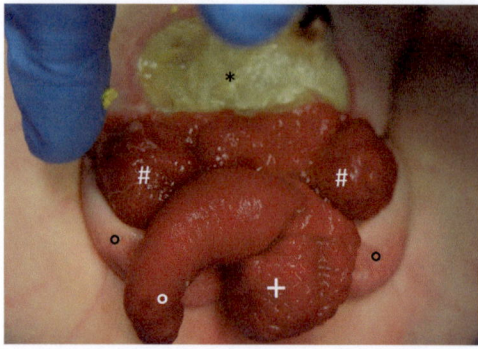

◘ Abb. 4.33 Kloakenekstrophie: * Omphalozele, # Blasenekstrophie mit 2 Hälften, invaginiertes Ileum (*weißer Kreis*), + Zökum, bifides externes Genitale (*schwarzer Kreis*). (Aus Lacher und Gosemann 2016; mit freundl. Genehmigung von © Springer-Verlag Berlin Heidelberg 2016)

■■ Langzeitkomplikationen

Die operative Korrektur einer ARM unterscheidet sich in einem wesentlichen Punkt von der Korrektur anderer Fehlbildungen: Das gewünschte Ergebnis (Kontinenz) kann erst mehrere Jahre später beurteilt werden. Relevante Langzeitkomplikationen bei Patienten mit ARM sind die Obstipation und Stuhlinkontinenz.

Kolorektale Erkrankungen, Proktologie

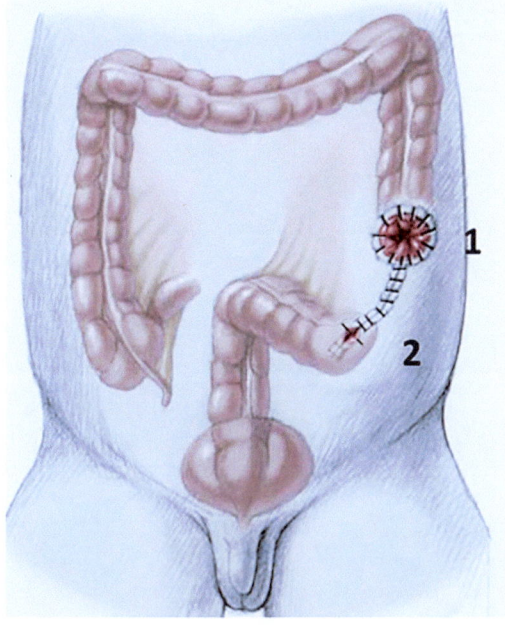
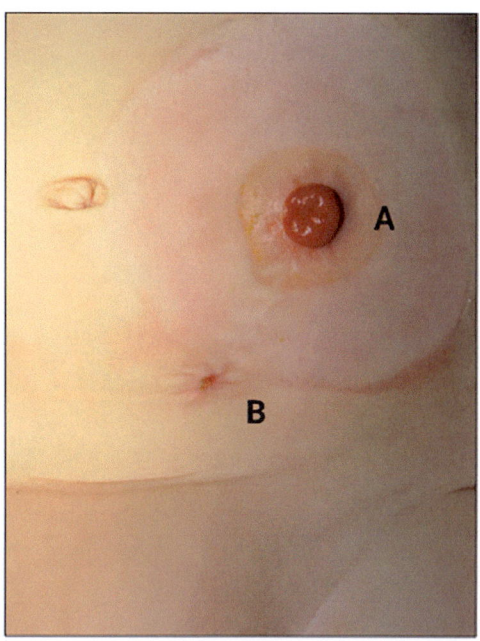

Abb. 4.34 Primäres Kolostoma: Das distale Kolon descendens wird als oraler Schenkel (*1*, *A*) ausgeleitet und vom distalen Anteil getrennt. Der aborale Schenkel (*2*, *B*) wird als Mukusfistel separat in die Bauchwand eingenäht. (Aus Lacher und Gosemann 2016; mit freundl. Genehmigung von © Springer-Verlag Berlin Heidelberg 2016)

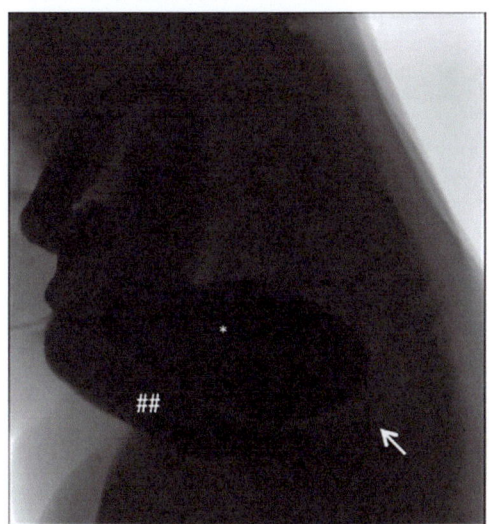

Abb. 4.35 Hochdruckkolostogramm: Das Hochdruckkolostogramm erlaubt in der sagittalen Darstellung die Klärung der genauen Lagebeziehung zwischen dem tiefsten Punkt des Rektums (*) und dem Os sacrum bzw. coccygeum. Hier dargestellt ist die Füllung der Blase (##) über eine Blasenhalsfistel *(Pfeil)*. (Aus Lacher und Gosemann 2016; mit freundl. Genehmigung von © Springer-Verlag Berlin Heidelberg 2016)

> Die Kontinenzprognose ist abhängig von der Art der anorektalen Fehlbildung, dem Vorhandensein einer sakralen Fehlbildung und dem Vorhandensein einer spinalen Anomalie (z. B. „tethered cord").

Grundsätzlich gilt: Je **„tiefer"** die Malformation (z. B. rektoperineale, rektovestibuläre Fistel), desto häufiger leiden die Kinder im Langzeitverlauf an einer **Obstipation.** Je **„höher"** die Malformation (z. B. Blasenhalsfistel, kloakale Fehlbildung), desto häufiger tritt eine **Stuhlinkontinenz** auf.

Eine insuffizient behandelte Obstipation führt langfristig über eine Überlaufenkopresis sekundär zu einer Stuhlinkontinenz. Auch urologische und gynäkologische Aspekte (z. B. Urininkontinenz, neurogene Blasenentleerungsstörungen, Beginn der Pubertät mit Menarche und Sexualität) gehören zum interdisziplinären Langzeit-Follow-up. Eine engmaschige, interdisziplinäre Nachbetreuung ist für Patienten mit ARM essenziell.

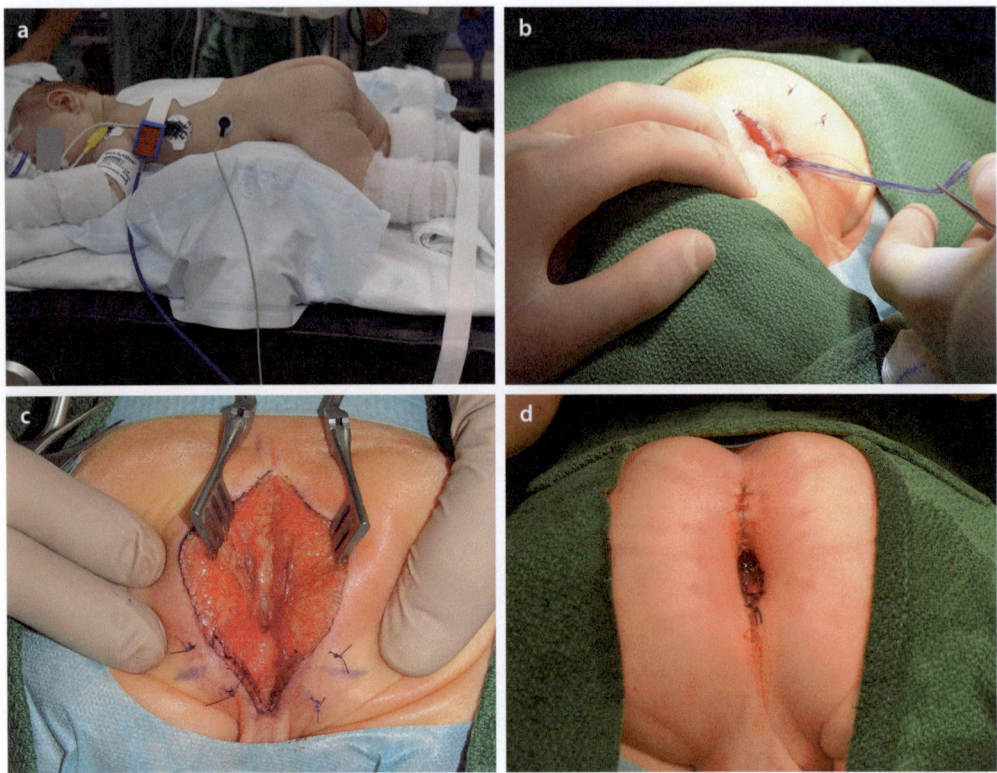

Abb. 4.36 Lagerung für PSARP: Bauchlage mit erhöhtem Becken (**a**). Markierung der maximalen Sphinkterkontraktion mit Haltefäden, Armierung einer perinealen Fistel und posteriore-sagittale Inzision (**b**). Vollständige Separation des Rektums von der Urethra/Vagina und Verschluss einer rektoprostatischen Fistel (**c**). Anoplastik an markierter Stelle (**d**)

> **Schon gewusst?**
> - Anorektale Malformationen sind häufig mit Fehlbildungen des Urogenitaltrakts und der lumbosakralen Wirbelsäule assoziiert.
> - Patienten mit **Trisomie 21** und ARM haben häufig eine **ARM ohne Fistel.**
> - Die Untersuchung des Anus sollte sich immer an der Definition eines „normalen Anus" ausrichten. Perineale Fisteln oder eine kongenitale Analstenose können ansonsten leicht übersehen werden.
> - Ein „ventralisierter Anus" bedarf keiner Korrektur, sofern die Kriterien für einen „normalen Anus" erfüllt sind.
> - Ein **trichterförmiger Anus** (sog. „funnel anus") ist häufig mit der Diagnose Rektumatresie/-stenose assoziiert (Abb. 4.27). Liegen zusätzlich eine sakrale Fehlbildung und eine präsakrale Raumforderung vor, spricht man von einem **Currarino-Syndrom**. Dieses wird autosomal-dominant vererbt **(Familienanamnese!).**
> - Die abschließende Beurteilung, ob eine perineale Fistel vorliegt, ist frühestens 24 h post partum sinnvoll, da ein perinealer (Abb. 4.21) oder im Bereich der skrotalen Raphe zu findender Mekoniumaustritt (Abb. 4.22) prolongiert erfolgt.

Kolorektale Erkrankungen, Proktologie

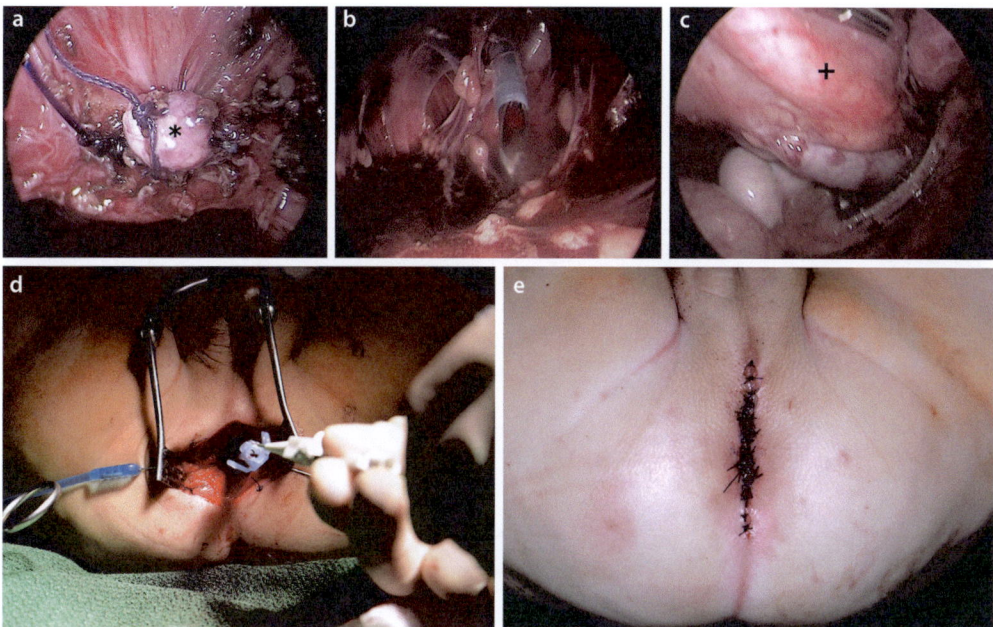

○ **Abb. 4.37** Laparoskopisch assistierte PSARP (LAARP) bei Blasenhalsfistel. Die Präparation und Ligatur der Fistel (*) findet laparoskopisch statt (**a**). Das mobilisierte Rektum (+) wird nach perineal durchgezogen (**b–d**). Anoplastik an markierter Stelle (**e**)

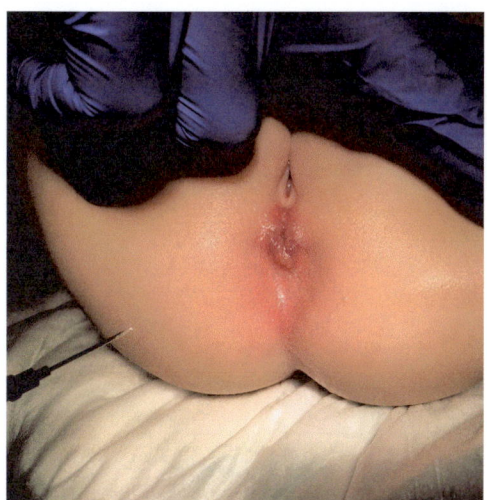

○ **Abb. 4.38** Ventralisierter Anus beim Mädchen. Untersuchung in Narkose. Normale Anusgröße, und Sphinkter bei lediglich verkürztem Perineum. Es besteht keine OP-Indikation

- Obstipation und Stuhlinkontinenz sind die häufigsten Probleme im Langzeitverlauf von ARM und sollten frühzeitig therapiert werden.
- Patienten mit ARM sollten in einem darauf spezialisierten kinderchirurgischen Zentrum mit entsprechend hohem Operationsvolumen behandelt werden.
- Patientenorganisationen (SOMA e. V., ▶ www.soma-ev.de) und Europäische Referenznetzwerke (eUROGEN, ▶ www.eurogen-ern.eu) sind starke Instrumente für Patienten-Empowerment.

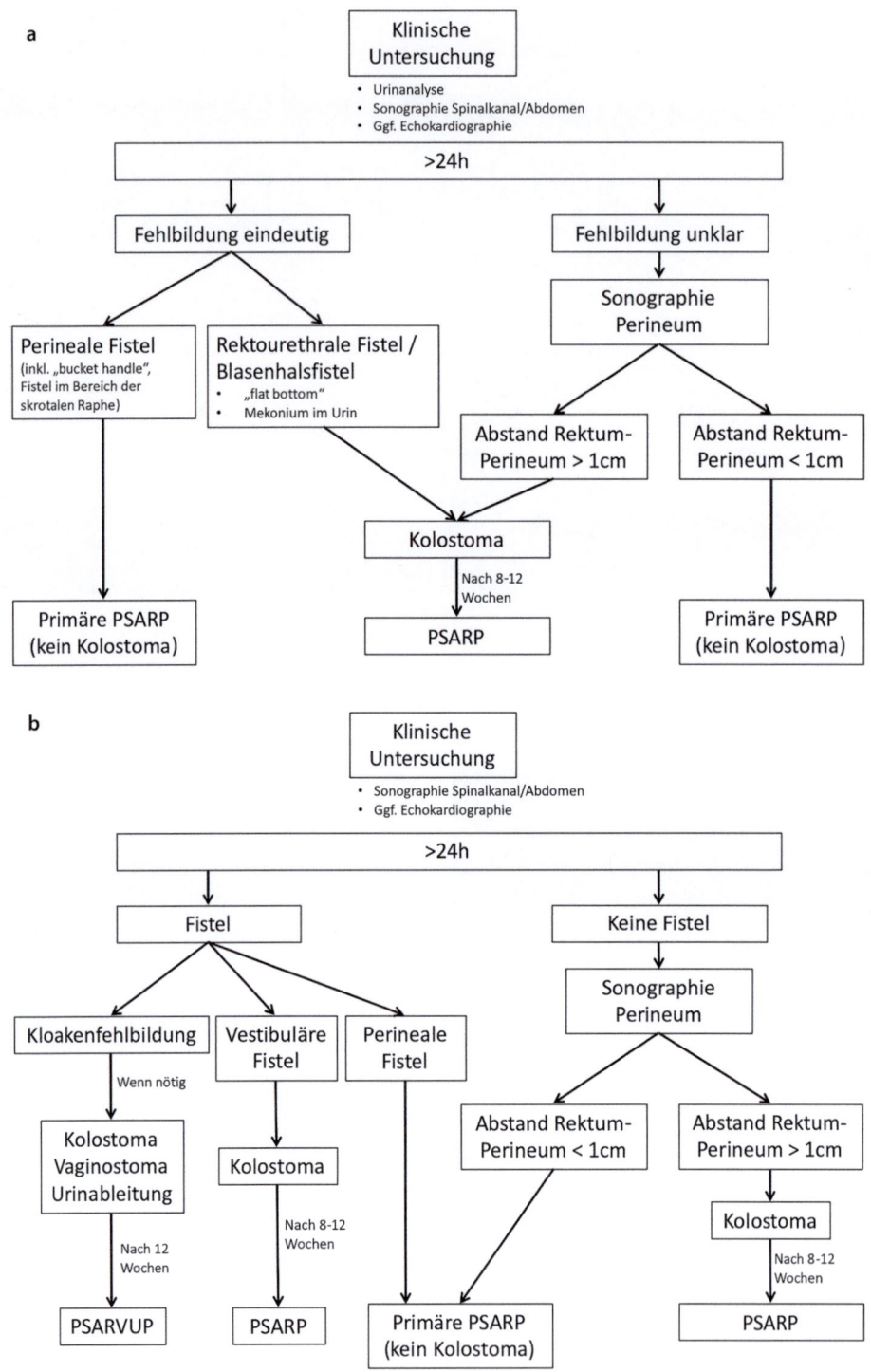

Abb. 4.39 Diagnostik und Behandlung der ARM bei Jungen (**a**) und Mädchen (**b**). (Mod. nach Lacher und Gosemann 2016; mit freundl. Genehmigung von © Springer-Verlag Berlin Heidelberg 2016)

Kolorektale Erkrankungen, Proktologie

Tab. 4.9 Komplikationen

Komplikation	Symptome	Management
Dehiszenz des Perineums	häufig Wundinfektion	In der Regel konservativ, Lokaltherapie
Striktur des Neoanus	Stuhlverhalt	Heineke-Mikulicz-Strikturoplastik
Verschluss der Neourethra (Kloakenfehlbildung)	Harnverhalt	Akut: suprapubischer Harnblasenkatheter, im Verlauf: Rekonstruktions-OP

Weiterführende Literatur

AL-Khamis A, McCallum I, King PM, Bruce J (2010) Healing by primary versus secondary intention after surgical treatment for pilonidal sinus. Cochrane Database Syst Rev. ▶ https://doi.org/10.1002/14651858.cd006213.pub3

Arneitz C, Reck-Burneo CA, Krois W (2018) Die häufigsten proktologischen Erkrankungen bei Kindern. Kinder- Jugendmed 18:44–48. ▶ https://doi.org/10.1055/s-0038-1636720

Attard TM, Miller M, Pant C, Thomson M (2017) Readmission after gastrointestinal bleeding in children: a retrospective cohort study. J Pediatr 184:106–113.e4. ▶ https://doi.org/10.1016/j.jpeds.2017.01.044

Dahshan A (2007) Bleeding Meckel diverticulum responds to intravenous pantoprazole. South Med J 100:334. ▶ https://doi.org/10.1097/SMJ.0b013e31802f8110

El-Chammas KI, Rumman N, Goh VL et al (2015) Rectal prolapse and cystic fibrosis. J Pediatr Gastroenterol Nutr 60:110–112. ▶ https://doi.org/10.1097/mpg.0000000000000546

Gosain A, Frykman APK, Cowles RA et al (2017) Guidelines for the diagnosis and management of Hirschsprung-associated enterocolitis. Pediatr Surg Int 33:517–521. ▶ https://doi.org/10.1007/s00383-017-4065-8

Iesalnieks I, Ommer A (2019) The management of pilonidal sinus. Dtsch Aerztebl Online. ▶ https://doi.org/10.3238/arztebl.2019.0012

Kaiser G (2005) Leitsymptome in der Kinderchirurgie. Huber-Verlag, Bern, Schweiz

Lacher M (2018) Morbus Hirschsprung. Kinder- Jugendmed 18:11–18. ▶ https://doi.org/10.1055/s-0038-1636715

Lacher M, Gosemann JH (2016) Anorektale Malformationen. Monatsschr Kinderheilkd 164:850–861. ▶ https://doi.org/10.1007/s00112-016-0162-3

Langer JC (2013) Hirschsprung disease. Curr Opin Pediatr 25:368–374. ▶ https://doi.org/10.1097/mop.0b013e328360c2a0

Ommer A, Berg E, Breitkopf C et al (2014) S3-Leitlinie: sinus pilonidalis. Coloproctology 36:272–322. ▶ https://doi.org/10.1007/s00053-014-0467-4

Peña A, Bischoff A (2015) Surgical treatment of colorectal problems in children. Springer International Publishing Switzerland

Scholz D, Gosemann JH, Flemming G (2018) Update Chronische Obstipation im Kindes- und Jugendalter. Kinder- Jugendmed 18:5–10. ▶ https://doi.org/10.1055/s-0038-1636714

Vilanova-Sanchez A, Gasior AC, Toocheck N et al (2018) Are Senna based laxatives safe when used as long term treatment for constipation in children? J Pediatr Surg 53:722–727. ▶ https://doi.org/10.1016/j.jpedsurg.2018.01.002

Wald A (2016) Constipation. JAMA 315:185. ▶ https://doi.org/10.1001/jama.2015.16994

Urologie

Steffi Mayer, Frank-Mattias Schäfer, Maximilian Stehr, Roland Pfäffle, Larissa Merten, Gabriel Götz und Robin Wachowiak

Inhaltsverzeichnis

5.1 Hydrozele – 114

5.2 Hodenhochstand – 115

5.3 Hypospadie, „buried penis" – 120

5.4 Phimose, Präputialverklebung, Paraphimose – 124

5.5 Harntransportstörungen – 129

5.6 Vesikoureteraler Reflux – 134

5.7 Enuresis – 138

5.8 Varikozele – 142

5.9 Akuter Harnverhalt – 145

5.10 Akutes Skrotum – 147

Weiterführende Literatur – 153

© Springer-Verlag GmbH Deutschland, ein Teil von Springer Nature 2020
M. Lacher et al. (Hrsg.), *Kinderchirurgie für Pädiater*,
https://doi.org/10.1007/978-3-662-61405-1_5

Die Kinderurologie umfasst ein großes Spektrum an Diagnosen. Neben der Diagnose und Behandlung wichtiger angeborener Fehlbildungen der ableitenden Harnwege (Harntransportstörung, vesikoureteraler Reflux) und des Penis (Phimose, Hypospadie, „buried penis") werden in diesem Kapitel auch die aktuellen Leitlinien zum Hodenhochstand und der Enuresis vorgestellt. Darüber hinaus helfen praktische Empfehlungen zum akuten Skrotum, zur Paraphimose und zum akuten Harnverhalt bei der Erstversorgung dieser Patienten.

5.1 Hydrozele

Steffi Mayer

Eine Hydrozele (sog. Wasserbruch) ist eine Flüssigkeitsansammlung im Bereich des teilweise obliterierten Processus vaginalis, die entlang des Samenstranges (Hydrocele funiculi, Funikulozele) und/oder skrotal (Hydrocele testis) auftreten kann. Man unterscheidet Hydrozelen, die mit der freien Bauchhöhle in Verbindung stehen (kommunizierend) und ihren Füllungszustand ändern, von nicht kommunizierenden Hydrozelen ohne Verbindung zum Bauchraum. Die Flüssigkeitsansammlung entsteht durch peritoneale Exsudation im Bereich des nicht obliterierten Procususs vaginalis. **Spontanverschlüsse bis zum 2. Lebensjahr sind häufig.** In 15 % der Fälle liegt gleichzeitig ein Leistenbruch vor.

- **Anamnese**

Schmerzlose, prall-elastische Schwellung im Bereich der Leiste und/oder des Skrotums, ggf. mit wechselnden Füllungszuständen (kommunizierende Hydrozele) (◘ Abb. 5.1a)

- **Untersuchung**
  - Kommunizierende Hydrozelen lassen sich nach intraabdominell exprimieren (◘ Abb. 5.1b).
  - Hoden seitengleich und indolent, Kremasterreflex positiv

- **Prästationäre Diagnostik**

Anamnese und klinische Untersuchung sind in der Regel ausreichend. Eine sonographische Untersuchung kann bei unklarem Befund hilfreich sein.

- **Chirurgische Vorstellung**

> Bis zum 2. Lebensjahr kann ein Spontanverschluss abgewartet werden, wobei dieser bei kommunizierenden Hydrozelen eher selten ist.

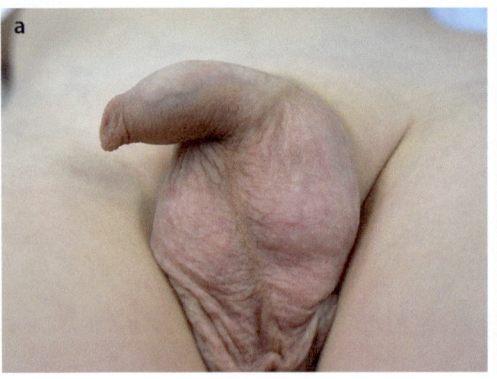 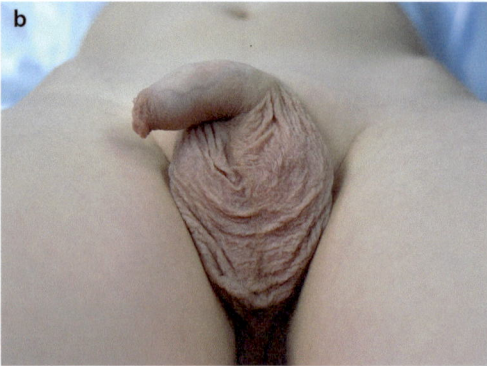

◘ **Abb. 5.1** Kommunizierende Hydrozele links im gefüllten (**a**) und ausgedrücktem (**b**) Zustand

Sehr große Hydrozelen rechtfertigen eine Operation, um Schädigungen des Hodens zu vermeiden. Bleibt der Spontanverschluss aus, handelt es sich um einen übergroßen Befund oder ist die Diagnose unklar, erfolgt die chirurgische Vorstellung. Bestehen Beschwerden und damit der Verdacht auf eine inkarzerierte Leistenhernie oder ein akutes Skrotum, ist eine sofortige chirurgische Vorstellung notwendig.

- **Chirurgische Therapie**

Über einen inguinalen Zugang wird die Hydrozele dargestellt, gefenstert bzw. reseziert. Der proximale Anteil des Processus vaginalis wird analog einer Leistenhernie verschlossen. Das Rezidiv ist die wichtigste Komplikation.

> **Schon gewusst?**
>
> — Die kommunizierende Hydrozele und der Leistenbruch unterscheiden sich nur im Bruchinhalt (Hydrozele: Peritonealflüssigkeit; Leistenbruch: Darm, Omentum, Ovar).
> — Wird bei einer kommunizierenden Hydrozele der Leistenring laparoskopisch verschlossen (sog. Herniorrhaphie) bildet sich der distale, skrotal gelegene Anteil spontan zurück.
> — Etwa 20 % der Erwachsenen haben einen asymptomatischen offenen Processus vaginalis.
> — Das Äquivalent der Funikulozele ist beim Mädchen eine Zyste im Nuck-Kanal, der dem Lig. rotundum folgt (sog. Nuck-Zyste).
> — Die Diaphanoskopie hat in der Diagnostik von Hydrozelen heute nur noch einen untergeordneten Stellenwert.

5.2 Hodenhochstand

Steffi Mayer und Roland Pfäffle

Ein Hodenhochstand (Retentio testis, Maldescensus testis) (◘ Abb. 5.2) tritt bei <3 % der Reifgeborenen und <30 % der Frühgeborenen auf.

> Entgegen früherer Annahmen kommt es postnatal nur bei 7 % der Jungen zum spontanen Deszensus, der – wenn überhaupt – meist innerhalb der ersten 6 Monate eintritt.

Die veränderte Hodenlage umfasst verschiedene Entitäten (◘ Tab. 5.1).

- **Anamnese**
— Primär oder sekundär finden sich ein oder beide Hoden nicht skrotal.
— Die Eltern sollten beobachten, wo der Hoden lokalisiert ist, wenn das Kind entspannt in der warmen Badewanne sitzt.

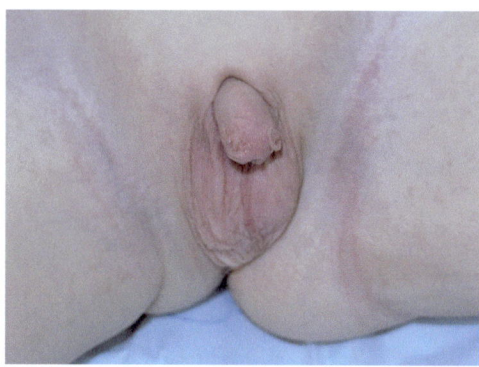

◘ Abb. 5.2 Retentio testis rechts. Hoden links skrotal, Skrotum rechts leer

Tab. 5.1 Formen des Hodenhochstands

Tastbefund	Formen	Beschreibung
Palpabel	Pendelhoden	Hoden nach skrotal luxierbar, verbleibt dort; überschießender Kremasterreflex; Normvariante; sekundäre Aszension möglich (2–45 %)
	Gleithoden (4 %) (Retentio testis praescrotalis)	Hoden nach skrotal luxierbar, rutscht sofort vor den äußeren Leistenring zurück (kurzer Samenstrang)
	Leistenhoden (62 %) (Retentio testis inguinalis)	Hoden inguinal, keine Verlagerung nach skrotal möglich
	Hodenektopie	Hoden außerhalb des physiologischen Descensusweges: inguinal-epifaszial (70 %), penil, femoral, perineal
	Sekundäre Aszension (1–2 %)	Aszension eines primär skrotal gelegenen Hodens z. B. durch retinierende fibröse Anteile; Schulalter bis Pubertät; nach 5 bis 6 Jahren Veränderungen der Spermien möglich
Nicht palpabel (sog. Kryptorchismus)	Bauchhoden (26 %) (Retentio testis abdominalis)	Hoden intraabdominell
	„Vanishing testis"	Rudimentärer Nebenhoden bzw. Samenstrang bei fehlendem Hodengewebe, z. B. nach intrauteriner Hodentorsion
	Hodenagenesie	Hoden nicht angelegt

Tab. 5.2 Wichtige Differenzialdiagnosen

Differenzialdiagnosen	Symptome
„Disorders of sexual development" (DSD)	Hodenhochstand, intersexuelles Genitale
Androgensynthesestörung, -resistenz	Männlicher Genotyp, Retentio testis abdominalis, weiblicher Phänotyp (testikuläre Feminisierung)
Virilisierendes AGS	Weiblicher Karyotyp, männlicher Phänotyp, Hodenagenesie beidseitig
Gonadendysgenesie (X0/XY), männliches Turner-Syndrom	Perineale Hypospadie, beidseitiger Kryptorchismus

- **Untersuchung**
- Inspektion
- bimanuelle Palpation der Leiste und des Skrotums in warmer Umgebung bei entspanntem Kind in Rückenlage und Schneidersitz
- Hodengröße im Seitenvergleich
- Bewertung von vorhandener oder fehlender Spannung am Samenstrang beim Zug am Hoden und die erreichbare Position des Hodens
- Wiederholung der Untersuchung nach 3 Monaten bei Unsicherheit bzw. Beurteilung einer Dynamik (Descensus/Aszension) (Tab. 5.2)
- **Prästationäre Diagnostik**
- **Sonographie von Leiste und Abdomen:** beim nicht tastbaren Hoden (Sensitivität 76 %, Spezifität 100 %).
- **Endokrinologische Abklärung:** obligat, wenn beidseitig Hoden weder tastbar noch sonographisch nachweisbar sind.

Mittels Bestimmung von Inhibin B (Marker für die Funktion von Sertoli-Zellen) und Anti-Müller-Hormon (AMH) wird das Vorhandensein von Hodengewebe nachgewiesen bzw. ausgeschlossen. Zudem empfiehlt sich die Bestimmung von LH, FSH und Testosteron. Innerhalb des 1. Lebensjahres sind diese Werte typischerweise erhöht (Minipubertät). Fehlt Testosteron und sind AMH und Inhibin B nicht nachweisbar, spricht dies für eine Anorchie.

> Falsch negative Befunde der Hormontestung sind trotz vorhandenen Hodengewebes beschrieben (45,X0/46,XY-Gonadendysgenesie), sodass eine laparoskopische Abklärung in jedem Fall indiziert ist.

— Auf einen hCG-Stimulationstest kann hingegen fast immer verzichtet werden. Lediglich bei einem älteren Kind >1 Jahr, kann ein hCG-Test zum Ausschluss von Testosteron produzierendem Gewebe indiziert sein, wenn die Ergebnisse der Untersuchungen nicht eindeutig sind.
— **Genetische Abklärung:** Bei beidseitigem Hodenhochstand ist eine Karyotypisierung zu empfehlen.

▪ **Chirurgische Vorstellung**
Ziel der Behandlung ist es, einen vorher nicht tastbaren Hoden untersuchbar zu machen und Sekundärschäden zu verhindern. Eine frühe Orchidopexie führt zu einem besseren Hodenwachstum, geringerer Abnahme der Keimzellen und geringerem Risiko einer späteren malignen Entartung. **Während der ersten 6 Lebensmonate kann der spontane Deszensus abgewartet werden.** Danach ist eine Behandlung indiziert. **Die Therapie sollte mit dem 1. Geburtstag abgeschlossen sein.** Bei Frühgeborenen gilt das korrigierte Alter.

▪▪ **Hormontherapie**
Die Hormontherapie wird gemäß der AWMF-Leitlinie 2016 (S2k 006/022) der Deutschen Gesellschaft für Kinderchirurgie unter Mitarbeit der Arbeitsgemeinschaft Pädiatrische Endokrinologie und Diabetologie nur noch bei einem **einseitigen Gleithoden** empfohlen. Laut European Association of Urology (EAU) sollte die Hormontherapie nicht routinemäßig durchgeführt werden.

Die Erfolgsrate für einen Deszensus liegt bei ca. 20 % und ist umso größer, je weiter skrotal der Hoden vor Therapiebeginn liegt. Eine erneute Aszension wird bei 25 % der Fälle beobachtet. Auftreten von Schambehaarung, Peniswachstum, Schmerzen im Genitale und an der Injektionsstelle (hCG-Therapie), vermehrte Reizbarkeit sowie eine Linksherzhypertrophie (Einzelfall) können als unerwünschte Nebenwirkung auftreten. Die Eltern müssen vor Behandlungsbeginn über Erfolgsaussichten und mögliche Risiken aufgeklärt werden.

Bei beidseitigem Hodenhochstand sollte eine Hormontherapie angeboten werden, da in dieser Patientengruppe eine Beeinträchtigung der Fertilität möglich ist und in 2 randomisierten Studien ein positiver Effekt auf die Keimzellentwicklung gezeigt werden konnte. Langzeitergebnisse stehen noch aus.

Nach dem 1. Lebensjahr sollte aufgrund einer histologisch nachweisbaren, vermehrten Apoptose und Inflammation im Hodengewebe keine Hormontherapie mehr durchgeführt werden. Auch eine postoperative Hormontherapie ist nicht empfohlen. Bisher gibt es keine Studien, die eine verbesserte Paternität nach einer Hormonbehandlung belegen.

Prinzipiell können die isolierte Gabe von GnRH (3-mal 400 µg/Tag als Nasenspray über 4 Wochen), von hCG (1-mal 500 I.E. wöchentlich als i. m.-Injektion über 3 Wochen) oder die kombinierte Therapie (GnRH, nachfolgend hCG) erfolgen. Sollten sich die Eltern für eine Hormontherapie entscheiden, favorisieren wir die isolierte Gabe von GnRH.

Eine präoperative Hormontherapie im 1. Lebensjahr kann diskutiert werden bei:
1. beidseitigem Hodenhochstand
2. einseitigem Gleithoden

Eine **postoperative** Hormontherapie ist nie indiziert.

- **Chirurgische Therapie**
- - **Inguinale oder skrotale Orchidolyse und -pexie**

Bei tastbarem oder sonographisch nachgewiesenem Leistenhoden werden Gefäße und Ductus deferens vom Herniensack/Processus vaginalis separiert und mobilisiert, der Hoden spannungsfrei nach skrotal verlagert und dort in einer subkutanen Tasche (sog. Dartos-Tasche) oder alternativ transkutan pexiert. Dafür wird in der Regel ein inguinaler Zugang, seltener ein skrotaler Zugang gewählt. Die Erfolgsrate liegt bei 74 % (initial abdominelle Hodenlage) bis 92 % (initiale Lage am äußeren Leistenring). Eine beidseitige Retentio testis kann im Regelfall in einer einzeitigen Operation korrigiert werden.

- - **Diagnostische Laparoskopie**

Sie ist die Methode der Wahl bei nicht palpablem oder sonographisch in der Leiste nicht nachweisbarem Hoden (◘ Abb. 5.3). Außerdem ist sie zusätzlich zur endokrinologischen bzw. genetischen Abklärung bei nicht tastbaren Hoden beidseits indiziert.

Präoperativ wird die Hodenlage in Narkose zunächst erneut überprüft, da in einigen Fällen der Hoden unter diesen Bedingungen in der Leiste palpabel und die Laparoskopie somit hinfällig sein kann. Intraoperativ erfolgt die Beurteilung von Lage und Morphologie der Gonaden sowie

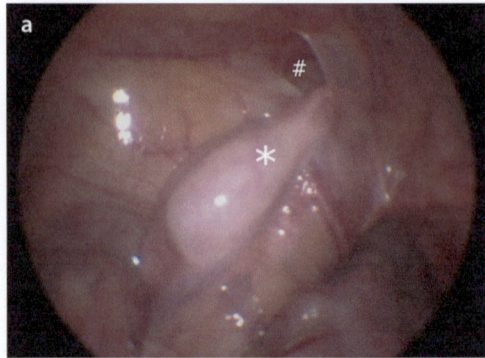
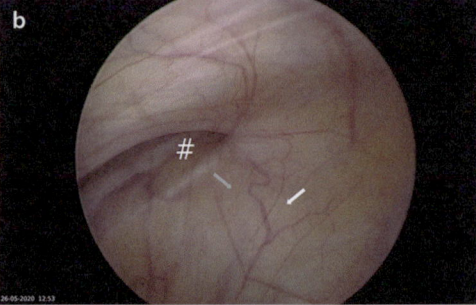
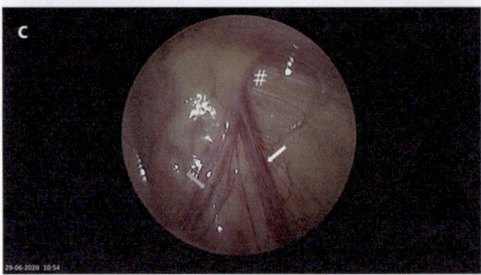

◘ **Abb. 5.3** Diagnostische Laparoskopie bei nicht palpablem Hoden. Intraoperativer Befund einer Retentio testis abdominalis, der Hoden (*) liegt kaudal des offenen Leistenrings (#). Nebenbefundlich offener Processus vaginalis, der häufig bei der Retentio testis vorliegt (*hier: links;* **a**). Beim „vanishing testis" (*hier: links;* **b**) finden sich im Vergleich zum Normalbefund (*hier: rechts;* **c**) weder Testikulargefäße (*weißer Pfeil*) noch ein Ductus deferens (*grauer Pfeil*)

Samenstranggebilde. In 50 % der Fälle liegt der Hoden intraabdominell, in 45 % findet sich ein atropher oder fehlender Hoden, in 5 % liegt ein Leistenhoden vor.

Bei intraabdominaler Hodenlage nahe dem Leistenring erfolgt in Abhängigkeit von der Erfahrung des Chirurgen eine einzeitige laparoskopische oder inguinale Orchidopexie.

Liegt der **Hoden mehr als 3 cm vom inneren Leistenring entfernt,** aber lässt sich zum kontralateralen inneren Leistenring verlagern, ist eine **Orchidopexie häufig durchführbar.** Falls nicht, gibt es 2 häufig durchgeführte Techniken, die Fowler-Stephens- (ein-, zweizeitig) oder die Shehata-Technik. Nach Fowler-Stephens werden die spermatischen Gefäße unter Schonung des Ductus deferens unterbunden (1. Schritt). Nach einigen Monaten erfolgt im zweiten Schritt eine Verlagerung des Hodens nach inguinal/skrotal. Die Erfolgsrate liegt bei ca. 70 %. Bei der Shehata-Technik wird auf die Gefäßdurchtrennung verzichtet. Stattdessen wird der Hoden für einige Monate auf Höhe der kontralateralen Spina iliaca anterior superior pexiert und im Verlauf inguinal/skrotal pexiert. Die Erfolgsrate dieser Technik wird mit 84 % angegeben.

Finden sich intraoperativ blind endende Gefäße und Ductus deferens, muss von einem sog. „vanishing testis" z. B. nach intrauteriner Torsion ausgegangen werden (◘ Abb. 5.3). Die Laparoskopie wird beendet.

Ziehen spermatische Gefäße und Ductus deferens in den Leistenkanal, wird die Laparoskopie ebenfalls beendet und die Leiste **offen exploriert.** Findet sich atrophes Hodengewebe, wird zumeist eine Entfernung empfohlen, um einer malignen Entartung von Hodenrestgewebe vorzubeugen. Die gilt insbesondere, je höher das Hodenrudiment liegt, je älter der Patient ist und wenn es sich um einen einseitigen Befund handelt. Die Eltern müssen präoperativ über die Möglichkeit der Orchiektomie aufgeklärt werden.

Bei **beidseitigem Kryptorchismus ist immer ein mehrzeitiges Vorgehen indiziert.** Die Operation der Gegenseite wird erst nach erfolgreicher Korrektur einer Seite vorgenommen.

Sonderfälle

Ein Hodenhochstand kann auch iatrogen nach Leistenhernienoperation im Säuglingsalter durch narbige Hodenfixation auftreten (0,5–2 %). Eine Funikulolyse und Orchidopexie kann mindestens 3, besser 6 Monate nach Ersteingriff ohne Gefahr eines Sekundärschadens für den Hoden durchgeführt werden.

Bei Neugeborenen mit gleichzeitiger Leistenhernie und Hodenhochstand ist prinzipiell eine Herniotomie mit Funikulolyse und Orchidopexie simultan möglich. Aufgrund der zarten Strukturen und damit erhöhten Gefahr der Hodenatrophie sollte jedoch auf eine ausgedehnte Mobilisation verzichtet und z.B. nach laparoskopischer Versorgung der Leistenhernie die Orchidopexie vor dem ersten Geburtstag als zweiter Eingriff angeschlossen werden.

Postoperative Betreuung

Im ersten Jahr nach Orchidopexie sind dreimonatige Kontrollen von Hodenlage und -größe empfohlen, um Rezidive oder Hodenatrophien zu erfassen.

> Liegen die Hoden 6 Monate postoperativ nicht im Skrotum, muss eine Reevaluation durch den Operateur mit Diskussion einer Reoperation erfolgen.

Alle Patienten sollen ab dem 15. Lebensjahr zu einer Selbstinspektion des Hodens (schmerzlose Vergrößerung, Konsistenzänderung?) angehalten werden. **Das Risiko einer malignen Entartung** des Hodens bei einem erwachsenen Mann (typischerweise im Alter von 20 bis 40 Jahren) mit operiertem Hodenhochstand ist um das **2,75- bis 8-fache erhöht.**

> Bei unilateralem Hodenhochstand ist die Vaterschaftsrate (90 %) vergleichbar der Normalbevölkerung (93 %), bei bilateralem Hodenhochstand ist sie deutlich reduziert (65 %).

Komplikationen

Zu den wichtigen Komplikationen zählen eine Durchtrennung des Ductus deferens (1–5 %), eine Durchtrennung (Hyposensibilität) oder akzidentelle fasziale Pexie (Schmerzen im Bereich der Narbe) des N. ileoinguinalis, eine postoperative Hodenatrophie (1 %; 20–30 % nach Fowler-Stephens-OP) sowie ein Rezidiv (1–5 %).

> **Schon gewusst?**
>
> — Treten neben einem Hodenhochstand weitere morphologische (Urogenitaltrakt, Skelett, Herz, Abdomen, Gastrointestinaltrakt) und psychomotorische Entwicklungsstörungen auf, ist eine Chromosomenanalyse in 10 % auffällig und damit indiziert.
> — Für eine erfolgreiche Funikulolyse ist die Länge der Hodengefäße, nicht die des Ductus deferens entscheidend.
> — Es besteht kein Konsens, ob bei einer intrauterinen Torsion mit „vanishing testis" eine Orchidopexie der Gegenseite notwendig ist. Im Gegensatz zur postnatalen Torsion, die durch eine meist beidseitig vorliegende Hypermobilität des Hodens begünstigt wird (sog. Bell-Clapper-Deformität), besteht bei der intrauterinen Torsion kein erhöhtes Wiederholungsrisiko der Gegenseite. Folglich ist in diesem Fall die Orchidopexie der Gegenseite zurückhaltend zu indizieren.
> — Sonographie und MRT haben zur Lokalisationsdiagnostik des Hodens keinen Stellenwert.
> — Hodenprothesen werden, falls erwünscht, im Pubertätsalter nach abgeschlossenem Hodenwachstum der gesunden Seite implantiert, ggf. in Kombination mit Orchiektomie/Entfernung eines Hodenrudimentes.

5.3 Hypospadie, „buried penis"

Frank-Mattias Schäfer und Maximilian Stehr

Die Hypospadie ist mit einer Inzidenz von 4 bis 8 von 1000 männlichen Neugeborenen die häufigste Fehlbildung des Jungen. Es besteht eine familiäre Häufung mit einem Wiederholungsrisiko von 12–14 % für Brüder und 7–9 % für Söhne von Vätern mit einer Hypospadie. Zu den Risikofaktoren gehören ein mütterlicher Diabetes und Nikotinabusus sowie ein Alter der Mutter >35 Jahre bei Geburt. Diskutiert wird eine steigende Inzidenz der Hypospadie in den letzten Jahren, möglicherweise bedingt durch eine erhöhte Östrogenbelastung in der Umwelt.

Die Formen der Hypospadie (◘ Abb. 5.4, ◘ Tab. 5.3) werden nach der Lage der Harnröhrenmündung in verschiedene Schweregrade unterteilt (◘ Abb. 5.5).

Eine dysplastische Vorhaut mit nur dorsalseitig ausgebildeter Vorhautschürze ist regelhaft vorhanden.

Sonderformen

Megalomeatus: koronar gelegener Meatus mit klaffender Fossa navicularis, geschlossenem Vorhautring; häufig erst nach Lösung der physiologischen Phimose bei zurückstreifbarer Vorhaut diagnostiziert. Relative Operationsindikation bei spritzender, deviantester Miktion.

Hypospadia sine hypospadia: orthotop gelegener Meatus mit Sekundärmerkmalen der Hypospadie wie dorsaler Vorhautschürze und zum Teil ausgeprägter Schaftverkrümmung nach ventral.

Anamnese

In der Regel fällt eine Hypospadie direkt nach der Geburt auf. Erfragt werden sollten die Art und Weise der Miktion (Stärke und Richtung des Harnstrahls) sowie bei älteren

Urologie

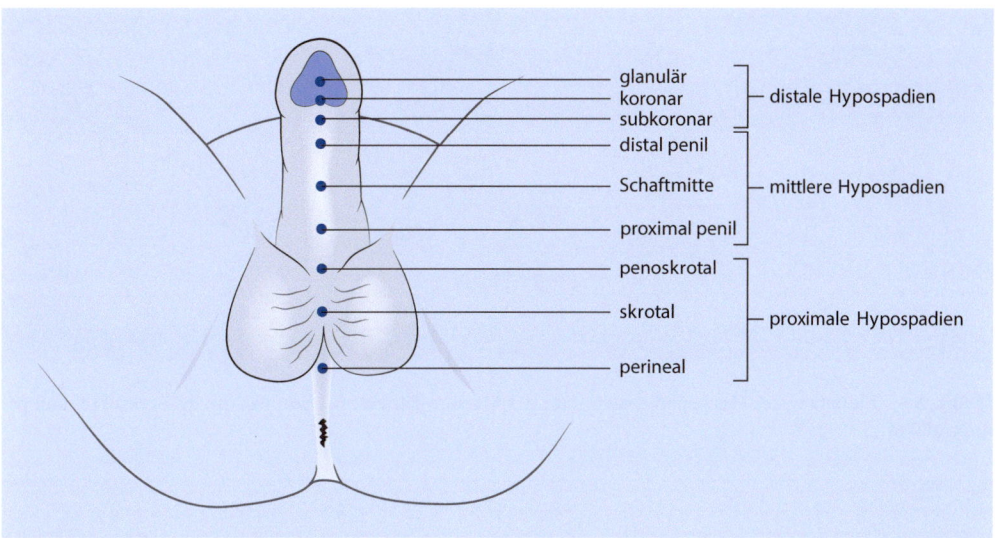

Abb. 5.4 Skizze Hypospadieformen. (Adapt. nach Stein 2016; mit freundl. Genehmigung von © Springer-Verlag Berlin Heidelberg 2016)

Tab. 5.3 Formen der Hypospadie

Schweregrad	Mündung der Harnröhre	Abb.
Distale Formen	Glanulär	5.5a
	Koronar/subkoronar	5.5b
	Distal penil	
Mittlere Formen	Schaftmitte	5.5c
	Proximal penil	
Proximale Formen	Penoskrotal	5.5d
	Skrotal	
	Perineal	

Kindern das Auftreten von evtl. Harnwegsinfekten.

Distale Hypospadien sind im Wesentlichen symptomlos. Auch bei sehr eng wirkendem, z. B. koronar gelegenem Meatus ist eine echte Enge der hypospaden Harnröhre eine Rarität, sodass eine dringliche Meatotomie im frühen Lebensalter fast nie notwendig ist. Auffallen kann den Eltern eine tröpfelnde, spritzende oder in der Richtung (nach kaudal/ventral bzw. lateral) abgelenkte Miktion. Es ist wichtig, die Eltern nach einer **ventralen Penisschaftverkrümmung bei Spontanerektion** zu fragen, da diese zum Zeitpunkt der Untersuchung häufig nicht beurteilt werden kann.

- **Untersuchung**

Neben der Untersuchung des Penis mit Lokalisation der fehlmündenden Harnröhre müssen folgende assoziierte Pathologien mit beurteilt werden:
- **Penisschaftdeviation:** eindeutig oft nur bei Erektion zu sehen; kann durch eine ventrale dysplastische Schafthaut oder ventrale bindegewebige Stränge (sog. Chordae) bedingt sein (Abb. 5.6b).
- **Torsion/Asymmetrie:** zeigt sich durch eine asymmetrisch verlaufende Raphe; die Torsion des Penis kann zu einer seitlichen Ablenkung des Harnstrahles führen (Abb. 5.6d).
- **Penoskrotale Transposition:** insbesondere bei schwereren Formen vorkommender, hoher Ansatz des Skrotums in Höhe oder über der Penisbasis (Abb. 5.6a; Tab. 5.4).

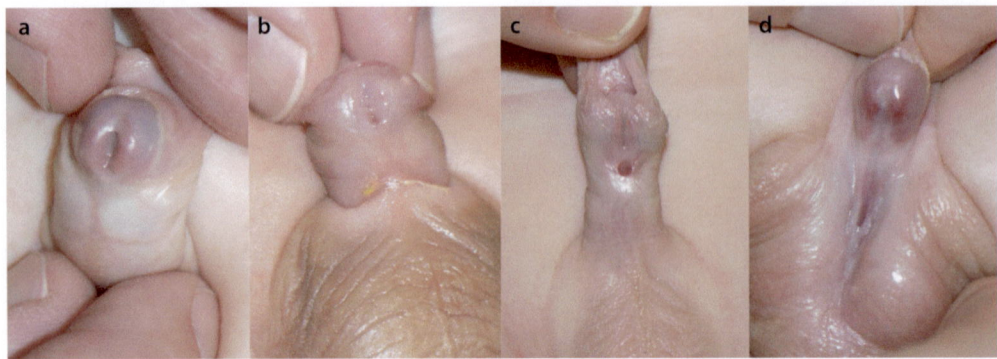

◘ **Abb. 5.5** Einteilung der Hypospadie nach Lage des Meatus: glanulär (**a**), coronar (**b**), distal penil (**c**) und penoskrotal (**d**)

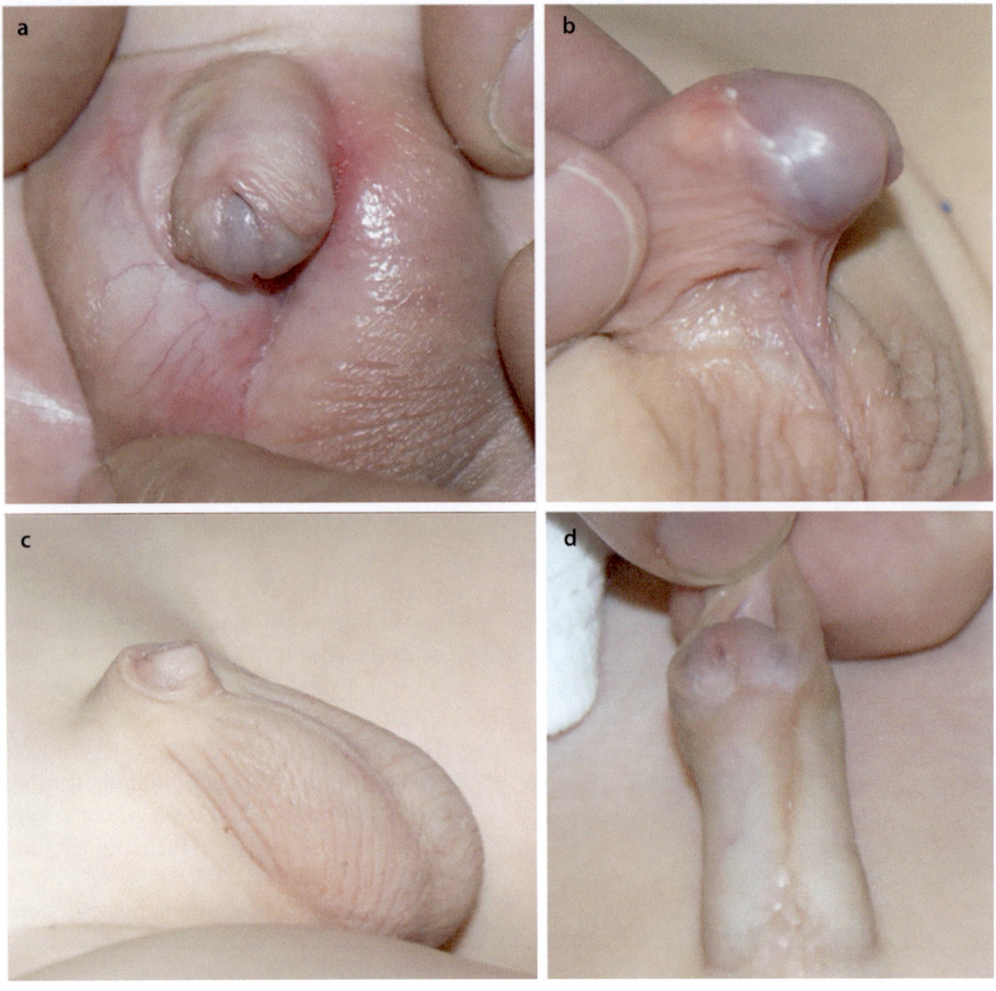

◘ **Abb. 5.6** Konkomitante Pathologien. Penoskrotale Transposition (**a**), Penisschaftdeviation (**b**), „buried penis" mit unter dem Hautniveau vergrabenem Penisschaft (**c**), Torsion/Asymmetrie (**d**)

Tab. 5.4 Wichtige Differenzialdiagnosen

Differenzialdiagnosen	Symptome
„Buried penis"	Der normal entwickelte Penisschaft ist im Unterhautfettgewebe palpabel („eingegraben"). Nur die Vorhaut ragt über das Hautniveau heraus (Abb. 5.6c). Aufwendige plastische Korrektur notwendig, schwierig bei Adipositas und ausgeprägtem suprapubischem Fettgewebe. Auch sekundär nach zu radikaler Zirkumzision mit übermäßiger Resektion von Penisschafthaut
Phimose	In Abhängigkeit von Lebensalter und Form nicht zwingend pathologisch
Epispadie	Meatus nicht auf der Ventralseite, sondern auf der Dorsalseite des Penis. Minimalform des Blasenekstrophie-Epispadie-Komplexes. Bei höheren Formen ist im Gegensatz zur Hypospadie der externe Sphinkter mit betroffen, was bei größeren Kindern in einer Harninkontinenz resultieren kann. Eine Epispadie kann im Gegensatz zur Hypospadie auch Mädchen betreffen

> Auch die Hodenlage muss dokumentiert werden, da bei 10 % der Jungen mit Hypospadie zusätzlich ein Hodenhochstand vorliegt.

- **Präoperative Diagnostik**
- **Sonographie des Harntraktes** zum Ausschluss begleitender Fehlbildungen wie Nierendystopien, -agenesien, Hydronephrosen und Nierendoppelanlagen.
- Bei schweren Formen (z. B. perinealen Hypospadien) ist auch auf das Vorhandensein von residuellen Müller-Strukturen (Utrikuluszysten) zu achten.

- **Chirurgische Vorstellung**

Wir empfehlen eine Vorstellung um den 9. Lebensmonat, da wir die Operation etwa ab diesem Lebensalter (bei Frühgeborenen korrigiert) bis etwa zum 18. Lebensmonat durchführen. Danach sollte insbesondere um das 3. Lebensjahr aufgrund der psychologischen Entwicklung eine operative Therapie möglichst vermieden und besser in eine Lebensphase mit vorhandener Einsichtsfähigkeit verschoben werden (mindestens Vorschulalter).

- **Chirurgische Therapie**

Die operative Korrektur umfasst mehrere Schritte: Ablösen der Penisschafthaut, Penisschaftaufrichtung bei Schaftverkrümmung, ggf. Harnröhren- und Glansplastik, Semizirkumzision. In der Regel wird ein zirkumzidierter Aspekt nach der Operation angestrebt. Bei komplexeren Fällen oder Rezidivoperationen kann der Einsatz freier Transplantate (z. B. Inlays aus innerem Vorhautblatt oder Mundschleimhaut) notwendig werden. Penoskrotale und skrotale Formen müssen häufig zweizeitig korrigiert werden. In diesem Fall wird in der Regel zunächst im ersten Schritt die Penisschaftaufrichtung durchgeführt (ggf. mit vorbereitendem Mundschleimhaut-Inlay) sowie das immer ebenfalls fehlgebildete Skrotum korrigiert/aufgebaut. Vier bis 6 Monate später kann die eigentliche langstreckige Urethralplastik durchgeführt werden.

- **Postoperative Betreuung**

Die Therapie erfordert in der Regel nur einen kurzen stationären Aufenthalt. Meist wird ein transurethraler Katheter (bei Windelkindern als sog. „dripping stent" ohne Beutelversorgung) oder bei größeren Kindern auch eine suprapubische Harnableitung eingelegt. Diese verbleibt bei komplexeren Rekonstruktionen einige Tage bis zu 2 Wochen. Häufige Verbandswechsel sind zu vermeiden, da sie als traumatisch erlebt werden. Durchsichtige Folienverbände haben sich daher zur Beurteilung der Wundheilung bewährt.

Tab. 5.5 Komplikationen

Komplikation	Symptome	Management
Wundinfektion	Putride riechende Beläge, Schwellung des Penis	i.v.-Antibiotikatherapie
Fistel/Dehiszenz	Zweiter Harnstrahl bzw. Tröpfeln aus sichtbarer Öffnung am Penisschaft; Auseinanderklaffen der Glansbäckchen	Chirurgische Korrektur mit Rezidivurethralplastik oder Fistelverschluss nach Abheilung (frühestens nach 6 Monaten)
Meatusstenose/Harnröhrenstenose	Abgeschwächter Harnstrahl, tröpfelnde Miktion, Einsatz der Bauchpresse bei Miktion, erniedrigte Flussrate in der Uroflowmetrie mit plateauförmiger Kurve	Bei milder Meatusstenose topische Behandlung mit kortikoidhaltiger Salbe, ansonsten Meatotomie/Meatusplastik bzw. Urethroskopie mit Resektion der Stenose oder Erweiterungsplastik (ggf. mit Mundschleimhaut)

Zum postoperativen Einsatz von Antibiotika gibt es wenig Evidenz. Häufig wird eine antibiotische Prophylaxe bis zum Zug des Harnröhrenkatheters gegeben. Eine Nachsorge erfolgt zunächst engmaschig und sollte zum Ausschluss von Spätkomplikationen wie einer Meatus-/Harnröhrenstenose idealerweise bis in die Pubertät erfolgen (Tab. 5.5).

Schon gewusst?

- Eine **Zirkumzision ist bei Vorliegen einer Hypospadie kontraindiziert,** da viele chirurgische Verfahren auf der Nutzung der vorhandenen **Vorhautschürze** beruhen. Nach einer Zirkumzision sind daher die chirurgischen Möglichkeiten zur **Korrektur** sehr limitiert.
- Bei Vorliegen eines gleichzeitigen **beidseitigen Hodenhochstandes** (insbesondere nicht palpablen Hoden) und/oder einer schweren Form der **Hypospadie** (penoskrotal/skrotal/perineal) ist eine **endokrinologische Abklärung** inklusive **Karyogramm** indiziert, um das Vorliegen einer (46,XY-)DSD nicht zu übersehen.

5.4 Phimose, Präputialverklebung, Paraphimose

Steffi Mayer

> Physiologischerweise besteht bei allen Neugeborenen bis zum 2. bis 3. Lebensjahr eine Präputialverklebung und -enge, die sich im Verlauf lösen.

Im Rahmen der physiologischen Lösung finden sich häufig temporäre Verklebungen und Smegmaretentionszysten.

Präputialverklebungen (Abb. 5.7) sind Synechien zwischen dem inneren Vorhautblatt und der Glans penis. Bei der Phimose handelt es sich hingegen um eine echte Verengung der Vorhaut, die nicht über die Glans retrahiert werden kann. Sie kann an-

Urologie

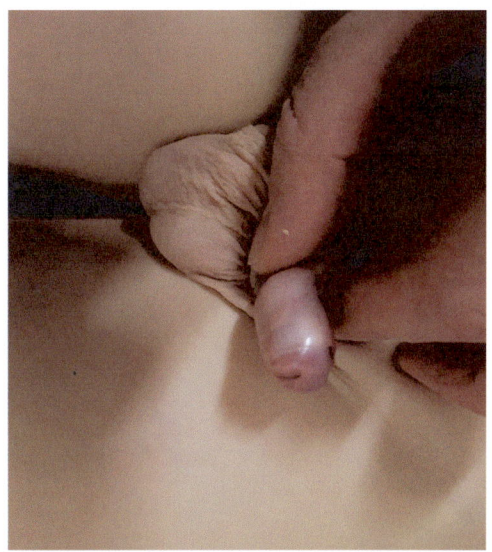

Abb. 5.7 Präputialverklebungen bei einem 5-jährigen Jungen. Das innere Vorhautblatt ist adhärent. Der Meatus ist im Gegensatz zur Phimose voll einsehbar

geboren sein (primäre Phimose, 0,6–1,5 %), meist handelt es sich jedoch um eine durch Dehnversuche oder rezidivierende **Balanoposthitiden** entstandene sekundäre **Narbenphimose**.

Bei älteren Jungen >6 Jahre ist häufig (0,3–0,6 %) eine chronisch sklerosierende Entzündung des inneren Vorhautblattes ursächlich für eine **sekundäre Phimose** (Lichen sclerosus et atrophicans oder Balanoposthitis xerotica obliterans [BXO] (◘ Abb. 5.8a)). Hier ist auch nach weiteren licheniformen Hautveränderungen perianal oder am Stamm zu suchen (◘ Abb. 5.8b).

Akute Entzündungen (**Balanoposthitis**) entstehen bevorzugt durch Smegmaretention und Urinkontakt unter dem fixierten Präputium.

Bei der **Paraphimose** (◘ Abb. 5.9) kommt es akut zu einer Retraktion des Präputiums hinter der Glans penis im Sulcus corona-

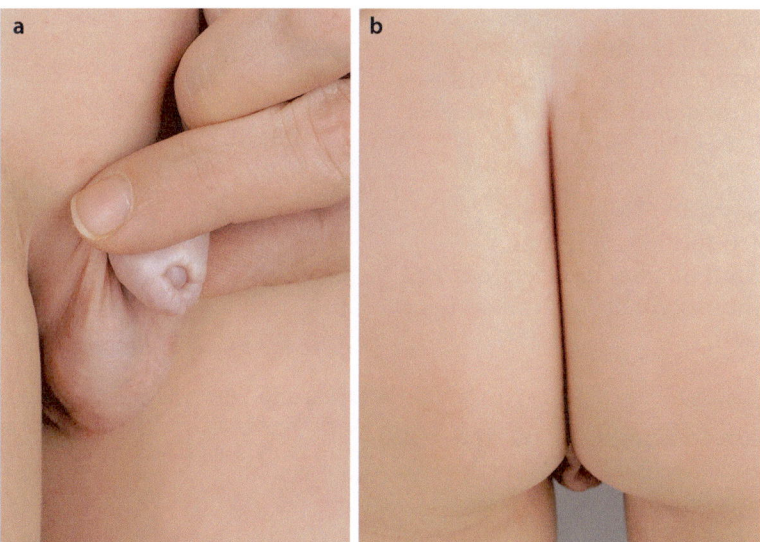

Abb. 5.8 Lichen sclerosus et atrophicans beim Jungen mit straffer Phimose und weißlich-derbem Präputium (**a**) sowie Aufhellung beidseits der Rima ani (**b**). (Bildarchiv UKL)

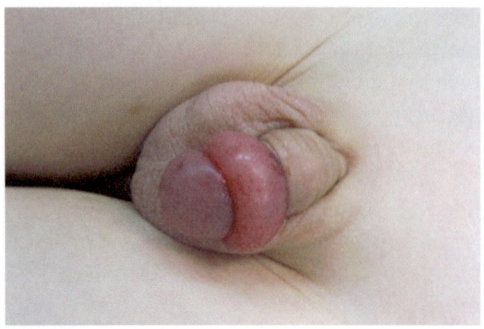

Abb. 5.9 Paraphimose, die Vorhaut ist hinter der Glans gefangen

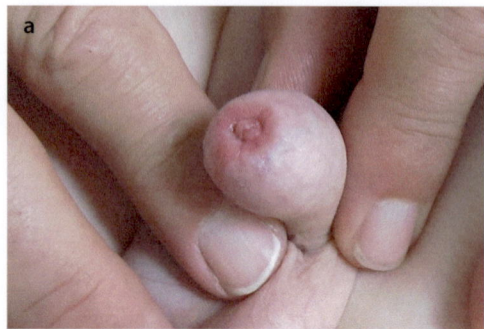
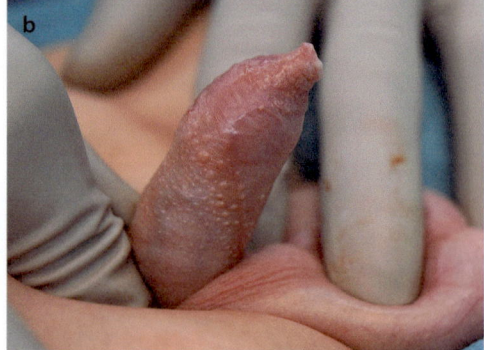
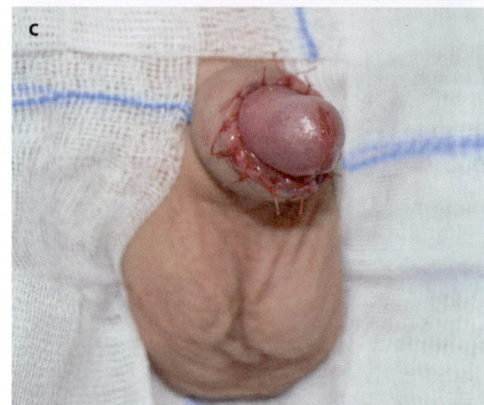

Abb. 5.10 Erworbene, narbige (**a**) und kongenitale, rüsselförmige Phimose (**b**). Der Meatus urethrae ist bei letzterer nicht einsehbar. Zustand nach Zirkumzision (**c**)

rius. **Sie ist immer ein Notfall!** Ohne Reposition drohen Ulzerationen und Nekrosen der Glans.

- **Anamnese**
- - **Phimose**
- Oft erschwerte Miktion mit Ballonierung der Vorhaut, abweichender Harnstrahl.
- Schmerzhafte, unmögliche Retraktion des Präputiums.
- Fragen nach: Harntransportstörungen, Harnwegsinfektionen, rezidivierende Balanoposthitiden, Paraphimose, übereifrige Retraktionsversuche.

- - **Lichen sclerosus et atrophicans**
- Schulalter; Juckreiz, ggf. Dysurie.
- Sekundäre Phimose, nachdem das Präputium bereits gut über die Glans retrahierbar war.

- **Blickdiagnosen**
- Präputialverklebungen (Abb. 5.7): Meatus urethrae bei Retraktion des Präputiums einsehbar
- kongenitale Phimose (Abb. 5.10b): stecknadelkopfgroße Öffnung des Präputiums, Meatusöffnung oft nicht sichtbar
- erworbene Phimose (Abb. 5.10a): Präputium mit distalem narbigem Schnürring
- Lichen sclerosus et atrophicans (Abb. 5.8a): weißlich-derbes Präputium, ggf. auch der Glans und Urethra, oft sehr straffe Phimose

- Balanoposthitis: schmerzhafte Rötung und Schwellung des Präputiums, häufig auch des Penisschaftes, oft gelblich-zähe Sekretion
- Paraphimose (◘ Abb. 5.9): Die Vorhaut ist hinter der Glans gefangen, häufig bereits ödematös gestaut.

∎ **Untersuchung**
- Inspektion
- vorsichtiger Versuch der Retraktion des Präputiums unter Arretierung des Penisschaftes

∎ **Prästationäre Diagnostik**
Anamnese und klinische Untersuchung sind in der Regel ausreichend. Eine sonographische Untersuchung des Harntraktes kann z. B. bei Miktionsbeschwerden indiziert sein.

∎ **Chirurgische Vorstellung**
Eine Paraphimose ist ein Notfall und bedarf einer sofortigen chirurgischen Versorgung. Eine Phimose jenseits des Kleinkindalters sollte ebenfalls chirurgisch mit beurteilt werden. Eine Balanoposthitis kann in der Regel vom Kinder- und Jugendarzt behandelt werden.

∎ **Chirurgische Therapie**
∎∎ **Paraphimose**
Durch das **Ausdrücken des Präputialödems** über mehrere Minuten mithilfe einer NaCl-getränkten Kompresse und Zurückschieben der Glans lässt sich die Paraphimose **reponieren**. Abhängig von der Compliance wird der Eingriff bei Bedarf in Regionalanästhesie (Penisblock) oder Narkose durchgeführt. Selten ist eine dorsale Inzision des Präputiums notwendig. Im Verlauf ist aufgrund von ausgeprägten Vernarbungen häufig eine Zirkumzision indiziert.

∎∎ **Balanoposthitis**
In der Regel besteht ein eindrucksvoller Lokalbefund bei gutem Allgemeinzustand. **Antiseptische Feuchtverbände** sind ausreichend, um die Entzündungsreaktion abklingen zu lassen. Auf eine altersgerechte Analgesie ist zu achten. Gelegentlich kommt es zum Harnverhalt, da die Kinder schmerzbedingt die Miktion verhalten. Die Miktion in einer Wanne mit warmen Wasser führt häufig zum Erfolg.

∎∎ **Präputialverklebungen und Smegmaretentionszysten**
Bei Beschwerdefreiheit besteht kein Handlungsbedarf, in der Regel kommt es zu einer spontanen Lösung im Verlauf. Bei ausgeprägten Präputialverklebungen kann eine Präputiolyse in Lokalanästhesie oder im Rahmen eines anderen Eingriffs in Narkose mittels Knopfsonde indiziert sein.

∎∎ **Phimose**
Bei **Säuglingen** besteht in der Regel **kein Handlungsbedarf.** Auch **rezidivierende Balanitiden** stellen per se keine zwingende OP-Indikation dar. Bei rezidivierenden Harnwegsinfektionen und höhergradigen kongenitalen Fehlbildungen der ableitenden Harnwege (VUR, Urethralklappen) kann eine Zirkumzision sinnvoll sein.

Vor einer operativen Therapie sollte gemäß der aktuellen AWMF-Leitlinie (S2k 006/052) zunächst immer eine 4- (bis 8-)wöchige topische Behandlung mit **steroidhaltigen Cremes** der mittleren Potenz (z. B. Betamethason 0,1 %; Mometasonfuroat 0,1 %, Clobetason 0,05 %) erfolgen. Die Creme wird 2-mal täglich nach vorsichtigem Zurückschieben des Präputiums aufgetragen. Nach Therapieabschluss ist die fortlaufende Pflege mit fetthaltigen Cremes zu empfehlen.

> Eine Präputiolyse und Erweiterung des Präputiums kann damit in 90 % erreicht werden.

Die Indikation zur Zirkumzision ergibt sich bei Versagen der konservativen Therapie, durch die Phimose verursachte Beschwerden bei Miktion und sexueller Aktivität sowie bei Zustand nach Paraphimose. Bei ausgeprägten Vernarbungen, die nicht ausreichend auf eine topische Behandlung ansprechen, ist eine primäre Zirkumzision ebenfalls gerechtfertigt.

■ ■ **Sonderfall Lichen sclerosus et atrophicans**
Ein konservativer Therapieversuch mit dem hochpotenten Steroid **Clobetasolpropionat** 0,05 % 1-mal täglich im 1. Monat, umtägig im 2. Monat und einmal wöchentlich im 3. Monat kann unternommen werden. Auf eine gute Pflege der Genitalhaut mit rückfettenden Externa ist zu achten, bei Rezidiven ist eine erneute Therapie mit Clobetasolpropionat indiziert. Eine radikale Zirkumzision allein gilt bei Kindern als kurativ und ist daher einer Dauertherapie mit topischen Kortikoiden vorzuziehen. Extragenitale Manifestationen, häufig an Schultern und Rücken, äußern sich als unregelmäßige, weiße Papeln oder Plaques, die an Zigarettenpapier (dünn, weiß, faltig) erinnern. **Juckreiz bestimmt die Symptomatik.** Meist ist keine Behandlung der extragenitalen Effloreszenzen notwendig. Bei Bedarf sollte eine Vorstellung beim Dermatologen erfolgen.

■ ■ **Zirkumzision**
Die Zirkumzision (◘ Fig. 5.10c) wird in Allgemeinanästhesie mit Regionalanästhesie (Penisblock, Kaudalblock) durchgeführt. Es stehen sowohl die **chirurgische Beschneidung** also auch die Plastibell-Methode zur Verfügung. Bei der chirurgischen Beschneidung werden beide Vorhautblätter reseziert, das Frenulum zumeist durchtrennt und die Vorhautblätter mit resorbierbarem Nahtmaterial wieder vereint. Meist wird eine vollständige Entfernung der Vorhaut favorisiert. Vorhauterhaltene Operationstechniken (sog. sparsame Zirkumzision oder „Teilzirkumzision") gehen mit einer erhöhten Rezidivrate (10–20 %) einher.

Bei der **Plastibell-Methode** wird ein Plastikring zwischen Präputium und Glans gesetzt und darüber eine Dissektionsligatur platziert. Die Wundränder an der Ligatur verheilen innerhalb von 10 bis 14 Tagen miteinander, und der Plastibell fällt mit der überschüssigen Vorhaut ab.

■ **Postoperative Betreuung**
Eine Wundkontrolle findet postoperativ, z. B. am 1. und 7. Tag, statt. Häufig findet sich eine ödematöse Schwellung für einige Tage. Ein Plastibell löst sich zumeist nach 7-10 Tagen spontan. Auf eine regelrechte Miktion ist zu achten. Bei V.a. eine Wundinfektion (Rötung, Schwellung, Sekretion) oder Nachblutung ist die Vorstellung beim Operateur indiziert. Nachblutungen können ggf. durch lokale Applikation von Nasentropfen (Vasokonstriktion!) gestoppt werden.

■ **Komplikationen**

> Die Komplikationsrate liegt bei 2–10 %. Bei einem von 20 Kindern treten Nachblutungen auf.

Nachblutungen können zunächst mit der lokalen Applikation vasokonstriktiver Nasentropfen oder der Auflage eines Hämostyptikums behandelt werden. Bei anhaltender Blutung ist eine Blutstillung in Narkose indiziert. Infektionen werden antibiotisch behandelt, ggf. wird eine Abszessdrainage in Narkose notwendig. Auch Verletzungen von Glans und/oder Urethra sowie die Entfernung von zu viel bzw. zu wenig Vorhaut sind von Relevanz.

Urologie

> **Schon gewusst?**
>
> — Das Präputium weitestgehend zurückstreifen können im Alter von 7 Jahren 50 %, im Alter von 10 Jahren zwei Drittel und im Alter von 13 Jahren >90 % der Jungen.
> — Bei der kongenitalen Phimose besteht häufig auch eine Meatusstenose.
> — 20 % der Zirkumzisionen bei Neugeborenen gehen im Verlauf mit einer Meatusstenose durch eine Hyperkeratose der schutzlosen Glans mit schrumpfender Verengung der Meatusmündung einher.
> — Wird der Meatus urethrae bei der vorsichtigen Retention des Präputiums sichtbar, handelt es sich um Präputialverklebungen, nicht jedoch um eine echte Phimose.
> — Auch **die Zirkumzision bedarf einer medizinischen Indikationsstellung**. Die Deutsche Gesellschaft für Kinderchirurgie setzt sich gegen nicht medizinisch indizierte, sog. rituelle Beschneidungen bei nicht einwilligungsfähigen Jungen ein.
> — Bei angeborenen Fehlbildungen des Penis (z. B. Hypospadie, „buried penis") ist eine Zirkumzision kontraindiziert, da die Vorhaut zur Rekonstruktion der Fehlbildung benötigt wird.
> — Für eine generelle Indikation zur Zirkumzision als Prophylaxe von Harnwegsinfektionen, sexuell übertragbaren Erkrankungen, HIV, HPV oder Peniskarzinomen gibt es keine ausreichende Evidenz.
> — **Geschätzt 39 % der Männer weltweit und 11 % der Männer in Deutschland sind zirkumzidiert.**

5.5 Harntransportstörungen

Frank-Mattias Schäfer und Maximilian Stehr

Harntransportstörungen lassen sich in **refluxive** (VUR) und **obstruktive** Formen unterscheiden. Je nach Lage der Obstruktion werden die Ureterabgangsstenose (ureteropelvine Stenose), der primär obstruktive Megaureter (POM) und die posterioren Harnröhrenklappen (als subvesikale Obstruktion) unterschieden.

Häufig bestehen bereits im Rahmen der sonographischen Pränataldiagnostik Hinweise auf eine Harntransportstörung. Eine Interpretation der pränatalen Befunde hinsichtlich einer spezifischen postnatalen Pathologie ist jedoch häufig schwierig. Während die Wahrscheinlichkeit einer Ureterabgangsstenose mit dem Schweregrad der Nierenbeckendilatation in utero zunimmt, gilt dies nur eingeschränkt für die anderen Krankheitsbilder. Eine interdisziplinäre Pränatalberatung sollte insbesondere bei **Feten mit progredienten Befunden, beidseitiger Nierenbeteiligung, intrauterinen Megaureteren, Oligohydramnion** und Verdacht auf ein komplexes Fehlbildungssyndrom erfolgen.

Postnatales Management

Klinisch eindeutige Zeichen liegen aufgrund der Variabilität der Krankheitsbilder selten vor. Eine Indikation zur weiteren postnatalen Diagnostik besteht bei:

— **intrauterinem Verdacht auf posteriore Harnröhrenklappen beim Jungen**: beidseitige Hydronephrose mit Harnleiterdilatation und/oder Blasenwandverdickung, meist prall gefüllter Harnblase und dilatierter, prostatischer Harnröhre (sog. „keyhole sign"; ◘ Abb. 5.11)
— Oligohydramnion
— Einzelniere mit intrauterin nachgewiesener Nierenbeckendilatation
— (Uro-)Sepsis bei Harntransportstörung
— über die physiologische Oligurie des Neugeborenen von 48–72 h postpartal hinausgehende Oligurie/Anurie

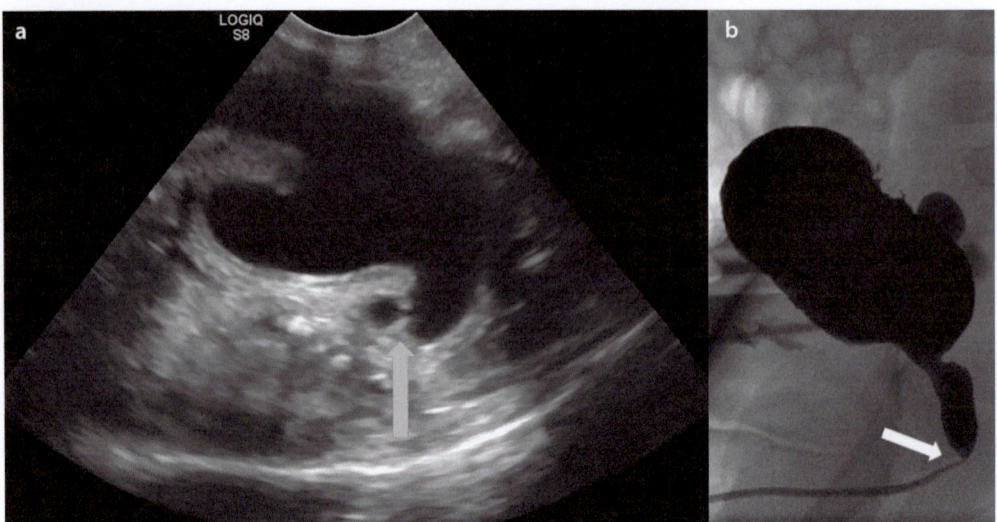

Abb. 5.11 Posteriore Harnröhrenklappen. „Keyhole sign" *(grauer Pfeil)* mit dilatierter posteriorer Urethra in der Sonographie (**a**) (Mit freundl. Genehmigung von Dr. med. Irena Neustädter, Cnopfsche Kinderklinik, Nürnberg). Harnröhrenklappen *(weißer Pfeil)* in der MCU mit deutlich dilatiertem Blasenhals, Klappenblase und Divertikel (**b**)

- **Untersuchung**
- - **Sonographie**

Bei Verdacht auf Urethralklappen oder schwere Fehlbildung der Nieren und ableitenden Harnwege wird eine **postpartale Sonographie** durchgeführt sowie in jedem Fall **am 3. Lebenstag wiederholt**. Bei milder oder einseitiger Hydronephrose reicht in der Regel eine **weitere Kontrollsonographie nach 3 Wochen** aus. Wenn pränatal Auffälligkeiten beschrieben sind, sollte auch bei postnatal unauffälliger Sonographie nach 3 Wochen eine Kontrollsonographie erfolgen.

- - **Miktionsurethrozystographie (MCU)**

Werden bei der postnatalen Sonographie ein- oder beidseitige **Megaureteren** festgestellt oder erhärtet sich der Verdacht auf posteriore Harnröhrenklappen, besteht die Indikation zur MCU (Abb. 5.11). Diese sollte unter periinterventioneller Antibiotikaprophylaxe erfolgen. Auch bei Megaureteren, die z. B. im Rahmen der Abklärung von Harnwegsinfekten diagnostiziert werden, besteht die Indikation zur MCU.

- - **MAG3-Szintigraphie**

Besteht der Verdacht auf eine relevante Obstruktion, wird **ab dem korrigierten Alter von 4 bis 6 Wochen** eine 99mTc-MAG3-Nierenszintigraphie mit Gabe von Furosemid durchgeführt. Sie erlaubt die Bestimmung der quantitativen Nierenfunktion und der postrenalen Abflussfunktion. Dadurch lassen sich operationsbedürftige pyeloureterale Obstruktionen von morphologischen Dilatationen ohne relevante Harnabflussbehinderung abgrenzen. Bei grenzwertigen Befunden ist eine Wiederholung nach 3 bis 6 Monaten indiziert.

- - **Uro-MRT**

Die funktionelle Magnetresonanz(M-R)-Urographie ist die aufwendigste Methodik zur Diagnostik urologischer Fehlbildungen. Sie ermöglicht eine genaue morphologische Darstellung der anatomischen Strukturen und eine semiquantitative Beurteilung der Nierenfunktion (mit Gabe von Gadolinium-DTPA als Kontrastmittel). Die MRT ist der Szintigraphie hinsichtlich der Beurteilung der Abflussdynamik nicht ebenbürtig, sodass sie weiterhin speziellen Fragestellungen (z. B. Doppelanlagen) vorbehalten bleibt.

- **Anamnese**

Die Diagnosestellung erfolgt heute durch die routinemäßige prä- und postnatale Sonographie, sodass die Kinder zum Zeitpunkt der Diagnostik und ggf. Therapie meist klinisch unauffällig sind. Gelegentlich können relativ unspezifische Symptome auf eine obstruktive Uropathie hinweisen, weswegen ggf. weiterführende Untersuchungen erforderlich sind.

- - **Flankenschmerzen**

Insbesondere bei älteren Kindern kann eine **extrinsische Stenose des pyeloureteralen Übergangs** durch ein **aberrierendes unteres Polgefäß** vorliegen und sich durch intermittierende Flankenschmerzen bemerkbar machen. Häufig ist der sonographische Befund variierend und nicht eindrucksvoll. Hier kann eine Kontrollsonographie nach Gabe von Furosemid wegweisend sein. Gelegentlich kann das aberrierende Polgefäß in der Dopplersonographie dargestellt werden. **Die MR-Urographie kann in manchen Fällen zur Klärung der definitiven Anatomie (z. B. Doppelsystem) entscheidend beitragen.** Eine MAG3-Szintigraphie (ebenfalls mit Gabe von Furosemid) bestätigt die Diagnose.

- - **Harnwegsinfekte**

Alle Kinder mit Harntransportstörungen haben ein erhöhtes Risiko für Harnwegsinfekte. Bei sonographisch nachweisbarer Nierenbeckenerweiterung sind Eltern daher auf typische klinische Zeichen hinzuweisen. Das Risiko für einen HWI ist bei Kindern mit refluxiver Harntransportstörung (VUR) am höchsten.

- - **Enuresis/Harninkontinenz**

Geringgradig ausgeprägte Harnröhrenklappen können sich primär als therapierefraktäre Enuresis bzw. Harninkontinenz bemerkbar machen. Aus diesem Grund sollte bei jedem Jungen mit Harninkontinenz eine **Uroflowmetrie** durchgeführt werden. Bei Mädchen kann auch ein postsphinktär oder vaginal mündender ektoper Ureter (der obstruktiv sein kann, aber nicht muss) zu einer Harninkontinenz ohne dazwischenliegende Trockenheitsintervalle führen (sog. Enuresis ureterica). Der Verdacht auf eine solche Fehlbildung kann nur durch sorgfältige Anamneseerhebung und ggf. eine Zystoskopie/MR-Urographie erhärtet werden.

- **Chirurgische Vorstellung**

Die Vorstellung in einer Klinik mit entsprechender kinderurologischer Expertise ist bei Verdacht auf eine Harntransportstörung indiziert. Dringlichkeit besteht v. a. bei prä- oder postnatal gestelltem Verdacht auf Harnröhrenklappen.

- **Chirurgische Therapie**
- - **Ureterabgangsstenose**

Standardverfahren ist die Pyeloplastik nach Anderson-Hynes, die offen oder laparoskopisch durchgeführt werden kann; in der Regel erfolgt die Einlage einer antegraden transanastomotischen Schienung mittels Doppel-J-Katheter oder – v. a. im 1. Lebensjahr – mittels kurzzeitiger perkutaner Ableitung. Beide Verfahren sind gleichwertig und die Erfolgsraten der Operation ausgezeichnet (97–99 %). Die laparoskopische Technik ist der offenen hinsichtlich der Kosmetik überlegen, allerdings v.a. bei Säuglingen zu ungunsten einer längeren Operationsdauer im Vergleich zum offenen Vorgehen.

- - **Primär obstruktiver Megaureter (POM)**

Die Behandlung des POM ist primär konservativ. **Etwa 80–90 % aller Patienten zeigen im Langzeitverlauf eine spontane Rückbildung der Harnleiterdilatation.** Bei frühzeitiger Verschlechterung der Abflussverhältnisse in der wiederholten Szintigraphie und/oder abnehmender Nierenpartialfunktion kann

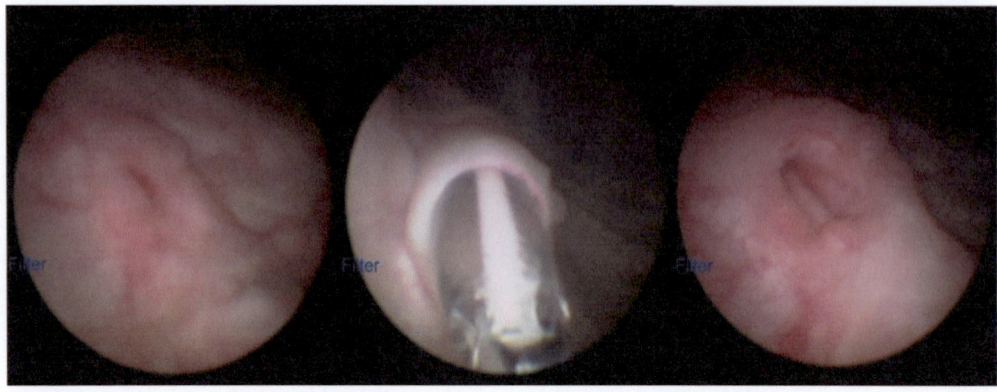

Abb. 5.12 Ballondilatation: präinterventionell (**a**), mit dilatiertem Ballon (**b**), postinterventionell (**c**). (aus Schäfer und Stehr 2019; mit freundl. Genehmigung von © Springer-Verlag Berlin Heidelberg 2019).

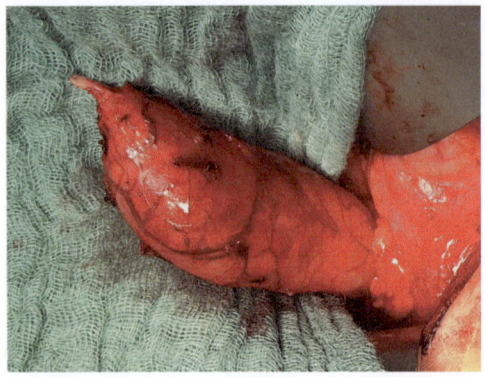

Abb. 5.13 Dilatierter Harnleiter mit enggestelltem terminalem Segment

eine **Ureterokutaneostomie** zur Entlastung indiziert sein; dies sollte jedoch bei beidseitigem POM unbedingt vermieden werden, da in diesem Falle keine Blasenfüllung mehr gewährleistet ist. Alternativ steht auch schon in den ersten Lebensmonaten die endoskopische Ballondilatation zur Verfügung (◘ Abb. 5.12), die einfach durchzuführen ist, aber in bis zu 20 % einen VUR induzieren kann. Bei Patienten mit ausbleibender spontaner Maturation erfolgt ab dem Ende des ersten Lebensjahres eine **Ureterreimplantation** mit Resektion des dysplastischen, engen, distalen Harnleitersegmentes (◘ Abb. 5.13).

■ ■ **Posteriore Harnröhrenklappen**
Unmittelbar postnatal erfolgt die Anlage eines **transurethralen bzw. suprapubischen Blasenkatheters,** über den dann die radiologische Diagnostik (MCU) durchgeführt werden kann. Sobald die Harnröhre groß genug für eine Urethrozystoskopie erscheint, in der Regel im **korrigierten Alter von etwa 4 Wochen,** sollten die **Harnröhrenklappen** (vorzugsweise mit dem kalten Hakenmesserchen) **reseziert** werden. Es erfolgt die kurzzeitige Einlage eines transurethralen Blasenkatheters. In Ausnahmefällen werden Harnröhrenklappen auch erst im späteren Kindesalter diagnostiziert, was das Therapieregime mit einer frühzeitigen endoskopischen Klappenresektion und anschließender Erfolgskontrolle mittels MCU oder Videourodynamik nicht ändert.

■ **Postoperative Betreuung**
■ ■ **Ureterabgangsstenose**
Wird eine antegrade Schiene des Ureters eingelegt (sog. Doppel-J-Katheter), wird diese nach 6 Wochen endoskopisch entfernt; perkutane Schienen bleiben maximal 1 Woche in situ. Nach 3 Monaten erfolgt die **sonographische** Verlaufskontrolle zur Beurteilung der Resthydronephrose. **Da während der OP das Nierenbecken nur spar-**

sam reseziert wird, bleibt häufig eine sonographisch erkennbare schlaffe **Nierenbeckenerweiterung** bestehen. Diese beeinträchtigt jedoch die Nierenfunktion im Langzeitverlauf nicht. Im Zweifelsfall (z. B. bei prall gespannten Nierenbecken) ist nach einigen Monaten eine erneute MAG3-Szintigraphie durchzuführen. Kontrollen des **Blutdrucks** und des **Nierenwachstums** sind erforderlich, um eine selten eintretende arterielle Hypertonie nicht zu übersehen.

Primär obstruktiver Megaureter (POM)

> Kinder mit POM werden grundsätzlich so lange nachbetreut, bis sich die Harnleiterdilatation vollständig zurückgebildet hat.

Nach endoskopischer Ballondilatation ist eine MCU zu erwägen, um einen sekundären VUR nicht zu übersehen. Nach Ureterreimplantation sind jährliche sonographische Verlaufskontrollen zum Ausschluss einer Obstruktion indiziert. Bei unklaren Befunden kann eine MAG3-Szintigraphie eine mögliche Obstruktion nachweisen.

Posteriore Harnröhrenklappen

Nach endoskopischer Ablation muss eine ausreichende Resektion nach etwa 4 Wochen mittels MCU dokumentiert werden. Im Zweifelsfall sollte eine Kontrollendoskopie mit der Möglichkeit einer Nachresektion erfolgen.

Weiterhin sollte eine **anticholinerge Behandlung** (z. B. mit Propiverin) eingeleitet werden, da die Blasenfunktion zu Beginn von einer Detrusorhypertonie gekennzeichnet ist. Diese kann im späteren Lebensalter durch fortschreitenden Umbau der Blasenwand mit Ersatz der hypertrophierten Detrusormuskulatur durch kollagenöses Bindegewebe in ein **myogenes Versagen** münden. Dieses ist durch eine fortschreitende Blasenentleerungsstörung mit Restharnbildung und Miktion durch Einsatz der Bauchpresse gekennzeichnet. In diesem Fall ist bei einem Teil der Patienten die Anlage eines katheterisierbaren Stomas (z. B. nach Mitrofanoff) erforderlich, um eine vollständige Blasenentleerung zu erreichen. Aus diesem Grund ist eine **regelmäßige** (z. B. jährliche bis 2-jährliche) **Urodynamik** erforderlich, um eine Verschlechterung der Klappenblase nicht zu übersehen.

Die Langzeitprognose nach Harnröhrenklappen wird durch die Nierenfunktion bestimmt. Bei etwa 20–50 % der Patienten kommt es im Verlauf zu einer progredienten chronischen Niereninsuffizienz bis hin zur Dialysepflichtigkeit. Ein wesentlicher prognostischer Parameter ist der Nadir der Serumkreatininkonzentration im 1. Lebensjahr (◘ Tab. 5.6).

> **Schon gewusst?**
>
> - Bei zu früher postnataler Sonographie (1. bis 2. LT) kann wegen der physiologischen Oligurie des Neugeborenen die Nierenbeckendilatation in ihrer Schwere unterschätzt bzw. gänzlich übersehen werden.
> - Der Großteil der pränatal diagnostizierten Nierenbeckenerweiterungen (bis zu 3 % aller Neugeborenen!) bedarf postnatal keiner weiteren Intervention; eine sinnvolle, in ihrer Invasivität den Befunden angemessene Diagnostik trägt dazu bei, behandlungsbedürftige Uropathien rechtzeitig zu erkennen und den irreversiblen Verlust von Nierenfunktion zu vermeiden.
> - Bei Kindern mit Ureterabgangsstenose ist das Risiko für einen HWI deutlich geringer als bei einer refluxiven Harntransportstörung (VUR), sodass in diesen Fällen in der Regel keine antibiotische Reinfektionsprophylaxe indiziert wird. Trotz schlechter Datenlage empfiehlt die **European Association of Urology (EAU)** hingegen auch beim POM eine Prophylaxe im 1. Lebensjahr, so-

◘ Tab. 5.6 Komplikationen

Komplikation	Symptome	Management
Ureterabgangsstenose: Rezidiv	Meist symptomlos	Bei sonographisch prall gefülltem Nierenbecken und szintigraphisch gesichertem unzureichendem Abfluss: Rezidivpyeloplastik
Primär obstruktiver Megaureter: VUR nach endoskopischer Ballondilatation	Symptomlos bzw. fieberhafte Harnwegsinfekte	Ureterreimplantation zum Ende des 1. LJ; bis dahin antibiotische Prophylaxe; spontane Maturation nicht weiter abwarten
Posteriore Harnröhrenklappen		
– Blasenentleerungsstörung	Restharnbildung, Harnwegsinfekte, Hydronephrose mit Megaureter, sekundärer Reflux	Urodynamik; je nach Befund anticholinerge Therapie; ggf. später auch α-Rezeptoren-Blocker; ggf. intravesikale Botulinumtoxininjektion. Bei Harnwegsinfekten Zirkumzision erwägen; bei myogenem Versagen Anlage katheterisierbares Stoma
– Chronische Niereninsuffizienz	Initial symptomlos, später Inappetenz, Entwicklungsrückstand, Wachstumsverzögerung	Von Beginn an engmaschige und lebenslange (kinder)nephrologische Anbindung

dass diese diskutiert werden sollte. Bei Jungen mit posterioren Harnröhrenklappen ist das Risiko abhängig von der Blasendysfunktion (sog. Klappenblase); bei diesen Patienten kann unter Umständen auch eine Zirkumzision zur Vermeidung von Infekten sinnvoll sein.

5.6 Vesikoureteraler Reflux

Frank-Mattias Schäfer und Maximilian Stehr

Als vesikoureteraler Reflux (VUR; auch vesikorenaler oder vesikoureterorenaler Reflux [VRR]) wird der pathologische retrograde Fluss des Urins von der Blase in den Harnleiter und in die Niere bezeichnet. Er kann aufgrund anatomischer Besonderheiten oder als Folge funktioneller Erkrankungen der Blase auftreten und beinhaltet durch das Risiko von Harnwegsinfektionen **poten-** zielle schwere Langzeitschäden wie Nierenparenchymnarben, arterielle Hypertension und chronische Niereninsuffizienz. Hinsichtlich der optimalen Therapie besteht eine beträchtliche Kontroverse. Der Erhalt von Nierenparenchym und damit -funktion ist das oberste Ziel der Behandlung. Gleichzeitig soll eine Überbehandlung vermieden werden:

> Obwohl die Prävalenz des VUR bei gesunden Kindern mit 0,4–1,8 % hoch ist, entwickelt nur ein Teil der Kinder Harnwegsinfekte. Daher ist es wichtig, die Kinder frühzeitig zu erkennen, die von einer Intervention profitieren.

Ätiologisch wird ein primärer (angeborener) von einem sekundären VUR unterschieden, bei Letzterem steht die Therapie der Grunderkrankung (z. B. einer neurogenen Blase) im Vordergrund.

Häufig wird der VUR jedoch im Rahmen der Screeninguntersuchungen durch sonographisch aufgefallene, dilatierte Harnleiter diagnostiziert. Vermutlich bleibt der VUR in vielen Fällen asymptomatisch und verschwindet im Verlauf des Wachstums spontan. Liegt eine ausgeprägte Refluxnephropathie vor, kann eine arterielle Hypertonie oder chronische Niereninsuffizienz resultieren.

- Anamnese
– fieberhafte HWI mit/ohne sonographischer Dilatation des Harntraktes (Leitsymptom)
– Mikrohämaturie oder rezidivierende Flankenschmerzen (selten)

- Diagnostik
-- Miktionszystourethrographie (MCU) und Miktionsurosonographie (MUS)

Die Indikation zur apparativen Diagnostik zum Nachweis eines VUR ist kontrovers: Gemäß den **europäischen Guidelines der European Association of Urology (EAU)** sollte bei jedem Kind unter 24 Monaten nach dem ersten fieberhaften Harnwegsinfekt auch ohne sonographische Auffälligkeiten eine MCU durchgeführt werden. Im Gegensatz dazu sollte nach der **amerikanischen Leitlinie der American Academy of Pediatrics (AAP)** nach erstem fieberhaftem Harnwegsinfekt im Alter von 2 bis 24 Monaten nur dann eine MCU durchgeführt werden, wenn sonographische Auffälligkeiten bestehen. Zwischen diesen beiden diskrepanten Empfehlungen gilt es, eine klinische praktikable Lösung zu finden. In unserer Institution wird dies so gehandhabt, dass im 1. Lebensjahr nach erstem Harnwegsinfekt immer eine MCU durchgeführt wird (unabhängig vom Geschlecht des Kindes), danach nur bei pathologischem Sonographiebefund oder mehreren fieberhaften Harnwegsinfekten.

Unabhängig davon muss bei sonographisch retrovesikal dilatierten Harnleitern eine MCU auch zum Ausschluss einer obstruktiven Uropathie durchgeführt werden.

Die MCU ist trotz der Strahlenbelastung (s. Kapitel 14 „Strahlenexposition, Strahlenschutz") immer noch der Goldstandard der initialen VUR-Diagnostik, da die sonographische Refluxprüfung (sog. MUS) eine etwas geringere Sensitivität und Spezifität besitzt und zudem bei der Beurteilung der Harnleiterkonfiguration (Lage der Mündungen) und der Harnröhre unterlegen ist. Die MUS eignet sich daher eher zur Verlaufsbeurteilung oder Therapiekontrolle. Radiologisch wird der VUR in 5 Grade unterteilt (Abb. 5.14), die Unterteilung ist jedoch fließend und kann auch von Untersuchung zu Untersuchung in gewissem Maße schwanken.

-- DMSA-Szintigraphie

Die **DMSA-Szintigraphie** kann zum **Nachweis von Nierenparenchymnarben** und zur genauen Bestimmung der **Nierenpartialfunktion** eingesetzt werden. Dies kann hilfreich sein, um bei hochgradig dysplastischen Nieren die Entscheidung zwischen ablativen (Nephroureterektomie) und rekonstruktiven Verfahren (Ureterreimplantation) zu treffen. Von einigen Autoren wird die DMSA-Szintigraphie auch bei fieberhaften Harnwegsinfekten als primäre Diagnostik vor der MCU vorgeschlagen (sog. „top-down-approach"), da bei fehlender Ausbildung von Nierennarben nach fieberhaften Harnwegsinfekten nicht von einem therapiebedürftigen VUR auszugehen ist. Auch die Strahlenbelastung von 0,4–0,7 mSv pro Untersuchung und die Kosten müssen bei der Entscheidung berücksichtigt werden (Tab. 5.7).

- Prästationäre Diagnostik

Vor Behandlung eines VUR sollte bei älteren Kindern auf Zeichen einer **funktionellen Blasenentleerungsstörung** (DSD; Detrusor-Sphinkter-Dyskoordination), sowie eines funktionellen Dyseliminationssyndroms (Obstipationsneigung) geachtet werden. Eine entsprechende Anamneseerhebung (Enuresis, Dranginkontinenz, Miktionshäufigkeit) ist

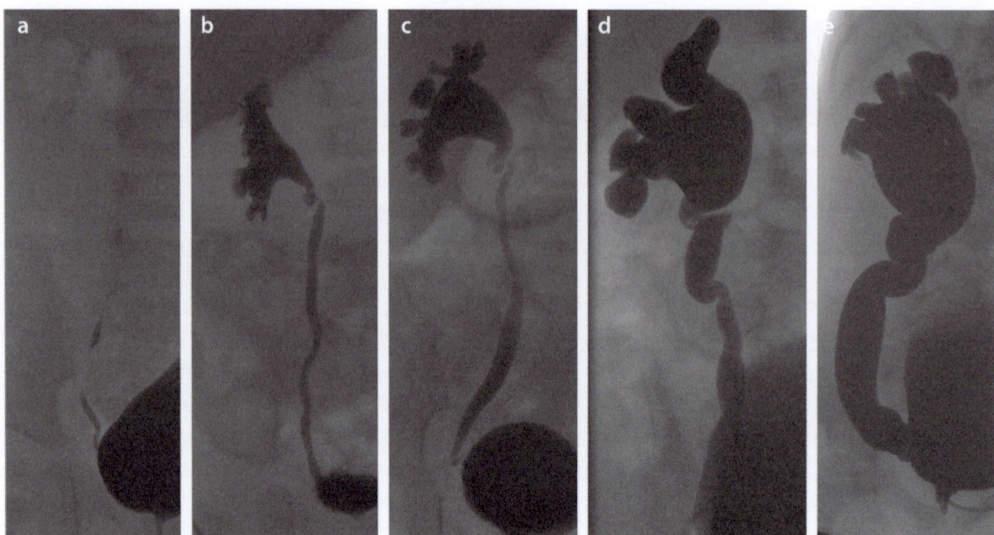

Abb. 5.14 VUR: Grad I: Reflux in den Ureter, aber nicht das Nierenbecken (**a**). Grad II: Reflux in das Nierenbecken ohne Zeichen der Dilatation (**b**). Grad III: beginnende Dilatation des Harnleiters und des Nierenbeckens (**c**). Grad IV: mäßige bis deutliche Dilatation von Nierenbecken und Kelchen (**d**). Grad 5: starke Erweiterung bis zur Verplumpung der Nierenbeckenkelche (**e**). Die Übergänge sind fließend

Tab. 5.7 Wichtige Differenzialdiagnosen

Differenzialdiagnosen	Symptome
Obstruktive Uropathien (u. a. primär obstruktiver Megaureter, Ureterabgangsstenose)	Selten Harnwegsinfekte; oft symptomlos, sonographisch ähnliche Befunde möglich
Ureter duplex/Doppelniere	Harnwegsinfekte bei VUR in die untere oder beide Anlagen; auch Obstruktion (Ureterabgangsstenose der unteren Anlage möglich). **Bei einer Doppelniere muss sonographisch immer eine Ureterozele ausgeschlossen werden.**

wichtig. Gegebenenfalls muss vor der Therapie eine Uroflowmetrie durchgeführt werden. In der MCU kann eine sogenannte „spinning top urethra" (dilatierter Blasenhals und dilatierte posteriore Urethra) als Zeichen für eine funktionelle Blasenentleerungsstörung gesehen werden.

- **Chirurgische Vorstellung**

Eine kinderchirurgische/kinderurologische Vorstellung sollte bei **Durchbruchsinfektionen** unter antibiotischer Reinfektionsprophylaxe erfolgen, um ggf. eine Reevaluation des Vorgehens zu ermöglichen. Bei Säuglingen mit **Persistenz des VUR über 1 Jahr** ohne Maturationstendenz ist eine Vorstellung zur Beurteilung der chirurgischen Therapieoptionen erforderlich. Des Weiteren sollte eine Mitbeurteilung auch immer bei Vorliegen von **anatomischen Besonderheiten** (z. B. Ureterozele) oder **Verdacht auf sekundären Reflux** aufgrund einer anderen Ursache erfolgen.

- **Chirurgische Therapie**

Die Therapie des vesikoureteralen Refluxes erfolgt heute risikostratifiziert und altersabhängig:

Tab. 5.8 Risikoadaptierte Therapieoptionen bei persistierendem VUR

	Hohes Risiko	Mittleres Risiko	Niedriges Risiko
VUR-Grad	Persistierend IV–V°	II–III°	I–II°
HWI	Durchbruchs-HWI		Keine (Durchbruchs-)HWI
DMSA	Nierenparenchymnarben		Keine Nierennarben
Besonderheiten	Rezidiv-VUR nach Endoskopie Anatomische Auffälligkeiten (z. B. Ostiumektopie, Hutch-Divertikel, Ureterozele)	DSD/LUTS/DES +/–	Keine DSD/LUTS/DES
Therapie	Chirurgisch	Endoskopisch	Konservativ

DSD Detrusor-Sphinkter-Dyskoordination, *LUTS* „lower urinary tract symptoms", *DES* „dysfunctional elimination syndrome"

- Im 1. Lebensjahr wird aufgrund der hohen Maturationstendenz ab VUR II° oder höher eine antibiotische Reinfektionsprophylaxe durchgeführt. Bei der Wahl des Präparates ist auf die regionale Resistenzlage bzw. auf das Keimspektrum vorhergehender Harnwegsinfekte zu achten. Häufig verwendet werden ein Cephalosporin (z. B. Cefaclor; 10 mg/kgKG/Tag), Trimethoprim (2 mg/kgKG/Tag) oder Nitrofurantoin (1–2 mg/kgKG/Tag) 1-mal abends als Einzeldosierung.

> Mit Ablauf des 1. Lebensjahres bzw. 1 Jahr nach Diagnosestellung sollte die MCU zur Beurteilung der Maturation wiederholt werden.

- Je nach Risikogruppe kann dann eine adäquate Therapieform empfohlen werden, wobei es Überlappungen zwischen den Gruppen gibt. Die verschiedenen Therapieoptionen müssen mit den Eltern gemeinschaftlich besprochen und abgewogen werden (Tab. 5.8).

Operatives Vorgehen
Bei der Therapie des VUR hat die **chirurgische** Korrektur die **höchste Erfolgsrate (90–95 %)**. Standardverfahren ist die modifizierte **Ureterreimplantation nach Leadbetter-Politano,** alternativ kann auch eine chirurgische **Antirefluxplastik nach Lich-Gregoir oder Cohen** durchgeführt werden. Eine intraoperative Schienung ist in der Regel nicht erforderlich. Bei beidseitigem VUR sollte ein zweizeitiges Vorgehen mit einem Intervall von mindestens 3 Monaten zwischen den Operationen angestrebt werden, um eine postoperative Blasenentleerungsstörung möglichst zu vermeiden.

Endoskopische Therapie
Eine endoskopische Antirefluxplastik mit Dextranomer/Hyaluronsäure (DxHA) ist technisch einfach und minimalinvasiv. Die **Erfolgsrate** entspricht jedoch nicht der offenen chirurgischen Korrektur und erreicht bestenfalls **80 % bei niedriggradigem VUR, bei hochgradigem VUR** sinkt die Erfolgsrate auf **unter 50 %**. Daher ist postoperativ in der Regel eine MCU zur Erfolgskontrolle indiziert. Zeigt sich ein behandlungsrelevanter persistierender Reflux, sollte eine operative Therapie angeboten werden.

Konservative Therapie
Bei Kindern mit niedriger Risikokonstellation kann nach dem 1. Lebensjahr auch eine konservative „watchful waiting"-Therapie ohne weitere Reinfektionsprophylaxe erfolgen. In

◘ **Tab. 5.9** Komplikationen

Komplikation	Symptome	Management
Rezidiv/Persistenz des VUR (nach endoskopischer Antirefluxplastik oder Harnleiterreimplantation)	Fieberhafte Harnwegsinfekte; Persistenz in der MCU	In Abhängigkeit von Refluxgrad; bei höhergradigem Reflux offene Harnleiterreimplantation
Spätobstruktion (v. a. nach endoskopischer Antirefluxplastik)	In der Regel keine; sonographisch Hydronephrose mit Megaureter	Bei szintigraphisch (MAG 3) nicht ausreichendem Abflussmuster Harnleiterreimplantation

diesem Fall entfällt, weitere Infektfreiheit vorausgesetzt, auch die Notwendigkeit einer weiteren Kontrolle der Maturation des VUR durch eine MCU. Eine sorgfältige Instruktion der Eltern ist Voraussetzung für diesen Ansatz.

- **Postoperative Betreuung**

Nach chirurgischer Korrektur des VUR wird der Urin für einige Tage über einen suprapubischen Blasenkatheter abgeleitet, der vor Entlassung nach „Blasentraining" entfernt wird. Gelegentlich kann eine intermittierende anticholinerge oder spasmolytische Medikation zur Vermeidung von postoperativen Blasenspasmen sinnvoll sein. **Eine Erfolgskontrolle mittels MCU ist nach endoskopischer Antirefluxplastik empfohlen, bei operativer Korrektur aufgrund der hohen Erfolgsrate hingegen entbehrlich.** Bis zu dieser Kontrolle (in der Regel nach 3 Monaten) wird auch die Reinfektionsprophylaxe weitergegeben; nach operativer Korrektur noch 6 Wochen. **Jährliche sonographische Verlaufskontrollen** sollten zum Ausschluss einer Spätobstruktion durchgeführt werden (◘ Tab. 5.9).

> **Schon gewusst?**
>
> – Bei jedem Säugling mit erstem fieberhaftem Harnwegsinfekt in den ersten 12 Lebensmonaten sollte eine Abklärung hinsichtlich eines VUR durchgeführt werden.

> – Die Unterweisung der Eltern im Erkennen von Harnwegsinfekten ist bei allen Patienten mit VUR wichtig. Gegebenenfalls können Schnelltests (Teststreifen) rezeptiert werden.

5.7 Enuresis

Larissa Merten und Gabriel Götz

Einnässen (Harninkontinenz) ist ein häufiger Vorstellungsgrund in der kinderärztlichen Praxis. Dennoch nimmt nur ein Drittel aller Betroffenen medizinische Hilfe in Anspruch. Gemäß der International Children's Continence Society (ICCS) sollte auf eine einheitliche Einteilung und Nomenklatur geachtet werden (◘ Tab. 5.10, ◘ Abb. 5.15).

> Eine Harninkontinenz bis zum Alter von 5 Jahren gilt als physiologisch. 20–25 % der 4-Jährigen nässen nachts und 8–10 % tagsüber noch regelmäßig ein.

Die monosymptomatische Enuresis (MEN) betrifft zwei Drittel aller Kinder. Die **Spontanremissionsrate** beträgt 15 %/Jahr. Bei Non-MEN sistiert in der Regel zuerst die Tagessymptomatik. Nachts nässen noch 7–13 % der 7-Jährigen, 5 % der 10-Jährigen und <1 % der 16-Jährigen ein.

Urologie

Tab. 5.10 Einteilung der Harninkontinenz

Organische Harninkontinenz	Nicht-organische Harninkontinenz
– Fehlbildung der Harnwege (häufig assoziiert mit Fehlbildungen der Niere, z. B. ektop mündender Ureter beim Mädchen) – Neurogene Blasendysfunktion (angeboren, erworben, z. B. sakrale Dysgenesie) – Vaginaler Influx – Harnröhrenklappen beim Jungen – Andere	Häufige Formen – Überaktive Blase/Dranginkontinenz (sog. „overactive bladder" [OAB]) mit imperativem Harndrang – Miktionsaufschub (sog. „voiding postponement") mit seltener Miktion 2–3 mal/täglich, häufig Harndrang – Dyskoordinierte Miktion („dysfunctional voiding", Detrusor-Sphinkter-Dyskoordination [DSD]) mit Stakkatomiktion Seltene Formen – Unteraktive Blase (sog. „underactive bladder", früher: „lazy bladder") mit Miktion unter Einsatz der Bauchpresse, häufig Restharn – Belastungsinkontinenz (Stressinkontinenz) – Lachinkontinenz (Giggle-Inkontinenz) – Andere

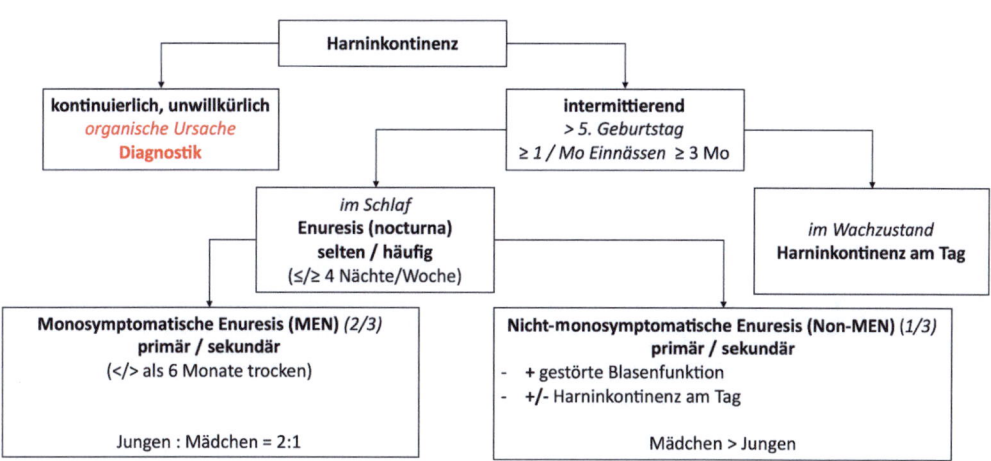

Abb. 5.15 Einteilung der kindlichen Harninkontinenz gemäß der International Children's Continence Society. (Mod. nach **AWMF Leitlinie S2k 028/036**)

- **Anamnese**
- **nächtliches** Einnässen unterschiedlicher Frequenz, „Kind wird nicht wach", erhöhte Trinkmengen am Abend
- Haltemanöver, imperativer Harndrang und Harnträufeln häufig bei Tagesinkontinenz
- Stuhlanamnese zum Ausschluss einer sekundären Enuresis
- Abfragen von Vorerkrankungen/-operationen (insbesondere am Harntrakt)
- Familienanamnese (Wiederholungsrisiko: 43 % bei einem bzw. 77 % bei 2 betroffenen Elternteilen)

- **Basisdiagnostik gemäß AWMF-Leitlinie (S2k 028/036)**
- **Fragebögen/Protokolle** (Anamnesebogen, Trink- und Miktionsprotokoll über mindestens 48 h, Kontinenzprotokoll inklusive Darmentleerung über 14 Tage)
- **Screening für psychische Symptome** mittels validierter Breitband-Elternfragebogen

- **Anamnesegespräch**
- **Urinuntersuchung** (Streifentest meist ausreichend)
- **Untersuchung** des äußeren Genitals (z. B. Phimose, Labiensynechie, Vulvitis, Harnträufeln aus dem Introitus vaginae?), lumbosakral (Hinweis auf Dysraphie? Sakrale Fehlbildung?), anal (Obstipation, Antepositio ani, Fissuren, Mariske o. Ä.?), neurologische Auffälligkeiten?
- **Sonographie der Nieren und ableitenden Harnwege:** Darstellungen von Nierenfehlbildungen, Harntransportstörungen, Restharn, Blasenwanddicke, stuhlgefülltes Rektum/Rektumdurchmesser?

Kinder mit monosymptomatischer Enuresis bedürfen keiner weiteren Diagnostik. Bei Kindern mit Tagesinkontinenz oder nichtmonosymptomatischer Enuresis ist eine weiterführende urologische Diagnostik indiziert. Diese findet meist in einer dafür spezialisierten Sprechstunde der Kindernephrologie oder Kinderchirurgie/Kinderurologie statt und beinhaltet die **Uroflowmetrie mit Restharnbestimmung und Beckenboden-EMG** (Auswertung gemäß ICCS-Empfehlungen). Kinder mit Verdacht auf eine organische Ursache bedürfen einer entsprechenden fachärztlichen Abklärung.

■ **Therapie**

Die Therapie erfordert häufig viel Geduld und bedarf der Motivation von Kindern und Eltern. Therapeutische Maßnahmen sollten in einer bestimmten Reihenfolge initiiert werden. **Initial erfolgt immer die Behandlung der Komorbiditäten: Stuhlinkontinenz/Obstipation, psychische Störungen, symptomatische HWIs** (antibakterielle Prophylaxe mit Nitrofurantoin für 6 Monate, Auslassversuch), anschließend die der Tagesinkontinenz sowie zuletzt der Enuresis nocturna.

■■ **Urotherapie**

> Die Urotherapie bildet die Grundlage in der Behandlung der Harninkontinenz, 40 % der Kinder können damit geheilt werden, bei 40 % stellt sich eine Verbesserung ein.

Sie ist erste Maßnahme sowohl bei einer Enuresis als auch Inkontinenz mit überaktiver Blase oder Miktionsaufschub. Eine Urotherapie richtet sich an Kinder und Eltern und umfasst Informationen, Instruktionen zu optimalem Miktions-, Trink- und Ernährungsverhalten sowie die Dokumentation von Symptomatik und Miktion. Zentrale Fragen sind: Was ist normal? Was ist im individuellen Fall gestört? Was ist nicht effektiv? Was kann man tun? Eine Betreuung der Therapie durch den Arzt/Urotherapeuten ist anzustreben. Allgemeine Empfehlungen sind:

- bei Harndrang rasche Entleerung der Blase in entspannter Haltung und in Ruhe
- kindgerechter Toilettensitz, Füße aufgestellt
- 5 bis 7 Toilettengänge pro Tag
- Die Trinkmenge (40–50 ml/kgKG/Tag) sollte gleichmäßig über den Tag verteilt, bei Enuresis nocturna zum Abend verringert werden, z. B. 7-Becher-Regel: 7 Becher mit je 150–200 ml über den Tag verteilt, letzter Becher 2 h vor dem Schlafengehen. Trinken und Miktion gehören dabei zusammen.
- Die Dokumentation der Symptomatik/des Erfolges z. B. in einem kindgerechten Plan (trockene/nasse Nächte) lenken die Aufmerksamkeit auf das Therapieziel (kognitives Verhalten).

Apparative Verhaltenstherapie, Desmopressin

Bei ausbleibendem Erfolg sollte sich eine **apparative Verhaltenstherapie** oder **Desmopressin-Behandlung** anschließen.

> Die apparative Verhaltenstherapie (AVT, sog. „Klingelhose") hat eine Erfolgsrate von 50–80 %.

Sie ist v. a. für Kinder mit MEN, geringgradig verminderter Blasenkapazität und normaler nächtlicher Urinausscheidung zu empfehlen und wird über mindestens 2 bis 3 Monate durchgeführt. Voraussetzung ist die Bereitschaft der Familie. Sollte die AVT nicht greifen oder entscheidet sich die Familie dagegen, kann die nächtliche Urinproduktion mittels Desmopressin verringert werden (Einnahme 30–60 min vor dem Einschlafen; Beginn mit 0,2 mg, Steigerung bis 0,4 mg möglich; Alternative: Schmelztabletten 120–240 µg; Therapiedauer: 3 Monate). Gegebenenfalls kann Desmopressin mit einem Anticholinergikum kombiniert werden.

> Die Desmopressin-Therapie erreicht bei 30 % der Kinder einen guten, bei 40 % einen teilweisen Behandlungserfolg.

Bei Nichtansprechen sollte die Behandlung nach 4 Wochen beendet werden. Der Langzeiterfolg wird mit 18–38 % angegeben, die Therapie sollte ausgeschlichen werden, um einem Rezidiv vorzubeugen. Vor allem ältere Kinder profitieren von dieser Behandlung.

Die Gabe von Desmopressin oder einem Anticholinergikum (Propiverin, 0,8 mg/kgKG/Tag in 2 ED; Oxybutynin, 0,3 mg/kgKG/Tag in 2 ED) zusätzlich zur AVT bringt keine Vorteile gegenüber der alleinigen AVT.

Schon gewusst?

- Die **Kontinenzentwicklung verläuft meist nach einem typischen Muster: Stuhlkontinenz, Harnkontinenz tagsüber, Harnkontinenz nachts.** Sowohl ein zu frühes, forciertes als auch ein zu spätes, liberales Sauberkeitstraining werden als ungünstig angesehen.
- Ein sog. **„dysfunctional voiding"** (Detrusor-Sphinkter-Dyskoordination) bezeichnet die habituelle Kontraktion des Beckenbodens bei Miktion (nichtneurogene neurogene Blase, früher: Hinman-Syndrom). Diese autonomen Detrusorkontraktionen mit pathologisch erhöhtem Detrusordruck und verminderter Compliance der Blasenwand können mit rezidivierenden Pyelonephritiden und einer chronischen Niereninsuffizienz einhergehen.
- Bei der intermittierenden Harninkontinenz am Tag findet sich in einem Drittel auch eine Obstipation bzw. Stuhlinkontinenz (sog. „bowel-bladder-interaction"), v. a. zusammen mit einer Dranginkontinenz oder einem Miktionsaufschub.
- Bei Kindern mit Stuhlinkontinenz (30–50 %), Harninkontinenz tagsüber (20–40 %) und bei sekundären Formen der Enuresis (20–30 %) finden sich signifikant häufiger kinder- und jugendpsychiatrische **Komorbiditäten** als bei kontinenten Kindern (10 %).
- Eine **Therapie mit Desmopressin muss ein- und ausgeschlichen werden** und sollte nicht punktuell zu bestimmten Ereignissen gegeben werden (z. B. Klassenfahrten). Entsprechende Schemata bieten die jeweiligen Hersteller an. Die abendliche Trinkmenge darf 250 ml nicht überschreiten, nächtli-

ches Trinken sollte unterlassen werden (Kontraindikation: Polyurie/Polydipsie). Kopfschmerzen, Übelkeit, Erbrechen, Gewichtszunahmen, Krampfanfälle und hypotone Hyperhydratation sind relevante Nebenwirkungen.
- Bei ausbleibendem Erfolg der Urotherapie sollten **Anticholinergika** bei der überaktiven Blase bzw. Biofeedbacktraining bei der dyskoordinierten Miktion eingesetzt werden. Mögliche Nebenwirkungen sind: Obstipation, Restharnbildung, Tachykardie, Mundtrockenheit, Hautrötung, Kopfschmerzen, Schwindel, Sehstörungen, Müdigkeit und Konzentrationsstörungen.
- Das spätabendliche Wecken wird von vielen Eltern praktiziert. Dies **verbessert die Arousalfunktion nicht, reduziert aber die Zahl der nassen Nächte** und führt so zu einer Entspannung der familiären Situation.
- Es existiert keine Evidenz für die Wirksamkeit naturheilkundlicher Ansätze, Hypnotherapie, manueller Therapie oder Akupunktur.

5.8 Varikozele

Larissa Merten und Robin Wachowiak

Bei der Varikozele handelt es sich um eine Erweiterung des Venenkonvoluts des Hodens (Plexus pampiniformis). Die Ursache ist eine nahezu rechtwinklige Einmündung der V. testicularis in die V. renalis auf der linken Seite kombiniert mit insuffizienten Venenklappen. Dies führt zu einer langen, hydrostatischen Drucksäule, gegen die die distale V. testicularis und der Plexus pampiniformis ankämpfen müssen, weshalb das System schließlich dekompensiert. Daher befinden sich ungefähr **90 % der primären Varikozelen auf der linken Seite.** Rechtsseitige Varikozelen sind in der Regel weniger stark ausgeprägt und meist nur mit Doppler-Ultraschall erkennbar.

Selten entstehen Varikozelen sekundär aufgrund einer retroperitonealen Pathologie, die den venösen Rückstrom des Plexus pampiniformis über die V. testicularis behindert (z. B. **retroperitoneale Raumforderung** wie Wilms-Tumor, Lymphom, Neuroblastom, Thrombose).

Die **Prävalenz einer Varikozele beträgt bis zu 30 %** (wenn mithilfe der Sonographie danach gesucht wird) und betrifft v. a. Jungen in der Pubertät; **20 % der Jugendlichen mit Varikozele entwickeln im Verlauf eine verminderte Fertilität.**

- **Anamnese**
- langsam progrediente, meist schmerzlose, skrotale Schwellung
- selten Beschwerden, ggf. lage-/temperaturabhängig (Zunahme in der Badewanne?)

- **Blickdiagnosen**

Weiche Größenzunahme im Bereich des Samenstrangs (**„Sack voller Würmer"**) (◘ Abb. 5.16).

- **Untersuchung**
- Abhängig von der Untersuchung des äußeren Genitals **im Stehen** unterscheidet man 3 Schweregrade (◘ Tab. 5.11).
- Zusätzlich erfolgt die Palpation der Hodengröße im Seitenvergleich **(70 % der Jungen mit Varikozele haben einen verkleinerten ipsilateralen Hoden)** (◘ Tab. 5.12).

- **Prästationäre Diagnostik**
- **Sonographie** Hoden und Gefäße: Beurteilung des Plexus pampiniformis (venöser Rückstrom) sowie des Hodenvolumens (ggf. unter Valsalva)

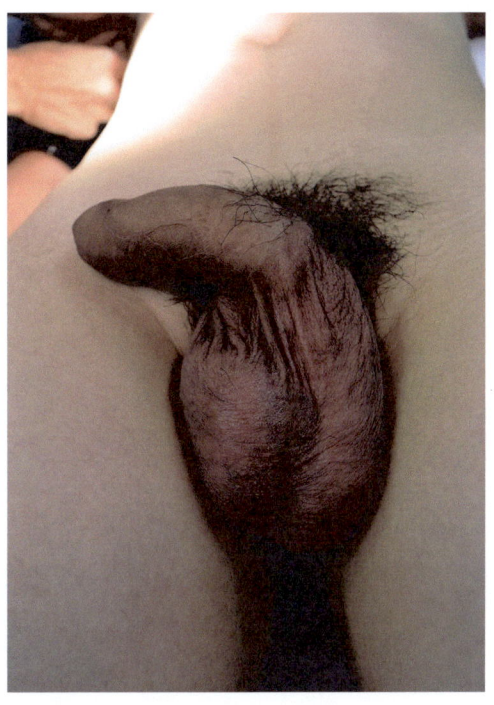

Abb. 5.16 Vergrößertes oberes Hemiskrotum links entlang des Samenstranges (angedeuteter „Sack voller Würmer")

- **Sonographie** von Abdomen/Harntrakt (bei allen präpubertären Jungen sowie einer isolierten rechtsseitigen Varikozele): Ausschluss einer **sekundären Varikozele** (retroperitonealer Tumor, z. B. Nierentumor)

- **Chirurgische Vorstellung**
Bei einer schmerzlosen Hodenschwellung mit Verdacht auf Varikozele kann eine chirurgische Vorstellung elektiv erfolgen.

> Eine OP-Indikation besteht nach den Empfehlungen der European Association of Urology (EAU) bei einer Volumendifferenz des betroffenen Hodens zur Gegenseite um mehr als 2 ml bzw. 20 %, beidseitig palpablen Varikozelen, Symptomen (z. B. Schmerzen) sowie auffälligem Spermiogramm.

- **Chirurgische Therapie**
Die Behandlung der Varikozele kann operativ (offen oder laparoskopisch), mittels retro- bzw. anterograder Sklerosierung oder Embolisation erfolgen. Keines der Verfahren ist nach aktueller Evidenz überlegen. Allen Eingriffen gemeinsam ist die Unterbrechung der V. testicularis, wodurch der venöse Rückstau in den Plexus pampiniformis verringert wird. Operativ kann entweder das gesamte testikuläre Gefäßbündel (Arterie, Vene, Lymphgefäße; sog. Palomo-Operation) durchtrennt oder die A.

Tab. 5.11 Einteilung der Varikozele anhand der klinischen Untersuchung

Grad	Varikozele bereits
I	Unter Valsalva-Manöver tastbar
II	Unter Ruhebedingungen tastbar
III	Unter Ruhebedingungen sichtbar

Tab. 5.12 Wichtige Differenzialdiagnosen

Differenzialdiagnosen	Symptome
Hydrozele	Schmerzlose Schwellung skrotal, ggf. ausdrückbar
Leistenhernie	Reponible Vorwölbung in der Leiste
Hodentumor	Schmerzlose Größenzunahme des Hodens. Häufig späte Vorstellung, da schambelastet. Raumforderung intraskrotal palpabel
Akutes Skrotum (z. B. Hodentorsion)	(Vor)pubertäre Jungen; plötzlicher Beginn, oft mit Erbrechen; skrotaler Druckschmerz mit Rötung, Schwellung

Tab. 5.13 Komplikationen

Komplikation	Symptome	Management
Wundinfektion	Rötung, Schwellung, Sekretion umbilikal bzw. an den Trokarstellen	Chirurgische Vorstellung, lokale Antibiotikatherapie, bei Abszedierung Spaltung und Drainage in Lokalanästhesie bzw. Kurznarkose
Rezidiv (0–18 %)	Erneute Varikozele	Abhängig von Operationsindikation, ggf. erneute Intervention
Hydrozele (0–29 %)	Pralle, indolente skrotale Schwellung	Bei Schmerzen oder großer Hydrozele kann eine Hydrozelenresektion indiziert sein (0–30 %)
Hodenatrophie (<1 %)	Abnahme der Hodengröße	Ggf. Implantation einer Hodenprothese frühestens 6 Monate postoperativ

testicularis (sog. Artery-sparing-Verfahren; Bernardi-Operation) bzw. die Lymphgefäße (sog. Lymphatic-sparing-Verfahren) erhalten werden. Die Schonung der Lymphgefäße senkt die Wahrscheinlichkeit des Auftretens einer postoperativen Hydrozele und sollte – unabhängig vom gewählten Verfahren – bei dem Eingriff gewahrt werden.

- **Postoperative Betreuung**
- Klinisches Follow-up nach 3, 6, 12 und 24 Monaten zur Beurteilung der klinischen Rückbildung der Varikozele bzw. Ausbildung einer postoperativen Hydrozele, die sich bevorzugt im zweiten postoperativen Jahr zeigt.
- Auch postoperativ besteht häufig noch eine Erweiterung des Plexus pampiniformis. Diese zeigt sich im Verlauf regredient. Der Patient muss präoperativ darüber informiert werden (Tab. 5.13).

Schon gewusst?

- Man geht davon aus, dass die testikuläre Dysfunktion bzw. Subfertilität bei Jungen mit Varikozele auf verschiedene Arten hervorgerufen wird. Hierzu gehört zum einen die testikuläre Hyperthermie. Die Varikozele beeinträchtigt die Mechanismen, welche das Skrotum 1–2 Grad Celsius kälter als die Körperkerntemperatur werden lassen und beeinflusst daher die Spermatogenese. Zum anderen wird spekuliert, dass Varikozelen durch Reflux von renalen und adrenalen Metaboliten in die V. testicularis eine Hypoxie und oxidativen Stress hervorrufen.
- Die Indikation zur operativen Therapie wird kontrovers diskutiert. Evidenz besteht für eine postoperative Zunahme des Hodenvolumens (sog. „catch up

growth") sowie der Spermienkonzentration im Vergleich zum abwartendem Management. Hinsichtlich des Benefits einer Operation bezüglich Vaterschaftsraten und Fertilität kann aktuell keine evidente Aussage getroffen werden.
— Ein hoher BMI senkt die Wahrscheinlichkeit für eine Varikozele.

5.9 Akuter Harnverhalt

Frank-Mattias Schäfer und Maximilian Stehr

Der akute Harnverhalt bei Kindern ist ein seltenes Ereignis, das durch eine Vielzahl von Ursachen ausgelöst werden kann (◘ Tab. 5.14).

> Er ist definiert als die Unmöglichkeit, bei über Altersnorm gefüllter Blase über einen Zeitraum von mehr als 12 h willentlich zu miktionieren.

In seltenen Fällen können auch große Utrikuluszysten beim Jungen oder Fremdkörper in der Blase/Harnröhre ursächlich sein, beim Mädchen auch eine Hymenalatresie oder ein Hämatokolpos.

Jungen sind etwa 3-mal so häufig betroffen wie Mädchen. Während bei Jungen häufig mechanische Ursachen oder lokale Entzündungen (Balanitis!) vorliegen, ist bei Mädchen häufiger eine Obstipation oder „dysfunctional voiding" ursächlich.

- **Blickdiagnosen**
— starke bis stärkste Schmerzen v. a. im Unterbauch
— vegetative Symptome v. a. bei kleineren Kindern (Unruhe, Blässe)
— sichtbar distendierte oder palpable Blase, die bis zum Bauchnabel reichen kann
— manchmal tröpfelnde Überlaufmiktion möglich, gelegentlich Makro- oder Hämaturie je nach Ursache

- **Untersuchung**
— Palpation des Abdomens, Prüfung auf Nierenlagerklopfschmerz
— Inspektion des Lumbosakralbereiches, orientierende neurologische Untersuchung

◘ **Tab. 5.14** Ursachen eines akuten Harnverhalts nach Häufigkeit

Ursachen	Häufigkeit (%)
Mechanisch: Harnblasen- oder Harnröhrensteine, Harnröhrenstrikturen, Polypen	28–33
Idiopathisch	12–27
Nichtneurogene Blasenentleerungsstörung („dysfunctional voiding")	15
Lokale inflammatorische Geschehen (Urethritis, Balanitis)	7–15
Akute Obstipation	5–15
Harnwegsinfekte	7–13
Neurologische Grunderkrankung	10
Trauma	10
Ureterozelen	7
Iatrogen (vorherige Katheterisierung, Zirkumzision)	5
Psychogene Ursache	5
Benigne oder maligne Tumoren (Steißbeinteratome oder Rhabdomyosarkome)	1–9

◘ Tab. 5.15 Wichtige Differenzialdiagnosen

Differenzialdiagnosen	Symptome
Harnwegsinfekt	Schmerzen im unteren Abdomen, Dysurie, Pollakisurie, ggf. Flankenschmerzen, Fieber
(Chronische) Blasenentleerungsstörung im Rahmen einer neurologischen Grunderkrankung z. B. bei Spina bifida	Deutlich distendierte, aber eher schlaffe Blase, sonographisch dünne Blasenwand, ggf. Hydronephrose mit Megaureteren, Miktion nur mit Bauchpresse.

— Inspektion des äußeren Genitales, ggf. rektale Untersuchung
— Sonographie des Abdomens, der Blase und der Nieren (Hydronephrose, intravesikale Auffälligkeiten, Tumor?)
— Urinstatus mit Urinkultur (◘ Tab. 5.15)

❯ Das normale Blasenvolumen hängt vom Lebensalter ab und lässt sich nach der Hjälmas-Formel für Kinder von 4 bis 12 Jahren abschätzen: Blasenvolumen (ml) ≈ Lebensalter × 30 + 30.

▪ **Chirurgische Vorstellung**
Jederzeit bei akutem Ereignis.

▪ **Chirurgische Therapie**
Zu Beginn kann – v. a. bei kleineren Kindern – eine Behandlung im warmen Sitzbad versucht werden, bei der sich, kein mechanisches Hindernis vorausgesetzt, reflektorisch die Blase entleeren kann. Bei gleichzeitig vorhandener Obstipation können abführende Maßnahmen zu einer Miktion führen (Klysma).

Bei ausbleibendem Erfolg ist die transurethrale Einmalkatheterisierung indiziert (bei sehr ängstlichem, traumatisiertem Kind ggf. in kurzer Sedierung). Dies sollte jedoch nur beim Ersterereignis durchgeführt werden. In folgenden Fällen sollte von einer transurethralen Katheterisierung im Zweifelsfall abgesehen und eine temporäre suprapubische Harnableitung angelegt werden: Bei Rezidivharnverhalt oder vorgeschädigter Harnröhre, z. B. nach Hypospadiekorrekturen, nach Harnröhrenklappen oder anorektalen Fehlbildungen mit rektourethraler Fistel.

▪ **Postoperative Betreuung**
Nach Entlastung des Harnverhaltes steht die Ursachensuche bzw. die Behandlung der Grunderkrankung im Vordergrund. Bei Verdacht auf eine infravesikale Obstruktion sollte vor Zug des Blasenkatheters eine MCU durchgeführt werden.

Bei auffälligem neuropädiatrischem Untersuchungsbefund als Hinweis für eine neurogene Ursache sollten eine (Video-) Urodynamik und eine spinale MRT zum Ausschluss eines kaudalen Regressionssyndroms oder einer Syringomyelie, aber auch zum Ausschluss eines Tumors, durchgeführt werden (◘ Tab. 5.16).

◘ Tab. 5.16 Komplikationen

Komplikation	Symptome	Management
Harnblasentamponade durch Anlage eines suprapubischen Blasenkatheters	Sonographisch Blase mit im Vergleich zum Urin echodichterem Material ausgefüllt (Blutkoagel), stark blutiger Urin	Anlage eines transurethralen Katheters und Spülen der Harnblase mit physiologischer Kochsalzlösung, ggf. Zystoskopie

Urologie

Schon gewusst?

- Eine medikamentöse Therapie des Harnverhaltes wie beim erwachsenen Mann durch 5-Alpha-Reduktasehemmer oder Alpha-Rezeptor-Blocker ist im Kindesalter nicht indiziert.
- Jeder Harnverhalt im Kindesalter erfordert einen sicheren Ausschluss einer organischen bzw. tumorösen Ursache, insbesondere bei kleinen Kindern: Fast alle Kinder mit Harnverhalt aufgrund eines malignen Tumors sind <4 Jahre alt.

5.10 Akutes Skrotum

Steffi Mayer

Ein akutes Skrotum beschreibt die schmerzhafte Rötung und Schwellung eines, seltener beider Skrotalfächer, die verschiedene Ursachen haben können (Tab. 5.17). Häufig treten begleitend Bauchschmerzen auf. Im Umkehrschluss muss bei Bauchschmerzen obligat eine Untersuchung des äußeren Genitales erfolgen, um ein akutes Skrotum nicht zu übersehen. **Gerade bei Jugendlichen findet aus Scham häufig erst eine verzögerte ärztliche Konsultation** statt.

Hodentorsion

Prädisponierend für die intravaginale Torsion (Abb. 5.17a, b) des Jugendlichen ist eine vermehrte Mobilität des Hodens aufgrund einer verminderten Fixation des Hodens an der Skrotalwand (sog. Bell-Clapper-Deformität). Diese findet sich meist (90 %) bilateral, weshalb nach einseitiger **intravaginaler Hodentorsion** die prophylaktische Orchidopexie der Gegenseite indiziert ist. Im Gegensatz hierzu kommt es in der Neonatalperiode in der Regel aufgrund einer vermehrten Mobilität des Samenstranges zu einer **extravaginalen Hodentorsion** (Abb. 5.17c). Zumeist ist dies kein Akutereignis, sodass mitunter auf eine operative Freilegung verzichtet werden kann. Eine prophylaktische Orchidopexie ist bei perinataler Hodentorsion in der Regel nicht indiziert.

Tab. 5.17 Blickdiagnosen des akuten Skrotums

Akutes Skrotum	Alter	Anamnese	Blickdiagnose
Hodentorsion	Perinatal; 12–18. LJ	Akute massive Schmerzen, oft reflektorisches Erbrechen	Gerötetes Skrotum; höherstehender, praller, druckschmerzhafter Hoden; Kremasterreflex nicht auslösbar; Prehn-Zeichen negativ (Abb. 5.17)
Hydatidentorsion	7–12. LJ 5–10. LJ	Akute Schmerzen, kein Erbrechen	Prall-elastische, vom Hoden abgrenzbare Resistenz, „blue dot sign"; reaktive Hydrozele; Kremasterreflex erhalten (Abb. 5.18)
Idiopathisches Skrotalödem	5–11. LJ	Schmerzhafte Schwellung über ein Skrotalfach hinaus, oft auf Penis und Perineum übergreifend	Rötung und ödematöse Schwellung der Skrotalhaut (Penis, Leiste, Perineum, Gegenseite), Hoden/Nebenhoden selbst unauffällig (Abb. 5.19c)
Orchitis, Epididymitis	Jedes Alter	Mäßige Schmerzen, subakuter Beginn	Rötung, Überwärmung, Druckschmerz des Hodens und/oder Nebenhodens; Prehn-Zeichen positiv (Abb. 5.19b)

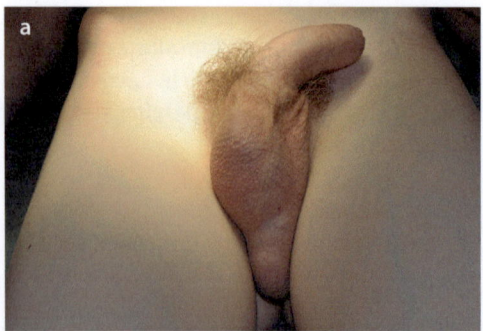
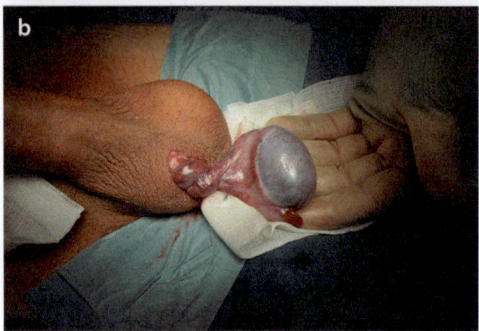
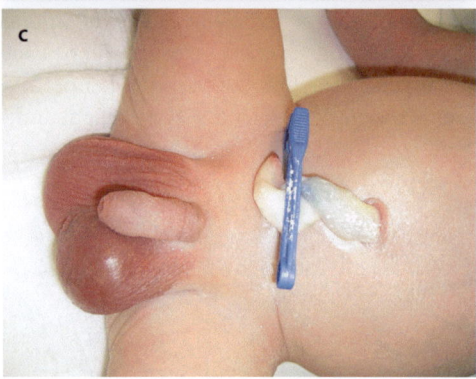

Abb. 5.17 Akute Hodentorsion eines 14-jährigen Jungen (**a**, **b**). Rechter Hoden steht deutlich höher als der linke, Skrotum geschwollen und gerötet (**a**). Intraoperativ intravaginale Torsion um 360°. Ödematöse Stauung von Hoden, Nebenhoden und Samenstrang (**b**). Bei peripartaler Torsion (hier links, **c**) fehlen oft akute Beschwerden (intrauterin abgelaufene Torsion), das Skrotum ist mäßig derb geschwollen. (Bildarchiv UKL)

> Wichtig ist, die akute Hodentorsion rasch zu erkennen und einer operativen Behandlung zuzuführen, da es hierbei durch eine venöse Stauung mit nachfolgender Ischämie und Infarzierung bereits nach 6–8 h zur irreversiblen Schädigung des Hodens mit Nekrose und Atrophie kommen kann.

Hydatidentorsion

Hydatiden (Abb. 5.18) sind kleine Anhängsel, die abhängig von ihrer Lokalisation auf verschiedene embryonale Residuen zurückzuführen sind. Die Inzidenz beträgt bis 20 %. Sie können am Hoden als Appendix testis (ehemals Müller-Gang) sowie am Nebenhoden als Appendix epididymidis (ehemals Wolff-Gang), als Giraldes-Organ (ehemals Urniere) oder als Haller-Organ (ehemals Vas aberrans) vorkommen.

Idiopathisches Skrotalödem

Hierbei (Abb. 5.19c) handelt es sich um eine reversible skrotale Schwellung unklarer Genese ohne Beteiligung der Hoden. Davon abzugrenzen sind lokale Entzündungen, die als nekrotisierende Fasziitis zum akuten Notfall werden (sog. Fournier-Gangrän). Dann muss eine umgehende antibiotische und radikale chirurgische Therapie erfolgen.

Epididymitis/Orchitis

Die Epididymitis (Abb. 5.19a, b) tritt meist reaktiv oder postentzündlich auf, seltener viral oder bakteriell im Sinne einer aszendierenden Infektion. Bei bakterieller Genese muss ein Reflux von Urin in den Vas deferens ausgeschlossen werden. Neben typischen Erregern eines HWIs kommen bei Jugendlichen auch typische Keime sexuell übertragbarer Krankheiten in Betracht. Die Orchitis tritt häufig hämatogen mit viraler Genese (Mumps, Coxsackie-Viren, Varizellen, Echoviren) auf.

> Selten kann eine Orchitis auch nach einer MMR-Impfung auftreten.

Urologie

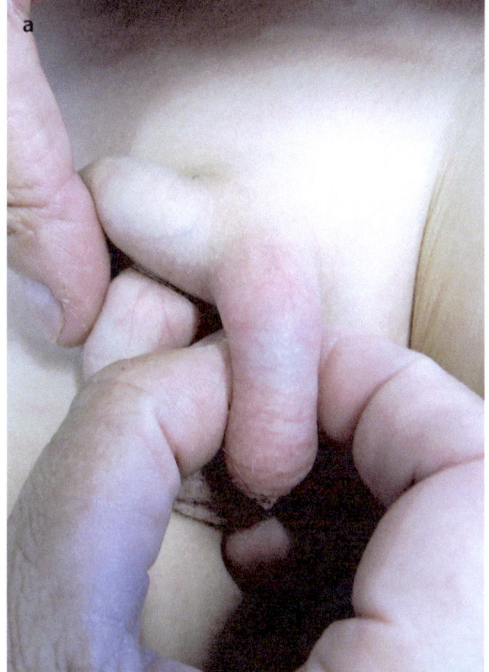
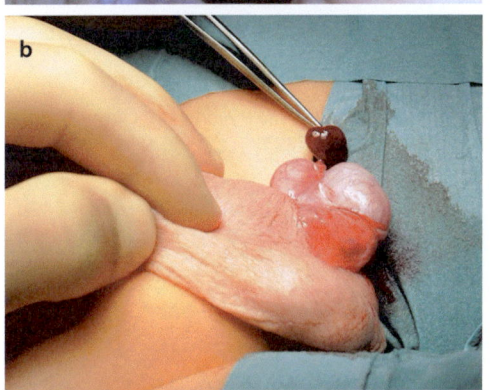
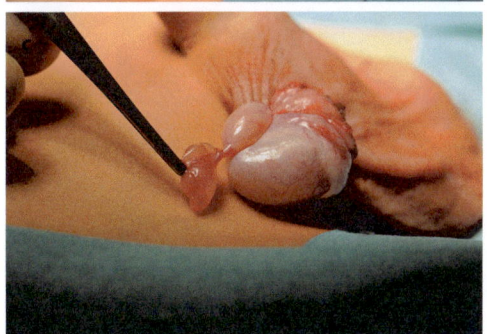

◘ **Abb. 5.18** Bläulich durchschimmernde, infarzierte Hydatide nach Torsion (sog. „blue dot sign", **a**). Die Torsion kann mit (**b**) und ohne (**c**) hämorrhagischer Infarzierung einhergehen

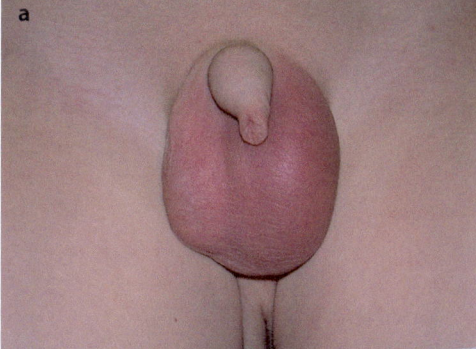
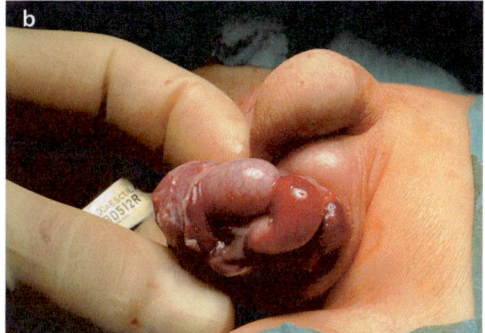
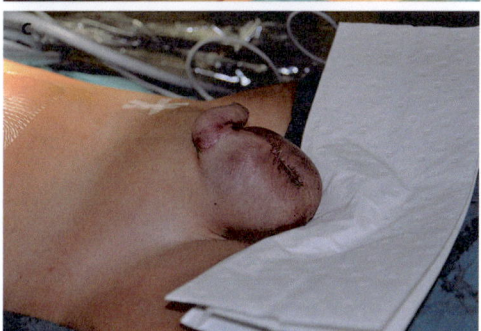

◘ **Abb. 5.19** Epididymitis links mit ausgeprägter Rötung und Schwellung (**a**). Intraoperativ bei Freilegung zum Ausschluss Hodentorsion hochroter, ödematös geschwollener Nebenhoden (**b**). Idiopathisches Skrotalödem mit diffuser Schwellung, z. B. perineal/inguinal/penil (**c**)

- **Untersuchung**
- **Kremaster-Reflex:** Bestreichen der Oberschenkelinnenseite induziert eine Aufwärtsbewegung des ipsilateralen Hodens
- „**Blue dot sign**" (◘ Abb. 5.18a): Durch die Infarzierung färben sich torquierte Hydatiden schwarz, was an der Haut einen bläulich schimmernden Knoten her-

Tab. 5.18 Wichtige Differenzialdiagnosen	
Differenzialdiagnosen	**Symptome**
Intrauterine Hodentorsion	Unbeeinträchtigtes Neugeborenes mit leerem Skrotum
Akute Appendizitis	Subakute Beschwerden, Beginn periumbilikal, Wanderung in der rechten Unterbauch („Migration")
(Inkarzerierte) Leistenhernie	(Nicht) reponible Vorwölbung im Bereich der Leiste
Hydrozele	(Nicht) ausdrückbare Schwellung des Skrotums, positive Diaphanoskopie, schmerzlos, Hoden selbst unauffällig
Varikozele	Schmerzlose Schwellung skrotal, „Sack voller Würmer"
Tumoren	Schmerzlose, langsam progrediente, derbe Größenzunahme eines Hodens (Abb. 5.21)
Erysipel, Phlegmone	Infektion mit Rötung, Schwellung, Überwärmung, ggf. Eintrittspforte, Fieber
Purpura Schönlein-Henoch	Seltene (Erst-)Manifestation, ein- oder beidseitige skrotale Schmerzen und Schwellung, Hodenbeteiligung möglich (10–20 %)

vorruft; dies ist pathognomonisch; eine Sonographie ist lediglich bei unklarem Befund notwendig
- **Prehn-Zeichen:** Beim Anheben des Hodens soll es bei einer Epididymitis/Orchitis durch Entlastung zu einer Besserung der Beschwerden kommen (positives Prehn-Zeichen), nicht jedoch bei einer Hodentorsion (negatives Prehn-Zeichen). Das Prehn-Zeichen ist ein unzuverlässiger Marker (Tab. 5.18).

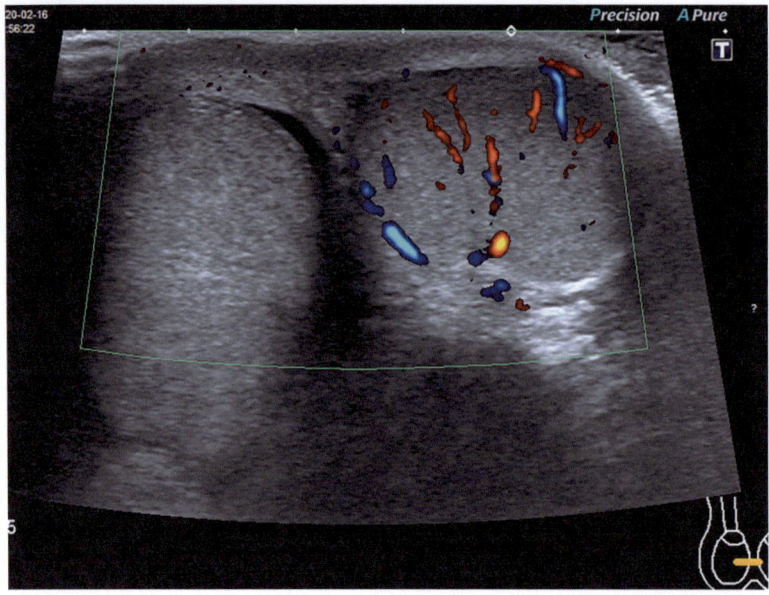

Abb. 5.20 Hodentorsion bei einem 13-jährigen Jungen. Im Ultraschall stellt sich der rechte Hoden im Vergleich zum linken schon leicht inhomogen dar. Es sind keine Farbpixel nachweisbar. (Mit freundl. Genehmigung von Dr. med. Ina Sorge, Leipzig)

Urologie

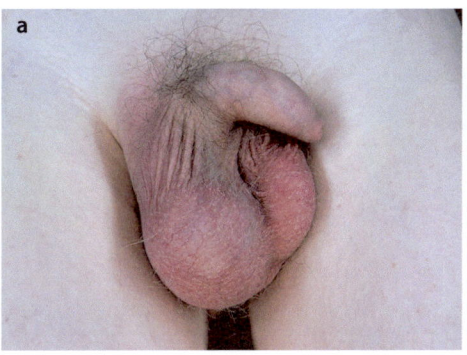 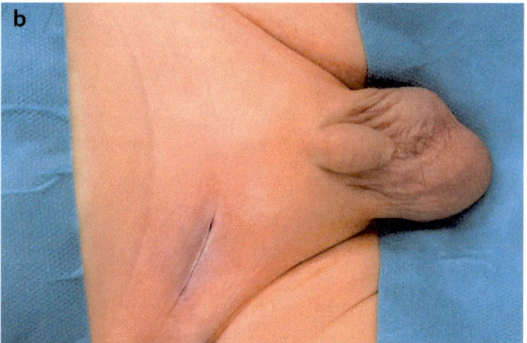

Abb. 5.21 Rhabdomyosarkom des Hodens rechts bei einem 14 Jahre alten Jungen (**a**) bzw. Dottersacktumor des Hodens rechts bei einem 8 Monate alten Säugling (**b**) mit progredienter Größenzunahme und zunehmenden Schmerzen. Typischerweise steht der betroffene Hoden tiefer (DD: Hodentorsion: höher!)

- **Prästationäre Diagnostik**
- **(Doppler-)Sonographie Genitale/Leiste:** morphologische Darstellung des Hodens und seiner Perfusion im Seitenvergleich (Abb. 5.20). Eine seitengleiche arterielle und venöse Durchblutung schließt eine Hodentorsion aus.
- **Urin-Stix und Urinkultur sowie ein Abstrich aus Harnröhrensekret bei Verdacht auf Orchitis/Epididymitis**
- **ggf. Labor** (Differenzialblutbild, CRP) bei Verdacht auf systemische Infektion

- **Chirurgische Vorstellung**

Das akute Skrotum ist primär eine klinische Diagnose. Bis zum Ausschluss des Gegenteils muss eine Hodentorsion angenommen werden und eine umgehende kinderchirurgische Vorstellung erfolgen.

> Eine präoperative Diagnostik sollte bei hochgradigem Verdacht auf eine Hodentorsion die operative Exploration des Skrotums nicht verzögern.

Eine manuelle Detorsion bei gesicherter Hodentorsion bleibt außerklinischen Notfällen oder absehbarem Zeitverzug für eine operative Versorgung vorbehalten. Dann gilt der Leitspruch: „Wird der Hoden dir zur Qual, drehe ihn nach lateral!" Allerdings ist bei einem Drittel der Patienten eine Detorsion nach medial notwendig.

- **Chirurgische Therapie**
- **Hodentorsion**

Die operative Freilegung des betroffenen Hodens ist bei Verdacht auf eine Hodentorsion immer indiziert (Notfallindikation!) (Abb. 5.17b). Diese erfolgt außerhalb der Perinatalperiode zumeist von skrotal, da in der Regel eine intraskrotale Hodentorsion vorliegt. Nach Eröffnung der Hodenhüllen wird der Hoden detorquiert und nach einsetzender Erholung pexiert. Nur bei eindeutig nekrotischem Hoden erfolgt eine Ablatio testis. Die prophylaktische Orchidopexie der Gegenseite kann in gleicher Sitzung oder innerhalb von 4 bis 6 Wochen erfolgen.

- **Hydatidentorsion**

Primär ist ein exspektatives Management mit Analgesie und Schonung indiziert, da es innerhalb weniger Tage zur Beschwerdefreiheit kommt. Eine Indikation zur opera-

◘ Tab. 5.19 Komplikationen

Komplikation	Symptome	Management
Hodentorsion Infektion (z. B. eines nekrotischen Hodens)	Lokale und/oder systemische Entzündungszeichen	Sonographie, Entzündungsparameter, antibiotische Therapie, ggf. erneute Freilegung und Ablatio testis

tiven Freilegung mit Abtragung der Hydatide sind persistierende bzw. progrediente Beschwerden oder eine unklare Situation (DD Hodentorsion) (◘ Abb. 5.18).

Idiopathisches Skrotalödem
Trotz des oft eindrücklichen Befundes kommt es innerhalb weniger Tage zu einer spontanen Regression des Lokalbefundes, die durch Analgetika und Antihistaminika beschleunigt werden kann. Es besteht ein Rezidivrisiko von 10 %.

Epididymitis, Orchitis
Da meist nichtbakterielle Ursachen vorliegen, erfolgt primär lediglich eine symptomatische Therapie mit Analgesie und antiinflammatorischer Therapie mit NSAIDs sowie körperliche Schonung, ggf. Hodenbänkchen. Bei Anzeichen einer systemischen Infektion mit Fieber und erhöhten Entzündungswerten bzw. einem Erregernachweis im Urin ist eine antibiotische Therapie indiziert. Bei rezidivierenden Entzündungen muss eine weiterführende kinderurologische Diagnostik (gezielte Bakteriologie, Uroflowmetrie, MCU, ggf. Zysturethroskopie und/oder Urodynamik) zum Ausschluss von Anomalien der Harnsamenwege (25 %) erfolgen (◘ Tab. 5.19).

> **Schon gewusst?**
> - Etwa 90 % aller **Hodentorsionen** treten bei Teenagern um das **14. Lebensjahr** auf, wobei der rechte Hoden 1,5-mal häufiger betroffen ist.
> - Die weniger empfindlichen hormonproduzierenden Leydig-Zellen haben eine verlängerte Ischämiezeit von ca. 10–12 h, sodass auch nach irreversibler Schädigung des Keimepithels noch eine Teilfunktion des Hodens erhalten bleibt. Die Ablatio testis ist demnach nur in Ausnahmefällen primär indiziert (Nekrose).
> - Nach Ablatio testis kann auf Wunsch des Patienten nach der Pubertät eine Hodenprothese eingesetzt werden.
> - Eltern und Patienten sind darüber aufzuklären, dass bei erneuten Hodenschmerzen eine umgehende kinderchirurgische Vorstellung erfolgen muss. Retorsionen der ipsi- und kontralateralen Seite trotz erfolgter Orchidopexie sind beschrieben.
> - Die Morgagni-Hydatide des Hodenoberpols ist ein Überbleibsel des Müller-Ganges, aus dem sich die weiblichen Geschlechtsorgane entwickeln. Giovanni Battista Morgagni (1682–1771) war ein italienischer Arzt und Anatom, der mit seiner Vorstellung, dass jeder Störung der Gesundheit eine anatomische Veränderung zuzu-

ordnen sein muss, als Begründer der modernen Pathologie gilt.
— Aufgrund der hohen Inzidenz von Hydatidentorsionen werden Hydatiden bei Hodenfreilegungen immer elektiv entfernt.

Weiterführende Literatur

Ameli M, Ahmadzadeh M, Khajavi A, Nabizadeh M (2018) Evaluation of the success rate and complications of conventional varicocelectomy: do we need microscopic surgery really? Urol J 86:23–26. ▶ https://doi.org/10.1177/0391560318758938

Asgari SA, Mansour Ghanaie M, Simforoosh N et al (2005) Acute urinary retention in children. Urol J 2:23–27

Austin PF, Bauer SB, Bower W et al (2015) The standardization of terminology of lower urinary tract function in children and adolescents: update report from the standardization committee of the International Childrens Continence Society. Neurourol Urodyn 35:471–481. ▶ https://doi.org/10.1002/nau.22751

Badawy H, Orabi S, Hanno A, Abdelhamid H (2018) Posterior hypospadias: evaluation of a paradigm shift from single to staged repair. J Pediatr Urol 14:28.e1–28.e8. ▶ https://doi.org/10.1016/j.jpurol.2017.07.007

Beetz R, Thüroff JW, Stein R (2011) Kinderurologie in Klinik und Praxis. Georg Thieme, Stuttgart

Bunker CB (2011) Comments on the British Association of Dermatologists guidelines for the management of lichen sclerosus. Br J Dermatol 164:894–895. ▶ https://doi.org/10.1111/j.1365-2133.2010.10183.x

Chiodini B, Ghassemi M, Khelif K, Ismaili K (2019) Clinical outcome of children with antenatally diagnosed hydronephrosis. Front Pediatr. ▶ https://doi.org/10.3389/fped.2019.00103

Chua ME, Kim JK, Rivera KC et al (2019) The use of postoperative prophylactic antibiotics in stented distal hypospadias repair: a systematic review and meta-analysis. J Pediatr Urol 15:138–148. ▶ https://doi.org/10.1016/j.jpurol.2018.10.012

Clifford V, Wadsley J, Jenner B, Buttery JP (2010) Mumps vaccine associated orchitis: evidence supporting a potential immune-mediated mechanism. Vaccine 28:2671–2673. ▶ https://doi.org/10.1016/j.vaccine.2010.01.007

Dalati M-F, Oliveira-e-Silva T, Entezari K (2015) Review of the literature: organ of giraldes epididymal appendage presenting as a painless scrotal mass in a 19-year-old male—a rare urologic entity. Case Rep Urol 2015:1–4. ▶ https://doi.org/10.1155/2015/748097

Dingemann J, Ure B (2013) Systematic review of level 1 evidence for laparoscopic pediatric surgery: do our procedures comply with the requirements of evidence-based medicine? Eur J Pediatr Surg 23:474–479. ▶ https://doi.org/10.1055/s-0033-1333639

Doudt AD, Pusateri CR, Christman MS (2018) Endoscopic management of primary obstructive megaureter: a systematic review. J Endourol 32:482–487. ▶ https://doi.org/10.1089/end.2017.0434

Esposito C, Escolino M, Turrà F et al (2016) Current concepts in the management of inguinal hernia and hydrocele in pediatric patients in laparoscopic era. Semin Pediatr Surg 25:232–240. ▶ https://doi.org/10.1053/j.sempedsurg.2016.05.006

Feng S, Yang H, Li X et al (2016) Single scrotal incision orchiopexy versus the inguinal approach in children with palpable undescended testis: a systematic review and meta-analysis. Pediatr Surg Int 32:989–995. ▶ https://doi.org/10.1007/s00383-016-3956-4

Gatti JM, Perez-Brayfield M, Kirsch AJ et al (2001) Acute urinary retention in children. J Urol 918–921. ▶ https://doi.org/10.1097/00005392-200103000-00059

Hennus PML, van der Heijden GJMG, Bosch JLHR et al (2012) A systematic review on renal and bladder dysfunction after endoscopic treatment of infravesical obstruction in boys. PLoS One 7:e44663. ▶ https://doi.org/10.1371/journal.pone.0044663

Johnson D, Sandlow J (2017) Treatment of varicoceles: techniques and outcomes. Fertil Steril 108:378–384. ▶ https://doi.org/10.1016/j.fertnstert.2017.07.020

Kirtschig G (2018) Lichen sclerosus: symptoms, diagnosis, therapeutic procedures. Hautarzt 69:127–133. ▶ https://doi.org/10.1007/s00105-017-4121-2

Koni A, Ozseker HS, Arpali E et al (2014) Histopathological evaluation of orchiectomy specimens in 51 late postpubertal men with unilateral cryptorchidism. J Urol 192:1183–1188. ▶ https://doi.org/10.1016/j.juro.2014.05.048

Lee T, Park JM (2017) Vesicoureteral reflux and continuous prophylactic antibiotics. Invest Clin Urol 58:S32. ▶ https://doi.org/10.4111/icu.2017.58.s1.s32

Lip SZL, Murchison LED, Cullis PS et al (2012) A meta-analysis of the risk of boys with isolated cryptorchidism developing testicular cancer in later life. Arch Dis Child 98:20–26. ▶ https://doi.org/10.1136/archdischild-2012-302051

Locke JA, Noparast M, Afshar K (2017) Treatment of varicocele in children and adolescents: a systematic review and meta-analysis of randomized controlled trials. J Pediatr Urol 13:437–445. ▶ https://doi.org/10.1016/j.jpurol.2017.07.008

Ludwikowski B, González R (2012) The controversy regarding the need for hormonal treatment in boys with unilateral cryptorchidism goes on: a review of the literature. Eur J Pediatr 172:5–8. ▶ https://doi.org/10.1007/s00431-012-1711-y

Morris BJ, Wamai RG, Henebeng EB et al (2016) Estimation of country-specific and global prevalence of male circumcision. Popul Health Metr 1–13. ▶ https://doi.org/10.1186/s12963-016-0073-5

Nef S, Neuhaus TJ, Spartà G et al (2016) Outcome after prenatal diagnosis of congenital anomalies of the kidney and urinary tract. Eur J Pediatr 175:667–676. ▶ https://doi.org/10.1007/s00431-015-2687-1

Nevo A, Mano R, Livne PM et al (2014) Urinary retention in children. Urology 84:1475–1479. ▶ https://doi.org/10.1016/j.urology.2014.08.020

Nield LS, Nease EK, Grossman OK (2018) Enuresis management in the primary care pediatrics clinic. Pediatr Ann 47:e390–e395. ▶ https://doi.org/10.3928/19382359-20180920-01

Pfistermuller KLM, McArdle AJ, Cuckow PM (2015) Meta-analysis of complication rates of the tubularized incised plate (TIP) repair. J Pediatr Urol 11:54–59. ▶ https://doi.org/10.1016/j.jpurol.2014.12.006

Radmayr C (2014) Kinderurologische Notfälle / Traumatologie. In: Die Urologie. Springer Berlin Heidelberg, Berlin, S 1–21

Schäfer F, Stehr M (2019) Zukunftsprägende Entwicklungen in der Kinderurologie. Monatsschr Kinderheilkd 167:986–993. ▶ https://doi.org/10.1007/s00112-019-0753-x

Schaeffer AJ, Greenfield SP, Ivanova A et al (2016) Reliability of grading of vesicoureteral reflux and other findings on voiding cystourethrography. J Pediatr Urol. ▶ https://doi.org/10.1016/j.jpurol.2016.06.020

Schmidt AM, Hirsch K, Schroth M et al (2020) Acute urinary retention in children. J Pediatr Urol S1477-5131(20)30504-0. ▶ https://doi:10.1016/j.jpurol.2020.08.014

Schmittenbecher PP (2018) Handlungsempfehlungen nach der S2k-Leitlinie „Hodenhochstand – Maldescensus testis" – Update. Monatsschr Kinderheilkd 166:1006–1008. ▶ https://doi.org/10.1007/s00112-018-0539-6

Silay MS, Hoen L, Quadackaers J et al (2019) Treatment of varicocele in children and adolescents: a systematic review and meta-analysis from the european association of urology/european society for paediatric urology guidelines panel. Eur Urol 75:448–461. ▶ https://doi.org/10.1016/j.eururo.2018.09.042

Stein R (2016) Hypospadie. Die Urologie. Springer, Berlin

van der Horst HJR, de Wall LL (2017) Hypospadias, all there is to know. Eur J Pediatr 176:435–441. ▶ https://doi.org/10.1007/s00431-017-2864-5

Walker RA (2019) Nocturnal enuresis. Prim Care: Clin Off Pract 46:243–248. ▶ https://doi.org/10.1016/j.pop.2019.02.005

Winberg H, Arnbjörnsson E, Anderberg M, Stenström P (2019) Postoperative outcomes in distal hypospadias: a meta-analysis of the Mathieu and tubularized incised plate repair methods for development of urethrocutaneous fistula and urethral stricture. Pediatr Surg Int 35:1301–1308. ▶ https://doi.org/10.1007/s00383-019-04523-z

World Health Organization (2008) Male circumcision: global trends and determinants of prevalence, safety and acceptability. WHO, Geneva

Zhu Y-P, Jia Z-W, Dai B et al (2017) Relationship between circumcision and human papillomavirus infection: a systematic review and meta-analysis. Asian J Androl 19:125–131. ▶ https://doi.org/10.4103/1008-682X.175092

Kindergynäkologie

Steffi Mayer, Frank-Mattias Schäfer, Maximilian Stehr, Peter Zimmermann, Mohamed Abdel Baky Fahmy und Martin Lacher

Inhaltsverzeichnis

6.1 Hymenalatresie, Hydrometrokolpos – 156

6.2 Labiensynechie – 158

6.3 Genitale Blutung – 160

6.4 Ovarialzyste, Ovarialtorsion – 161

6.5 Blasenekstrophie-Epispadie-Komplex (BEEK) – 165

6.6 Feminine Beschneidung, weibliche Genitalverstümmelung – 168

Weiterführende Literatur – 171

© Springer-Verlag GmbH Deutschland, ein Teil von Springer Nature 2020
M. Lacher et al. (Hrsg.), *Kinderchirurgie für Pädiater*,
https://doi.org/10.1007/978-3-662-61405-1_6

In diesem Kapitel wird das breite Spektrum der Kindergynäkologie anhand von ausgewählten Blickdiagnosen und Handlungsempfehlungen anschaulich präsentiert. Dazu gehören die angeborenen Fehlbildungen Hymenalatresie und der Ekstrophie-Epispadie-Komplex. Zudem werden praktische Empfehlungen für die häufige Labiensynechie und die Differenzialdiagnosen der genitalen Blutung vorgestellt. Die Ovarialtorsion ist immer ein Notfall und bedarf einer umgehenden chirurgischen Vorstellung. Ovarialzysten können ursächlich sein, aber auch Teratome kommen infrage. Abschließend wird das zunehmend präsente Krankheitsbild der femininen Beschneidung vorgestellt.

6.1 Hymenalatresie, Hydrometrokolpos

Steffi Mayer

Das Hymen, benannt nach dem griechischen Hochzeitsgott Hymenaios, ist eine dünne Gewebsschicht, die den Introitus vaginae markiert. Es ist variabel angelegt (◘ Abb. 6.1). Bei einem vollständigen Verschluss des Introitus vaginae spricht man von einer Hymenalatresie (1:1000). Diese kann beim Neugeborenen durch die Akkumulation von Zervixsekret zu einer zystischen Dilatation von Vagina (Hydrokolpos) oder Vagina und Uterus (Hydrometrokolpos) führen. Selten manifestiert sich der Hydrometrokolpos bereits pränatal als große, zystische, intraabdominelle Raumforderung und kann mit schwerwiegenden Komplikationen wie einer obstruktiven Uropathie mit bilateraler Hydronephrose und Megaureter sowie sekundärer Lungenhypoplasie, Oligohydramnion und Nierenversagen einhergehen. Postmenstruell bereitet die Retention von Blut in Vagina (Hämatokolpos), Uterus (Hämatometra) oder Eierstöcken (Hämatosalpinx) Beschwerden. Dann drohen eine Ruptur mit Peritonitis, Endometriose und Subfertilität.

- **Anamnese**
- pränatal: zystische Raumforderung intraabdominell, ggf. mit bilateraler Hydronephrose
- Schulalter: Ausbleibende Menarche bei zyklusabhängigen Schmerzen v. a. im Becken; auch Obstipation, Dysurie und Harnverhalt können auf eine Hymenalatresie hinweisen.

- **Blickdiagnosen**

Klaffende Vulva mit prominentem, vorgewölbtem Hymen (◘ Abb. 6.2b)

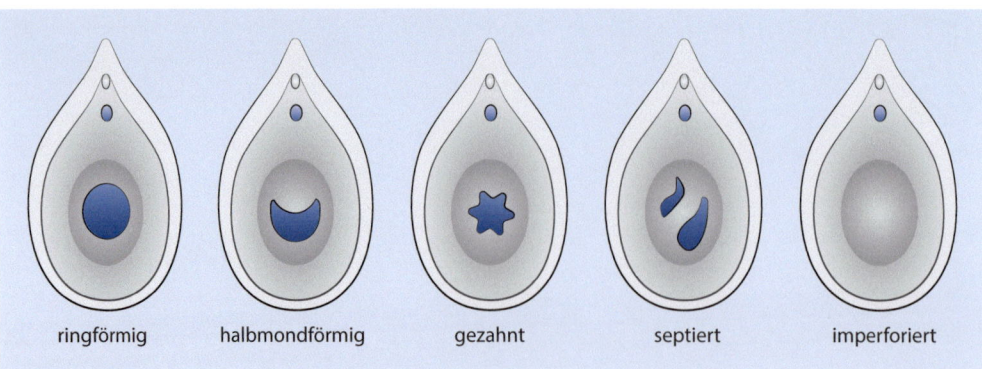

◘ **Abb. 6.1** Variable Präsentationen des Hymens beim Mädchen. (Adapt. nach Diedrich et al 2007; mit freundl. Genehmigung von © Springer-Verlag Berlin Heidelberg 2007)

Kindergynäkologie

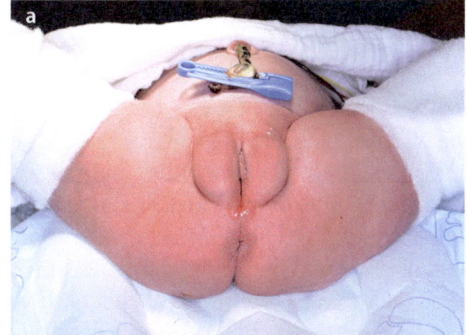

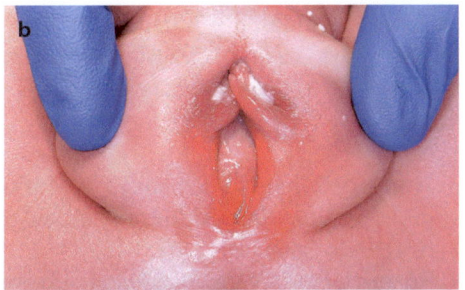

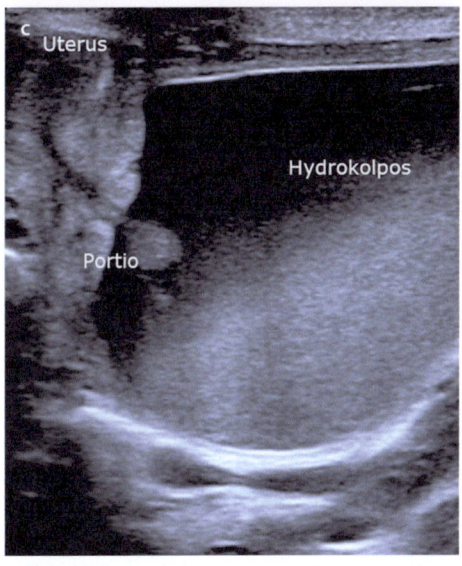

Abb. 6.2 Reifgeborenes Mädchen, pränatal beidseitige Hydronephrose und zystische Raumforderung intraabdominell. Bei äußerer Inspektion erscheint das weibliche Genitale unauffällig (**a**), die Separation der Labia majora zeigt die klaffende Vulva mit prominentem, vorgewölbtem Hymen (**b**). Sonographisch Nachweis des Hydrokolpos bei unauffälligem Uterus (**c**). (Mit freundl. Genehmigung von Dr. med. Christian Roth, Leipzig)

- **Untersuchung**

Seitliches Spreizen am Übergang das äußeren Labien zum Perineum (sog. Separationsmethode) oder beidhändiger Zug der äußeren Labien mit Daumen und Zeigefinger nach dorsolateral (sog. Traktionsmethode) erlaubt eine suffiziente Beurteilung des weiblichen Genitales. Zusätzlich Palpation des Abdomens – tastbare Raumforderung?

- **Wichtige Differenzialdiagnosen**

Hierzu zählen das Hymen altus, ein hoch ansetzendes Hymen, das eine Hymenalatresie vortäuscht; der Introitus vaginae ist bei ausreichender Traktion sichtbar bzw. mit feiner Magensonde sondierbar. Außerdem kommen weitere Fehlbildungen des Urogenitaltraktes wie die Vaginalatresie (◘ Abb. 6.3) oder eine prolabierte Ureterozele in Frage.

- **Prästationäre Diagnostik**
— Sonographie von Abdomen und Urogenitaltrakt zum Ausschluss bzw. Nachweis der oben genannten Begleitpathologien (◘ Abb. 6.2c)
— ggf. MRT bei unklarem Befund

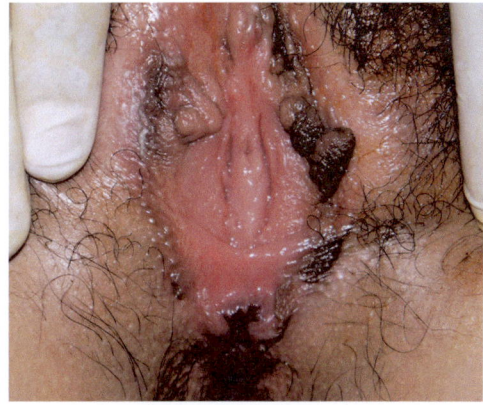

Abb. 6.3 Vaginalatresie. (Mit freundl. Genehmigung von Prof. Mohamed Abdel Baky Fahmy, Kairo)

- **Chirurgische Vorstellung**

Im **Rahmen der U1 bzw. U2** (◘ Abb. 6.2a, b) sollte eine Hymenalatresie innerhalb der ersten Lebenswoche erkannt werden und eine chirurgische Vorstellung erfolgen.

- **Chirurgische Therapie**

Bei Nachweis einer Hymenalatresie ist die Hymenotomie als sternförmige Inzision oder zirkuläre Exzision in Allgemeinanästhesie indiziert. Diese muss bei akuten Komplikationen umgehend erfolgen. Ansonsten sollte das Einsetzen der Pubertät abgewartet werden, da das dann vorhandene Östrogen einen erneuten Verschluss verhindert.

- **Postoperative Betreuung**

Eine spezifische Nachbehandlung ist in der Regel nicht notwendig, ggf. können Sitzbäder erfolgen.

- **Komplikationen**

Aszendierende Infektionen und eine Verletzung der Urethra gehören zu den postoperativen Komplikationen. Zyklusstörungen (60 %) und Dysmenorrhö (40 %) werden von jungen Frauen nach Hymenotomie in der Pubertät berichtet.

> **Schon gewusst?**
>
> — Bei einem verschlossenen Hymen muss auch an ein Maier-Rokitansky-Küster-Hauser-Syndrom (MRKH-Syndrom, 1:5000) mit Agenesie von Uterus und Vagina gedacht und dieses mittels Sonographie ausgeschlossen werden. Die Diagnose wird meist erst in der Pubertät gestellt.
> — Sexualfunktion und Schwangerschaftsraten sind nach Hymenotomie unbeeinträchtigt.

6.2 Labiensynechie

Steffi Mayer

Die Labiensynechie beschreibt einen feinen Verschluss des Introitus vaginae, der von den Rändern der **Vulva** (nicht der Labien!) ausgeht. Diese Verklebungen entstehen auf dem Boden von Entzündungen oder Traumata. Durch oberflächliche Erosionen kommt es zur Verklebung der Vulva mit einer sekundären Epithelialisierung sowie einer avaskulären Synechie. Die Inzidenz liegt bei 5 %, die Prävalenz bei 38 %.

- **Anamnese**
— Harntröpfeln und Nachlaufen bei Influx in die Vagina unter Miktion (ggf. fehlgedeutet als Enuresis)
— Rezidivierende Vulvovaginitis, Harnwegsinfektion, Schmerzen bei der Miktion, verzögerte Miktion und vesikoureteraler Reflux können selten mit einer Labiensynechie einhergehen.

- **Blickdiagnosen**

Eine hauchdünne, durchscheinende Membran verschließt die Vulva ventral, dorsal, als zentraler Steg oder vollständig. Der Introitus vaginae ist nicht oder nur teilweise einsehbar (◘ Abb. 6.4).

- **Untersuchung**

Seitliches Spreizen am Übergang der äußeren Labien zum Perineum (sog. Separationsmethode) oder beidhändiger Zug der äußeren Labien mit Daumen und Zeigefinger nach dorsolateral (sog. Traktionsmethode) erlaubt eine suffiziente Beurteilung des weiblichen Genitales.

Kindergynäkologie

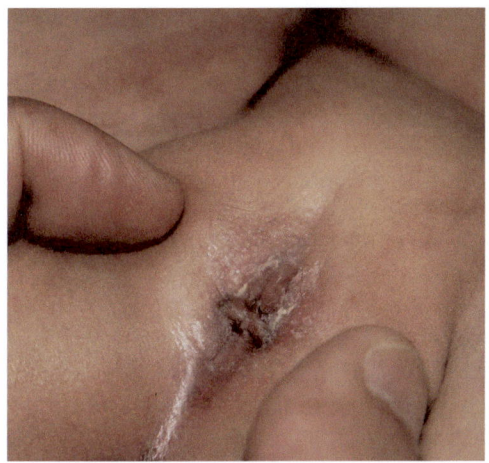

Abb. 6.4 Labiensynechie. Eine hauchdünne Membran verschließt die Vulva. (Mit freundl. Genehmigung von Prof. Mohamed Abdel Baky Fahmy, Kairo)

- **Wichtige Differenzialdiagnosen**

Zu den wichtigsten Differenzialdiagnosen gehören die Hymenalatresie, der Lichen sclerosus et atrophicans sowie genitale Fehlbildungen (Vaginalatresie, kloakale Malformation, Sinus urogenitalis).

- **Prästationäre Diagnostik**

In der Regel handelt es sich um eine klinische Diagnose. Nur bei Verdacht auf Begleitpathologien ist ggf. eine Diagnostik indiziert.

- **Chirurgische Vorstellung**

Bei Synechien v. a. im Kleinkindalter ohne Beschwerden besteht kein Handlungsbedarf. Eine Indikation zur Therapie besteht bei Schmerzen, Harnträufeln, Urinieren im abgeschwächten Strahl, Harnwegsinfektionen, Verlegung des Ostium urethrae externum oder vesikoureteralem Reflux.

> Der Erfolg einer Lokaltherapie mit östrogenhaltigen Salben (z. B. Estriolsalbe) 1-mal täglich über 2 bis 4 Wochen liegt bei 50–91 %, die Rezidivrate beträgt bis 41 %. Alternativ kann eine mechanische Synechiolyse erfolgen.

- **Chirurgische Therapie**

Die mechanische Lösung wird kontrovers diskutiert. Während einige Autoren diese mit einer im Vergleich zur Salbentherapie geringeren Rezidivrate empfehlen, wird sie von anderen aufgrund von narbigen Veränderungen und Traumatisierungen des Kindes als obsolet abgelehnt. Prinzipiell erfolgt die Synechiolyse von ventral nach dorsal mit einem feuchten Wattestäbchen oder einer Knopfsonde. Um einer Traumatisierung entgegenzuwirken, sollte der Eingriff in Kurznarkose oder Lokalanästhesie (z. B. 20 min Lidocain/Prilocainsalbe) durchgeführt werden. Anschließend sollte für 2 Wochen eine Lokaltherapie mit einer östrogenhaltigen Creme sowie fortlaufend die Pflege mit fetthaltigen Cremes erfolgen.

- **Postoperative Betreuung**

Nach mechanischer Lösung ist eine ärztliche Nachkontrolle nach 2 bis 3 Monaten empfehlenswert. Zudem sollten die Eltern nach jeder Lösung das Genitale wöchentlich kontrollieren, um Rezidive frühzeitig zu erkennen.

> **Schon gewusst?**
>
> - Durch den physiologischen Östrogenmangel sind Synechien v. a. im Kleinkindalter (2 bis 4 Jahre) häufig.
> - Da die Synechie von den Rändern der Vulva ausgeht, ist „Vulvasynechie" die korrekte Bezeichnung.
> - Wichtige Risikofaktoren für eine Labiensynechie sind Hautirritationen durch eine ungenügende oder übertriebene Hygiene, eine falsche Sitzposition bei der Miktion, enge Kleidung oder Belastung beim Sport.
> - Für den Erfolg der Lokaltherapie ist die korrekte Applikation wichtig: Aufbringen einer stecknadelkopf- bis erbsgroßen Menge östrogenhaltiger Creme mit einem Wattestäbchen unter leichtem Druck und seitlichem Zug

auf die zentrale, dünne Verklebungslinie. Die Eltern müssen entsprechend angelernt werden.

6.3 Genitale Blutung

Steffi Mayer

Eine genitale Blutung beim Mädchen kann, abgesehen vom genitalen Trauma, verschiedenste Ursachen haben.

Neonatale Vaginalblutung
Diese physiologische Blutung (sog. Halban-Reaktion) tritt bei **3 % der neugeborenen Mädchen** in der ersten Lebenswoche durch den Wegfall der mütterlichen Östrogene auf und hat keinen Krankheitswert.

Vulvovaginitis
Diese tritt häufig bei Kleinkindern auf und geht mit blutigen Flecken (20 %), Schmerzen, Ausfluss und Juckreiz einher. Bei der klinischen Untersuchung ist neben einer lokalen Rötung auch ein Ausfluss sichtbar. Ursächlich können eine chemische oder mechanische Reizung z. B. durch inadäquate Hygiene, Fremdkörper (sog. Sandkastenvaginitis) oder Reibung durch enge Kleidung, aber auch Infektionen z. B. durch die Darmflora, Oxyuren und Viren (z. B. Varizellen) sein. Auch sexuell übertragbare Krankheiten kommen in Betracht. Meist ist eine adäquate Hygiene die ausreichende Therapie. Nur bei ausbleibender Besserung sollte ein bakteriologischer Abstrich von intravaginal mit einem mit sterilem Kochsalz angefeuchteten Wattestäbchen entnommen werden. Eine Kontamination in Vulva und Vaginalbereich ist zu vermeiden. Eine antibiotische Behandlung ist selten indiziert.

Fremdkörper
Meist im Rahmen der kindlichen Exploration eingeführte vaginale Fremdkörper (z. B. Haarspange, Baustein) können einen chronischen, oft übel riechenden, zum Teil blutigen Ausfluss verursachen. Sonographisch kann es gelingen, den Fremdkörper darzustellen. Anderenfalls sollte bei persistierendem Verdacht eine Untersuchung und ggf. Vaginoskopie in Narkose erfolgen, um ein Vorschieben des Fremdkörpers und eine Traumatisierung des Kindes zu vermeiden.

Lichen sclerosus et atrophicans
Mädchen erkranken häufiger an einem Lichen sclerosus als Jungen (◘ Abb. 6.5). **Kardinalsymptom ist der genitale Juckreiz** begleitet von Wundsein und Dysurie. Achtförmige Veränderungen an der dünnen, fragilen Vulva- und Perianalhaut, die entfärbt, perlmuttartig und atrophisch erscheinen.

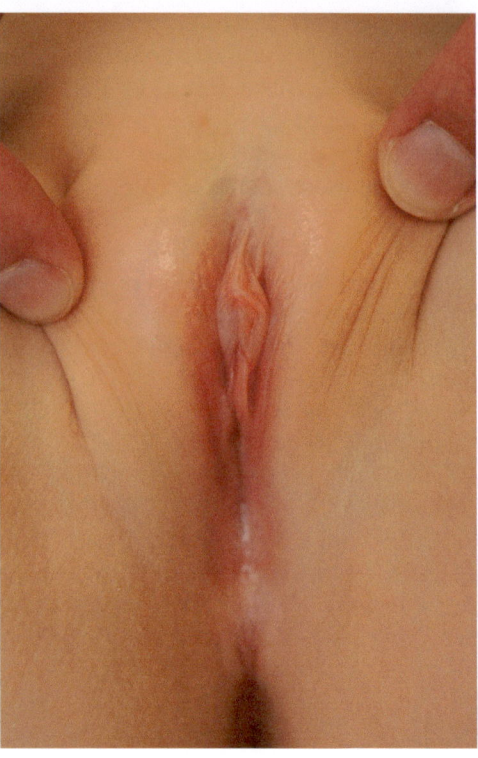

◘ **Abb. 6.5** Lichen sclerosus et atrophicans bei einem 4-jährigen Mädchen. Typisches „Wundsein" sowie achtförmige Veränderungen an der Vulva- und Perianalhaut, der Introitus vaginae ist nicht einsehbar (Labiensynechie). (Bildarchiv UKL)

Kindergynäkologie

Tab. 6.1 Weitere Differenzialdiagnosen

Differenzialdiagnosen	Symptome
Analekzem (Anitis)	Infektion mit hämolysierenden Streptokokken A; ausgeprägte Rötung vulvovaginal und perineal, ggf. Erosionen; antibiotische Therapie
Urethralprolaps	Oft schmerzfreie Ausstülpung des Meatus urethrae externus mit Einblutung (hämorrhagische Infarzierung); 1:3000, häufig dunkelhäutige Mädchen, 5 bis 8 Jahre; Sitzbäder oder östrogenhaltige Salben; selten Operation
Sarcoma botryoides	Seltenes, hochmalignes Rhabdomyosarkom des Genitale mit traubenförmigem Wachstum; die vaginale Blutung oder anhaltender Ausfluss sind das Kardinalsymptom
Andere Blutungsquelle	Blutung ab ano, Hämaturie
Sexueller Missbrauch	Hinweise auf ein nicht-akzidentielles Geschehen?

Häufig multiple Kratzspuren, Einblutungen und Depigmentierungen, ggf. Fissuren, Rhagaden.

> Eine Pilzinfektion ist v. a. bei Kleinkindern bis zur Vorpubertät die häufigste Fehldiagnose.

Das Therapieschema entspricht dem beim Jungen: Lokaltherapie mit hochpotenten Glukokortikoiden (Clobetasolpropionat 0,05 %) 1-mal täglich im 1. Monat, umtägig im 2. Monat und 1-mal wöchentlich im 3. Monat. Auf eine gute Pflege der Genitalhaut mit rückfettenden Externa ist zu achten, bei Rezidiven ist eine erneute Therapie mit Clobetasolpropionat indiziert. Häufig tritt eine Spontanremission mit Beginn der Pubertät ein.

- **Untersuchung**
- In der **Froschposition** auf dem Schoß der Bezugsperson lässt sich das Genitale gut inspizieren.
- Seitliches Spreizen am Übergang der äußeren Labien zum Perineum (sog. Separationsmethode) oder beidhändiger Zug der äußeren Labien mit Daumen und Zeigefinger nach dorsolateral (sog. Traktionsmethode) erlaubt eine suffiziente Beurteilung des weiblichen Genitales (Tab. 6.1).

Schon gewusst?

- Etwa 90–95 % der Mädchen nach sexuellem Missbrauch mit penilem oder digitalem Kontakt im Genitalbereich haben einen unauffälligen anogenitalen Befund. In jedem Falle sollte bei Verdacht eine rasche Vorstellung in einer Kinderschutzambulanz initiiert werden.
- Ein atypischer vaginaler Ausfluss ohne plausible Ursache muss mittels Vaginoskopie abgeklärt werden, um seltene Erkrankungen wie das Sarcoma botryoides oder einen okkulten Fremdkörper auszuschließen.

6.4 Ovarialzyste, Ovarialtorsion

Steffi Mayer

Zystische Veränderungen am Ovar treten zweigipflig gehäuft, peripartal sowie peripubertär, auf. Im präpubertären Alter sind sie selten und immer verdächtig für eine Raumforderung des Ovars (z. B. Teratom).

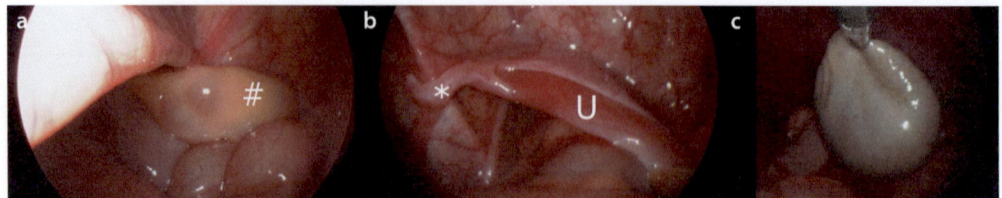
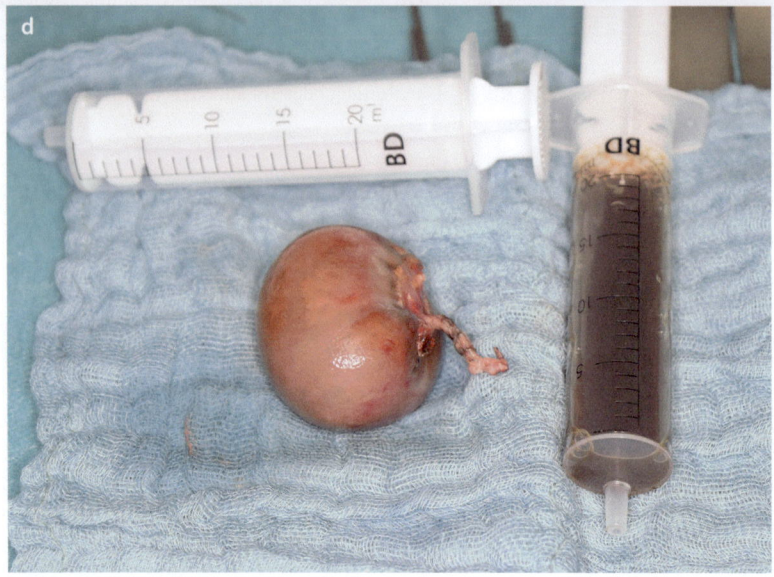

Abb. 6.6 Diagnostische SILS-Laparoskopie bei persistierender neonataler Ovarialzyste. Intraoperativ unauffälligen linkes Ovar (**a**, #), rechts Autoamputation des Ovars mit Tubenrudiment (*) (**b**). Ovarialzyste frei in der Bauchhöhle (**c**) bzw. nach Bergung (**d**). *U* Uterus

Zystische Veränderungen des Ovars in der Neugeborenenperiode

Neonatale Zysten werden meist pränatal im Vorsorgeultraschall diagnostiziert. Hormonell induzierte Symptome sind selten. Gelegentlich fallen die Zysten erst durch eine massive abdominelle Größenzunahme postnatal auf. Neonatale Ovarialzysten haben eine hohe spontane Rückbildungstendenz. Daher sind zunächst engmaschige Kontrollen indiziert. Ovarialzysten unter 4 cm Durchmesser sollten nach 4 Wochen, über 4 cm nach 2 Wochen sonographisch kontrolliert werden. Nur bei ausbleibender Regression bis zum Ende des 1. Lebensjahres, Größenzunahme oder Beschwerden ist die laparoskopische Zystektomie indiziert (Abb. 6.6).

Zystische Veränderungen des Ovars im präpubertären Alter

> **Bei präpubertären Mädchen sind solitäre Ovarialzysten aufgrund des ruhenden Östrogenlevels selten.** Daher muss eine tumoröse Raumforderung, z. B. ein Teratom, immer ausgeschlossen werden.

Nach sonographischer Verdachtsdiagnose, die sich v. a. bei teils soliden, teils zystischen Anteilen erhärtet, sollte eine MRT des Abdomens/kleinen Beckens zur Bestimmung von Ausdehnung und Herkunft der Raumforderung veranlasst und Tumormarker bestimmt werden. Die operative Entfernung der Raumforderung, meist über eine Laparotomie, ist indiziert (Abb. 6.7). Dabei

Kindergynäkologie

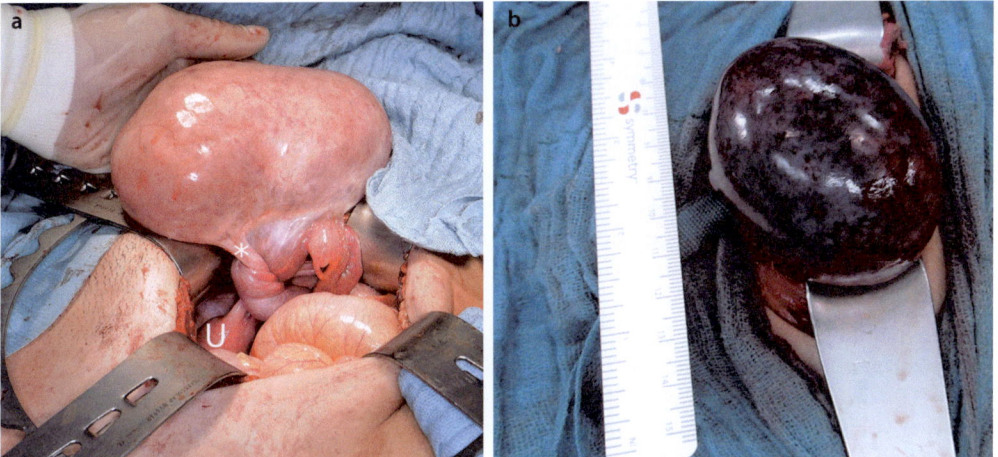

◻ **Abb. 6.7** Laparotomie (Pfannenstiel-Schnitt) zur Exploration bei zystischer intraabdomineller Raumforderung (hier: Teratom), die sich sowohl torquiert (*) (**a**) als auch hämorrhagisch infarziert (**b**) darstellen kann. *U* Uterus

sind die Kriterien der onkologischen Chirurgie zu wahren. **Eine ovar- und/oder tubenerhaltende Operation ist dabei nahezu immer möglich.**

■■ **Zystische Veränderungen des Ovars in der Pubertät**

Unterschieden werden kann zwischen einfachen, flüssigkeitsgefüllten Zysten des ovariellen Oberflächenepithels, funktionellen Zysten auf dem Boden persistierender Graaf-Follikel bzw. Corpus-luteum-Zysten, paraovariellen Zysten aus Resten des Wolff-Ganges (vgl. Hydatide beim Jungen) sowie zystisch-soliden Tumoren (z. B. Teratom, Dysgerminom, Gonadoblastom). Häufig bereiten die Zysten selbst keine oder unspezifische Beschwerden, gelegentlich werden Bauchschmerzen berichtet.

Die akute Torsion der Zyste, des Ovars bzw. der gesamten Adnexe geht mit starken Bauchschmerzen und Erbrechen (Peritonismus) einher. Gelegentlich kann sich ein freies Intervall von 12–24 h anschließen, ehe eine progrediente Gewebsnekrose zu erneuten Beschwerden führt.

• **Anamnese**
— unspezifische Beschwerden, Bauchschmerzen, ggf. progrediente intraabdominelle Raumforderung
— **Torsion:** akut einsetzender, einseitiger Unter-, Mittelbauchschmerz, häufig reflektorisches Erbrechen

• **Untersuchung**
Inspektion und Palpation des Abdomens.

• **Wichtige Differenzialdiagnosen**
Neben den gängigen Ursachen für akute Bauchschmerzen (z. B. akute Appendizitis, inkarzerierte Leistenhernie und Gastroenteritis) gehören auch gynäkologische Akuterkrankungen (z. B. Tuboovarialabszess, rupturierte Ovarialzyste, Hämatosalpinx, Extrauteringravidität) zu den wichtigen Differenzialdiagnosen.

- **Prästationäre Diagnostik**
- **Sonographie des Abdomens und Urogenitaltrakts im Seitenvergleich:** Größe der Ovarien, zystische und ödematöse Veränderungen, solide Anteile, freie Flüssigkeit; arterieller und venöser Blutfluss (◘ Abb. 6.8). Eine nachweisbare Perfusion schließt eine Torsion nicht aus, da der venöse Rückstrom vom Ovar zuerst sistiert.
- **bei unklaren Befunden bzw. Verdacht auf Raumforderung (häufig: Teratom):** MRT (Größe, Ausdehnung, infiltratives Wachstum, Metastasen), Tumormarker (Chorionkarzinom: β-HCG; immatures Teratom, Dottersacktumor: aFP; Keimstrangstromatumor: Inhibin B; unspezifisch: CA125, LDH)

- **Chirurgische Vorstellung**

Bei Mädchen mit akut einsetzenden, einseitigen Bauchschmerzen und Erbrechen sollte immer auch an eine Ovarialtorsion gedacht werden. Dabei handelt es sich, analog der Hodentorsion beim Jungen, um einen chirurgischen Notfall. Eine rasche operative Versorgung ist für den Organerhalt entscheidend.

> Aufgrund der fehlenden definitiven Aussagekraft der Sonographie bezüglich des Vorliegens einer akuten Torsion kann auf diese bei eindeutiger Klinik ggf. auch verzichtet werden.

Bei Verdacht auf einen nicht akuten Prozess des Ovars sollte ebenfalls eine zeitnahe chirurgische Vorstellung zur erweiterten Diagnostik erfolgen.

- **Chirurgische Therapie**
- - **Akutes Abdomen/Verdacht auf Ovarialtorsion**

Bei Verdacht auf eine Ovarialtorsion besteht immer die Indikation zur notfallmäßigen diagnostischen Laparoskopie. Bei Nachweis einer Torsion erfolgt die Detorquierung. Das Ovar wird, auch bei protrahiertem Torsionsgeschehen und ausbleibender makroskopischer Erholung, belassen. Eine Ovarektomie ist nur in Ausnahmefällen indiziert. Der Vorteil einer simultanen Pexie des Ovars nach Detorsion ist nicht belegt.

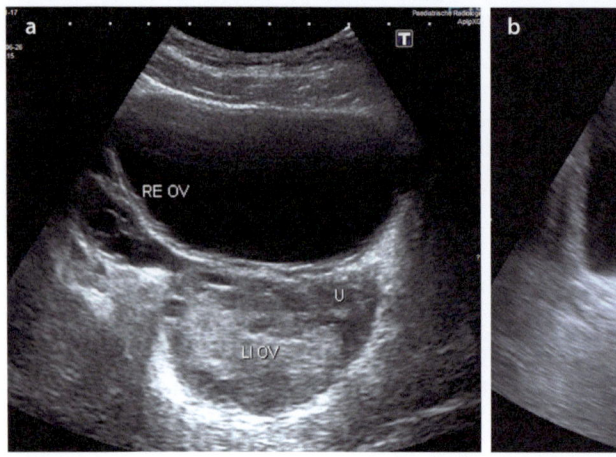
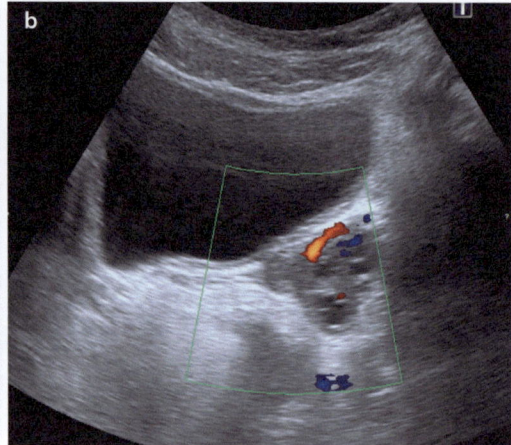

◘ **Abb. 6.8** 15-jähriges Mädchen mit akut einsetzenden, Unterbauchschmerzen. Ovar links (*LI OV*) im Seitenvergleich deutlich vergrößert, echogen, randständig viele kleine Follikel: typisches Bild einer Ovarialtorsion. Zusätzlich liegt das linke Ovar an atypischer Position rechts des Uterus neben dem rechten Ovar (*RE OV*) (**a**). Postoperative Kontrolle nach Detorquierung: Das linke Ovar liegt wieder links des Uterus, die Größe und Morphologie haben sich normalisiert (**b**). (Mit freundl. Genehmigung von Dr. med. Ina Sorge, Leipzig)

Asymptomatische Zysten

> Nach der Pubertät können Patientinnen mit solitären **Zysten unter 4 cm Durchmesser** bezüglich des Torsionsrisikos aufgeklärt und beobachtet werden.

Dann sollte eine Sonographie im nächsten Zyklus erfolgen; häufig ist die Zyste dann nicht mehr nachweisbar.

> Bei **Zysten größer 5 cm Durchmesser** ist aufgrund der erhöhten Torsionsgefahr die elektive Laparoskopie und Zystenentfernung indiziert.

Bei Raumforderungen mit soliden Anteilen muss diese immer nach den Regeln der onkologischen Chirurgie meist über eine Laparotomie entfernt werden. Eine ovar- und/oder tubenerhaltende Operation ist dabei nahezu immer möglich. Einfache Zysten werden in der Regel ovarerhaltend ausgeschält.

Postoperative Betreuung
Drei Monate nach Detorsion ist eine **sonographische Kontrolle** zum Nachweis von Follikeln als Fertilitätsmarker zu empfehlen. Bei Verdacht auf eine Neoplasie sollte die sonographische Kontrolle zeitnah nach OP erfolgen.

Schon gewusst?

— Ovarialtorsionen treten rechts häufiger als links auf. Die Ursache dafür ist unklar.
— Auch nach 48-stündiger Torsion konnte in einer experimentellen Torsion vitales Ovargewebe nachgewiesen werden. Die endgültige Perfusionsunterbrechung vermag sich erst nach 72 h einzustellen. Auch ein torquiertes Ovar ohne dopplersonographischen Perfusionsnachweis kann vitales Gewebe enthalten.

— Nach Detorquierung eines vitalen Ovars besteht in der Regel keine Einschränkung der Fertilität.
— Die alleinige Punktion einer zystischen Raumforderung des Ovars ist aufgrund des Rezidivrisikos, der Einblutung sowie der Verschleppung möglicherweise maligner Zellen (Peritonealkarzinose) kontraindiziert.
— Eierstocktumoren machen 1 % aller malignen Erkrankungen im Kindes- und Jugendalter aus. Dies entspricht in Deutschland 20 Neuerkrankungen im Jahr.

6.5 Blasenekstrophie-Epispadie-Komplex (BEEK)

Frank-Mattias Schäfer und Maximilian Stehr

Der Blasenekstrophie-Epispadie-Komplex (BEEK) umfasst eine Reihe von unterschiedlich schwer ausgeprägten Mittellinienfehlbildungen, von der einfachen Epispadie über die Blasenekstrophie bis hin zur schwersten Form, der Kloakenekstrophie. Dabei unterscheiden sich die Formen zwischen den Geschlechtern hinsichtlich der Fehlbildung des äußeren Genitales.

Blickdiagnosen
Männliche Epispadie (Inzidenz 1:117.000)
Die männliche Epispadie ist eine dorsale Spaltbildung des Penis mit offen liegender Urethralplatte.
— Grad I: Spaltung nur im Bereich der Glans (Abb. 6.9)
— Grad II: Spaltung im Bereich des Penisschaftes, maximal bis zur Symphyse
— Grad III: Spaltbildung des gesamten Penisschaftes bis in den Blasenhals hinein (70 % aller isolierten Epispadien) (Abb. 6.10a)

Grad III geht mit einer vollständigen Harninkontinenz einher; aber auch bei Grad II

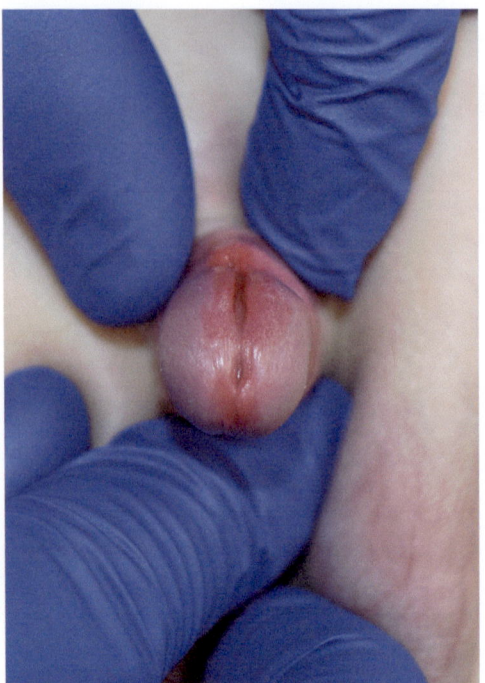

◘ **Abb. 6.9** Epispadie beim Jungen mit ventraler Mündung des Meatus urethrae und Spaltbildung der Glans (Grad I)

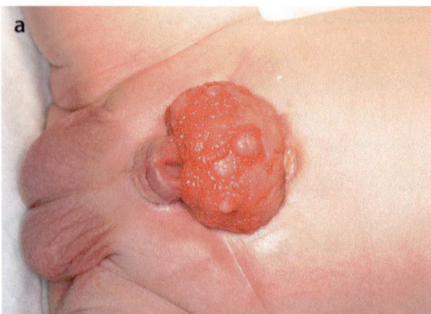

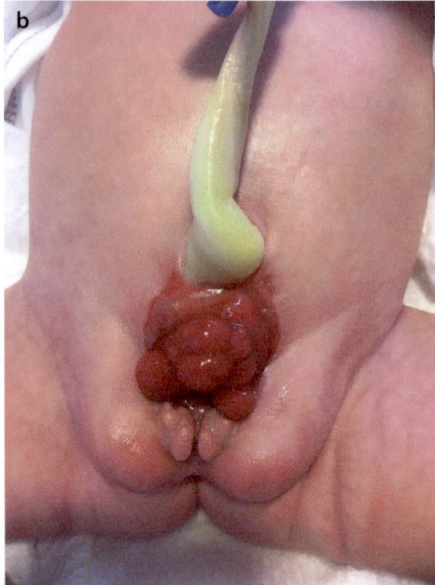

ist in vielen Fällen mit einer langfristigen Inkontinenz zu rechen. Alle Jungen mit einer Epispadie weisen zudem eine unterschiedlich ausgeprägte Dorsalverkrümmung des durch die verkürzten Corpora cavernosa ohnehin meist relativ kurzen Penis auf.

▪▪ **Weibliche Epispadie: (1: 484.000)**
− Grad I: weit klaffender Meatus urethrae
− Grad II: zusätzlich dorsal partiell gespaltene Urethra
− Grad III: dorsale Spaltbildung bis in den Blasenhals mit immer gespaltener Klitoris (◘ Abb. 6.10b)

> Grad I und II werden häufig bei der Geburt übersehen und können erst durch Auftreten einer therapierefraktären Harninkontinenz ohne Trockenheitsintervalle auffällig werden.

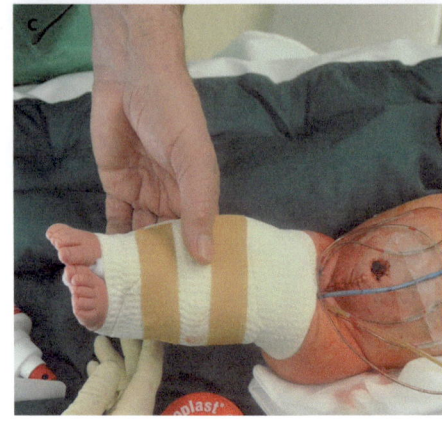

◘ **Abb. 6.10** Ekstrophie-Epispadie-Komplex (EEK) beim Jungen (**a**) und beim Mädchen (**b**). „Meerjungfrauenverband" postoperativ zur Fixierung des Beckens (**c**)

Grad III ist per definitionem immer vollständig harninkontinent.

- **Untersuchung**

Neben der klinischen Untersuchung des äußeren Genitales, die bei Jungen auch die Hodenlage inkludiert, sollte auf das Vorhandensein von Leistenhernien geachtet werden sowie eine Sonographie der Nieren erfolgen. Insgesamt sind bei allen Formen außer der Kloakenekstrophie aber Begleitfehlbildungen sehr selten.

> **Cave:** Aufgrund der Schwere der Fehlbildung ist eine einfühlsame und fachlich kompetente Betreuung gerade bei der pränatal unerkannten klassischen Blasenekstrophie zu gewährleisten. Auch eine entsprechende psychologische Betreuung der Eltern sollte angeboten werden.

- **Wichtige Differenzialdiagnosen**

Anhand der Mündung des Meatus urethrae ventral- bzw. dorsalseitig unterscheidet sich beim Jungen die Hypospadie von der Epispadie.

- **Prästationäre Diagnostik**

Bei Mädchen mit isolierter Epispadie sollte vor Korrektur eine **MCU** durgeführt werden, da in 30–70 % ein VUR assoziiert ist. Eine weiterführende Bildgebung z. B. mittels MRT ist in der Regel nicht erforderlich.

- **Chirurgische Vorstellung**

Idealerweise erfolgt die kinderchirurgische-kinderurologische Vorstellung bereits pränatal bei in der Regel intrauterin gestelltem Verdacht auf eine Blasenekstrophie aufgrund einer **wiederholt sonographisch nicht darstellbaren fetalen Blase**. Bei unerkannter Blasenekstrophie sollte unmittelbar postnatal ein Kinderchirurg/Kinderurologe hinzugezogen werden.

Isolierte Epispadien werden – analog zur Hypospadie – frühestens im Alter von 9 bis 12 Monaten korrigiert. **Bei Mädchen mit therapierefraktärer vollständiger Harninkontinenz muss auch an eine unerkannte Epispadie gedacht werden und diese ggf. zystoskopisch ausgeschlossen werden.**

- **Chirurgische Therapie**
- - **Isolierte männliche Epispadie**

Die Operation umfasst die Korrektur der dorsalen Schaftverkrümmung mittels Rotation der Schwellkörper nach vollständiger Mobilisation, Urethralplastik und Glansplastik. Die zur Anwendung kommenden Verfahren sind relativ aufwendig und erfordern eine entsprechende Erfahrung.

- - **Weibliche Epispadie**

Bei einer Epispadie Grad III erfolgt die frühzeitige Korrektur mit Vereinigung der bifiden Klitorishälften, Mons-pubis-Plastik sowie einer Rekonstruktion der Schamlippen im 1. Lebensjahr. Auf eine anatomische und kosmetisch gute Rekonstruktion ist Wert zu legen, um eine spätere psychosexuelle Beeinträchtigung der Patientinnen zu minimieren.

- - **Blasenekstrophie**

Bei der Versorgung der Blasenekstrophie werden einzeitige und mehrzeitige Operationsverfahren unterschieden. Bei der einzeitigen Korrektur erfolgen im 2. bis 3. Lebensmonat ein Verschluss der Blasenplatte, eine beidseitige Ureterreimplantation mit Blasenhalsplastik sowie eine Rekonstruktion des äußeren Genitales. Primär einzeitige Techniken setzen eine ausreichend große Blasenplatte voraus, die nicht immer gegeben ist. Sie sind möglicherweise mit einer höheren Komplikationsrate vergesellschaftet. Bei mehrzeitigen Konzepten werden zunächst ein Blasen- sowie ein Bauchdeckenverschluss ohne kontinenzverbessernde Operation durchgeführt. Die Harnleiterreimplantation mit Blasenhals-

Tab. 6.2 Komplikationen

Komplikation	Symptome	Management
Zu geringe Blasenkapazität	Harnaufstau, ggf. Harninkontinenz	Blasenaugmentation mit Ileum oder Sigma, Anlage eines katheterisierbaren Stomas (Mitrofanoff-Stoma)
Zu niedriger Blasenauslasswiderstand	Vollständige Harninkontinenz	(Rezidiv-)Blasenhalsplastik, ggf. Faszienzügelplastik oder Blasenhalsunterspritzung, Ultima Ratio Blasenhalsverschluss in Kombination mit katheterisierbarem Stoma

plastik erfolgt später, in der Regel um oder nach dem 2. Lebensjahr.

Die früher übliche, beidseitige Beckenringosteotomie zur Adaptation der Symphyse wird heute routinemäßig nicht mehr durchgeführt; dies gelingt gleichermaßen und weniger traumatisch durch intraoperative Zugnähte an der Symphyse.

- **Postoperative Betreuung**

Nach Korrektur einer Blasenekstrophie erfolgen unmittelbar postoperativ eine Immobilisation im Meerjungfrauenverband (◘ Abb. 6.10c) für ca. 3 bis 4 Wochen sowie eine suprapubische Harnableitung. Ein PDK hat sich in der Schmerztherapie bewährt.

Eine langfristige kinderurologische Anbindung inklusive der Möglichkeit zur Urodynamik ist essenziell, um die Entwicklung der Blasenkapazität und die Kontinenzsituation beurteilen zu können (◘ Tab. 6.2).

> **Schon gewusst?**
>
> — Die chirurgische Versorgung der Blasenekstrophie ist kein Notfall. Eine initiale sterile Abdeckung mit nicht haftender Fettgaze und sterilen Kompressen ist ausreichend. Anschließend sollte eine Vorstellung in einem auf dieses Krankheitsbild spezialisierten Zentrum erfolgen.
>
> — Mit modernen Rekonstruktionstechniken kann heute eine Kontinenzrate von bis zu 80 % erreicht werden. Allerdings ist eine suffiziente Blasenentleerung durch Spontanmiktion bei einem Teil der Patienten nicht ausreichend möglich, sodass langfristig eine Form des intermittierenden sterilen Einmalkatheterismus (CIC) erforderlich ist.
>
> — Eine Betreuung der Patienten über das Kindes- und Jugendalter hinaus ist unabdingbar, da auch im Erwachsenenalter noch mit Verschlechterung der Harnkontinenz gerechnet werden muss.

6.6 Feminine Beschneidung, weibliche Genitalverstümmelung

Peter Zimmermann, Mohamed Abdel Baky Fahmy und Martin Lacher

Unter femininer Beschneidung bzw. weiblicher Genitalverstümmelung (sog. „female genital mutilation" [FGM]) werden alle Verfahren zusammengefasst, bei denen die äußeren weiblichen Genitalien teilweise oder vollständig entfernt oder die weiblichen Geschlechtsorgane aus nichtmedizinischen Gründen anderweitig verletzt werden.

FGM wird hauptsächlich von „traditionellen BeschneiderInnen" durchgeführt. Teilweise erfolgt sie jedoch auch durch „GesundheitsdienstleisterInnen" mit dem Argument, dass eine FGM dann sicherer sei (sog. „medicalization").

> FGM ist international als Verletzung der Menschenrechte von Mädchen und Frauen anerkannt.

Es spiegelt die tief verwurzelte Ungleichheit zwischen den Geschlechtern wider und stellt eine extreme Form der Diskriminierung von Frauen dar.

FGM wird fast immer bei Minderjährigen durchgeführt und ist eine Verletzung der Rechte von Kindern. Schätzungen zufolge sind jährlich mehr als 3 Mio. Mädchen einem Risiko für FGM ausgesetzt. In Deutschland sind schätzungsweise 70.000 Frauen betroffen, 17.700 minderjährige Mädchen sind gefährdet. Die Bundesländer mit den meisten Fällen 2019 sind in absteigender Reihenfolge: Nordrhein-Westfalen, Bayern, Hessen, Baden-Württemberg, Niedersachsen und Berlin. Nach Angaben aus 30 Ländern, in denen Bevölkerungsdaten vorliegen, wurden bis heute mehr als 200 Mio. Mädchen und Frauen dieser Praxis ausgesetzt.

> Der Zustrom von Migranten nach Europa führt auch dazu, dass der Pädiater Mädchen mit FGM sieht und deren klinische Zeichen kennen muss.

FGM konzentriert sich hauptsächlich auf die westlichen, östlichen und nordöstlichen Regionen Afrikas, in einigen Ländern des Nahen Ostens und Asiens sowie auf Migranten aus diesen Gebieten. FGM ist daher ein globales Problem. FGM verletzt auch das Recht einer Person auf Gesundheit, Sicherheit und körperliche Unversehrtheit, das Recht, frei von Folter und grausamer, unmenschlicher oder erniedrigender Behandlung zu sein, und das Recht auf Leben, wenn das Verfahren zum Tod führt. Die WHO fordert alle „GesundheitsdienstleisterInnen" nachdrücklich auf, keine FGM durchzuführen. FGM ist ein anerkannter Grund für Asyl.

- **FGM Komplikationen**
- **unmittelbare Komplikationen:** starke Schmerzen, Frakturen (Femurfraktur), Blutungen, Infektionen (z. B. Tetanus), Miktionsprobleme, Wundheilungsstörungen, Schock, Tod
- **Langzeitkomplikationen:** schmerzhafte Miktion, Harnwegsinfektionen, vaginaler Ausfluss, Juckreiz, Vaginosen, schmerzhafte Menstruationen, Schmerzen beim Geschlechtsverkehr, Narbengewebe und Keloide, erhöhtes Risiko für Komplikationen bei der Geburt, Notwendigkeit späterer Operationen (Aufschneiden der Vagina, um Geschlechtsverkehr und Geburt zu ermöglichen [sog. Deinfibulation]), psychische Probleme (z. B. Depressionen, Angstzustände, posttraumatische Belastungsstörungen, geringes Selbstwertgefühl)

- **Anamnese**
- Sprachbarrieren sowie der soziokulturelle und psychosoziale Hintergrund sollten beachtet werden.
- Eine professionelle Dolmetscherin ist zu bevorzugen, da Familienmitglieder ggf. eigene Interpretationen extemporieren oder einfügen.
- Etwaige Auswirkungen der FGM auf die physische, psychische und sexuelle Gesundheit sollten überprüft werden.
- FGM ist ein anerkannter Grund für Asyl, es sollte eine genaue objektive Dokumentation erfolgen.
- Zu erfragende Symptome sind: schmerzhafte Miktion, Harnwegsinfektionen, vaginaler Ausfluss, Juckreiz, Vaginosen, schmerzhafte Menstruationen, Schmerzen beim Geschlechtsverkehr, psychische Probleme.

- **Blickdiagnosen**

Die FGM wird in der WHO-Klassifikation in 4 unterschiedlichen Beschneidungsformen unterteilt (◘ Abb. 6.11):
- **Typ 1:** teilweise oder vollständige Entfernung der Klitoris
- **Typ 2:** teilweise oder vollständige Entfernung der Klitoris und der kleinen Schamlippen mit oder ohne Entfernung der großen Schamlippen (◘ Abb. 6.12a)
- **Typ 3** (sog. Infibulation): Verengung der Vaginalöffnung (Schneiden und Neupositionieren der kleinen Schamlippen oder großen Schamlippen, ggf. durch Nähen, mit oder ohne Entfernen der Klitoris (◘ Abb. 6.12b)

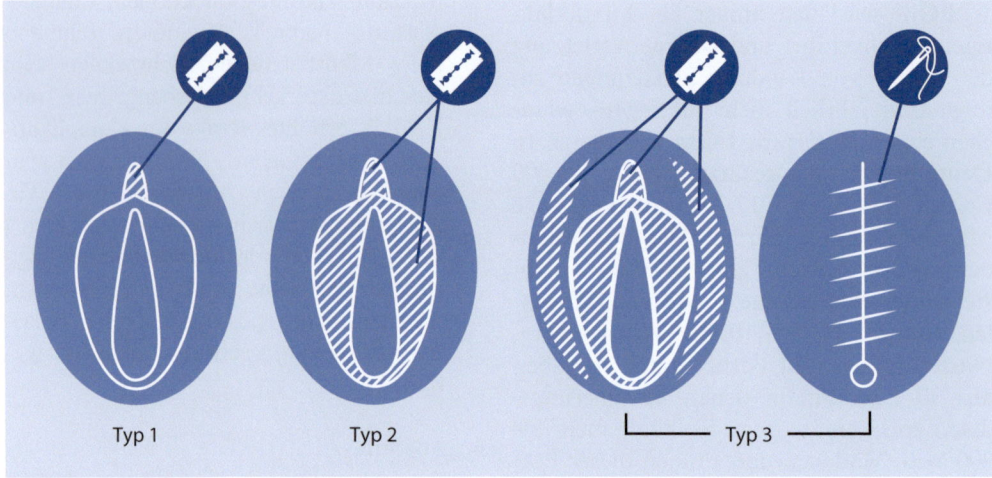

◘ **Abb. 6.11** Beschneidungsformen der FGM nach WHO-Einteilung. (Mit freundl. Genehmigung von © Deutsche Welle 2020)

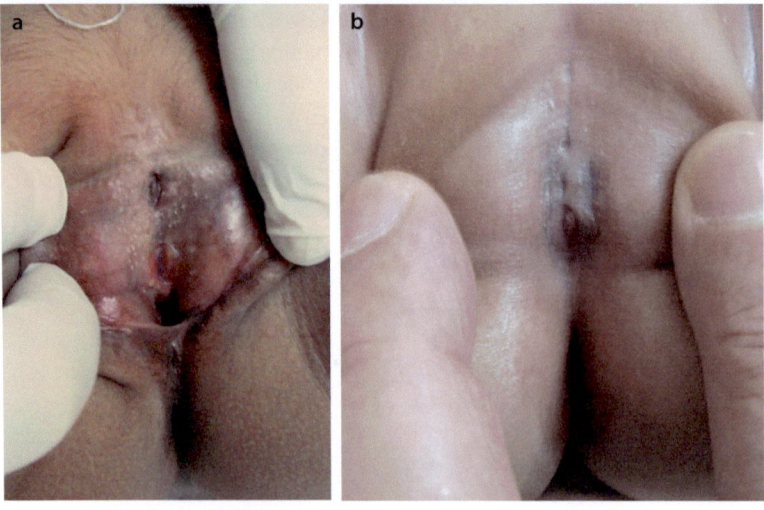

◘ **Abb. 6.12** Typ-2-FGM mit Adhäsionen der Labien und verschlossenem Introitus (**a**). Typ-3-FGM mit kompletter Resektion der Klitoris und Labien. Die Stenose des Introitus ist offensichtlich (**b**)

– **Typ 4:** Alle anderen schädigenden Eingriffe, die die weiblichen Genitalien verletzen und keinem medizinischen Zweck dienen (Einstechen, Durchbohren, Einschneiden, Ausschaben, Ausbrennen, Verätzen oder Dehnen).

- **Untersuchung**
– Inspektion der Vulva, Spekulumuntersuchung, bimanuelle Untersuchung; altersabhängig sollte die Untersuchung ggf. in Narkose erfolgen
– Narben, Flecken, Keloide der Haut; Volumen von Mons und Labia majora, Vorhandensein des Praeputium clitoridis und der Glans clitoridis, den Labia minora und majora; Epithel-, Einschluss-, Talgzysten, Haut- oder Schleimhautläsionen, Narbenbildung oder Obstruktion des vaginalen Introitus, Überempfindlichkeit (Neurome)

- **Prästationäre Diagnostik**

Anamnese und klinische Untersuchung (Inspektion) sind in der Regel ausreichend.

- **Chirurgische Vorstellung**

Bei Hinweisen auf oder Nachweis einer FGM sollte eine kinderchirurgisch-kindergynäkologische Vorstellung erfolgen.

- **Chirurgische Therapie**

In Abhängigkeit der jeweiligen Beschneidungsform können die anatomischen, funktionellen Folgen einer FGM durch plastisch-rekonstruktive Operationen gemildert oder teilweise behoben werden. Ziele solcher Operationen sind, den Abfluss von Urin und Menstrualblut, eine ästhetische Rekonstruktion der Vulva sowie im Idealfall eine Neurotisierung einer neu geformten Klitorisspitze zu ermöglichen. In Zentren mit entsprechender Expertise können so gute Ergebnisse erzielt werden.

- **Komplikationen**

Hämatome, Wundinfektionen, Nahtdehiszenzen.

> **Schon gewusst?**
>
> – Weibliche Genitalverstümmelung ist nach deutschem Recht auch im Ausland strafbar (§§ 226a, 5 StGB). Wer mit Mädchen oder Frauen für eine FGM ins Ausland reist (sog „Ferienbeschneidungen"), dem droht der Entzug des Passes.
> – Laut WHO lagen die wirtschaftlichen Kosten der Behandlung von Komplikationen der FGM im Jahre 2018 bei 1,4 Mrd. US$. Sollte die FGM-Prävalenz gleich bleiben ist in den nächsten 30 Jahren mit einem Anstieg auf 2,3 Mrd. US$ zu rechnen.

Weiterführende Literatur

Anthuber S, Strauss A, Anthuber C, Hepp H (2003) Fehlbildungen des äusseren und inneren Genitales. Gynäkol Geburtshilfliche Rundsch 43:136–145. ▶ https://doi.org/10.1159/000070792

Dasgupta R, Renaud E, Goldin AB et al (2018) Ovarian torsion in pediatric and adolescent patients: a systematic review. J Pediatr Surg 53:1387–1391. ▶ https://doi.org/10.1016/j.jpedsurg.2017.10.053

Diedrich K, Holzgreve W, Jonat W et al (2007) Gynäkologie und Geburtshilfe. Springer, Heidelberg

Ellison JS, Shnorhavorian M, Willihnganz-Lawson K et al (2016) A critical appraisal of continence in bladder exstrophy: long-term outcomes of the complete primary repair. J Pediatr Urol 12:205.e1–205.e7. ▶ https://doi.org/10.1016/j.jpurol.2016.04.005

Georg Thieme Verlag KG, Hausold J, Wimberger P, Hirchenhain C (2018) Lichen sclerosus im Kindes- und Jugendalter – oft unerkannt und falsch therapiert. Geburtshilfe Frauenheilkd 78:1/10. ▶ https://doi.org/10.1055/s-0038-1645905

Kaiser G (2005) Leitsymptome in der Kinderchirurgie. Huber-Verlag Bern, Schweiz

Kupesic S, Plavsic BM (2010) Adnexal torsion: color Doppler and three-dimensional ultrasound.

Abdom Imaging 35:602–606. ► https://doi.org/10.1007/s00261-009-9573-0

Lenzen-Schulte M (2019) Weibliche Beschneidung: Neoklitoris und Vulvarekonstruktion für verstümmelte Frauen. Dtsch Arztebl International 116:A–2134 EP

Liang CC, Chang SD, Soong YK (2003) Long-term follow-up of women who underwent surgical correction for imperforate hymen. Arch Gynecol Obstet 269:5–8. ► https://doi.org/10.1007/s00404-002-0423-3

Muñoz JM, Beausang J, Finley E, Wolf S (2019) Protocol for evaluating women with female genital mutilation seeking asylum. Int J Legal Med. ► https://doi.org/10.1007/s00414-019-02213-y

North CE, Nardo LG, Mokate T et al (2007) Ovarian conservation in adnexal torsion-a report of six cases. Gynecol Surg 5:137–141. ► https://doi.org/10.1007/s10397-007-0332-3

Promm M, Roesch WH (2019) Recent trends in the management of bladder exstrophy: the Gordian knot has not yet been cut. Front Pediatr. ► https://doi.org/10.3389/fped.2019.00110

Renteria S-C (2017) Vulvovaginitis bei jungen Mädchen. Paediatrica 28:44–48

Rösch WH, Stein R (2015) Epispadie, Blasenekstrophie. Die Urologie, 10. Aufl. Springer, Berlin, S 1–22

Sack BS, Borer JG (2019) A single-institution experience of complete primary repair of bladder exstrophy in girls: risk factors for urinary retention. J Pediatr Urol 15:262.e1–262.e6. ► https://doi.org/10.1016/j.jpurol.2019.02.019

Sleiman Z, Karaman E, Terzic M et al (2019) Fertility preservation in benign gynecological diseases: current approaches and future perspectives. J Reprod Infertil 20:201–208

Ssi-Yan-Kai G, Rivain A-L, Trichot C et al (2018) What every radiologist should know about adnexal torsion. Emerg Radiol 25:51–59. ► https://doi.org/10.1007/s10140-017-1549-8

Terre des Femmes: Genitalverstümmelung auch in Deutschland bekämpfen. Deutsches Ärzteblatt News vom 11.10.2019. ► https://www.aerzteblatt.de/nachrichten/sw/Genitalverst%FCmmelung?nid=106610. Zugegriffen: 23. Okt. 2019

UNHCR (2013) Too much pain:female genital mutilation & asylum in the European Union-a statistical overview. The UN Refugee Agency. ► https://www.unhcr.org/53187f379.pdf

United Nations Children's Fund (2016) Female genital mutilation/cutting: a global concern. UNICEF, New York

Vitale V, Cigliano B, Vallone G (2013) Imperforate hymen causing congenital hydrometrocolpos. J Ultrasound 16:37–39. ► https://doi.org/10.1007/s40477-013-0009-x

Wang Z, Zhang D, Zhang H et al (2019) Characteristics of the patients with adnexal torsion and outcomes of different surgical procedures. Medicine (Baltimore) 98:e14321–e14324. ► https://doi.org/10.1097/MD.0000000000014321

Weißenrieder N (2017) Kinder-und Jugendgynäkologie für die pädiatrische Praxis. Springer, Berlin

Woodhouse CRJ, North AC, Gearhart JP (2006) Standing the test of time: long-term outcome of reconstruction of the exstrophy bladder. World J Urol 24:244–249. ► https://doi.org/10.1007/s00345-006-0053-7

Haut

Steffi Mayer und Mirjana Ziemer

Inhaltsverzeichnis

7.1 Wundbeurteilung, Wundinfektion, Wundheilungsstörung – 174

7.2 Furunkel, Karbunkel, Abszesse – 176

7.3 Warzen – 179

7.4 Kondylome – 180

7.5 Coccygealsinus, Dermalsinus – 182

7.6 Hämangiom – 184

7.7 Lymphangiom – 187

7.8 Vaskuläre Malformationen – 190

7.9 Melanozytäre Tumoren (Nävi) – 193

Weiterführende Literatur – 198

© Springer-Verlag GmbH Deutschland, ein Teil von Springer Nature 2020
M. Lacher et al. (Hrsg.), *Kinderchirurgie für Pädiater*,
https://doi.org/10.1007/978-3-662-61405-1_7

Die Haut ist das größte und präsenteste Organ unseres Körpers. Kutane Erkrankungen und Veränderungen sind vielfältig. Dazu gehören klassischerweise die traumatischen Wunden, aber auch bakterielle und virale Infektionen (Warzen). Sie könnt meist vom Kinder- und Jugendarzt behandelt werden. Von Relevanz ist auch die korrekte Unterscheidung zwischen einem blanden Coccygealsinus und einem Dermalsinus. Die vorgestellten „simple dimple rules" helfen hier, Kinder mit Dermalsinus und Hinweis auf eine spinale Dysraphie zu identifizieren und der weiteren Diagnostik zuzuführen. Die Diagnose und das Management von Lymphangiomen und vaskulären Malformationen sind oft komplex und müssen individuell und interdisziplinär erfolgen. Viele der häufigen Hämangiome, die sich immer spontan regredient zeigen und meist harmlos sind, kann der Kinderarzt betreuen. Nur bei komplizierten Verläufen ist der Chirurg gefragt. Gemeinsam mit dem Dermatologen erfolgt die Betreuung der Kinder mit Riesenzellnävi, die mit einer neurokutanen Melanose einhergehen können.

- **Anamnese**
- Was/Wie/Wann ist es passiert?
- Tetanusimpfstatus?
- Kongruenz von Anamnese und Verletzungsbild; an Kinderschutz denken!

- **Blickdiagnosen**

Unterschieden werden Schürf-, Schnitt-, Riss-, Platz-, Quetsch- und Stichwunden (◘ Abb. 7.1).

- **Untersuchung**
- Lokalisation?
- Wundausdehnung, -tiefe?
- Periphere Durchblutung, Sensibilität, Motorik?
- Begleitverletzungen?

7.1 Wundbeurteilung, Wundinfektion, Wundheilungsstörung

Steffi Mayer

Eine Wunde bezeichnet eine Kontinuitätsunterbrechung von Gewebe. Die Wunde kann bei glatten, gut anliegenden Wundrändern und einem keimarmen Milieu primär heilen. Hierzu gehören OP-Wunden, Schnittwunden, aber auch Schürfwunden, bei denen sich die Epidermis vollständig regeneriert. Sind die Wundränder nekrotisch, lassen sich nicht adaptieren oder liegt eine Wundinfektion vor, heilt die Wunde unter Bildung von Granulationsgewebe zur Überbrückung des Defekts (sog. sekundäre Wundheilung).

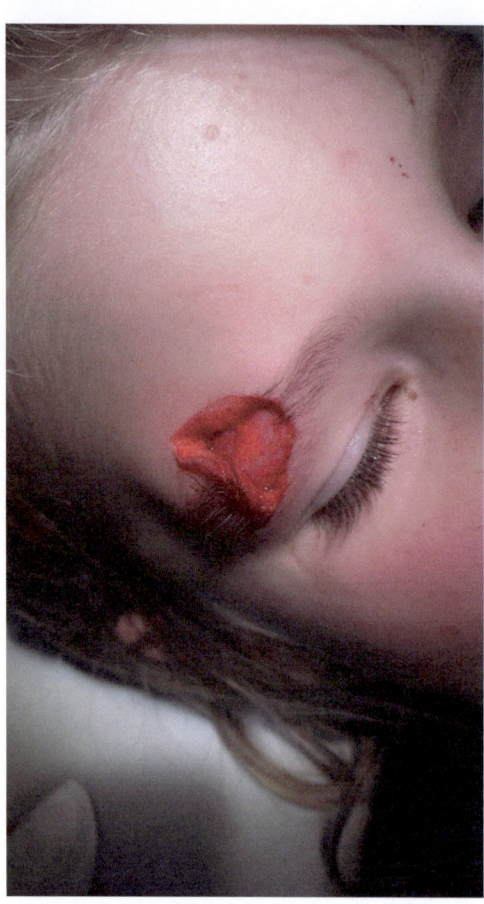

◘ **Abb. 7.1** Platzwunde laterale Augenbraue rechts

- **Prästationäre Diagnostik**
- ggf. Röntgen bei Verdacht auf Begleitverletzungen
- ggf. Sonographie bei Verdacht auf Pusverhalt durch eine Wundinfektion

- **Chirurgische Vorstellung**

Kleine Wunden können sehr gut vom Kinder- und Jugendarzt selbst versorgt werden. Bei großen Wunden mit erschwertem Primärverschluss, Begleitverletzungen oder Verdacht auf ein nicht-akzidentielles Geschehen sollte eine chirurgische Vorstellung erfolgen. Eine altersgerechte Analgesie bzw. Wundversorgung in Lokal- oder Allgemeinanästhesie ist obligat.

- **Chirurgische Therapie**

Ziel der Wundversorgung ist die Wiederherstellung der Kontinuitätsunterbrechung unter möglichst sauberen und gut durchbluteten Bedingungen sowie unter Beachtung ästhetischer Aspekte (gerade im Gesicht). Zunächst erfolgt immer eine Wundexploration, -säuberung und -desinfektion sowie, wenn notwendig, die Entfernung von groben Verschmutzungen und Fremdkörpern, Blutstillung oder Drainageneinlage. Abschließend wird ein trockener und steriler Verband angelegt und ggf. ruhiggestellt. Die Wundversorgung selbst richtet sich nach Art und Lokalisation der Wunde. Neben der klassischen Nahtversorgung steht die Wundadaptation mittels Hautkleber und selbstklebenden Pflasterstreifen zur Verfügung (◘ Abb. 7.2) (▶ Kap. 16.1). Tangentiale Verletzungen heilen in der Regel sekundär. Dies kann durch die Verwendung moderner Wundauflagen unterstützt werden.

- **Postoperative Betreuung**

Reizlose Wunden können ab dem 3. Tag ohne Wundverband belassen werden. Ein Fadenzug erfolgt abhängig von der Loka-

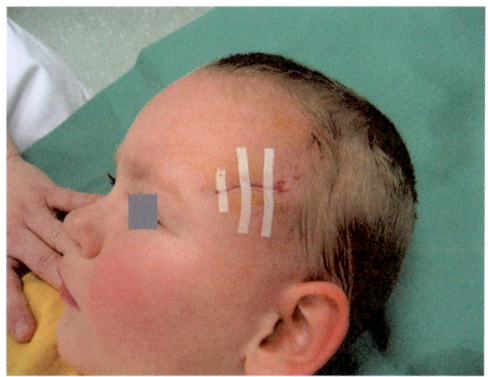

◘ **Abb. 7.2** Wundversorgung einer Platzwunde mit selbstklebenden Pflasterstreifen. (Bildarchiv UKL)

tion im Gesicht am 4. bis 5. Tag, am Stamm am 7. bis 10. Tag, an den Extremitäten am 10. bis 14. Tag. Bei größeren Wunden werden zunächst Teilfäden entfernt.

- **Komplikationen**
- - **Wundinfektion**

Das Risiko von Wundinfektionen hängt von der Dauer bis zur Erstversorgung (optimal <6 h), der Lokalisation und Durchblutungssituation (gute Durchblutung = seltene Infektion), dem Gewebetrauma (ausgedehntes Trauma = häufige Infektion) sowie der Unfallursache ab. **Eine Wundinfektion nach Trauma zeigt sich meist innerhalb von 24–72 h** mit den Kardinalsymptomen einer Entzündung: Rubor, Dolor, Calor, Tumor, Functio laesa. Liegt eine Wundinfektion vor, muss eine verschlossene Wunde eröffnet, gespült, debridiert und ggf. eine Drainage eingelegt werden. Es erfolgt die Wundbehandlung mit polyhexanidhaltigen Gelen/Lösungen, modernen Wundauflagen oder einer VAC-Therapie. Ein erneuter Wundverschluss kann ggf. nach Abklingen der Infektion am 3. bis 6. Tag erfolgen. Eine antibiotische Therapie ist bei Lymphadenitis, Phlegmonen und systemischer Entzündungsreaktion indiziert (◘ Tab. 7.1).

Tab. 7.1 Komplikationen

Komplikation	Symptome	Management
Wundrandnekrose	Untergang der Wundränder im Verlauf (z. B. bei triangulären Defekten, Radspeichenverletzungen)	Trockene Nekrosen werden trocken belassen, bis sie abgestoßen werden (sekundäre Wundheilung) Feuchte Nekrosen werden mit feuchten Wundauflagen oder enzymatischem Débridement konditioniert und heilen ebenfalls sekundär; ggf. ist eine chirurgische Deckung notwendig
Wunddehiszenz	Aufklaffen der Wunde	<12–24 h: erneute Wundsäuberung und Desinfektion sowie Wundadaptation >24 h: offene Wundbehandlung, Sekundärheilung abwarten, ggf. Sekundärverschluss; ggf. Narbenbehandlung im Verlauf
Wundhämatom	Nachblutung aus der Wunde	Druckverband; ggf. Wiedereröffnung der Wunde, Blutstillung und erneuter Wundverschluss; cave: Begünstigung von Infektionen
Hypertrophe/keloidale Narbenbildung	Überschießende Bildung wulstiger, hochroter Narben, wobei das Keloid auch auf die angrenzende gesunde Haut übergreift	Auflage von Silikonpflastern oder -gelen, ggf. Kompressionstherapie; ggf. FPDL-Laserung, Medical Needling oder operative Narbenkorrektur im Verlauf

Schon gewusst?

- Postoperative Wundinfektionen treten meist verzögert nach 5-10 Tagen auf.
- Für die Erstversorgung ist das sterile Abdecken ausreichend, bei arteriellen Blutungen sollte ein Druckverband angelegt werden. Wiederholte aseptische Inspektionen erhöhen das Infektionsrisiko, auf sie sollte verzichtet werden.
- Für die Wundreinigung ist Leitungswasser ausreichend.
- Die „6-Stunden-Grenze" für die Durchführung eines primären Wundverschlusses mit radikaler Wundausschneidung nach Friedrich von 1898 gilt als überholt. Die Entscheidung, ob noch ein primärer Wundverschluss durchgeführt werden kann, hängt von der Art der Wunde (Quetschwunde = 100-fach erhöhtes Infektionsrisiko!), der Durchblutungssituation des Gewebes und der potenziellen Kontamination ab. **Gut durchblutete**

Gesichts- und Kopfplatzwunden können, auch aus kosmetischen Gründen, nach bis zu 48 h primär verschlossen werden. Andere Wunden sollten innerhalb von **6–12 h** primär versorgt werden. Verletzungen der Hände und Füße sowie Bisswunden gelten als risikoreiche Verletzungen. Hier ist ggf. ein verzögerter Wundverschluss notwendig.

7.2 Furunkel, Karbunkel, Abszesse

Steffi Mayer

Bakterielle Entzündungen der Haut werden häufig durch *Staphylococcus aureus* verursacht und schließen ein:
- **Follikulitis:** oberflächliche Entzündung eines Haarfollikels (◘ Abb. 7.3a)
- **Furunkel:** Abszedierung eines Haarfollikels

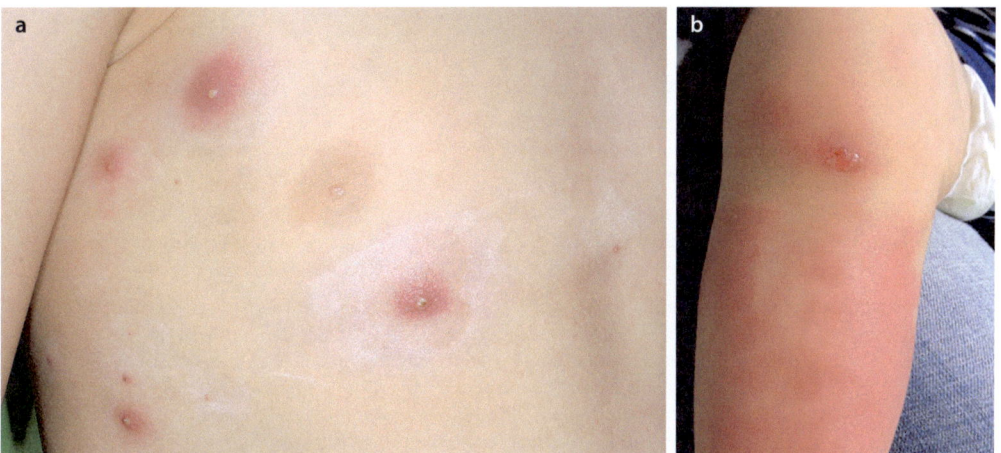

Abb. 7.3 Multiple oberflächliche Entzündungen von Haarfollikeln am Stamm (Follikulitis) (**a**). Erysipel am Unterschenkel links nach Insektenstich (**b**). (Bildarchiv UKL)

– **Karbunkel:** Konfluation mehrerer Furunkel mit Infiltration in die Tiefe
– **Abszess:** umschriebene Gewebeeinschmelzung

■ Anamnese

Das Furunkel entwickelt sich als „Eiterpickel" um einen initial geröteten Haarfollikel v. a. im Gesicht, Nacken oder am Gesäß. Karbunkel sind bei Kindern selten.

■ Untersuchung
– Lokalisation, Ausdehnung, Fluktuation
– Regionale Lymphadenitis? Lymphangitis?
– Systemische Infektionszeichen (◧ Tab. 7.2)?

▶ Eine Varizelleninfektion ist der häufigste Risikofaktor für eine nekrotisierende Fasziitis beim Kind!

■ Prästationäre Diagnostik
– ggf. Labor (Blutbild, CRP, Blutkultur)
– ggf. Sonographie zur Bestimmung der Ausdehnung in die Tiefe

– mikrobiologische Untersuchung aus Pus zur Erregergewinnung (v. a. bei atypischen und rezidivierenden Infektionen)

■ Chirurgische Vorstellung

Prinzipiell gilt der Leitspruch des Hippokrates: **Ubi pus, ibi evacua.** Eine (intravenöse) antibiotische Therapie ist nur bei ausgeprägten Befunden und systemischen Infektionszeichen sowie im Gesicht indiziert.

■ Chirurgische Therapie
– **Entzündliche Infiltrationen ohne Einschmelzung:** feuchte Verbände, z. B. mit Polyhexanidlösung
– **Oberflächliche Einschmelzung:** Eröffnung des Eiterherdes mit der Pinzette oder Kanüle durch Abhebung des zentralen Schorfdeckels.
– **Abszedierung:** Kommt es zur Einschmelzung mit Fluktuation (klinische Diagnose), erfolgt die Inzision, Spülung und Drainage zur Entlastung des Abszesses. Günstig erweist sich die Einlage eines sog. Vessel-Loops, einer Gummifadendrainage, der durch eine Inzision mit

Tab. 7.2 Wichtige Differenzialdiagnosen

Differenzialdiagnosen	Symptome
Phlegmone	Begrenzte, flächenhafte Entzündung mit derben, schmerzhaften Infiltraten; v. a. hämolysierende Streptokokken; antibiotische Therapie, antiseptische Verbände, Inzision und Drainage bei Abszedierung
Erysipel (Wundrose)	Phlegmone mit rascher Ausbreitung über die Lymphbahnen; scharf begrenzte Rötung, Überwärmung, Schmerzen, systemische Infektionszeichen; antibiotische Therapie, antiseptische Verbände (Abb. 7.3b)
Nekrotisierende Fasziitis	Fulminante Infektion von Haut, Subkutis und Faszien, ggf. Muskulatur (nie Knochen) nach banalen Verletzungen v. a. der Extremitäten, unteres Abdomen, Genitale (sog. Fournier-Gangrän); häufig Mischinfektionen von (fakultativ) anaeroben Keimen oder *Streptococcus pyogenes, Staphylococcus aureus, epidermidis;* typisch: unverhältnismäßig starke Schmerzen und hohe Temperaturen; lokal überwärmte Rötung sowie knotige Indurationen; sofortige chirurgische Eröffnung und hoch dosierte Antibiotikatherapie; Letalität: 30 % (Abb. 7.4)

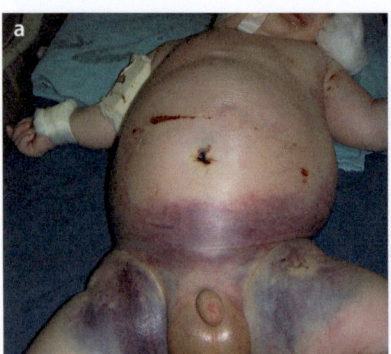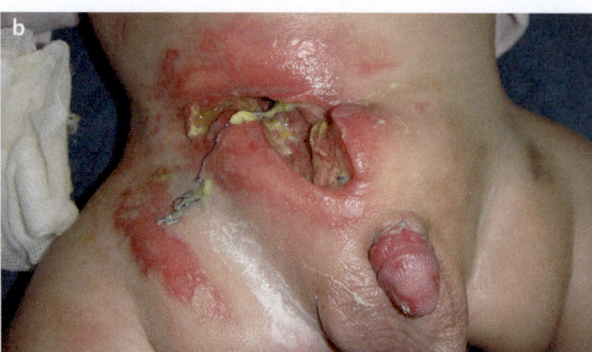

Abb. 7.4 Nekrotisierende Fasziitis nach operativer Versorgung einer inkarzerierten Leistenhernie rechts im Frühstadium (**a**) sowie nach chirurgischer Revision (**b**). (Mit freundl. Genehmigung von Prof. Mohamed Abdel Baky Fahmy, Kairo)

Gegeninzision gezogen und extrakorporal mit sich selbst verknotet wird. Eine antibiotische Therapie ist nicht indiziert.
— **Karbunkel:** intravenöse antibiotische Therapie, ovaläre Exzision

■ **Postoperative Betreuung**
Patienten mit einliegendem Vessel-Loop können am selben oder Folgetag nach Hause entlassen werden. Der Vessel-Loop wird 1 Woche postoperativ durch den Kinderarzt entfernt. Antiseptische Feuchtverbände mildern zudem die entzündliche Infiltration.

■ **Komplikationen**
Furunkel im Gesicht kranial der Oberlippe können via V. angularis und V. ophthalmica eine Sinusvenenthrombose (SVT) des Sinus cavernosus, Meningitis und Hirnabszesse hervorrufen. Stauungserscheinungen des gleichseitigen Auges und Hirnnervenausfälle deuten auf eine SVT hin; bei Verdacht muss umgehend eine bildgebende Diagnostik (CT, MRT) und antibiotische Therapie

sowie Antikoagulation erfolgen. Zudem bestehen Kau- und Sprechverbot.

> **Schon gewusst?**
>
> – Zur Prophylaxe einer SVT sollte die digitale Expression von Furunkeln im Gesicht oberhalb der Nase unterbleiben, um eine Keimverschleppung zu vermeiden.
> – Rezidivierende Furunkel (sog. Furunkulose) können Anzeichen für eine chronische Nephritis, Diabetes mellitus oder Immunschwäche sein.
> – Bei rezidivierenden Pyodermien und Abszedierungen der Haut muss an spezielle Keime wie den Panton-Valentin-Leukozidin(PVL)-Toxin-bildenden *Staphylococcus aureus (MRSA / MSSA)* gedacht und eine spezifische mikrobiologische Untersuchung veranlasst werden. Eine resistogrammgerechte Antibiotikatherapie ist indiziert. Eine Sanierung nach Behandlungsabschluss muss zudem erfolgen.

7.3 Warzen

Steffi Mayer

Diese Epidermiswucherungen der Haut (Hände, Füße) oder Schleimhaut (Mund, Genitale, Larynx) entstehen durch indirekten Kontakt mit humanen Papillomaviren nach einer Inkubationszeit von mehreren Monaten. In mehr als der Hälfte der Fälle kommt es auch ohne Therapiemaßnahmen zu einer spontanen Rückbildung innerhalb von 2 Jahren.

> Für die typischen Verrucae vulgares an Fingern, Handrücken, Nagelwall, Gesicht, Kniebeugen und Ellenbogen sind HPV2 und 4 verantwortlich, die Verrucae plantares (Dornwarzen) der Füße werden durch HPV1 verursacht.

- **Blickdiagnosen**
  – Verrucae vulgares (Abb. 7.5a)
  – Verrucae plantares (Abb. 7.5b)

- **Wichtige Differenzialdiagnosen**

Mollusca contagiosa (Dellwarzen): klein, perlenartig, zentraler Nidus (Delle),

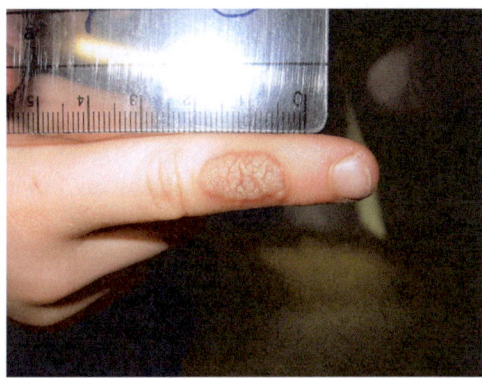

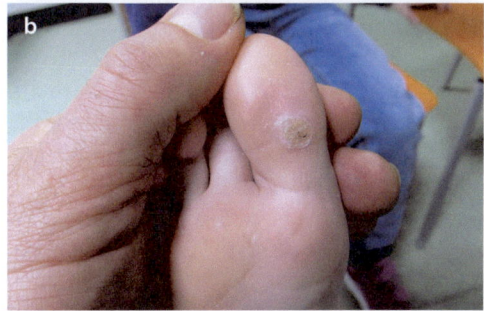

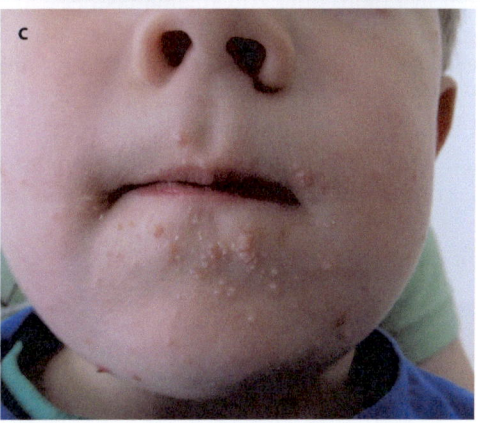

Abb. 7.5 Verrucae vulgares des Zeigefingers (**a**), Verrucae plantares, sog. Dornwarze (**b**), sowie davon abzugrenzen die typischerweise gruppiert auftretenden Mollusca contagiosa (**c**). (Bildarchiv UKL)

hautfarben, gruppiert (◘ Abb. 7.5c); am nicht behaarten Kopf, Fuß, Hand; innerhalb von 3 bis 6 Monaten selbstlimitierend, bei Ausbreitung ist die Kürettage indiziert.

- **Chirurgische Vorstellung und Therapie**

Bei der Behandlung der Warzen gelten die Lokaltherapie mit einem Keralytikum (Salicylsäure 10 % oder 5-Fluorouracil 0,5 %) und die Kryotherapie als gleichwertig. Allerdings bedarf es der korrekten Anwendung des Keralytikums 2- bis 3-mal täglich meist über 6 Wochen: Zunächst Entfernung des Lackfilms sowie der Hornschicht mit einer Kürette oder kleinen scharfen Schere bis zum Auftreten einer Punktblutung, anschließend Auftragen des Therapeutikums. Fortführung der Behandlung für eine weitere Woche nach erfolgreicher Therapie. Dies erfordert eine hohe Compliance von Eltern und Kind.

Bei der Kryotherapie bildet sich eine subepidermale Blase, die nach 1 bis 2 Wochen eintrocknet und sekundär verheilt. Gegebenenfalls sind auch hier wiederholte Anwendungen nötig. Die Applikation kann schmerzhaft sein.

Meist bei Versagen von Lokal- und Kryotherapie sowie bei ausgeprägten Befunden kann eine Exkochleation der Warzen in Lokal- oder Allgemeinanästhesie angeboten werden. Hierbei wird die Warze vollständig ausgeschält, der Wundgrund kauterisiert und mit Silbernitrat geätzt. Eine offene Wundbehandlung schließt sich an. Rezidive, Autoinokulationen sowie Infektionen innerhalb der Familie sind häufig.

> **Schon gewusst?**
> - Die Prävalenz von Warzen bei Schulkindern wird auf 10–20 % geschätzt.
> - Die in den Warzen sichtbaren braunschwarzen Pünktchen oder Streifen sind thrombosierte Kapillaren. Sie zeigen noch existentes virales Gewebe an.
> - Eine Alternativbehandlung ist die Abdeckung der Warze für 4 bis 6 Wochen mit Klebeband, das aller 4 bis 7 Tage erneuert wird. Beim Wechsel des Klebestreifens wird die Warze mit Wasser gewaschen und die oberen Schichten werden abgetragen. Obwohl die Evidenz für diese Behandlung nicht eindeutig ist, berichten verschiedene Studien von guten Behandlungserfolgen.

7.4 Kondylome

Steffi Mayer

Kondylome sind HPV-induzierte Wucherungen der anogenitalen (Schleim-)Häute, die vertikal und horizontal durch Auto- und Heteroinokulation (Digital-, Schmierinfektion) sowie sexuell übertragen werden können. **Häufige Erreger sind HPV6 und 11 (>90 %),** auch Mischinfektionen verschiedener HP-Viren sind häufig. Vor allem vulvale Kondylome können auch auf der Basis von Verrucae vulgares (HPV2) entstehen. Die Warzen können spitz (Condyloma accuminata) oder plan (Condyloma plana) auftreten.

Der Nachweis von anogenitalen Warzen spricht nicht zwingend für einen sexuellen Missbrauch, dieser sollte jedoch, gerade bei Kindern älter als 5 Jahre, ausgeschlossen werden. Bei jüngeren Kindern kommt eine perinatale Infektion durch die Mutter in Betracht, die eines von 50 Neugeborenen von Müttern mit Kondylomen in der Schwangerschaft betrifft. Dabei können nicht nur die Anogenitalregion sondern auch das Nasennebenhöhlensystem, Mund und Ösophagus betroffen sein. Von Relevanz ist die **Larynxpapillomatose** (1:144 Neugeborene betroffener Mütter), die eine Obstruktion der Atemwege verursachen kann (Trachostomiebedarf: 14 %)

und schwer zu behandeln ist. **Sie sollte bei Nachweis von Anogenitalwarzen bei Kindern unter 5 Jahren ausgeschlossen werden.**

> Beim Auftreten von Anogenitalwarzen im Kindesalter kann eine sexuelle Transmission vorliegen. Eine weitere Abklärung einschließlich einer ausführlichen körperlichen Untersuchung und kindergynäkologischen Status mit der Frage nach missbrauchsassoziierten Befunden und Verhaltensauffälligkeiten durch einen kinderschutzerfahrenen Arzt sollte gemäß der AWMF-Leitlinie HPV-assoziierte Läsionen (S2k 082/008) erfolgen Hier sollten die örtlichen Kinderschutzstrukturen greifen.

Diese sollten auch eine Untersuchung von Geschwisterkindern einschließen. Ein Screening auf HPV-Infektionen aller Betreuungspersonen ist nicht indiziert, ggf. kann im Einzelfall beim Kind eine Typisierung aus einer Stanzbiopsie in Narkose entnommen werden. Weitere sexuell übertragbare Infektionen (Gonorrhö, Chlamydien, ggf. Trichomonaden, Syphilis, Hepatitis B, HSV, HIV) sollten abgeklärt werden. Für sexuell aktive Jugendliche gelten die Empfehlungen für Erwachsene.

- **Blickdiagnosen**
- kleine stecknadelkopfgroße Knötchen mit rascher Aussaat, die im Verlauf blumenkohlartig konfluieren und mazerieren können (übler Geruch!) (◘ Abb. 7.6)
- **typische Lokalisation:** perianal, große und kleine Labien, Introitus vaginae, Penisschaft, Sulcus coronarius, Frenulum
- auch auf den ersten Blick nicht sichtbare Beteiligungen möglich (Anus, Vagina, Cervix, inneres Präputialblatt)

- **Chirurgische Therapie**

Bei präpubertären Kindern kann zunächst eine **Spontanabheilung** (65 %) abgewartet werden. Die Verlaufskontrolle sollte halbjährlich inklusive Fotodokumentation erfolgen. Die Eltern müssen über das Risiko einer Schmierinfektion aufgeklärt werden. Sollte bei persistierenden, größeren oder obstruierenden Befunden eine Therapie erforderlich sein, wird insbesondere bei Kindern eine Abtragung mittels Laser, scharfen Löffels oder Kryotherapie in Narkose empfohlen. Für alle topischen Therapieoptionen besteht im Kindesalter keine Zulassung (Off-label-Therapie).

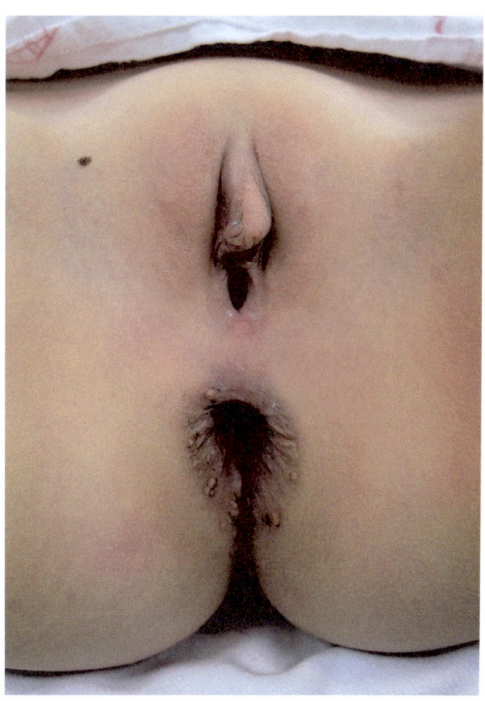

◘ Abb. 7.6 Perianale Condyloma accuminata eines 4-jährigen Mädchens zur Exkochleation in Narkose

- **Postoperative Betreuung**

Die Familien sollten auf das hohe **Rezidivrisiko** hingewiesen und zu regelmäßigen Inspektionen angehalten werden. Bei Rezidiven ist die zeitnahe ärztliche Vorstellung notwendig.

> **Schon gewusst?**
>
> - Eine Entbindung per Sectio kann wahrscheinlich das Risiko einer Larynxpapillomatose verringern.
> - Pigmentierte papulöse anogenitale Effloreszenzen sind hochinfektiöse Prodromi der Kondylome.
> - Bei massivem Auftreten von Kondylomen muss an eine Grunderkrankung wie HIV oder Immunschwäche gedacht werden.
> - HPV6 und 11 sind Verursacher der Larynxpapillome. Bei Manipulation an anogenitalen Kondylomen ist daher immer an Eigenschutz (spezielle Atemschutzmaske) zu denken!
> - Mittlerweile wird die HPV-Impfung für Jungen und Mädchen im Alter von 9 bis 14 Jahren empfohlen, um einen Impfschutz möglichst vor HPV-Erstkontakt (Aufnahme sexueller Kontakte) zu erreichen und das Auftreten von HPV-assoziierten Karzinomen zu verhindern. Auch bei sexuell aktiven Jugendlichen ist die Impfung indiziert. Der 9-valente Impfstoff Gardasil®9 schützt vor 90 % aller HP-Viren, die Genitalwarzen verursachen.

7.5 Coccygealsinus, Dermalsinus

Steffi Mayer

Grübchenförmige Einziehungen in der lumbosakralen Mittellinie sind häufig. Wichtig ist, den einfachen Coccygealsinus vom klinisch relevanten Dermalsinus zu unterscheiden.

Der Coccygealsinus ist eine trichterförmige Einziehung der Haut innerhalb der Rima ani über der Steißbeinspitze und ohne weitere lokale Veränderungen. Es besteht keine Verbindung zum Spinalkanal. Er ist bei 4 % der Bevölkerung nachweisbar und geht **nicht mit einem erhöhten Infektionsrisiko** einher.

Im Gegensatz dazu stellt ein Dermalsinus (Minimalvariante einer spinalen Dysraphie) eine mit Epithel ausgekleidete Einziehung dar, die bis in den Spinalkanal ziehen kann (Inzidenz: 1:2500) und v. a. lumbosakral, aber prinzipiell über der gesamten Neuroachse auftreten kann. Besteht eine Verbindung in die Tiefe, treten häufig fokal neurologische Auffälligkeiten (50 % < 1. Lebensjahr; 92 % > 1. Lebensjahr) oder aszendierende Infektionen bis hin zur Meningitis auf. Häufige Begleitfehlbildungen sind ein sog. „tethered cord", Kompressionen des Rückenmarks bzw. einer Nervenwurzel durch eine Dermoidzyste oder eine Diastematomyelie. Skoliose, Rückenschmerzen und ein Spitzfuß mit persistierendem Zehenspitzengang sind typische Symptome.

Die sog. „**simple dimple rules**" helfen, komplizierte Dermalsinus zu erkennen:
- >0,5 cm Durchmesser
- >2,5 cm kranial des Anus
- umgebende Hypertrichosis, Haare im Sinus
- Hautanhängsel, Teleangiektasien, Hämangiome, subkutane Raumforderungen, Aplasia cutis.

> Liegen ein oder mehr dieser 4 Kriterien vor, ist eine Dysraphie mit 40 % wahrscheinlich. Trifft keines der Kriterien zu, kann eine Dysraphie in der Regel ausgeschlossen werden.

Gabelförmige bzw. asymmetrische kraniale Glutealfalte (sog. „intragluteal forks") weisen ebenfalls auf eine Dysraphie hin, während Storchenbiss, Mongolenfleck und Café-au-lait-Fleck nicht damit vergesellschaftet sind. Auch die Tiefe des Grübchens ist nicht von Relevanz.

- **Blickdiagnosen**
- **Coccygealsinus:** nur sichtbar, wenn die Pobacken auseinandergezogen werden; die Fingerspitze im Grübchen erreicht immer die Steißbeinspitze; normale Rima ani; keine weiteren der oben genannten Auffälligkeiten.
- **Dermalsinus:** außerhalb der Rima ani, meist lumbosakral (sog. „simple dimple rules") (Abb. 7.7)

- **Untersuchung**
- Inspektion, Palpation des Grübchens sowie der Umgebung (Coccygealsinus: Steißbeinspitze immer im Grübchen tastbar)
- bei Verdacht auf eine spinale Dysraphie neurologische Untersuchung

- **Wichtige Differenzialdiagnosen**
Spinales Lipom (1:4000).

- **Prästationäre Diagnostik**
- Verdacht auf Dermalsinus mit spinaler Verbindung/Dysraphie: Sonographie lokal; abhängig vom Befund MRT lokal sowie der gesamten Wirbelsäule
- Verdacht auf Infektion: Labor (Blutbild, CRP)
- Verdacht auf neurologische Defizite: zusätzlich Blasendruckmessung

- **Chirurgische Vorstellung**
Der typische Coccygealsinus ohne weitere Auffälligkeiten bedarf keiner weiteren Diagnostik. Ausnahme ist der Coccygealsinus mit typischer Lokalisation über dem Steißbein, aber Hautauffälligkeiten („simple dimple rules"); hier muss eine Verbindung zum Spinalkanal mittels Sonographie / MRT ausgeschlossen werden.

> Auch die operative Entfernung des Coccygealsinus, die lange wegen eines vermeintlich erhöhten Infektionsrisikos empfohlen wurde, ist in der Regel nicht indiziert und allenfalls sehr schmalen bzw. sehr tiefen Grübchen vorbehalten.

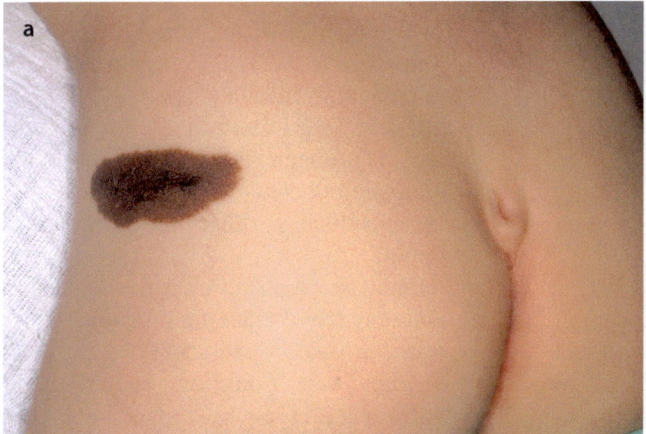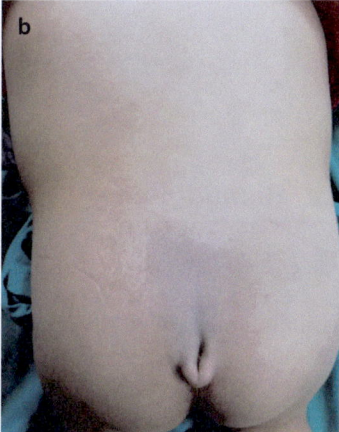

Abb. 7.7 Dermalsinus. Lokalisation >2,5 cm kranial des Anus, wallförmige Aufwerfung, asymmetrische kraniale Glutealfalte (**a**, **b**). Kongenitaler Nävus (**a**) bzw. Mongolenfleck (**b**) gehen allerdings nicht mit einem erhöhten Risiko für eine Dysraphie einher. (Mit freundl. Genehmigung von Prof. Mohamed Abdel Baky Fahmy, Kairo. Bildarchiv UKL)

- **Chirurgische Therapie**

Ein Dermalsinus muss, abhängig von möglichen Begleitfehlbildungen, vom Kinderchirurg oder Kinderneurochirurg saniert werden, um schwerwiegende Komplikationen zu vermeiden. Das Ausmaß des operativen Eingriffes hängt vom Lokalbefund ab. Besteht eine Infektion, muss diese zunächst antibiotisch behandelt werden.

- **Postoperative Betreuung**

> **Schon gewusst?**
>
> - Nicht die Tiefe eines Grübchens, sondern die Entfernung zur Steißbeinspitze ist für die Unterscheidung eines einfachen Coccygealsinus von einem Dermalsinus mit möglicher spinaler Beteiligung entscheidend.
> - Die **gabelförmige** bzw. asymmetrische kraniale **Gluteafalte** geht mit einer hohen Rate an sog. „tethered cords" einher (30 %).
> - Der Coccygealsinus ist kein Risikofaktor für einen Sinus pilonidalis.
> - Bei einem einfachen Coccygealsinus sollten die Eltern angelernt werden, das Grübchen zur Reinigung auseinanderziehen und damit Infektionen vorzubeugen.

7.6 Hämangiom

Steffi Mayer

Hämangiome (Blutschwämmchen) sind die häufigsten Tumoren des Säuglingsalters (5 %, Frühgeborene bis 14 %). Sie treten oberflächlich (kutan) und/oder tief (subkutan), lokal begrenzt (90 %) auf, können sich aber auch segmental, multifokal (>10) und extrakutan (Leber, ZNS, Lunge, GIT) manifestieren. Segmentale Hämangiome (1:1000) im Lumbosakralbereich (LUMBAR- oder PELVIS-Syndrom) bzw. der Kopf-/Schulterregion (PHACES-Syndrom) können mit weiteren Fehlbildungen einhergehen. **Wichtig ist, Hämangiome von anderen vaskulären Malformationen abzugrenzen, die ein progredientes Wachstum ohne Spontanregression zeigen.**

> Hämangiome unterliegen einem typischen triphasischen Verlauf:
> - **Vorläuferläsion:** 1. Lebenswoche (65 %)
> - **Proliferationsphase:** 6 bis 9 Monate; schnellstes Wachstum im 2. Lebensmonat mit Erreichen von 80 % der Endgröße im 3. Lebensmonat
> - **Plateau**
> - **Regressionsphase** ab dem 2. Lebensjahr bis Schulalter (9. Lebensjahr)

Hämangiome sind **prinzipiell selbstlimitierend** und bilden sich bis zum Schulalter vollständig oder mit geringen Residuen zurück. Bei größeren Hämangiomen können Teleangiektasien, Pigment- oder Strukturveränderungen der Haut zurückbleiben.

Komplizierte Hämangiome gehen mit relevanten Symptomen (10 %) einher:
- intertriginöse Ulzerationen mit Schmerzen, Blutungen und Superinfektionen (Anogenitalbereich) (◘ Abb. 7.8a)
- Herzinsuffizienz durch große Shuntvolumina
- pulmonale Obstruktion bei Trachealbeteiligung (**cave:** Hämangiome im Bartbereich, enorale Lokalisation)
- Störung von Funktion und Ästhetik vorrangig im Gesicht (Lippe, Nase, Ohr, Auge)

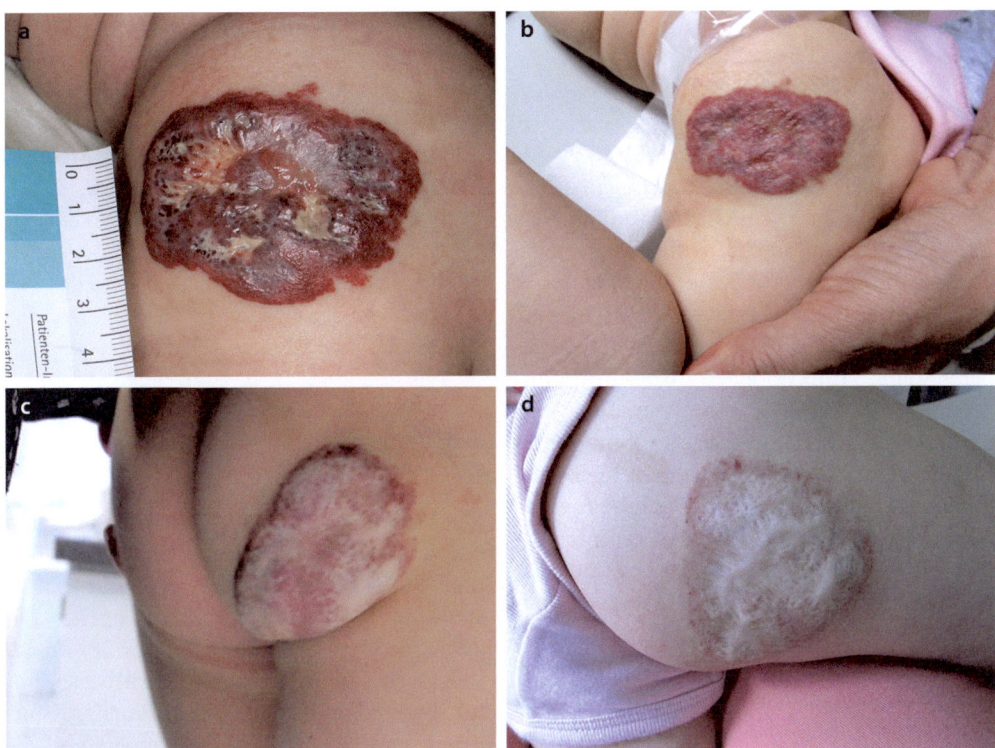

Abb. 7.8 Kompliziertes, ulzerierendes Hämangiom am Gesäß (**a**). Nach Beginn einer Propranolol-Therapie rasche Abheilung der Ulzeration (**b**), Regression des Hämangioms mit Abflachung und Abblassung (**c**) sowie persistierende Strukturveränderung der Haut (Cutis laxa) (**d**). (Bildarchiv UKL)

- Residuen nach Abheilung (z. B. Hautatrophie, Narben, überschüssiges Gewebe)

- **Anamnese**
- War die Veränderung bei Geburt vorhanden? Größenprogredienz?
- Besteht eine Beeinträchtigung durch die Läsion?
- Gibt es weitere Hämangiome?

- **Untersuchung**
- Inspektion: Lokalisation, Größe
- Suche nach weiteren Hämangiomen
- Suche nach assoziierten Fehlbildungen in der Kopf-/Schulter- bzw. Lumbosakralregion
- Fotodokumentation!
- Auskultation (Vitien?)

- **Wichtige Differenzialdiagnosen**
Differenzialdiagnostisch muss an andere Gefäßveränderungen wie vaskuläre Malformationen (Abb. 7.11) oder das kaposiforme Hämangioendotheliom (Abb. 7.12) gedacht werden, **insbesondere wenn die Läsion nicht dem typischen triphasischen Verlauf folgt.**

- **Prästationäre Diagnostik**
- **Sonographie** von Lokalbefunden größer >1,5 cm (Ausdehnung, Tiefe)
- **Sonographie** des Abdomens zum Ausschluss einer Organbeteiligung der Leber bei multiplen Hämangiomen (≥5)

- **Chirurgische Vorstellung**
Unkomplizierte Hämangiome bedürfen keiner Therapie und können vom Kinderarzt regelmäßig kontrolliert werden.

› Kontrollabstand bei Hämangiomen = 1 Woche pro vollendetem Lebensmonat (sog. Höger-Regel).

Wichtig sind eine gute Aufklärung der Eltern bezüglich des Spontanverlaufes (Progredienz bis zum 6. - 9. Lebensmonat, Plateau, Regression bis ins Schulalter) sowie die Sensibilisierung für Komplikationen.

Bei **atypischem Verlauf**, Verdacht auf Organ-, Augen-, ZNS- oder Atemwegsbeteiligung, funktionellen Einschränkungen, Ulzerationen oder segmentalen Hämangiomen muss eine chirurgische Vorstellung erfolgen. Bei Hämangiomen im **Kopf-/Schulterbereich** müssen eine Beteiligung der Atemwege (MRT, ggf. Bronchoskopie) sowie Vitien (30 % kardiovaskuläre Begleitfehlbildungen) ausgeschlossen werden. Bei **lumbosakralen Hämangiomen** wird nach einer spinalen Dysraphie, anorektalen Malformation und urogenitalen Fehlbildungen (Sonographie, ggf. MRT) gesucht.

Für komplizierte Hämangiome stehen verschiedene Therapieoptionen zur Verfügung. Heute ist die Propranolol-Therapie Mittel der ersten Wahl. Die Kryo- sowie Lasertherapie sind kleinflächigen Hämangiomen oder der Behandlung von Residuen in der Remissionsphase ab dem Grundschulalter vorbehalten. Eine operative Therapie stellt nur noch eine Ultima Ratio dar.

- **Chirurgische Therapie**
- **Propranolol-Therapie**

› Der Betablocker Propranolol bewirkt mutmaßlich eine Vasokonstriktion (Abblassung), Hemmung der Angiogenese (Wachstumsstopp) und Apoptoseinduktion (Regression) im Hämangiom. Indikationen für eine Therapie sind eine drohende vitale, funktionale oder ästhetische Beeinträchtigung, problematische Lokalisationen (z. B. Anogenitalbereich) sowie segmentale, multifokale oder diffus wachsende Hämangiome mit und ohne Organbeteiligung.

Die Therapie sollte idealerweise **innerhalb der 4. bis 10. Lebenswoche** (maximale Proliferation) **begonnen** und **stationär** eingestellt werden. Nach vorausgegangener Diagnostik wird die Zieldosis von 2(−3) mg/kgKG/Tag in 2(−3) ED schrittweise unter Monitoring von Herzfrequenz, Blutdruck und Blutzucker eingesteigert und die Therapie für mindestens 6 Monate fortgesetzt. Rasch nach Therapiebeginn kommt es zur Regression mit gräulicher Abblassung und Abflachung (◘ Abb. 7.8b–d). Ein Ausschleichen ist nicht notwendig. Prinzipiell ist bei Fehlen von Risikofaktoren auch eine ambulante Einstellung möglich (◘ Tab. 7.3).

◘ **Tab. 7.3** Komplikationen der Propranololtherapie

Komplikation	Symptome	Management
Rebound-Phänomen (35 % bei 6-monatiger, 5 % bei 12-monatiger Therapiedauer)	Erneute Proliferation nach Therapieende; DD: wechselhafte Füllungszustände, die ebenfalls nach Therapieende beobachtet werden	Ggf. erneuter Therapiebeginn (10 %)
Progredienz unter Therapie	Ausbleibende Regression	Ggf. Dosissteigerung
Diarrhö, Schlafstörungen >10 %		Meist mild und transient; Therapieabbruch in der Regel nicht notwendig. Ggf. Dosisreduktion erwägen
Unruhe, bronchiale Obstruktion 1–10 %		
Bradykardie, Hypoglykämie, Hypotension, Bronchospasmus <1 %		

Schon gewusst?

- Kinder älterer Mütter sowie Mädchen haben häufiger Hämangiome.
- **LUMBAR- oder PELVIS-Syndrom:** Perineales Hämangiom, Externe genitale Fehlbildung, Lipomeningomyelozele, Vesikorenale Fehlbildung, „Imperforate anus" (anorektale Malformation), Skintags (Hautanhängsel).
- **PHACES-Syndrom:** Posterior-fossa-Malformation (hintere Schädelgrube), Hämangiom (fleckförmig, Gesicht), Arterielle Anomalien, Kardiale Anomalien (Aortenisthmusstenose), „Eye" (Augenanomalien), Sternumspalte/supraumbilikale Raphe.
- Hämangiome des Stammes und der Extremitäten benötigen in der Regel keine Therapie.
- Bei multifokalen Hämangiomen mit Organbeteiligung kann es durch die vermehrte Expression einer Deiodinase zur Entwicklung einer sekundären Hypothyreose kommen.
- Propranolol wirkt nur bei Hämangiomen, nicht jedoch bei anderen vaskulären Malformationen.
- **Hinweise zur Propranolol-Therapie** zur Vermeidung von Hypoglykämien und pulmonalen Komplikationen:
  - Medikamente zu den Mahlzeiten einnehmen.
  - Pausieren bei obstruktiver Bronchitis und verminderter Nahrungsaufnahme (Fieber, Gastroenteritis). Nach Rekonvaleszenz kann die Therapie mit gleicher Dosis fortgeführt werden.
  - Keine zusätzliche Einnahme nach Erbrechen/vergessener Gabe.
  - Impfungen können regelhaft durchgeführt werden.
- Eine Verbrauchskoagulopathie (Kasabach-Merritt-Phänomen) kann bei **kaposiformen Hämangioendotheliomen, nicht aber bei infantilen Hämangiomen** auftreten.

7.7 Lymphangiom

Steffi Mayer

Lymphangiome oder zystische Hygrome sind pathologische Erweiterungen der Lymphgefäße, die prinzipiell überall am Körper auftreten können. Sie gehören zu den vaskulären Malformationen und kommen als trunkuläre oder extratrunkuläre Form vor. Lymphangiome können mikro-, makrozystisch (</>2 cm) oder kapillär-solide konfiguriert sein und präsentieren sich als weiche, ggf. infiltrativ wachsende Schwellung. Sie entstehen in der Frühschwangerschaft und werden heute häufig (65 %) bereits im pränatalen Ultraschall detektiert. Prädilektionsstelle ist das hintere Halsdreieck (66–75 %). Hier haben die Lymphangiome ihren Ursprung in der Gefäßscheide der A. carotis und der V. jugularis. Bei ausgedehnten Befunden kann eine Sectio indiziert sein, um geburtsbedingte Komplikationen (Einblutung, Größenzunahme, tracheale Kompression) zu vermeiden. Bei zwei Drittel der Patienten sind Lymphangiome bei Geburt bereits sichtbar. Sie nehmen im Verlauf weiter an Größe zu (◘ Abb. 7.9a). Auch Größenzunahmen für einige Wochen im Rahmen eines Infektes oder Einblutungen sind möglich.

▪▪ Nuchale Lymphangiome

Abzugrenzen vom benignen Lymphangioma colli sind die selteneren nuchalen Lymphangiome, die häufig mit weiteren Fehlbildungen bzw. chromosomalen Veränderungen (50–75 %) assoziiert und z. B. durch einen Hydrops fetalis (50–90 %) nur selten mit dem Leben vereinbar sind.

▪▪ Intraabdominelle Lymphangiome

Lymphangiome können auch intraabdominell auftreten (◘ Abb. 7.10), ausgehend von den Lymphgefäßen des Dünn- bzw. Dickdarms. Bevorzugt sind Jungen bis 5 Jahre (60 %) betroffen. Sie präsentie-

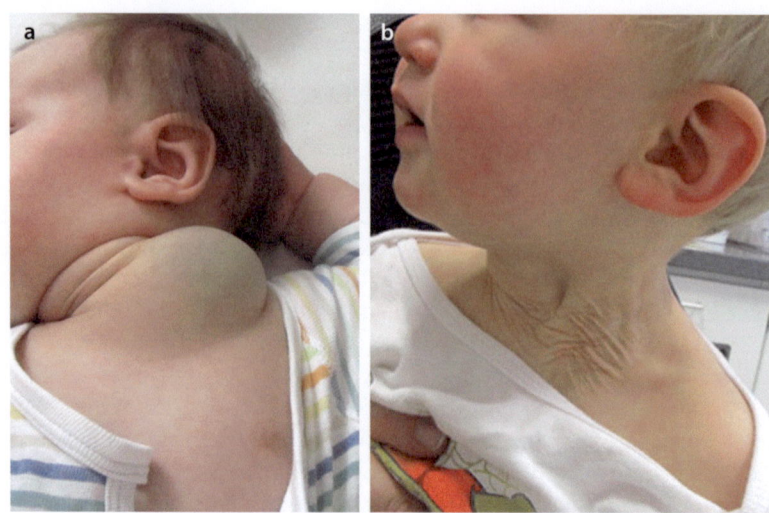

Abb. 7.9 Lymphangioma colli links. Präoperativer Befund (**a**) sowie Zustand nach Resektion (**b**). Cutis laxa als Residuum des raumfordernden Effektes (**b**) (Bildarchiv UKL)

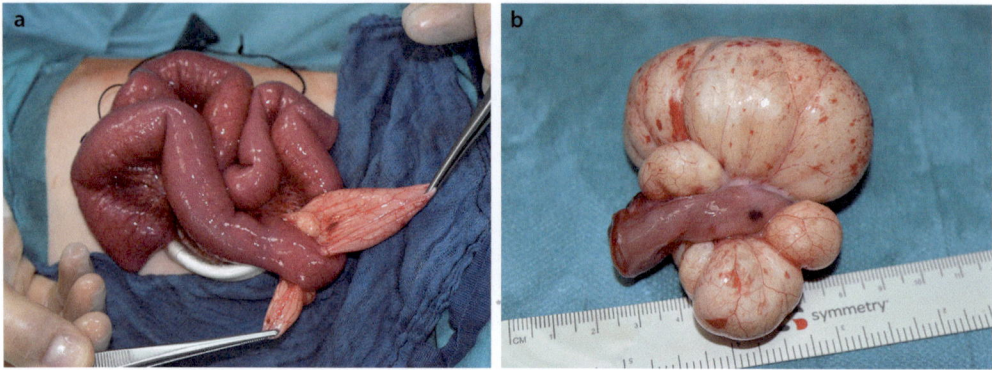

Abb. 7.10 Diagnostische SILS-Laparoskopie bei zystischer Raumforderung und rezidivierenden Bauchschmerzen. Intraabdominelles Lymphangiom mit Infiltration der Darmwand (**a**), Entfernung en bloc als Segmentresektion des infiltrierten Darms (**b**)

ren sich mit unspezifischen Bauchschmerzen, seltener als akutes Abdomen, z. B. wenn das Lymphangiom einen sog. „leading point" für eine Invagination darstellt. Die Sonographie ist das diagnostische Mittel der Wahl (Sensitivität 85 %). Eine MRT erbringt nur selten einen zusätzlichen Informationsgewinn, sodass sie nur in Ausnahmefällen durchgeführt werden sollte. Eine diagnostische Laparoskopie bestätigt die Diagnose. In gleicher Sitzung kann das Lymphangiom in der Regel vor die Bauchdecke mobilisiert und in toto entfernt werden. Seltener bedarf es einer Laparotomie.

"Milroy disease"

Dieses autosomal-dominant vererbte Lymphangiom betrifft ausschließlich die unteren Extremitäten und manifestiert sich mit einer schmerzlosen Schwellung meist beider Beine bei Geburt bzw. in der Neugeborenenperiode. Es erfolgt eine symptomatische Therapie mit Lymphdrainage und Kompressionsbehandlung.

- **Anamnese**

Haut: weiche, indolente Schwellung; Beschwerden können sich aus der Lokalisation und einem möglichen raumfordernden Effekt ergeben.

- **Wichtige Differenzialdiagnosen**

Zu den relevanten Differenzialdiagnosen gehören u. a. Teratome, Hämangiome und Kiemenbogenanomalien.

- **Prästationäre Diagnostik**
- **Sonographie:** Größe, Ausdehnung, infiltratives Wachstum, raumfordernder Effekt
- **MRT:** ergänzend zur Sonographie v. a. bei ausgedehnten Befunden (tracheale Beteiligung?) oder pränatal zur Geburtsplanung (fetales MRT)
- **Lymphszintigraphie:** bei trunkulären Formen zur Darstellung der beteiligten Hauptäste

- **Chirurgische Vorstellung**

Art, Größe, Ausdehnung und Lokalisation des Lymphangioms bestimmen den Behandlungsbedarf. Trunkuläre Fehlbildungen sind in der Regel inoperabel. Hier sind Lymphdrainagen und Kompressionskleidung indiziert. Bei kleinen extratrunkulären Befunden wird abgewartet. Bei ausgedehnten Lymphangiomen ist eine operative Behandlung indiziert.

- **Chirurgische Therapie**

Wird die Indikation zur **Exzision** gestellt, sollte diese möglichst **in toto,** jedoch nicht als verstümmelnder Eingriff erfolgen (Abb. 7.9b). Besteht der Verdacht auf eine tracheale Beteiligung, sind eine Tracheobronchoskopie und ggf. Tracheostomaanlage notwendig. Bei ausgedehnten Befunden ist häufig eine schrittweise Exzision in mehreren Sitzungen notwendig. Gegebenenfalls kann auch nur ein Debulking relevanter Strukturen, die durch das Lymphangiom verdrängt werden, möglich sein. Postoperativ wird häufig eine Drainage eingelegt, um der Entstehung von Hämatomen und/oder Seromen vorzubeugen. Als Alternative zu oder in Kombination mit der Exzision besteht die Möglichkeit einer **Sklerosierungstherapie mit OK432** (cave: systemische Entzündungsreaktion) oder **Bleomycin** (cave: Lungenfibrose). Diese eignet sich besonders für makrozystische Läsionen. Dabei wird ultraschallgestützt eine sklerosierende Substanz nach Aspiration der Lymphangiomflüssigkeit in die Formation injiziert und induziert so eine Entzündungsreaktion mit Verklebung der Zystenwände und Volumenreduktion des Lymphangioms. **Die Erfolgsrate liegt bei 70–80 %.**

- **Postoperative Betreuung**

Aufgrund des langfristigen Verlaufes ist eine regelmäßige Betreuung durch den plastischen Kinderchirurgen indiziert.

- **Komplikationen**

Postoperativ kann es zu Infektionen, Blutungen und Nervenschäden kommen. Verstümmelnde Eingriffe sind zu vermeiden. Eine prolongierte Drainage bei anhaltender Sekretion von Lymphflüssigkeit kann den postoperativen Verlauf bestimmen. Belassene Reste können bei Infektionen/Einblutungen erneut anschwellen bzw. durch einen veränderten Lymphfluss neue, auch größere Lymphangiome bilden. Dies kann v. a. bei peritrachealen Lymphangiomen eine funktionelle Verschlechterung bedingen.

> **Schon gewusst?**
>
> - Lymphangiome können auch iatrogen, traumatisch oder entzündlich entstehen.
> - Die Mortalität beträgt 3–7 % (z. B. durch Pneumonie, Bronchiektasien, Beeinträchtigung der Luftwege).
> - Maligne Entartungen von Lymphangiomen sind nicht beschrieben.

7.8 Vaskuläre Malformationen

Steffi Mayer

Vaskuläre Malformationen sind angeborene Veränderungen der Blutgefäße. Im Gegensatz zum Hämangiom sind sie **nicht spontan regredient** und **nehmen im Verlauf an Größe zu.** Wachstumsschübe treten in der Pubertät und bei Schwangerschaften auf. Verbrauchskoagulopathien mit Thrombenbildung in betroffenen Gebieten können rezidivierende Schmerzen sowie eine chronische Entzündung mit sekundärer Sklerosierung und Verkürzung der Muskulatur bedingen (z. B. Zehengang bei Beteiligung der Gastrocnemiusmuskulatur).

Nach der **Hamburger Klassifikation** werden venöse, arterielle, arteriovenöse und lymphatische Malformationen unterschieden und diese jeweils in eine trunkuläre oder extratrunkuläre Form unterteilt. Die **Einteilung nach Mulliken** in High-flow-, Low-flow- und kapilläre Malformationen basiert auf deren Strömungsmustern.

Arterielle Malformationen sind selten und treten vorwiegend intrakraniell auf. Sie zeigen schnelle Strömungsmuster (sog. High-flow-Malformation) und wachsen vornehmlich infiltrativ. **Venöse Malformationen machen den Großteil der vaskulären Malformationen aus.**

- **Naevus flammeus**

Der Naevus flammeus (Storchenbiss, Feuermal) gehört zu den kapillären Malformationen (Abb. 7.11). Er ist ausschließlich intrakutan lokalisiert, scharf begrenzt und bereitet keine Beschwerden. Bei vielen Neugeborenen findet sich ein Naevus flammeus an Stirn, Nacken, Nasenwurzel oder Augenlidern. Seltener sind laterale Lokalisationen im Gesicht, an den Extremitäten oder am Stamm. **Diese verblassen im Gegensatz zu den typischen Storchenbissen des Neugeborenen nicht in den ersten Lebensjahren und können hinweisend für weitere vaskuläre Malformationen in der Tiefe sein.** Hier ist eine Sonographie indiziert. Auf Wunsch kann der isolierte Naevus flammeus mit dem blitzlampengepulsten Farbstofflaser (FPDL) – bei Kindern und größeren Arealen in der Regel in Narkose – kosmetisch behandelt werden. Damit kann bei 85 %

Haut

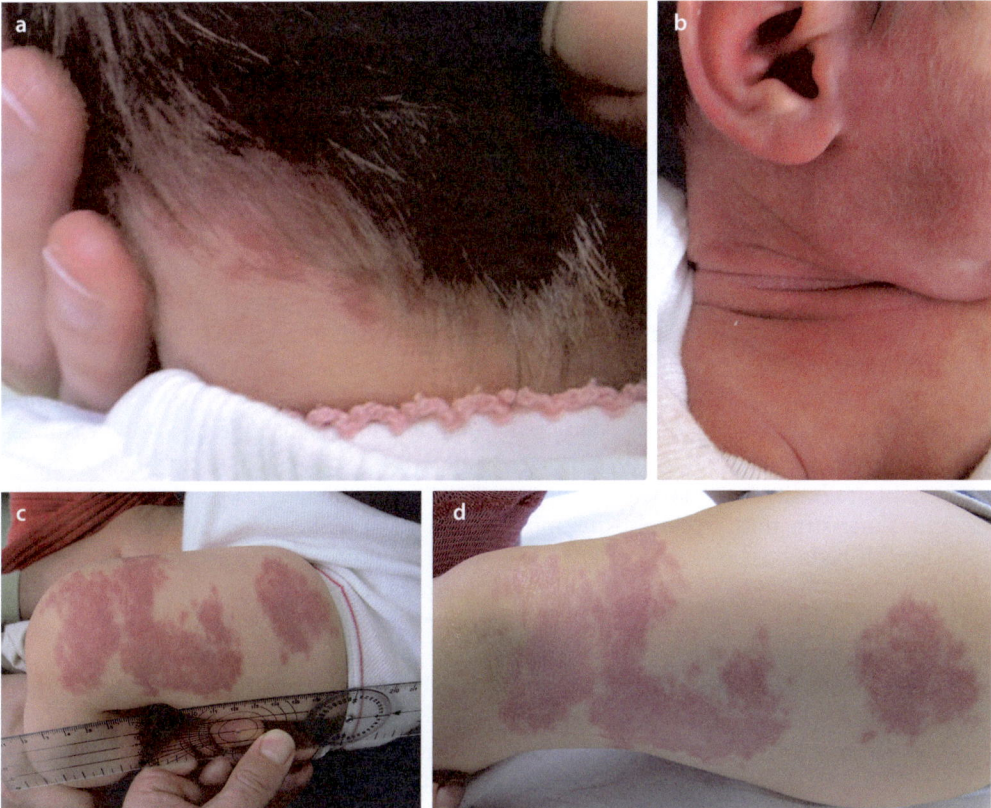

◻ Abb. 7.11 Naevus flammeus. Typische Lokalisation nuchal beim Säugling (sog. Storchenbiss, **a**), großflächig in der Kopf-Hals-Region (**b**) sowie am Oberschenkel vor (**c**) und nach (**d**) wiederholten FPDL-Laserungen mit deutlicher Abflachung und Abblassung. (Bildarchiv UKL)

der Patienten eine signifikante Aufhellung von >50 % erreicht werden.

- **Blickdiagnosen**
- **extratrunkuläre venöse Malformation:** ubiquitär auftretend; Infiltration von Haut, Subkutis, Muskeln, Sehnen, Nerven
- **trunkuläre venöse Malformation:** Marginalvene an der Lateralseite des Ober- und Unterschenkels; klappenlos, häufig AV-Fisteln; ggf. einziger venöser Abstrom (Aplasie des tiefen Venensystems); erhöhter intravasaler Druck mit Blutungsrisiko, Versacken von großen Blutvolumina im Stehen (orthostatische Dysregulation), Längendifferenz des Beines. Sonderform ist das Klippel-Trénaunay-Weber-Syndrom mit Hypertrophie einer oder mehrerer Extremitäten, Hämangiomen, Naevus flammeus und Fehlbildungen der Venen (Varikosis).

- **Untersuchung**
- Inspektion, Fotodokumentation
- Naevus flammeus: mit dem Glasspatel wegdrückbar

- **Wichtige Differenzialdiagnosen**
- ■ **Kaposiformes Hämangioendotheliom**

Diese seltenen Gefäßtumoren gehen von den Endothelzellen aus. Sie metastasieren nicht, aber aufgrund ihres infiltrativen Wachstums sind sie als semimaligne einzustufen (◘ Abb. 7.12). Im Gegensatz zu Hämangiomen sind sie unscharf begrenzt und weisen eine glatte Oberfläche auf. Ein assoziierter Thrombozytenverbrauch (50 %) kann unbehandelt zu lebensbedrohlichen Blutungen führen und bedarf einer notfallmäßigen Therapie (sog. Kasabach-Merritt-Syndrom). Wenn möglich erfolgt eine Entfernung in toto. Alternativ besteht die Indikation zur Chemotherapie mit Vincristin und Cyclophosphamid. Im Akutfall bedarf es zusätzlich einer Steroidtherapie.

- **Prästationäre Diagnostik**
- **Farbdopplersonographie:** Bestimmung von Ausdehnung, Art (rein arteriell oder venös, AV-Fisteln), Strömungsmuster („high-flow", „low-flow", kapilläre Form)
- ggf. präoperativ: Angio-MRT
- **Angiographie:** bei AV-Malformationen zur Fisteldarstellung; selten bei venösen Malformationen

- **Chirurgische Vorstellung**

Wichtig ist es, vaskuläre Malformationen von anderen Gefäßtumoren, v. a. dem Hämangiom zu unterscheiden. Hämangiome zeigen immer eine Spontanregression. Mit der Propranolol-Therapie steht eine hochpotente konservative Therapie bei Bedarf zur Verfügung. **Vaskuläre Malformationen bilden sich nicht von selbst zurück, Propranolol ist wirkungslos.** Gelingt die Unterscheidung aufgrund der Anamnese (Hämangiom: typischer triphasischer Verlauf; vaskuläre Malformation: langsame Größenzunahme) und klinischen Untersuchung nicht eindeutig, erfolgt die Abgrenzung mittels Sonographie. Die Invasivität der Behandlung richtet sich nicht nach ästhetischen Aspekten, sondern nach funktionellen Einschränkungen und Schmerzen. Jeder Patient bedarf eines individuellen Therapieregimes.

- **Chirurgische Therapie**
- ■ **Konservative Therapie**

Diese Basistherapie umfasst immer die **Kompressionsbehandlung** (Reduktion der pathologischen Füllungen, Dilatationen, Thrombosierungen) sowie eine Antikoagulation mit Vitamin-K-Antagonisten bei Gerinnungsstörungen mit rezidivierenden Thrombosierungen.

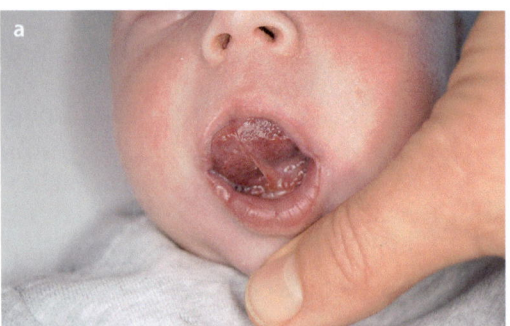
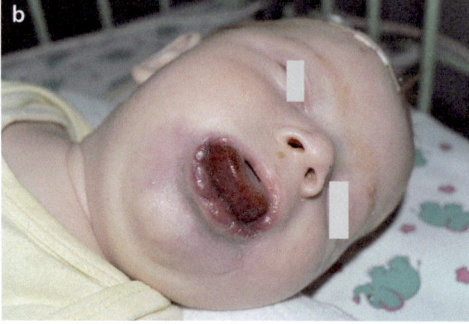

◘ **Abb. 7.12** Kaposiformes Hämangioendotheliom von Zunge und Mundboden (**a**). Aufgrund des raschen Wachstums relevante Behinderung der Atemwege, Notwendigkeit einer Notfalltracheotomie (**b**). Unter Therapie mit Zytostatika und Glukokortikoiden Befundregredienz

Sklerosierung venöser Malformationen

Vor operativen Maßnahmen sollte die Möglichkeit einer Sklerosierung durch die Kollegen der interventionellen Radiologie geprüft werden.

Embolisation von AV-Malformationen

Therapie der Wahl bei AV-Malformationen ist die Embolisation der zuführenden Arterien ggf. mit einer nachfolgenden operativen Resektion.

Farbstofflaserbehandlung von Naevus flammeus

Mithilfe des blitzlampen gepulsten Farbstofflasers (FPDL), der in Kurznarkose angewendet wird, kann in wiederholten Sitzungen zwar selten eine restlose Entfernung (<7 %), aber mehrheitlich eine gute bis sehr gute Aufhellung erreicht werden.

Operative Resektionen

Sie ist bei umschriebenen Malformationen indiziert. Bei ausgedehnten Befunden ist die Indikation zurückhaltend zu stellen, verstümmelnde Eingriffe müssen unterbleiben. Postoperativ kann es durch veränderte Strömungsmuster erneut zu einer Größenzunahme kommen („Pseudorezidiv"). Vor allem bei AV-Malformationen kann sich Restgewebe massiv erweitern und hohe Blutverluste sowie Defektdeckungen nach sich ziehen.

Postoperative Betreuung

Die Betreuung dieser Patienten ist immer individuell und erfolgt im interdisziplinären Team aus Kinderradiologen, interventionellen Radiologen, dem Kinderarzt und dem Kinderchirurgen, der die Familie vorrangig betreut.

7.9 Melanozytäre Tumoren (Nävi)

Mirjana Ziemer

Gutartige Proliferationen der Melanozyten werden als melanozytäre Nävi bezeichnet. Die meisten melanozytären Nävi werden im Laufe des Lebens erworben. Ihre Anzahl steigt mit zunehmendem Kindesalter. Einige melanozytäre Nävi sind kongenital vorhanden. Neben genetischen Faktoren spielt auch die UV-Exposition für die Entwicklung melanozytärer Tumoren eine Rolle.

Melanozytäre Nävi zeichnen sich in der Regel durch eine scharfe reguläre Begrenzung, Symmetrie und gleichmäßige Pigmentierung aus. Das Spektrum der melanozytären Nävi ist groß, sodass es je nach Lokalisation und Nävustyp bzw. exogenen Einflussfaktoren (z. B. mechanische Irritation, UV-Exposition) deutliche klinische Unterschiede gibt (Abb. 7.13a–c).

Anamnese
- Stattgehabte intensive UV-Exposition?
- Mechanische Irritationen oder Verletzungen im Bereich des Nävus?
- Zustand nach Entfernung eines Nävus in der Vergangenheit?

Untersuchung

> Melanozytäre Nävi zeigen in der Regel nach einer anfänglichen Wachstumsphase eine Stagnation der Größenzunahme und im Verlauf keine wesentlichen Veränderungen in Form und Farbe.

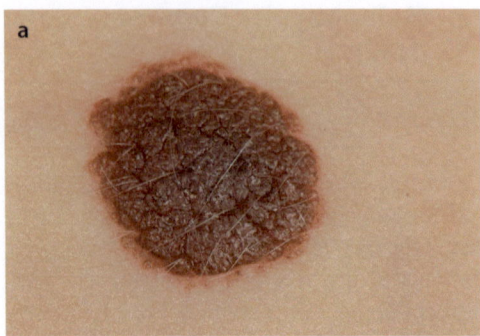

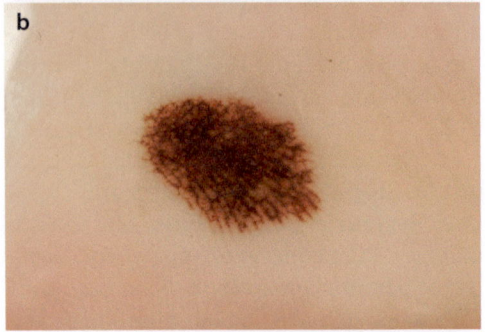

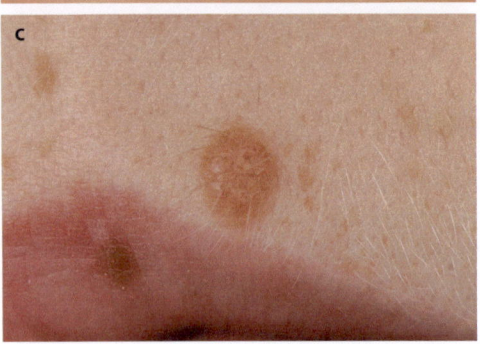

Abb. 7.13 Papillomatöser melanozytärer Nävus vom kongenitalen Typ mit symmetrischer Architektur und homogen mittelbrauner Pigmentierung am Rumpf (**a**). Relativ symmetrischer, homogen mittelbraun pigmentierter melanozytärer Nävus in volarer Haut (Handfläche) mit lokalisationstypischer streifiger Pigmentzeichnung (**b**). Nahezu hautfarbener, scharf begrenzter, papillomatöser melanozytärer Nävus vom kongenitalen Typ mit symmetrischer Architektur im Gesicht (**c**). (Foto: Marcus Karsten, Leipzig)

Diese Kriterien werden in der klinischen ABCD-Regel berücksichtigt (◘ Abb. 7.19):

— A = keine **A**symmetrie (Symmetriebeurteilung erfolgt in 2 Achsen)
— B = reguläre scharfe **B**egrenzung
— C = homogenes **C**olorit mit wenigen Farbtönen
— D = keine **D**ynamik (keine Veränderungstendenz in Form, Farbe und Größe)

Ein melanozytärer Herd ist umso suspekter, je weniger diese ABCD-Kriterien zutreffen. Ein asymmetrischer Herd mit unscharfer Begrenzung, vielen Farbanteilen, der zudem noch eine Wachstumstendenz zeigt, gilt als auffällig.

Dieselben Kriterien lassen sich auch bei der Auflichtmikroskopie anwenden, einer optischen Untersuchungsmethode mit 10-facher Vergrößerung, unterstützt durch eine starke Lichtquelle. Insbesondere bei Personen mit sehr vielen erworbenen Nävi bietet sich die EDV-gestützte Videodokumentation der Auflichtmikroskopie zur Verlaufsbeurteilung an.

In der klinischen sowie histologischen Begutachtung ist zu beachten, dass melanozytäre Nävi nach intensiver UV-Bestrahlung eine stärkere und unregelmäßige Pigmentierung aufweisen können.

- **Blickdiagnosen**

Der **häufigste erworbene melanozytäre Nävus, der Clark-Nävus** (irreführend auch als sog. „dysplastischer Nävus" bezeichnet), zeichnet sich durch unregelmäßig konfigurierte und häufig unscharf begrenzte Herde sowie eine variable Farbe (rötlich, hellbraun, dunkelbraun, nahezu schwarz) aus (◘ Abb. 7.14). Die ABCD-Regel kann hier schnell zu Fehlinterpretationen und unnötigen operativen Entfernungen führen. Anders als häufig von Patienten und ärztlichen Kollegen suggeriert, handelt es sich hierbei nicht um ein „Prämelanom".

Eine **besondere Variante stellt der Spitz-Nävus** (Spindelzellnävus) dar, ein rasch wachsender, überwiegend bei Kindern und Jugendlichen und bevorzugt im Gesicht oder am Knie auftretender, melanozytärer Nävus. Die kuppelförmigen Knötchen oder Knoten haben eine glatte

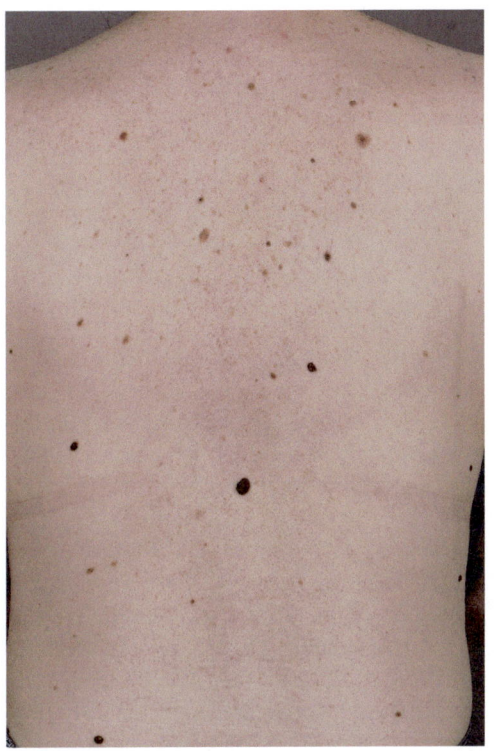

Abb. 7.14 Multiple melanozytäre Nävi vom Typ des Clark-Nävus, die sich durch eher unregelmäßig konfigurierte und unscharf begrenzte Herde auszeichnen, bei einem Jugendlichen. (Foto: Marcus Karsten, Leipzig)

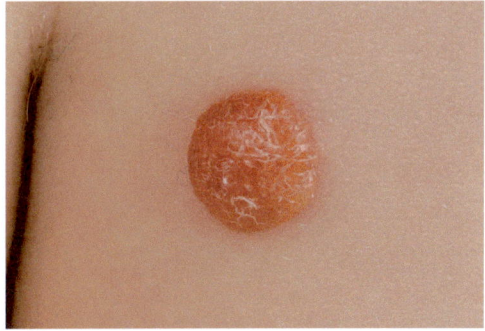

Abb. 7.15 Der Spitz-Nävus, hier in Nähe der Schulter, imponiert als scharf begrenztes, rötliches, erhabenes Knötchen. (Foto: Marcus Karsten, Leipzig)

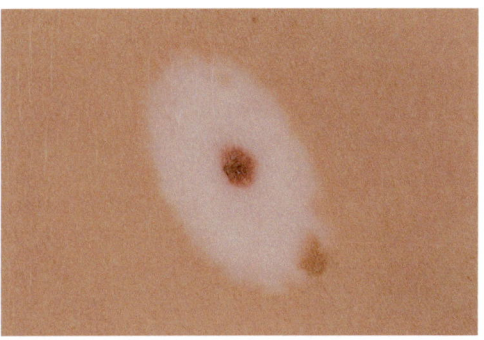

Abb. 7.16 Residuum eines melanozytären Nävus mit depigmentiertem Saum am Rumpf – sog. Halo-Nävus. (Foto: Marcus Karsten, Leipzig)

Oberfläche und zumeist eine hellrote Farbe (Abb. 7.15). Der rötliche Aspekt lässt eher an ein Xanthogranulom oder einen vaskulären Tumor denken. Die histopathologische Abgrenzung eines Spitz-Nävus von einem Melanom stellt in einigen Fällen ebenfalls eine äußerst schwierige Aufgabe dar und erfordert im Einzelfall eine referenzpathologische Zweitbegutachtung und weiterführende feingewebliche Diagnostik.

Bei der klinischen Beurteilung ist auch zu berücksichtigen, dass nicht alle melanozytären Tumoren tatsächlich pigmentiert sind. Es gibt Varianten, die sich – wie der Spitz-Nävus – als rötliche Papel manifestieren. Zudem können entzündlich veränderte Nävi ihre Pigmentierung verlieren. Ein Entzündungsinfiltrat führt hier zur partiellen bis vollständigen Rückbildung des melanozytären Tumors. Letztgenanntes Phänomen fällt dann klinisch auf, wenn sich um einen melanozytären Nävus ein hypopigmentierter Hof bildet (sog. Halo-Nävus) (Abb. 7.16). Melanozytären Tumoren kann eine Pigmentierung auch gänzlich fehlen. Insbesondere für das Erkennen eines amelanotischen Melanoms kann eine fehlende Pigmentierung fatal sein, da dieses klinisch selten frühzeitig erkannt wird.

Anders als erworbene melanozytäre Nävi sind **kongenitale Nävi** schon bei Ge-

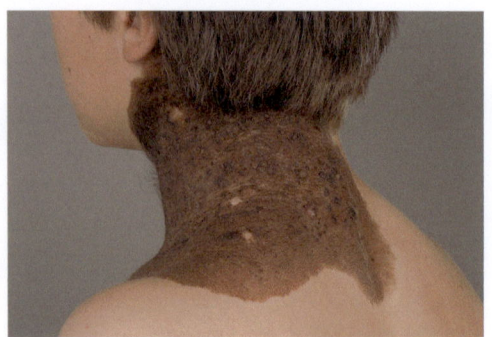

◘ Abb. 7.17 Kongenitaler melanozytärer Riesennävus am Hals-Nacken eines Jungen, der über 2 % der Körperoberfläche einnimmt. (Foto: Marcus Karsten, Leipzig)

burt angelegt, erhalten ihren Wachstumsstimulus häufig jedoch erst im Verlauf der Kindheit. In den meisten Fällen handelt es sich klinisch um erhabene, hellbraun pigmentierte, 0,5–1 cm durchmessende, weiche Papeln, die gehäuft im Gesicht auftreten (◘ Abb. 7.13a, c). Einer besonderen Aufmerksamkeit bedürfen kongenitale melanozytäre Riesennävi, die im Durchmesser größer als 9 cm bei Geburt bzw. größer als 20 cm im Erwachsenenalter sind bzw. mindestens 2 % der Körperoberfläche einnehmen (◘ Abb. 7.17).

Das absolute Lebenszeitrisiko der Entwicklung eines Melanoms liegt bei Patienten mit kongenitalen Riesennävi bei 5–15 %. Dabei tritt die überwiegende Mehrzahl der Melanome bereits in der ersten Lebensdekade auf. Neben der Größe eines individuellen Riesennävus erhöht das zusätzliche Vorhandensein multipler kongenitaler melanozytärer Nävi das Risiko für die Entwicklung eines Melanoms im Kindesalter. Melanozytäre Riesennävi stellen auch einen Risikofaktor für eine neurokutane Melanose (NCM) dar. Die NCM ist charakterisiert durch eine Proliferation von Melanozyten im zentralen Nervensystem. Sie ist zwar selten, aber die potenziellen neurologischen Manifestationen, die vornehmlich bis zum Alter von 2 Jahren auftreten, wie u. a. ein erhöhter Hirndruck, Krampfanfälle und motorische Defizite sind mit einer schlechten Prognose verbunden.

> Bei Kindern mit kongenitalen melanozytären Riesennävi wird empfohlen, bereits in den ersten Lebensmonaten eine MRT zum Ausschluss leptomeningealer Herde durchzuführen.

Auch die histopathologische Beurteilung melanozytärer Riesennävi erfordert eine spezielle Expertise. Melanome im Kindesalter, die auf dem Boden kongenitaler Nävi entstehen, sind hoch aggressiv.

Melanome im Kindes- und Jugendalter

Melanome im Kindes- und Jugendalter sind sehr selten. Epidemiologische Studien aus Amerika und Europa zeigten eine Inzidenzrate von ca. 4–6/1 Mio. Kinder und Jugendliche, wobei hier zum Teil Patienten bis zum 21. Lebensjahr eingeschlossen wurden (◘ Abb. 7.18). Melanome bei Kindern unter 10 Jahren sind äußerst selten.

Manche melanozytäre Nävi imitieren klinisch und/oder histologisch ein Melanom (sog. **Pseudomelanome**), z. B. Spitz-Nävi und kongenitale Nävi mit proliferati-

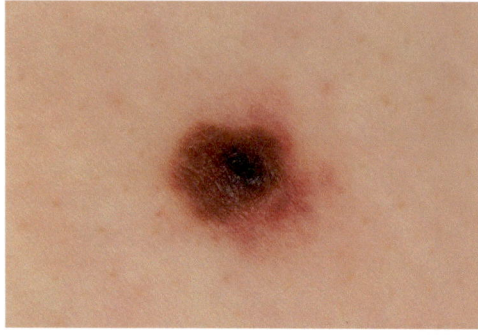

◘ Abb. 7.18 Melanom bei einer adoleszenten Patientin. Typisch sind die unscharfe Begrenzung, die Asymmetrie und die Mehrfarbigkeit des Herdes mit braunen bis rötlichen und schwärzlichen Farbtönen. (Foto: Marcus Karsten, Leipzig)

ven Knoten. Insbesondere Nävi in speziellen anatomischen Lokalisationen können architektonische Unregelmäßigkeiten aufweisen, z. B. umbilikal, perianal, genital, areolär, intertriginös, aurikulär und konjunktival. Auch Residualnävi in Narben nach unvollständiger Exzision und mechanisch irritierte Nävi können Melanome simulieren.

- **Dermatologische Vorstellung**

Die Expertise für die Beurteilung auffälliger melanozytärer Tumoren liegt beim Dermatologen, der die oben beschriebenen diagnostischen Werkzeuge auch unter Zuhilfenahme EDV-unterstützter Videodokumentationssysteme zur besseren klinischen Einschätzung nutzt. Eine Hautkrebsvorsorge wird von den gesetzlichen Krankenkassen in der Regel erst ab dem 35. Lebensjahr alle 2 Jahre übernommen. Dennoch empfiehlt sich eine regelmäßige Untersuchung der Haut bereits ab dem Kindesalter. Wichtig ist die regelmäßige körperliche Selbstuntersuchung bzw. Untersuchung der Haut durch die Eltern.

- **Chirurgische Therapie**

Die Entfernung melanozytärer Nävi ist prinzipiell nur dann medizinisch erforderlich, wenn diese klinisch verdächtig sind oder wenn Veränderungen vorliegen, die ein Melanom vermuten lassen. Auffällige Herde werden knapp in toto exzidiert. Jeder entnommene Tumor muss histologisch beurteilt werden. Eine Entfernung ohne histologische Aufarbeitung, und sei es ausschließlich aus kosmetischen Gründen, ist nicht legitim.

> Aufgrund des erhöhten Risikos der Melanomentstehung innerhalb kongenitaler Riesennävi wird empfohlen, diese Nävi frühzeitig bereits in den ersten Lebensjahren zu entfernen.

Verschiedene operative Maßnahmen stehen zur Entfernung melanozytärer Riesennävi zur Verfügung. Diese umfassen die Techniken der Serienexzision, Resektion mit Lappenplastik oder Deckung nach Hautdehnung mit Expandern. Dabei stellt v. a. die Serienexzision eine effektive, sichere und einfache operative Maßnahme dar, wenngleich sie einige Geduld erfordert.

> Bei klinischem Melanomverdacht sollte unbedingt bereits initial an einem spezialisierten Zentrum operiert werden.

Hier kann sich nach Diagnosesicherung und Tumordickenbestimmung ggf. unmittelbar eine Wächterlymphknotendiagnostik anschließen. **Im Fall einer fortgeschrittenen Melanomerkrankung orientieren sich die medikamentösen Therapien an denen für Erwachsene, wobei es keine Leitlinie für das Melanom im Kindesalter gibt.** Neben Checkpointinhibitoren (CTLA 4-Antikörper und PD1-Inhibitoren) können je nach Mutationsnachweis zielgerichtete Therapeutika aus BRAF- und MEK-Inhibitoren oder andere Tyrosinkinaseinhibitoren erwogen werden. Zugelassen ist für Kinder ab 12 Jahren jedoch bislang ausschließlich der CTLA4-Antikörper Ipilimumab.

> **Schon gewusst?**
>
> - Melanozyten sind neuroektodermalen Ursprungs und beginnen in der 8. pränatalen Woche aus der Neuralleiste v. a. in die Epidermis und die Haarfollikel, aber unter anderem auch in die Leptomeningen und Schleimhäute auszuwandern.
> - Nach der „National Institute of Health Consensus Development Conference" im Jahr 1992 in Bethesda, USA, wurde empfohlen, die Bezeich-

nung „dysplastischer Nävus" nicht mehr zu verwenden, da eine klare Definition fehlt und er anderseits zu den häufigsten melanozytären Nävustypen zählt.
- Auch bei suspekten nicht pigmentierten Tumoren muss an die potenzielle Möglichkeit eines Melanoms gedacht werden.
- Melanozytäre Riesennävi nehmen mindestens 2 %, in individuellen Fällen aber auch bis zu 80 % der Körperoberfläche ein. Sie stellen einen Risikofaktor für die Entwicklung eines Melanoms dar und sollten frühzeitig operativ entfernt werden. Die früher häufig durchgeführte **Dermabrasio** verhindert die Melanomentstehung nicht und hat häufig zu unschönen kosmetischen Ergebnissen geführt. Sie gilt als **obsolet**.
- Die prophylaktische Entfernung von melanozytären Nävi, die einer chronisch-mechanischen Irritation ausgesetzt sind (insbesondere an Handflächen und Fußsohlen), wird nicht mehr empfohlen, da es keine evidenten Hinweise für den Einfluss mechanischer oder irritativer Faktoren auf die Melanomgenese gegeben hat.
- Bei der kosmetischen Entfernung dermaler Nävi wird häufig zur Shave-Technik gegriffen. Unter der Voraussetzung, dass die Technik beherrscht wird, kann damit in einzelnen Situationen ein gutes kosmetisches Ergebnis erzielt werden. Zu bedenken ist allerdings, dass ein Teil des dermalen Anteils in der Haut verbleibt und einerseits zur Repigmentierung, aber auch zu pseudomelanomartigen Residualnävi führen kann. Im Gesicht ist aus kosmetischen Gründen die Shave-Technik nicht zu empfehlen.

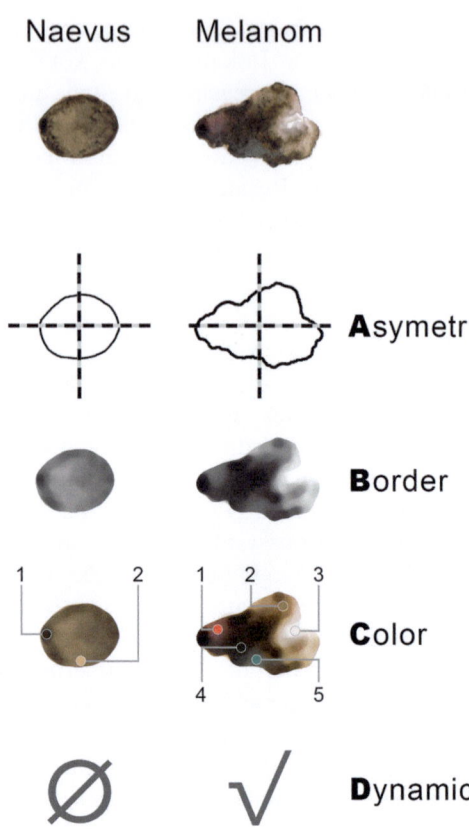

◘ **Abb. 7.19** ABCD-Regel zur klinischen Beurteilung melanozytärer Tumoren der Haut durch den Arzt und für die Selbstuntersuchung. (Grafische Darstellung © Mirjana Ziemer)

Weiterführende Literatur

Aguilera-Barrantes I, Magro C, Nuovo GJ (2007) Verruca vulgaris of the vulva in children and adults: a nonvenereal type of vulvar wart. Am J Surg Pathol 31:529–535. ► https://doi.org/10.1097/01.pas.0000213409.41182.56

Bekiesińska-Figatowska M (2015) Giant congenital melanocytic nevi: selected aspects of diagnostics and treatment. Med Sci Monit 21:123–132. ► https://doi.org/10.12659/msm.891279

Bennek J, Gräfe G (2001) Ambulante Chirurgie im Kindesalter. Deutscher Ärzteverlag, Köln

Block SL (2014) The enigmatic sacro-coccygeal dimple: to ignore or explore? Pediatr Ann 43:95–100. ► https://doi.org/10.3928/00904481-20140221-04

Chelimo C, Wouldes TA, Cameron LD, Elwood JM (2013) Risk factors for and prevention of human papillomaviruses (HPV), genital warts and cervical cancer. J Infect 66:207–217. ▸ https://doi.org/10.1016/j.jinf.2012.10.024

Danysh HE, Navai SA, Scheurer ME et al (2019) Malignant melanoma incidence among children and adolescents in Texas and SEER 13, 1995–2013. Pediatr Blood Cancer 66:e27648. ▸ https://doi.org/10.1002/pbc.27648

Dias MS (2010) Innocent pits and dermal sinus tracts: an oft-misdiagnosed distinction. AAP News 31(7):39. ▸ https://doi.org/10.1542/aapnews.2010317-39

Eggen CAM, Durgaram VVL, van Doorn R et al (2018) Incidence and relative survival of melanoma in children and adolescents in the Netherlands, 1989–2013. J Eur Acad Dermatol Venereol 32:956–961. ▸ https://doi.org/10.1111/jdv.14665

Farnaghi S, Kothari A (2013) The value of early recognition of fetal lymphangioma. Australas J Ultrasound Med 16:147–152. ▸ https://doi.org/10.1002/j.2205-0140.2013.tb00103.x

Goldman RD (2019) Duct tape for warts in children: should nature take its course? Can Fam Physician 65:337–338

Gross GE, Werner RN, Becker JC et al (2018) S2k-Leitlinie: HPV-assoziierte Läsionen der äußeren Genitalregion und des Anus – Genitalwarzen und Krebsvorstufen der Vulva, des Penis und der peri- und intraanalen Haut (Kurzfassung). J Dtsch Dermatol Ges 16:242–256. ▸ https://doi.org/10.1111/ddg.13441_g

Gröger A, Ulrich D, Unglaub F, Pallua N (2004) Varizellenassoziierte nekrotisierende Fasziitis beim Kind. Unfallchirurg 107:325–327. ▸ https://doi.org/10.1007/s00113-004-0759-1

Hoeger PH, Harper JI, Baselga E et al (2015) Treatment of infantile haemangiomas: recommendations of a European expert group. Eur J Pediatr 174:855–865. ▸ https://doi.org/10.1007/s00431-015-2570-0

Kaskel P, Kind P, Sander S et al (2000) Trauma and melanoma formation: a true association? Br J Dermatol 143:749–753. ▸ https://doi.org/10.1046/j.1365-2133.2000.03770.x

Kinsler VA, Hare PO, Bulstrode N et al (2017) Melanoma in congenital melanocytic naevi. Br J Dermatol 176:1131–1143. ▸ https://doi.org/10.1111/bjd.15301

Léauté-Labréze C, Hoeger P, Mazereeuw-Hautier J (2015) A randomized controlled trial of oral propranolol in infantile hemangioma. J Vasc Surg 62:518–519. ▸ https://doi.org/10.1016/j.jvs.2015.06.197

Marghoob AA, Bittencourt FV, Kopf AW, Bart RS (2000) Large congenital melanocytic nevi. Curr Probl Dermatol 12:146–152. ▸ https://doi.org/10.1016/s1040-0486(00)90039-5

Nguyen J, Korta DZ, Chapman LW, Kelly KM (2016) Laser treatment of nongenital verrucae: a systematic review. JAMA Dermatol 152:1025–1034. ▸ https://doi.org/10.1001/jamadermatol.2016.0826

Poetke M, Bültmann O, Philipp C et al (1998) Hämangiome und vaskuläre Malformationen im Säuglings- und Kindesalter. Z Dermatologie 184:40–47

Radmanesh F, Nejat F, el Khashab M (2010) Dermal sinus tract of the spine. Childs Nerv Syst 26:349–357. ▸ https://doi.org/10.1007/s00381-009-0962-z

Rebuffini E, Zuccarino L, Grecchi E et al (2012) Picibanil (OK-432) in the treatment of head and neck lymphangiomas in children. Dent Res J (Isfahan) 9:S192–S196. ▸ https://doi.org/10.4103/1735-3327.109752

Ruiz-Maldonado R (2004) Measuring congenital melanocytic nevi. Pediatr Dermatol 21:178–179. ▸ https://doi.org/10.1111/j.0736-8046.2004.21222.x

Schiestl C, Stark GB, Lenz Y, Neuhaus K (2017) Plastische Chirurgie bei Kindern und Jugendlichen. Springer-Verlag Berlin Heidelberg

Von Schweinitz D, Ure B (2013) Kinderchirurgie. Springer, Berlin

Seregni F, Weatherby T, Beardsall K (2019) Do all newborns with an isolated sacrococcygeal dimple require investigation for spinal dysraphism? Arch Dis Child 104(816):1–817. ▸ https://doi.org/10.1136/archdischild-2019-317058

Singh I, Rohilla S, Kumar P, Sharma S (2015) Spinal dorsal dermal sinus tract: an experience of 21 cases. Surg Neurol Int 6:429–436. ▸ https://doi.org/10.4103/2152-7806.166752

Smith A, Theiler M, Lange K et al (2016) Schweizer Richtlinien zur Propranolol-Therapie infantiler Hämangiome

Sterker I, Tegetmeyer H, Sorge I et al (2014) Propranolol-Therapie bei infantilen Hämangiomen im Lid- und Orbitabereich. Klinische Monatsblätter für Augenheilkunde 231:971–979. ▸ https://doi.org/10.1055/s-0034-1383088

Tavakkolizadeh A, Wolfe KQ, Kangesu L (2001) Cutaneous lymphatic malformation with secondary fat hypertrophy. Br J Plast Surg 54:367–369. ▸ https://doi.org/10.1054/bjps.2001.3572

Tracy ET, Aldrink JH (2016) Pediatric melanoma. Semin Pediatr Surg 25:290–298. ▸ https://doi.org/10.1053/j.sempedsurg.2016.09.010

Valiukeviciene S, Miseviciene I, Gollnick H (2005) The prevalence of common acquired melanocytic nevi and the relationship with skin type characteristics and sun exposure among children in Lithuania. Arch Dermatol. ▸ https://doi.org/10.1001/archderm.141.5.579

Wassef M, Blei F, Adams D et al (2015) Vascular anomalies classification: recommendations from the International Society for the Study of Vascular

Anomalies. Pediatrics 136:e203–e214. ► https://doi.org/10.1542/peds.2014-3673

Wimmershoff MB, Wenig M, Hohenleutner U, Landthaler M (2001) Die Behandlung von Feuermalen mit dem blitzlampengepumpten gepulsten Farbstofflaser Ergebnisse aus 5 Jahren klinischer Erfahrung. Hautarzt 52:1011–1015. ► https://doi.org/10.1007/s001050170035

Zhu Y-P, Jia Z-W, Dai B et al (2017) Relationship between circumcision and human papillomavirus infection: a systematic review and meta-analysis. Asian J Androl 19:125–131. ► https://doi.org/10.4103/1008-682X.175092

Extremitäten

Steffi Mayer, Magdalena Wojan, Jana Nelson und Peter Zimmermann

Inhaltsverzeichnis

8.1 Panaritium, Paronychie – 202

8.2 Unguis incarnatus – 204

8.3 Angeborene Fußdeformitäten – 205

8.4 Syndaktylie – 209

8.6 Coxitis fugax – 211

8.6 Genua vara und Genua valga – 212

Weiterführende Literatur – 217

© Springer-Verlag GmbH Deutschland, ein Teil von Springer Nature 2020
M. Lacher et al. (Hrsg.), *Kinderchirurgie für Pädiater*,
https://doi.org/10.1007/978-3-662-61405-1_8

In diesem Kapitel werden neben der häufigen Paronychie und dem Unguis incarnatus die Coxitis fugax als häufige Ursache für Hüftschmerzen im Kindergartenalter nichttraumatisch bedingte Veränderungen der Extremitäten vorgestellt. Diese umfassen neben den angeborenen Fußfehlstellungen die Syndaktylie als klassische Handfehlbildung sowie die Genua vara bzw. valga, welche vornehmlich die Adoleszenten betreffen.

8.1 Panaritium, Paronychie

Steffi Mayer

Panaritien sind vorwiegend beugeseitig lokalisierte, eitrige Entzündungen der Finger (seltener Zehen) durch *Staphylococcus aureus* und seltener Streptokokken. Primär treten Panaritien oberflächlich auf (kutan, subkutan, paraungual oder subungual). Die Entzündungen können sich sekundär in die Tiefe ausbreiten und das Periost, Knochen, Gelenke und Sehnen betreffen. Besteht eine Verbindung zwischen der oberflächlichen und tiefen Entzündung, spricht man von einem **Kragenknopfpanaritium**. Bei Sehnenbeteiligung erfolgt die Ausbreitung innerhalb der Sehnenfächer, nämlich 2. bis 4. Finger sowie 1. und 5. Finger (sog. **V-Phlegmone**).

Die häufigste Infektion der Hand sind die oberflächlichen Entzündungen das Nagelwalls seitlich (**Paronychie**), proximal (**Eponychie**) und distal (**Hyponychie**). Auch das Panaritium subunguale, eine Entzündung unter der Nagelplatte z. B. durch einen eingezogenen Fremdkörper oder ein infiziertes subunguales Hämatom, begegnet dem Kinder- und Jugendarzt oft.

- **Anamnese**
- — Berührungsempfindlichkeit, pochende Schmerzen, Rötung, Schwellung, „Eiterblase".
- — Häufigste Eintrittspforte sind Nägel-, Nagelhautkauen sowie Mikroverletzungen am Nagelfalz oder Fremdkörper (z. B. Holzsplitter, Dornen).

- **Blickdiagnosen**
- — **Paronychie/Panaritium paraunguale:** Entzündung des Nagelwalls (sog. "Run-around"-Infektion), ggf. mit eitrig gefüllter Bulla bei Einschmelzung (◘ Abb. 8.1)
- — **Panaritium subunguale:** Pusansammlung unter der Nagelplatte
- — **Panaritium cutaneum:** solitäre eitrig gefüllte Bulla an der Fingerbeere
- — **Panaritium subcutaneum:** eitrig gefüllte Bulla der Fingerbeere mit ausgedehnter, schmerzhafter Entzündungsreaktion (Rötung, Schwellung)
- — **Kragenknopfpanaritium:** Eine flächige Entzündung beugeseitig mit Ödem der Streckseite; Schonhaltung in leichter Flexion mit Schmerzen bei Streckung der Finger deutet auf eine Sehnenbeteiligung hin.

- **Untersuchung**
- — Rötung, Schwellung, Fluktuation, eitrig gefüllte Bulla
- — Lymphangitis, Lymphadenitis?
- — Systemische Infektionszeichen?
- — Tetanusstatus prüfen!

- **Wichtige Differenzialdiagnosen**

Neben der typischen Infektion durch Staphylokokken oder Streptokokken kommen auch Mykosen, Herpes-simplex-Infektionen und die Impetigo contagiosa in Betracht. Weitere Differenzialdiagnosen sind Psoriasis, Morbus Reiter und bullöse Dermatosen.

- **Prästationäre Diagnostik**
- — ggf. **Röntgen** der Hand bzw. des betroffenen Fingers bei Verdacht auf knöcherne Beteiligung

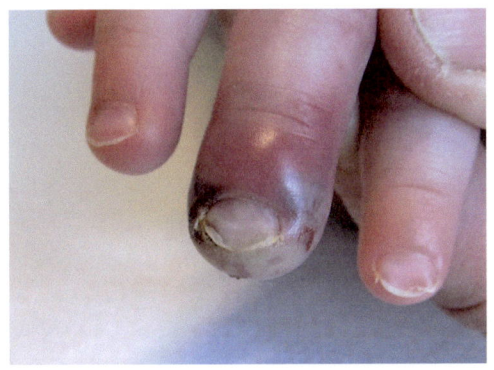

Abb. 8.1 Ausgeprägte Paronychie/Panaritium parsaunguale beim Kleinkind nach Bagatellverletzung mit Entzündung des Nagelwalls (sog. "Run-around"-Infektion) und eitrig gefüllter Bulla

– ggf. **Sonographie** der Hand zur Beurteilung einer tiefen Phlegmone/Abszedierung

- **Chirurgische Vorstellung**

Eine beginnende Paronychie oder Panaritium cutaneum kann vom Kinderarzt behandelt werden. Bei Progredienz der lokalen Infektion, systemischen Entzündungszeichen oder Verdacht auf Beteiligung tiefer Strukturen (Kragenknopfpanaritium) muss eine rasche chirurgische Vorstellung erfolgen.

- **Chirurgische Therapie**

Die konservative Behandlung milder Befunde umfasst antiseptische Feuchtverbände, Ruhigstellung und ggf. eine lokale antibiotische Therapie. Bei ausgeprägten Befunden ist zusätzlich eine systemische Antibiotikatherapie z. B. mit Ampicillin/Sulbactam indiziert. Kommt es zur Abszedierung, muss eine chirurgische Therapie erfolgen. Solitäre „reife" mit Eiter gefüllte Blasen an Nagelwall oder Fingerbeere können in der Regel ohne Anästhesie mithilfe einer Pinzette, einer Kanüle oder einem spitzen Scherchen eröffnet werden. Bei stark druckschmerzhaften Rötungen am Nagelwall ohne sichtbare „Eiterblase" muss der Nagelwall oft abgehoben werden, sodass sich ein tiefer liegender Abszess entleeren kann. Bei kleinen subungualen Pusansammlungen ist oft die Trepanation mittels Kanüle ausreichend. Größere Abszedierungen erfordern die Inzision und Drainage in Regional- oder Allgemeinanästhesie unter Respektierung der besonderen anatomischen Verhältnisse der Hand.

- **Postoperative Betreuung**

Kurzfristige Wundkontrollen bei einer Pyodermie der Hand sind wichtig, um einer Progredienz der Infektion mit Beteiligung tiefer Strukturen der Hand zuvorzukommen. Dies gilt sowohl für ein konservatives Management als auch postoperativ nach chirurgischer Entlastung. Bei fortbestehender Schmerzsituation über den zweiten postoperativen Tag hinaus muss eine erneute, ggf. operative Evaluation des Befundes erfolgen.

> **Schon gewusst?**
>
> – Aufgrund des bevorzugten Lymphabflusses nach dorsal und der begünstigten Ausbreitung in die Tiefe kann sich eine Infektion der Hohlhand primär als Entzündung des Handrückens manifestieren.
> – Bei beugeseitigen Infektionen muss der Wundgrund stets nach einem Fistelgang zur Dorsalseite inspiziert werden (Kragenknopfpanaritium).
> – Stören Schmerzen den Nachtschlaf, sollte das Panaritium inzidiert werden.
> – Bei Grünfärbung des Nagels kann eine Infektion mit *Pseudomonas aeruginosa* ursächlich sein (sog. „green nail syndrome").

8.2 Unguis incarnatus

Steffi Mayer

Eingewachsene Nägel zumeist der Großzehe entstehen durch Druck des Nagelwalls gegen den Nagelrand z. B. durch enges Schuhwerk, aber auch durch falsche Nagelpflege. Jugendliche sind häufig betroffen. Der Nagelwall kann sich sekundär infizieren und hypergranulieren, was den prominenten Nagelwall verstärkt und damit zu einem langwierigen Teufelskreis führt.

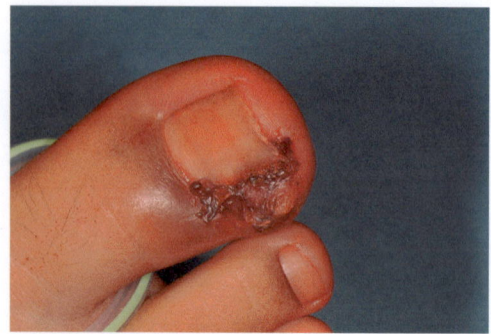

Abb. 8.2 Unguis incarnatus beim 15-jährigen Jungen mit eingewachsenem Nagel und Hypergranulationen lateral nach rezidivierenden Infektionen mit Indikation zur Nagelplastik

- **Anamnese**
- Falsche Nagelpflege, enges Schuhwerk
- Spontan-, Druckschmerz?

- **Blickdiagnosen**
- eingewachsener Zehennagel (Abb. 8.2)
- entzündliche Rötung und Schwellung des Nagelwalls, ggf. putride Exazerbation
- im Verlauf häufig Hypergranulationen, v. a. nach Infektion

- **Untersuchung**
Inspektion aller Nägel beider Füße!

- **Chirurgische Therapie**
Liegt eine Infektion vor, erfolgt eine Behandlung mit antiseptischen Feuchtverbänden oder antimikrobiellen Wundauflagen sowie täglichen Fußbädern. Bei systemischen Infektionszeichen und ausgeprägten Befunden ist eine antibiotische Therapie z. B. mit Ampicillin/Sulbactam angezeigt. Hypergranulationen werden nach Abklingen der Infektion mit Silbernitratlösung geätzt und anschließend trocken verbunden. Nach Ablösen der Kruste kann wieder auf eine feuchte Behandlung gewechselt werden. Die Ätzung muss in der Regel mehrfach wiederholt werden. Bei rezidivierenden Infektionen und Hypergranulationen ist die Indikation zur **Nagelplastik nach Emmert oder Heifetz** gegeben. Dabei wird in Lokal- oder Allgemeinanästhesie der Nagelwall ein- oder beidseitig mit angrenzendem Zehennagelanteil unter Mitnahme des korrespondierenden Nagelbettes und der Nagelmatrix bis auf das knöcherne Endglied exzidiert und die Wunde mit durchgreifenden Nähten verschlossen. Letzteres ist notwendig, um Rezidive und Nagelsporne zu verhindern. Postoperativ bleibt der Nagel in seiner Form verschmälert.

- **Postoperative Betreuung**
Hochlagerung des Fußes und weites Schuhwerk nach Nagelplastik unterstützen die Abheilung. Fadenzug nach 10 bis 14 Tagen.

- **Komplikationen**
Protrahierte Verläufe und Rezidive, v. a. unter konservativem Management, werden oft gesehen und können die Betroffenen nachhaltig beeinträchtigen (z. B. Aufgabe sportlicher Aktivitäten). Daher sollte bereits bei ersten Symptomen eine konsequente Behandlung erfolgen.

Schon gewusst?

– Nicht selten sind neben beiden Großzehen auch weitere Zehen betroffen. Eine fehlende oder inkorrekte Nagelpflege, gelegentlich auch Abkauen oder Zupfen der Nägel, ist häufig. Daher sollte unbedingt eine Belehrung bezüglich der korrekten Nagelpflege erfolgen: An den Fingern werden die Nägel rund geschnitten, an den Zehen lässt man die Ecken gerade herauswachsen. Ausreichend weites Schuhwerk ist zu bevorzugen.
– Für eine sofortige Schmerzreduktion kann ein Tapeverband angelegt werden, mit dem der Nagelwall vom Nagel weggezogen wird.
– Die Nagelextraktion führt mit Nachwachsen des Nagels nicht selten zum Rezidiv und ist nicht indiziert.
– Bei einem Unguis incarnatus des Neugeborenen besteht in der Regel kein Handlungsbedarf.

8.3 Angeborene Fußdeformitäten

Magdalena Wojan

> Angeborene Fußdeformitäten treten bei etwa 30 % der Neugeborenen auf und machen die häufigsten Skelettfehlbildungen aus.

Sie werden zunehmend bereits in der pränatalen Ultraschalldiagnostik detektiert. Ursächlich diskutiert werden genetische Defekte und embryonale Wachstumsstörungen der Fußentwicklung aufgrund von muskulären, neurogenen oder Bindegewebsanomalien. Postpartal wird die Diagnose nach dem klinischen Befund gestellt.

Bei den meisten Fußdeformitäten liegen milde Veränderungen der Fußform vor, die sich ohne oder mit wenig Behandlung korrigieren lassen oder keine funktionelle Bedeutung haben. Davon zu unterscheiden sind schwerwiegende Fehlbildungen des Fußes, die unbehandelt aufgrund der Fehlstellungen in den Gelenken und der Fehlform der Knochen zu erheblichen Pathologien in der Fußstatik führen. Durch die Fehlbelastung des Fußes kann sich dies stark limitierend auf die Gehfähigkeit und Aktivität des Patienten auswirken und in kurzer Zeit zu ausgeprägten degenerativen Veränderungen führen. Um eine maximale Korrektur der Form und Funktion des Fußes zu erlangen, sind eine frühzeitige Diagnostik und konsequente Therapie erforderlich.

Die häufigsten Fehlbildungen (Tab. 8.1, Abb. 8.3) sind der Hackenfuß (11 %), Sichelfuß (10 %) oder Zehenfehlstellungen (3–7 %). Letztere sind klinisch weniger bedeutend. Familiäre Häufungen sind nicht selten. **Unbedingt behandeln werden müssen der angeborene Klumpfuß (1–3:1000) und der angeborene Plattfuß (<1:1000)** sowie andere seltene Deformitäten, z. B. Poly- oder Makrodaktylie, Spaltfüße, Fußdeformitäten bei Defektfehlbildungen (<1 %).

> In 10 % liegen weitere Fehlbildungen, wie z. B. eine Hüftdysplasie, vor und bedürfen einer gezielten frühzeitigen Diagnostik.

- **Anamnese**
– Fußfehlstellungen, Fehlbildungen in der Familie?
– Auffälligkeiten in der Pränataldiagnostik?

- **Primäre Diagnostik**
– **klinische Untersuchung** der Füße (Tab. 8.2)
– Ganzkörperstatus des Bewegungssystems zum Ausschluss weiterer Deformitäten
– **Hüftultraschall** beim Neugeborenen

◻ **Tab. 8.1** Blickdiagnosen

Fußfehlstellung	Spontane Fußhaltung	Untersuchung	Abb.
Klumpfuß (Pes equinovarus congenitus)	Supination, Spitzfuß, Vorfußadduktion und Rückfußvarus, damit verstärkter Hohlfuß, Innenrotationsfehlstellung der Bein-Fuß-Achse, eingeschränkte aktive Extensionsbewegung, distalster Punkt ist der Fußaußenrand	Eingeschränkte Beweglichkeit in den Sprunggelenken und im Mittelfuß mit eingeschränkter Extension und Pronation, Fersenbeinhochstand bei Achillessehnenverkürzung, teilfixierter Supinationshohlfuß bei Verkürzung auch der medialen Fußweichteile und Beugesehnen	8.3a
Plattfuß (Pes planus congenitus)	Pronation, Spitzfuß, Vorfußabduktion und Rückfußvalgus, aufgehobenes oder invertiertes Längsgewölbe, eingeschränkte aktive Extensionsbewegung, distalster Punkt ist medialer Talus	Eingeschränkte Supination, Fersenbeinhochstand bei Achillessehnenverkürzung, am medialen Fußrand tastbarer prominenter Taluskopf	8.3b
Sichelfuß (Pes adductus)	Vorfußadduktion, Großzehe weist nach medial	Ausschließliche Vorfußadduktion, kein Fersenbeinhochstand bei regelrechter Länge der Achillessehne, freie Beweglichkeit der Sprunggelenke	8.3c
Hackenfuß (Pes calcaneus)	Ausgeprägte Dorsalextension, distalster Punkt ist das Fersenbein	Verkürzung der Fußextensoren, eingeschränkte Flexion	8.3d

- **Apparative Diagnostik**
- **Röntgen** in der Regel nicht vor der 6. Lebenswoche
- **MRT:** nur bei besonderen Fragestellungen (z. B. begleitende Fehlbildungen zur präoperativen Planung)

- **Vorstellung in der Kinderorthopädie**

Angeborene Fußdeformitäten sollten möglichst zeitnah postpartal in der Kinderorthopädie vorgestellt werden. Die länger bestehende Deformität erhöht die Rigidität und das Muskelungleichgewicht am Fuß und führt während des Wachstums zur fortschreitenden Fehlform der knorplig präformierten Knochen. Diese lässt sich im Verlauf immer weniger gut konservativ korrigieren und macht operative Behandlungsverfahren notwendig. Im jungen Alter können noch Weichteiloperationen zur Wiederherstellung des muskulären Gleichgewichtes ausreichend sein, mit höherem Alter werden zunehmend auch korrigierende knöcherne Eingriffe erforderlich.

- **Therapie**
- - **Klumpfuß**

Idealerweise in den ersten Lebenstagen Beginn mit der **etappenweisen Redression in der Technik nach Ponseti** zur Korrektur der subtalaren Fehlrotation nach lateral. In erreichter Position Anlage eines **Oberschenkelredressionsgipses** mit 90° Kniebeugung. Wechsel der Redressionsgipse und weiterführende Redression etwa im Wochenabstand bis zum Erreichen einer Abduktion/Außenrotation von 50–70°. Bei noch bestehendem Fersenbeinhochstand nach Rönt-

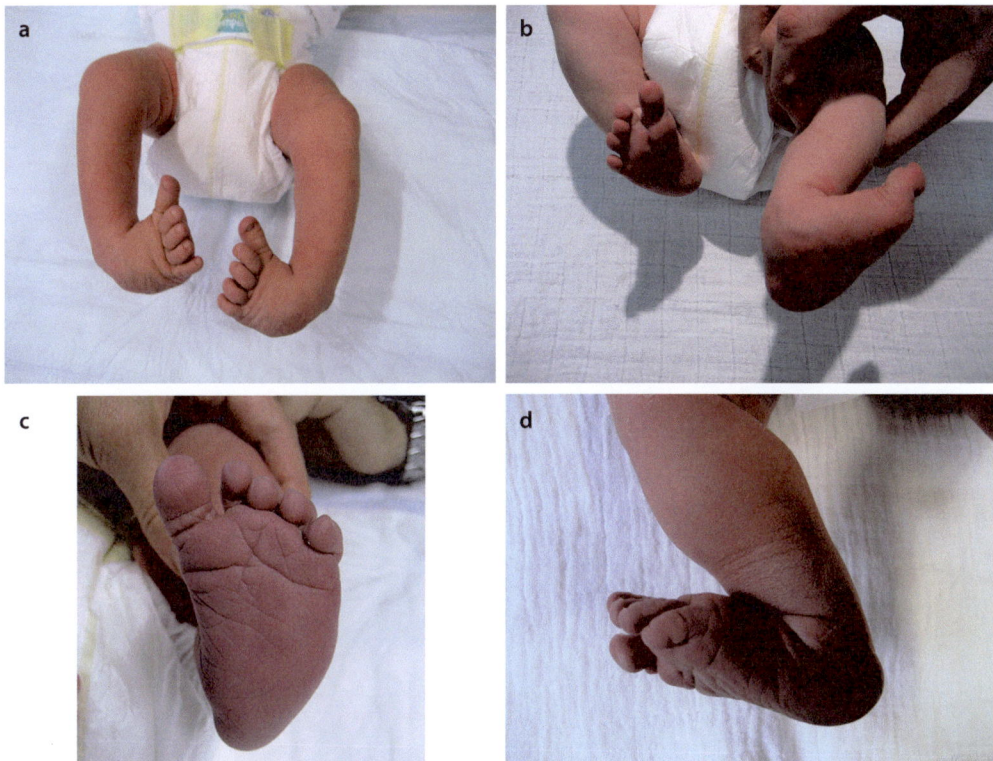

Abb. 8.3 Häufige angeborene Fußfehlstellungen. Klumpfüße (**a**), Plattfuß links (**b**), Sichelfuß (**c**) und Hackenfuß (**d**)

genkontrolle ca. in der 6. Woche **Achillessehnentenotomie** in Lokal- oder Allgemeinanästhesie. Weitere 3 bis 6 Wochen Redressionsgipsbehandlung. Nach Gipsabnahme zur Erhaltung der korrekten Fußform Anlage einer **Orthese** in Außenrotationsstellung bis zum 6. bis 8. Lebensmonat tags und nachts (24 h/Tag), anschließend bis zum 5. Lebensjahr noch nachts (16 h/Tag). Begleitend regelmäßige **Physiotherapie** und klinische Kontrollen bis zum Wachstumsabschluss.

In 10 % der Fälle ist keine ausreichende Korrektur der Fußform zu erreichen, was z. B. in einer tarsalen Coalitio begründet sein kann. Bei diesen Patienten wird eine umfangreiche **peritalare Release-Operation mit Cincinnati-Zugang** erforderlich, um das Fußwurzelgefüge wiederherzustellen und eine korrekte Fußform zu erreichen. Die reponierten Fußwurzelgelenke werden temporär mit K-Drähten transfixiert. Postoperativ 8 Wochen Unterschenkelgips, anschließend Orthesenversorgung.

▪▪ Plattfuß

Wie beim Klumpfuß Vorgehen mit postpartal einsetzender **etappenweiser Redression** und Gipsanlage, **aber Redression in der Technik nach Dobbs:** peritalar nach medial mit Einbringung eines Fußgewölbes und Reposition des Talus. Bei verbleibendem Fersenbeinhochstand Achillessehnentenotomie und weitere 3 bis 6 Wochen Redressionsgipsbehandlung. Weitere Therapie wie beim Klumpfuß, aber mit reziproker Orthe-

Tab. 8.2 Differenzialdiagnose der Fußfehlbildungen

Differenzialdiagnose	AS-Verkürzung/Fersenbeinhochstand	Fußgewölbe	Extension	Flexion	Pronation	Supination	Vorfußadduktion	Vorfußabduktion	Rigidität OSG/USG Mittelfuß
Klumpfuß	+++	+++	---	+++	---	+++	+++	---	+++
Plattfuß	+++	---	(+)	---	+++	---	---	+++	+++
Sichelfuß	---	+			---	(+)	+++	---	+
Hackenfuß	---	---	+++	---	(+)	---	---	---	+

seneinstellung in Innenrotation. Bei nicht reponiblem Talus verticalis notwendige offene Liberation des Talus und Reposition des Talonavikulargelenkes mit Cincinnati-Zugang und temporärer K-Draht Transfixation.

▪▪ Sichelfuß

Direkt postpartal beginnende **Redressionsbehandlung** zur Dehnung des Fußinnenrandes mit Anleitung der Eltern. Täglich 4- bis 5-mal 15-minütige Redression, klinische Kontrolle nach 2 bis 4 Wochen. Meist sind die Füße nach dieser Zeit bei konsequenter Behandlung austherapiert. Bei rigidem Mittelfuß kann 1- bis 2-malig ein Unterschenkelredressionsgips für je 3 bis 4 Tage erforderlich sein. **Bedarfsweise** Nutzung einer **Vorfußabduktionsorthese** für weitere 4 bis 6 Wochen.

▪▪ Hackenfuß

Diese meist milde und gut durch **Redression** zu behandelnde Fußdeformität ist zumeist nach 4 Wochen konsequenter Behandlung durch die Eltern mit Dehnung der Extensorensehnen (täglich 4- bis 5-mal 15 min) und ganztägige Anlage einer dorsalen **Hackenfußschiene** vollständig korrigiert.

▪ Postoperative Betreuung

Nach Achillessehnentenotomie beim Klumpfuß und Plattfuß Entlassung am ersten postoperativen Tag. Nach peritalarem Release Bettruhe und Hochlagerung des operierten Fußes im gespaltenen Unterschenkelgips für 3 bis 6 Tage erfolgt die Entlassung bei sicherer Wundheilung mit geschlossenem Gips. Entfernung der K-Drähte nach 6 Wochen, Gipsabnahme nach 8 Wochen. Intensive Physiotherapie und Unterschenkel-Fuß-Orthese bis Laufbeginn, weiterführende regelmäßige Physiotherapie und klinische Kontrollen (◘ Tab. 8.3).

8.4 Syndaktylie

Steffi Mayer

Unterbleibt die Bildung der Interdigitalspalte(n) während der Embryonalzeit, verbleiben partielle oder vollständige, häutige und/oder ossäre Verbindungen zwischen 2 oder mehreren Fingern. Syndaktylien sind eine der häufigsten Handfehlbildungen (1:1–3000) und kommen bevorzugt an der dritten Kommissur vor (◘ Abb. 8.4). Auch weitere Fehlbildungen der Hände wie Poly- und Oligodaktylien, Spalthände und Symbrachydaktylien (verkürzte Fingerstrahlen) sind nicht selten zu finden. Syndromale Formen finden sich z. B. bei Akrozephalosyndaktylien (Apert-Syndrom, Morbus Crouzon), der Pallister-Hall- und Greig-Zephalopolysyndaktylie.

▪ Untersuchung
— Inspektion beider Hände und Füße
— Prüfung von Länge und Beweglichkeit der betroffenen Strahlen
— Fotodokumentation

▪ Prästationäre Diagnostik
Röntgen der Hand a.-p. (ossäre Beteiligung?)

▪ Chirurgische Vorstellung
Kinder mit Handfehlbildungen sollten im 1. Lebenshalbjahr in speziell dafür vorgesehenen Sprechstunden vorgestellt werden, um das Ausmaß der Fehlbildung zu erfassen und die Eltern entsprechend zu beraten. Abhängig von der Komplexität der Fehlbildung wird die Korrekturoperation nach dem 1. Geburtstag vorgenommen. Bei komplexen Fehlbildungen oder benachbarten Syndaktylien ist ein mehrzeitiges Vorgehen notwendig.

◘ Tab. 8.3 Komplikationen

Komplikation	Symptome	Management
Komplexer Klumpfuß	Unbefriedigende Redressierbarkeit, Schmerzen des Kindes bei der Redression, Intoleranz des Gipses	Ursachenklärung, weiterführende Bildgebung zum Ausschluss z. B. tarsaler Koalition, andere Fehlbildung, Indikation zur peritalaren Release-OP
Gipsbedingte Komplikation	Störung DMS, Haut- und Weichteilreizung	Korrekte Gipsanlage, regelmäßige Kontrollen und Gipswechsel, Lagerungsbeachtung, Aufklärung der Eltern
Unter-/Überkorrektur der Fußdeformität	Fußfehlform	Korrekte Anwendung der entsprechenden Redressionstechnik
Wundheilungsstörung	Rötung, Schwellung, Sekretion der Wunde	Aseptische Wundbehandlung, Antibiotikatherapie, bei Abszedierung Wundrevision
Rezidivklumpfuß (meist durch ungenügende Orthesennutzung und Physiotherapie)	Wiederauftreten vermehrter Supinationsspitzfußstellung, mediale Sehnenverkürzung, Gangbildstörung, Beschwerden	Beachtung der Orthesennutzung, Intensivierung der Physiotherapie, ggf. erneute Redressionsgipsbehandlung in mehreren Serien, bei Bedarf korrigierende Weichteil- oder knöcherne Operationen

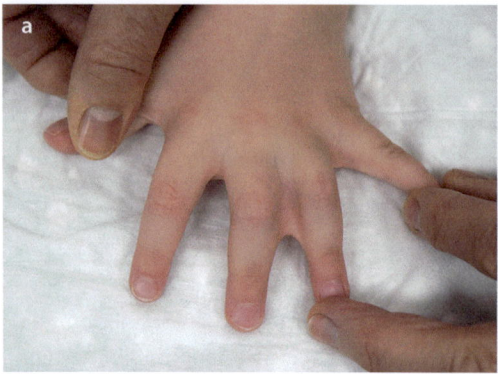
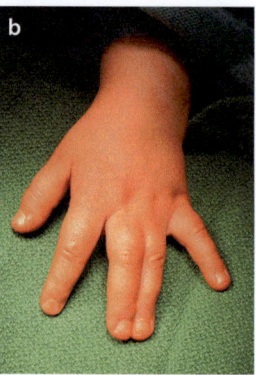

◘ Abb. 8.4 Partielle (a) und vollständige (b) Syndaktylie zwischen 3. und 4. Finger

■ Chirurgische Therapie

Prinzipiell erfolgt eine Trennung aller häutigen, bindegewebigen und knöchernen Verbindungen zwischen 2 verschmolzenen Fingern unter Schonung der Gefäß-Nerven-Bündel und Bildung eines Kommissurhautlappens. Der Wundverschluss erfolgt mittels Z-Plastiken, kommissurnahe Restdefekte werden mittels Vollhauttransplantaten z. B. aus der Leiste oder retroaurikulär gedeckt. Auf Transplantate kann bei partiellen Syndaktylien ggf. verzichtet werden. Ein Zwischenfingerverband sowie eine Ruhigstellung im Gips begünstigen die Wundheilung.

■ Postoperative Betreuung

Nach stationärem Aufenthalt erfolgen regelmäßige Verbandswechsel beim Chirurgen sowie eine Retention auf Gipsschiene bis zur vollständigen Abheilung. Anschließend wird die Ruhigstellung schrittweise reduziert und ggf. eine Physiotherapie bzw. Ergotherapie begonnen. Langfristige Kontrollen bezüglich der Funktion und Spätkomplikationen wie Narbenkontrakturen und Wachstumsstörungen beim Chirurgen sollten bis zum Wachstumsabschluss erfolgen.

- **Komplikationen**

Die Behandlung der Syndaktylie und ihrer Komplikationen ist komplex. Dazu gehören postoperative Durchblutungsstörungen, Transplantatverluste und eine unvollständige Trennung. Im Verlauf können Narbenkontrakturen, -syndaktylien und Wachstumsstörungen des Fingers sowie der Nägel auftreten. Sie bedürfen einer individuellen Behandlung durch den Spezialisten.

> **Schon gewusst?**
>
> - In 50 % der Fälle sind beide Hände betroffen.
> - Die Syndaktylie aller Finger bezeichnet man als Löffelhand.
> - **Syndaktylien an den Zehen** werden **nur** zwischen der **1. und 2. Zehe getrennt** (Sandalenfurche). Alle anderen werden belassen.
> - Sind die Finger nur distal miteinander verwachsen handelt es sich um die Folge intrauteriner Schnürfurchen und nicht um echte kongenitale Syndaktylien.

8.6 Coxitis fugax

Steffi Mayer

Die Coxitis fugax (sog. Hüftschnupfen) ist der häufigste Grund für Hüftschmerzen im Wachstumsalter. Sie tritt als Begleiterscheinung banaler viraler Infekte z. B. der oberen Luftwege oder des Gastrointestinaltraktes mit einer synovialen Schwellung und/oder Ergussbildung im Hüftgelenk auf, die innerhalb weniger Tage selbstlimitierend ist. In 20 % der Fälle können die Beschwerden jedoch trotz klinisch „gesunden Kindes" mehr als 14 Tage anhalten. Betroffen sind v. a. Vorschulkinder (5. bis 6. Lebensjahr) bei einer breiten Gesamtaltersspanne (1. bis 13. Lebensjahr). Die Inzidenz liegt bei 0,1–0,2 %. Rezidive sind häufig.

- **Anamnese**
  - aus der Gesundheit heraus akut einsetzende Hüftschmerzen, Schonhaltung, Hinken, ggf. Gehunfähigkeit
  - häufig kein erinnerlicher Infekt/Fieber innerhalb der letzten 14 Tage (Auch die Grundinfektion ist flüchtig!)

- **Blickdiagnosen**

Hinkender Schongang, Schonhaltung in Innenrotation

- **Untersuchung**

Hüftbeweglichkeit: Einschränkung der Flexion/Extension, schmerzhafte Außenrotation und Abduktion.

- **Differenzialdiagnosen**

Neben der septischen Koxitis und der akuten Osteomyelitis (Fieber!) kommen u. a. eine juvenile rheumatische Koxitis (bewegungsabhängige Schmerzen), Morbus Perthes (belastungsabhängige Schmerzen, Bewegungseinschränkung), Epiphysiolysis capitis femoris (belastungsabhängige Schmerzen, Bewegungseinschränkung, Adipositas; meist Jugendliche) und Tumoren (Dauerschmerz) als Differenzialdiagnosen ohne Fieber in Betracht (Tab. 8.4).

- **Prästationäre Diagnostik**
  - **Sonographie der Hüften im Seitenvergleich:** Ein Viertel der Patienten zeigt auf der asymptomatischen Seite ebenfalls einen Erguss
  - **Labor (Blutbild, CRP)** zum Ausschluss einer septischen Koxitis, sollte diese klinisch nicht auszuschließen sein
  - ggf. Abklärung der oben genannten Differenzialdiagnosen

◧ **Tab. 8.4** Wichtige Differenzialdiagnosen

Differenzialdiagnosen	Symptome
Septische Koxitis	Hohes Fieber, Gehunfähigkeit, Leukozytose, CRP-Erhöhung; diagnostische Punktion vor Beginn der antibiotischen Therapie
Akute Osteomyelitis	Fieber, Schmerzen, Leukozytose, CRP-Erhöhung; MRT zur Beurteilung der Ausdehnung, ggf. diagnostische Punktion des Hüftgelenkes bei Erguss; antibiotische Therapie

- **Chirurgische Vorstellung**

Die Coxitis fugax ist in der Regel eine klinische Diagnose, die durch die Ultraschalluntersuchung bestätigt wird. Von besonderer Relevanz ist es, keine septische Koxitis zu übersehen. Im Zweifelsfall hilft eine Laboruntersuchung, die septische Koxitis (erhöhte Entzündungswerte) von der Coxitis fugax (normale Entzündungswerte) zu unterscheiden. Eine körperliche Schonung ist bis zur Beschwerdebesserung indiziert. Regelmäßige Ibuprofen-Gaben (10 mg/kgKG ED 3-mal täglich über 5 Tage) können den Krankheitsverlauf signifikant verkürzen. Eine chirurgische Vorstellung ergibt sich v. a. bei atypischen Verläufen zum Ausschluss der oben genannten Differenzialdiagnosen. Eine Verlaufskontrolle ist nicht notwendig. Die Eltern sollten auf das hohe Rezidivrisiko von ca. 30% hingewiesen werden.

> **Schon gewusst?**
> - Die Coxitis fugax ist ein Symptom, keine Krankheit.
> - Betroffene Kinder sind für ihr Alter unterdurchschnittlich klein. Der Grund dafür ist unbekannt.
> - Die Punktion des Hüftgelenkes vermag durch Entlastung des Ergusses Linderung zu schaffen und den Krankheitsverlauf zu verkürzen. Aufgrund der iatrogenen Infektionsgefahr sowie notwendigen Anästhesie ist sie jedoch umstritten.
> - Vergleichbare Beschwerden können auch am Kniegelenk auftreten (sog. Gonitis fugax; Knieschnupfen).

8.6 Genua vara und Genua valga

Jana Nelson und Peter Zimmermann

Genua vara („O-Beine") und Genua valga („X-Beine") sind sog. koronare Achsenfehlstellungen der unteren Extremitäten und stellen neben Beinlängendifferenzen die häufigsten Indikationen für eine chirurgische Korrektur langer Röhrenknochen im Kindesalter dar. Genua vara weisen eine nach medial verschobene mechanische Beinachse auf, bei Genua valga ist die mechanische Achse nach lateral verschoben (◧ Abb. 8.5).

Genua vara gelten bis zum Alter von etwa 2 Jahren als physiologisch, dann entwickelt sich eine vermehrte Valgusstellung von ca. 10°, die sich bis zum 10. Lebensjahr auf die physiologische Valgusstellung von 5–7° („gerade" Beinachse) zurückbildet. Achsenfehlstellungen jenseits der genannten Altersgrenzen führen zu Gangstörungen, aktivitätsbedingten Schmerzen und Gelenkinstabilitäten im Kniegelenk. Hüftgelenk und Sprunggelenk können sekundär betroffen sein.

Im Jahre 2006 präsentierte **Stevens** ein neues Verfahren zur Wachstumslenkung langer Röhrenknochen. **Eine 2-Loch-Platte** wird auf der konvexen Seite der Achsenfehlstellung extraperiostal aufgelegt, nach der Längsachse des Knochens ausgerichtet und mit 2 Schrauben metaphysär und epiphysär flexibel fixiert (**Hemiepiphysiodese**) (◧ Abb. 8.6). Die 2-Loch-Platte mit den nichtwinkelstabilen Schrauben hemmt das Fugenwachstum, ohne einen dauerhaf-

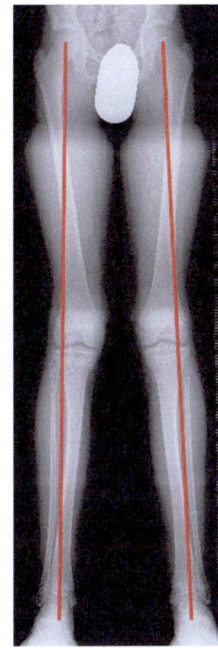

Abb. 8.5 Ganzbeinaufnahme eines 12-Jährigen Jungen mit Genua valga. Die mechanische Beinachse (Mikulicz-Linie, Verbindung zwischen Zentrum des Femurkopfes und der Mitte des oberen Sprunggelenkes) ist nach lateral verschoben

ten Wachstumsstopp zu verursachen und lenkt das Wachstum der Fuge um einen Drehpunkt außerhalb des Knochens. Nach Korrektur der Beinachsen und nach der Entfernung der Implantate wachsen die Fugen unbeeinträchtigt weiter. Heute hat diese Technik der temporären Hemiepiphysiodese größere Eingriffe wie z. B. Korrekturosteotomien mit interner oder externer Fixierung, sowie andere Verfahren ersetzt.

> Indikationen zur Wachstumslenkung liegen vor, wenn die mechanische Beinachse außerhalb der 2 zentralen Quadranten der Kniegelenksebene liegt (Abb. 8.7) sowie bei einem Intermalleolarabstand von >10 cm. Auch sollten noch mindestens 6 Monate Skelettwachstum zu erwarten sein und klinische Symptome wie Gangstörungen und Schmerzen bei der Indikationsstellung mitberücksichtigt werden.

Die Hemiepiphysiodese erfolgt an der distalen Epiphyse des Femurs oder der proxi-

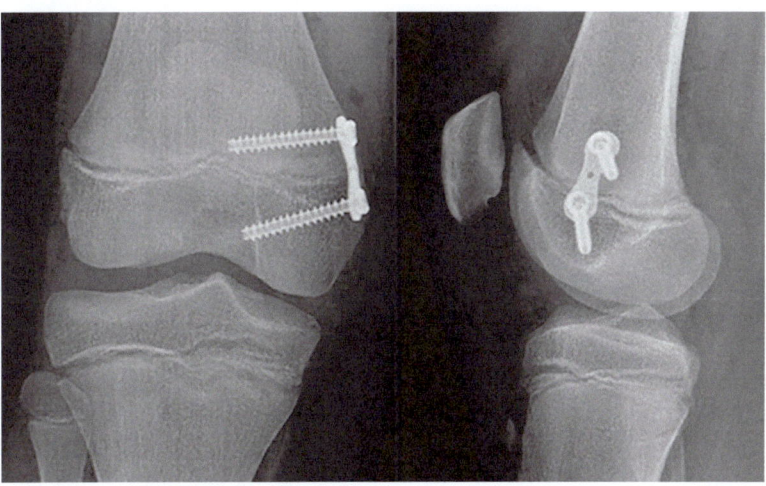

Abb. 8.6 Röntgenbild des rechten Kniegelenks 1 Jahr nach Hemiepiphysiodese mittels 2-Loch-Platte bei Genua valga. Die Platte wird auf der konvexen Seite der Achsenfehlstellung mit 2 Schrauben metaphysär und epiphysär flexibel fixiert

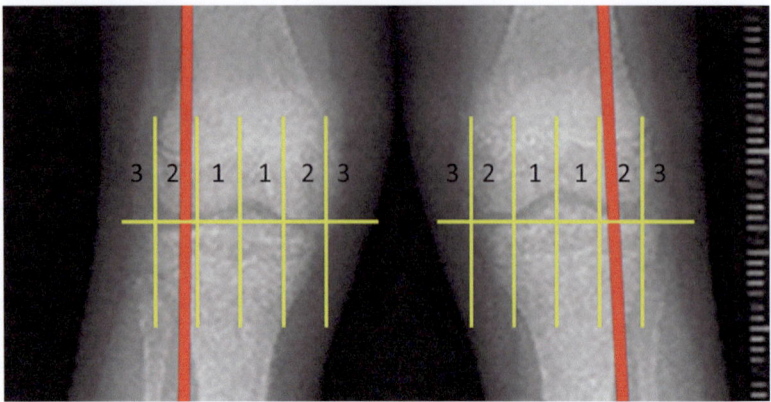

Abb. 8.7 12-Jähriger Junge mit Genua valga. Die mechanische Beinachse bzw. Mikulicz-Linie ist nach lateral verschoben und verläuft außerhalb der beiden medialen Quadranten des Kniegelenkes. Somit besteht die Indikation zur chirurgischen Intervention

malen Epiphyse der Tibia. Ist die Fehlstellung sehr schwerwiegend oder nur noch wenig Wachstum der Fugen zu erwarten, kann auch an beiden Fugen eine Platzierung notwendig werden. Bei Valgusfehlstellungen wird das Implantat medial, bei Varusabweichungen lateral angebracht. **Nach Wachstumsabschluss kann dieses Verfahren nicht mehr angewendet werden.**

- **Anamnese**

Selten sind nicht Beschwerden der Vorstellungsgrund, sondern die Sorge der Eltern wegen der auffälligen Deformität. Fragen sollten sich auf mögliche Ursachen bzw. die Ätiologie ausrichten: angeboren, idiopathisch konstitutionell (familiäre Disposition), symptomatisch metabolisch (z. B. Rachitis), entzündlich (idiopathische juvenile Arthritis, Osteomyelitis), myopathische und neurogene Erkrankungen, Tumoren, Systemerkrankungen (z. B. Osteogenesis imperfecta), posttraumatisch, kompensatorisch (weitere Fehlstellungen) (Tab. 8.5).

- **Blickdiagnose**

Genua vara weisen in der Frontalebene (Blick von vorne) eine nach medial verschobene Traglinie (Achse von Hüftkopfmitte bis zur Mitte des oberen Sprunggelenks) auf. Die Konvexität der Fehlbildung in Höhe des Kniegelenks weist nach lateral. Bei einem beidseitigen Befund bilden die Beine ein „O".

Bei **Genua valga** ist die Traglinie nach lateral verschoben, die Konvexität findet sich medial. Bei beidseitigem Befund bilden die Beine das typische „X".

- **Untersuchung**

Die Untersuchung erfolgt im:
- **Gehen** (Gangbild, Einwärtsgang der Knie (sog. „kneeing-in") oder Einwärtsgang der Füße (sog. „toeing-in")
- **Stehen** (Beinachse, Interkondylenabstand, Intermalleolarabstand, Stellung der Patella)
- **Liegen** (Beweglichkeit der Hüfte, Außen- und Innenrotation sowie Antetorsion in Bauchlage, Torsion der Malleolen und Fußachse im Vergleich zur Oberschenkelachse).

- **Prästationäre Diagnostik**

Die Indikation zur Ganzbeinaufnahme besteht bei unilateralen Fehlstellungen sowie bei Verdacht auf sekundäre Beinachsendeviationen. Eine Ganzbeinaufnahme dient neben einer objektiven Verlaufsdokumentation der präoperativen Planung. Ermittelt werden

◘ **Tab. 8.5** Wichtige Differenzialdiagnosen

Differenzialdiagnosen	Symptome
Idiopathische Genua vara im Kleinkindesalter	Genua vara über dem Alter von 2 Jahren Insbesondere bei frühem Laufbeginn bei noch bestehender Varusachse der Kniegelenke, meist mit Innentorsion des Unterschenkels assoziiert, gute Prognose, Risiko der Progredienz, wenn der Varus vorwiegend in der Tibia und nicht im Femur lokalisiert ist
Genua vara infolge eines Morbus Blount	Genua vara über dem Alter von 2 Jahren (infantile Form) Gehäuft bei der schwarzen Bevölkerung, Nekrose im Bereich der proximalen medialen Tibiaepiphyse, selten auch der medialen distalen Femurepiphyse, juvenile Form mit spontaner Brückenbildung an der medialen Epiphysenfuge
Genua vara infolge von Rachitis (◘ Abb. 8.8)	Genua vara über dem Alter von 2 Jahren Vitamin-D-Mangel (häufigste Ursache) mit: Hypokalzämie (Tetanie), verdickte Hand- und Fußgelenke, Quadratschädel (abgeflachter Hinterkopf, vorgewölbte Stirn), Kraniotabes (Erweichungsbezirke am Hinterkopf), Harrison-Furche (horizontale Einbuchtungen des seitlichen Thorax), „rachitischer Rosenkranz" (Auftreibung der Knorpel-/Knochengrenze der Rippen), Myopathie
Posttraumatisch	In der Regel einseitig Unfallanamnese, medialer Fugenverschluss (Genua varum), Zustand nach proximaler Tibiafraktur (Genu valgum infolge verzögerter medialseitiger Konsolidierung)
Genua valga bei starkem Übergewicht	Genua valga über dem Alter von 10 Jahren Gewichtsreduktion

die mechanische Beinachse bzw. Traglinie (sog. Mikulicz-Linie, Verbindung zwischen Zentrum des Femurkopfes und der Mitte des oberen Sprunggelenkes) und ihr Verlauf in Relation zum Kniegelenkzentrum bzw. zu den 2 zentralen Quadranten der Kniegelenkebene (◘ Abb. 8.5 und 8.7). Des Weiteren sollten neben dem Winkel zwischen Femur- und Tibiaschaftachse (5–7° Valgus) zur Bestimmung des Ortes der Deformität der laterale distale Femurwinkel (LDFA, anatomisch 81°±2°, mechanisch 88°±2°) und der mediale proximale Tibiawinkel (MPTA, 87±3°) bestimmt werden. Die erlaubte Achsenabweichung (sog. „mechanical axis deviation" [MAD]) zwischen der mechanischen Beinachse und der mechanischen Femurachse liegt bei 0°±3° (◘ Abb. 8.9).

▪ **Chirurgische Vorstellung**
Kinder mit Genua vara („O-Beine") oder Genua valga („X-Beine") jenseits der genannten Altersgrenzen (bei Genua vara >2. Lebensjahr, Genua valga ≥10. Lebensjahr) sollten beim Kinderchirurgen oder Kinderorthopäden vorgestellt werden. Einseitige Befunde sollten immer vorgestellt werden.

▪ **Chirurgische Therapie**
Über einen etwa 2–3 cm langen längs verlaufenden Zugang wird eine 2-Loch-Platte extraperiostal entweder über der distalen Femurepiphysenfuge (bei pathologischem LDFA) oder der proximalen Tibiaepiphysenfuge (bei pathologischem MPTA) platziert und mittels Schrauben oberhalb und unterhalb der Epiphysenfuge flexibel fixiert. In seltenen Fällen ist eine Platzierung an beiden Fugen notwendig.

▪ **Postoperative Betreuung**
Von Anfang an ist eine Vollbelastung möglich, jedoch sollte eine Sportpause von 10 bis 14 Tagen eingehalten werden. Alle 3 Monate

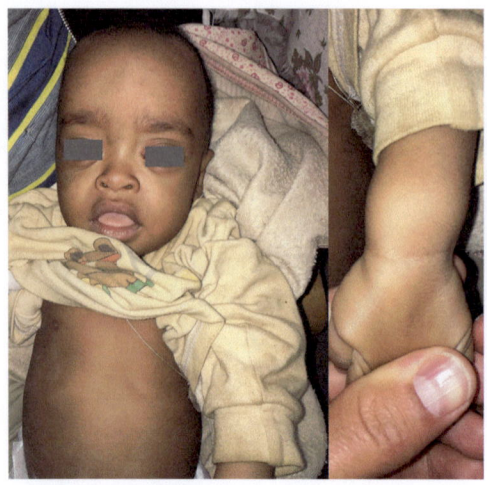

◘ **Abb. 8.8** Äthiopischer Säugling mit Folgen der Rachitis wie verdickte Handgelenke, Quadratschädel und Harrison-Furche am Thorax. (Mit freundl. Genehmigung der Stiftung Kinderchirurgie)

erfolgen klinische Kontrollen mit Messung des Intermalleolarabstandes. Sobald sich klinisch eine gerade Beinachse bzw. eine leichte Überkorrektur zeigt, wird eine Ganzbeinaufnahme angefertigt. Befinden sich die Achsen und Winkel im physiologischen Bereich, werden die Platten entfernt. Im ersten Jahr nach der Entfernung erfolgen halbjährliche, dann jährliche klinische Kontrollen bis zum Abschluss der Skelettreife bzw. bis zum lokalen Fugenschluss, um bei einem Rezidiv rechtzeitig eingreifen zu können (◘ Tab. 8.6).

> **Schon gewusst?**
>
> – Wird eine Überkorrektur angestrebt (junge Kinder mit relevantem Restwachstum bis zur Skelettreife, sehr deutliche Fehlstellungen), so sollte man bei Valgusfehlstellungen so lange korrigieren, bis die Mikulicz-Linie (◘ Abb. 8.5 und 8.9) die Eminentia intercondylaris medial berührt. Bei Varusabweichungen wird so lange korrigiert, bis die Mikulicz-Linie die Eminentia intercondylaris lateral berührt.
> – Kommt es zu einem Rebound, so kann bei noch gegebenem Restwachstum eine erneute temporäre Hemiepiphysiodese mittels 2-Loch-Platte erfolgen.
> – Die Kenntnis der altersabhängigen physiologischen Beinachsen ist wichtig, um pathologische Verläufe frühzeitig erkennen zu können und das mit dem Erreichen der Skelettreife endende therapeutische Zeitfenster zur Wachstumslenkung nicht zu verpassen. Im Zweifel sollten die Kinder frühzeitig einem Kinderchirurgen oder Kinderorthopäden vorgestellt werden.

◘ **Tab. 8.6** Komplikationen

Komplikation	Symptome	Empfehlung
Lokale mechanische Irritation durch das Implantat	Bewegungsschmerzen, Bewegungseinschränkung, typischerweise zu Beginn der postoperativen Mobilisation	Belastungsrestriktion, ggf. antiphlogistische Therapie, in der Regel selbstlimitierend
Rezidiv der Fehlstellung (Rebound)	Erneute Genua valga, Genua vara	Bei relevantem Restwachstum sowie sehr ausgeprägten Fehlstellungen Überkorrektur anstreben
Überkorrektur	Genua vara nach Behandlung von Genua valga, Genua valga nach Behandlung von Genua vara	Regelmäßige klinische Kontrollen mit Messung des Intermalleolarabstandes und ggf. radiologischen Kontrollen

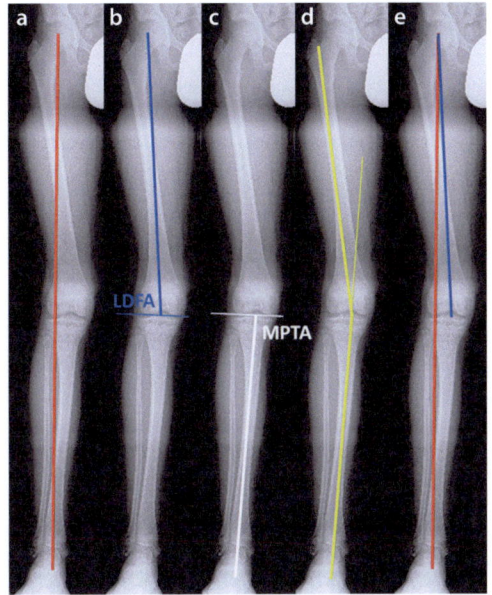

◘ **Abb. 8.9** Ganzbeinaufnahme eines 12-Jährigen Jungen mit Genua valga. Mechanische Beinachse Mikulicz-Linie (**a**). Lateraler distaler Femurwinkel (LDFA, Winkel zwischen mechanischer Femurachse und femoraler Gelenkebene, Norm 88°±2°) (**b**). Medialer proximaler Tibiawinkel (MPTA, Winkel zwischen tibialer Gelenkebene und Tibiaschaftachse, Norm 87°±3°) (**c**). Femorotibialwinkel (Winkel zwischen Femur- und der Tibiaschaftachse, Norm 5–7° Valgus) (**d**). Mechanische Achsenabweichung („mechanical axis deviation" [MAD], Winkel zwischen mechanischer Beinachse und mechanischer Femurachse, Norm 0°±3°) (**e**).

Weiterführende Literatur

Ballal MS, Bruce CE, Nayagam S (2010) Correcting genu varum and genu valgum in children by guided growth. J Bone Jt Surg Br 92-B:273–276. ▸ https://doi.org/10.1302/0301-620x.92b2.22937

Banta JV (1999) Congenital clubfoot: fundamentals of treatment. By Ignacio V Ponseti. Oxford: Oxford University Press. 1996, S. 140, US125.00 hardcover. ISBN 0192627651. Dev Med Child Neurol 41:286–286. ▸ https://doi.org/10.1017/s0012162299220622

Bennek J, Gräfe G (2001) Ambulante Chirurgie im Kindesalter. Deutscher Ärzteverlag, Köln

Dobbs MB, Purcell DB, Nunley R, Morcuende JA (2007) Early results of a new method of treatment for idiopathic congenital vertical talus. J Bone Jt Surg 89:111–121. ▸ https://doi.org/10.2106/jbjs.f.01011

Ghanem I, Karam JA, Widmann RF (2011) Surgical epiphysiodesis indications and techniques: update. Curr Opin Pediatr 23:53–59. ▸ https://doi.org/10.1097/mop.0b013e32834231b3

Hefti F (2014) Kinderorthopädie in der Praxis. Springer, Berlin

Herzenberg JE, Radler C, Bor N (2002) Ponseti versus traditional methods of casting for idiopathic clubfoot. J Pediatr Orthop 22:517–521. ▸ https://doi.org/10.1097/01241398-200207000-00019

Kermond S, Fink M, Graham K et al (2002) A randomized clinical trial: should the child with transient synovitis of the hip be treated with nonsteroidal anti-inflammatory drugs? Ann Emerg Med 40:294–299. ▸ https://doi.org/10.1067/mem.2002.126171

Krauspe R, Parsch K (1995) Die peritalare Arthrolyse zur Klumpfußkorrektur über den sogenannten Cincinnati-Zugang. Oper Orthop Traumatol 7:125–140. ▸ https://doi.org/10.1007/bf02512690

Kumar S, Sonanis SV (2018) Growth modulation for coronal deformity correction by using eight plates – systematic review. J Orthop 15:168–172. ▸ https://doi.org/10.1016/j.jor.2018.01.022

Langer M, Wieskötter B, Oeckenpöhler S, Breiter S (2014) Akute Infektionen im Bereich des Fingernagels – die akuten Paronychien. Handchir Scan 03:69–85. ▸ https://doi.org/10.1055/s-0034-1365029

Langer MF, Lötters E, Wieskötter B, Surke C (2011) Treatment of paronychia. Oper Orthop Traumatol 23:204–212. ▸ https://doi.org/10.1007/s00064-011-0025-y

Schiestl C, Stark GB, Lenz Y, Neuhaus K (2017) Plastische Chirurgie bei Kindern und Jugendlichen. Springer-Verlag Berlin Heidelberg

Stevens PM (2007) Guided growth for angular correction. J Pediatr Orthop 27:253–259. ▸ https://doi.org/10.1097/bpo.0b013e31803433a1

Stevens PM, Pease F (2006) Hemiepiphysiodesis for posttraumatic tibial valgus. J Pediatr Orthop 26:385–392. ▸ https://doi.org/10.1097/01.bpo.0000206515.84577.70

Traumatologie und Notfälle

Peter Zimmermann, Jana Nelson, Steffi Mayer, Markus Lehner, Florian Hoffmann, Franz Wolfgang Hirsch, Jan-Hendrik Gosemann, Ina Sorge und Martin Lacher

Inhaltsverzeichnis

9.1 Schädel-Hirn-Trauma und Verletzungen der HWS – 220

9.2 Stumpfes Bauchtrauma – 224

9.3 Verletzungen der oberen Extremität – 227

9.4 Verletzungen der unteren Extremität – 233

9.5 Thermische Verletzungen – 238

9.6 Fremdkörperingestion, Verätzung – 242

9.7 Fremdkörperaspiration – 246

9.8 Fremdkörper im HNO-Gebiet und Weichteilgewebe – 248

9.9 Bissverletzungen – 250

9.10 Perineales Trauma, Pfählungsverletzungen – 252

9.11 Radiologische Befunde nach Misshandlung – 254

Weiterführende Literatur – 259

© Springer-Verlag GmbH Deutschland, ein Teil von Springer Nature 2020
M. Lacher et al. (Hrsg.), *Kinderchirurgie für Pädiater*,
https://doi.org/10.1007/978-3-662-61405-1_9

Zu klassischen Notfällen der Kindertraumatologie gehören das Schädel-Hirn-Trauma, das stumpfe Bauchtrauma sowie die Frakturen der oberen und unteren Extremität, die Fremdkörperingestion und -aspiration. Auch Bissverletzungen und Pfählungsverletzungen sowie thermische Verletzungen sind häufig. Viele der Kinder werden initial beim Kinder- und Jugendarzt vorgestellt. Dieses Kapitel ermöglicht einen prägnanten Überblick der Blickdiagnosen, stellt die wichtigsten diagnostischen Schritte sowie chirurgischen Behandlungen vor und bietet so eine fundierte Grundlage für die Anschlussbetreuung der Patienten.

9.1 Schädel-Hirn-Trauma und Verletzungen der HWS

Markus Lehner

Unfälle sind die häufigste Ursache für eine stationäre Aufnahme von Kindern und Jugendlichen. Etwa 90 % der tödlichen Unfallfolgen im Kindesalter sind durch das Schädel-Hirn-Trauma (SHT) bedingt. Die Einteilung erfolgt nach der für Kinder adaptierten Glasgow-Coma-Scale (GCS) in 3 Grade: leicht (GCS 13–15) – mittel (GCS 9–12) – schwer (GCS 3–8) (◘ Tab. 9.1).

Die überwiegende Anzahl der Patienten erleidet ein leichtes SHT. Dennoch können bei Kindern klinisch entscheidende – und damit in der Regel operativ zu versorgende – intrakranielle Verletzungen vorkommen. Es gilt nun, diese Kinder innerhalb des Beobachtungszeitraums von 48 h nach Trauma zu erkennen.

Im Kindesalter sollte die stationäre Überwachung vor der (primären) Bildgebung stehen, um nicht unnötige Strahlung zu applizieren bei einem höchstwahrscheinlich unauffälligen Schädel-CT-Befund. Die Verlaufsbeurteilung des GCS korreliert mit dem neurologischen Outcome der Patienten.

- **Anamnese**
- Trauma gegen den Kopf
- **direkte Zeichen:** z. B. Kopfschwartenhämatom, Kopfplatzwunde, Blutungen aus dem äußeren Gehörgang oder aus der Nase
- **indirekte Zeichen:** fokale oder generalisierte neurologische Defizite, wie z. B. Visusstörungen oder Krampfanfälle

- **Blickdiagnosen**
- Monokelhämatom, ausgeprägtes Kopfschwartenhämatom (Säugling) oder Vigilanzstörungen sprechen für das Vorliegen eines klinisch relevanten SHTs.
- Eine Kopfschiefhaltung kann auf das Vorliegen einer Verletzung im Bereich der HWS hindeuten.

- **Untersuchung**
- Umfassende körperliche Untersuchung inklusive Pupillenstatus und Erhebung des GCS (◘ Tab. 9.1).
- Hinweise auf Schädelfraktur (◘ Tab. 9.2)?

> Modifizierte „Canadian c-spine rule" der HWS-Untersuchung: Manuelle Stabilisierung und Palpation in der Mittellinie, Palpation paravertebral. Falls kein Druckschmerz, aktive Bewegung bis über 45° nach rechts und links schmerzfrei möglich? Wenn ja, dann Freigabe.

- **Prästationäre Diagnostik**
Da es sich beim SHT um Notfallpatienten handelt, bedarf es keiner prästationären Diagnostik.

- **Chirurgische Vorstellung**
Die Vorstellung in einer Notfallambulanz sollte bei folgenden Symptomen unverzüglich erfolgen:
- relevanter Unfallmechanismus/Fallhöhe (Sturz aus mehr als 2- bis 3-facher Körperhöhe des Patienten)
- Bewusstseinsstörung in der Anamnese

Traumatologie und Notfälle

◘ Tab. 9.1 Altersadaptierte GCS-Skala

		>5 Jahre	>1 Jahr	<1 Jahr	Punkte
Augenöffnung		Spontan			4
		Auf Ansprache			3
		Auf Schmerzreiz			2
		Keine			1
Beste motorische Antwort		Befolgt Aufforderungen	Spontanbewegungen		6
		Orientierte Reaktion			5
		Zurückziehen auf Schmerzreiz			4
		Flexion auf Schmerz			3
		Extension auf Schmerz			2
		Keine			1
Beste verbale Antwort		Orientiert	Verständliche Worte	Plappern	5
		Verwirrt	Unverständliche Laute	Weinen, kann beruhigt werden	4
		Wortsalat	Andauerndes Weinen	Kann nicht beruhigt werden	3
		Unverständlich	Stöhnen		2
		Keine			1

◘ Tab. 9.2 Wichtige Differenzialdiagnosen

Differenzialdiagnosen	Symptome
Schädelprellung	Jeder Schlag oder Sturz auf den Kopf **ohne** neurologische Begleitsymptomatik
Gastroenteritis	Fieber, rezidivierendes Erbrechen, Durchfall

- rezidivierendes Erbrechen nach Trauma
- Hinweis auf Schädelfraktur
- Vigilanzstörung mit GCS < 15, fokalneurologisches Defizit, posttraumatischer Krampfanfall

> Liegen 1 bis 2 Risikofaktoren vor, sollte eine Überwachung in einem Kinderkrankenhaus und ab 3 Risikofaktoren eine kraniale Bildgebung erfolgen.

Eines der wenigen Symptome, die auch bei isoliertem Auftreten ein hohes Risiko für das Auftreten einer relevanten Gehirnverletzung darstellt, ist der Krampfanfall.

Das schwere SHT benötigt eine unverzügliche zerebrale Diagnostik und Therapie. Die initiale Hypoxie und Hypotension beeinflussen das Outcome direkt negativ. Somit sollten alle höhergradigen Schädel-Hirn-verletzten Kinder in einem Traumazentrum für Kinder behandelt werden.

Chirurgische Therapie

Beim leichten SHT steht die Überwachung der Patienten im Vordergrund. Da-

Tab. 9.3 Maßnahmen im Rahmen der stationären Überwachung

Stationäre Überwachung	Monitoring	Überwachungsintervall ab Aufnahme	
– Keine audiovisuellen Reize – Gelockerte Bettruhe	– GCS – Pupillenreaktion – Pulsoxymetrie	Stündlich	1–6 h
		3-stündlich	7–24 h
		2-mal pro Schicht	25–48 h
Indikation Bildgebung	– GCS-Abfall um 2 bis 3 Punkte – Rezidivierendes Erbrechen (>3- bis 5-mal) – Anhaltendes Erbrechen >6 h nach Trauma – Fokal-neurologische Störungen – Krampfanfall		

bei werden regelmäßig GCS und Pupillenreaktion erhoben, es erfolgt zudem eine Vitalzeichenüberwachung (z. B. Pulsoxymetrie). Während der Überwachungsperiode sollte bei **Verschlechterung** (z. B. Abfall des GCS-Wertes um 2 bis 3 Punkte) oder **Persistenz der Symptome** eine **kranielle (Verlaufs-)Bildgebung** durchgeführt werden. Lassen es der Zustand des Patienten und die örtlichen Gegebenheiten zu, kann aus Überlegungen des Strahlenschutzes und der Aussagekraft der Bildgebung bevorzugt eine MRT durchgeführt werden. Die kranielle CT sollte akuten Notfällen mit Hirndrucksymptomatik und vitaler Bedrohung vorbehalten sein.

Kinder sollten bei gelockerter Bettruhe in den ersten Stunden vor audiovisuellen Reizen geschützt werden. Das Intervall zur klinischen Erhebung kann mit zeitlicher Distanz zum Unfallgeschehen ausgedehnt werden (Tab. 9.3).

Eine chirurgische Therapie erfolgt je nach Verletzungsausmaß bei höhergradigen Schädel-Hirn-Verletzungen und ist in der Regel mit einem sich anschließenden Aufenthalt in einer (Kinder-)Rehabilitationseinrichtung verbunden.

- **Postoperative Betreuung**

Kinder nach SHT können ein **postkommotionelles Syndrom** (sog. Post-concussion-Syndrom) erleiden. Hierunter versteht man eine eingeschränkte Alltagsbelastung auch mehr als 2 Wochen nach einem leichten SHT, die über mehr als 3 Monate anhalten kann. Bis zu 30 % v. a. Jugendliche beschreiben 3 Monate nach einem milden SHT Beschwerden, vornehmlich Kopfschmerzen. Die Behandlung erfolgt multimodal (Neurologie, Physiotherapie und Psychologie). Die Wiedereingliederung nach SHT in den (Sport-)Alltag sollte daher erst bei völliger Symptomfreiheit erfolgen (Tab. 9.4).

- - **Wachsende Schädelfraktur**

Schlägt sich die Dura in den Frakturspalt ein (sog. „dural tear", Abb. 9.1c) kann Gehirnmasse in den Frakturspalt hernieren und die Frakturheilung stören. Der progrediente Defekt wird als wachsende Fraktur

Traumatologie und Notfälle

Tab. 9.4 Komplikationen

Komplikation	Symptome	Management
Übersehenes Epiduralhämatom	Kopfschmerzen, Vigilanzstörungen, rezidivierendes Erbrechen	CT-/MRT-Bildgebung, OP-Indikation großzügig stellen
Übersehene intrazerebrale Blutung	Kopfschmerzen, Leistungsschwäche	Forensische Problematik insbesondere bei komplizierteren klinischen Verläufen im Sinne eines Post-concussion-Syndroms; ggf. Rehabilitationsmaßnahmen
HWS-Verletzung, diskoligamentäre Verletzung	Kopfschiefhaltung, ggf. neurologische Ausfallserscheinungen: gestörte oder aufgehobene Motorik an den oberen Extremitäten, Sensibilitätsstörungen	CT, MRT; Behandlung

bezeichnet (Abb. 9.1b). Nach 1 bis 3 Monaten lässt sich im ehemaligen Frakturspalt weiches, pulsierendes Gewebe tasten. Dieses kann in der Schädel-MRT (Abb. 9.1c) dargestellt werden. Eine neurochirurgische Intervention ist indiziert.

> **Schon gewusst?**
>
> — Kinder unter 2 Jahren sind besonders gefährdet, bei der klinischen Evaluation eines SHTs falsch eingestuft zu werden. In dieser Altersgruppe sollte die Indikation zur stationären Überwachung großzügig gestellt werden.
> — Unfallmechanismus, Fallhöhe und neurologische Verlaufsbeurteilung einschließlich Pupillomotorik sind entscheidend für die Einstufung der Verletzungsschwere beim vermeintlich leichten SHT. Ein GCS von 15 rasch nach dem Unfall schließt ein höhergradiges Schädel-Hirn-Trauma nicht aus.
> — HWS-Verletzungen sind im Kindesalter selten, jedoch kann es in vereinzelten Fällen zu vital bedrohenden Verletzungen am kraniozervikalen Übergang kommen. Zu den 3 häufigsten Verletzungen im Bereich der HWS zählen die atlantoaxiale Dislokation, die symptomatische c2/c3-Subluxation und Myelonkontusionen. Diese weisen ein neurologisches Defizit auf. Bei wachen Kindern fällt die fehlende Spontanbewegung auf. Je jünger die Kinder sind, desto wahrscheinlicher ist eine Beteiligung der HWS vom Okziput bis zu C2/C3. Diese Verletzungen gehen häufig mit neurologischen Schäden und zusätzlichen Kopfverletzungen einher (25–50 %).

9.2 Stumpfes Bauchtrauma

Peter Zimmermann

Das stumpfe Bauchtrauma macht 5 % aller Unfälle im Kindesalter aus. Hauptursachen sind Verkehrsunfälle. In 6–13 % der Fälle kommt es zu einer Organverletzung. Die am häufigsten betroffenen Organe sind Leber und Milz gefolgt von Verletzungen der Nieren, von Magen und Darm, der Bauchspeicheldrüse sowie Gefäßen. Klinische Anzeichen für ein stumpfes Bauchtrauma sind Prellmarken, Hämatome, Hautabschürfungen sowie Distension des Abdomens mit oder ohne Bauchfellentzündung. Als Therapiestandard eines stumpfen Bauchtraumas bei Kindern gilt heute ein primär nichtoperatives Vorgehen (sog. „nonoperative management"), das an kinderchirurgischen Zentren in >95 % der Fälle erfolgreich ist.

- **Anamnese**

Eigen- oder Fremdanamnese bezüglich des Unfallmechanismus.

- **Blickdiagnosen**

Prellmarken durch Sicherheitsgurte (sog. „seatbelt sign") oder Fahrradlenkstangen (sog. „handlebar sign"), Hämatome, Hautabschürfungen sowie abdominelle Distension (◘ Abb. 9.2 und 9.3).

- **Untersuchung**

Vollständige körperliche Untersuchung mit besonderer Beachtung von Abschürfungen, Reifenspuren, Prellmarken durch Sicherheitsgurte oder Fahrradlenkstangen, Hämatome am Abdomen sowie Thorax, abdominelle Distension, Druck- und Klopfschmerzen, Ausstrahlung von Schmerzen in die linke oder rechte Schulter (◘ Tab. 9.5).

- **Prästationäre Diagnostik**
- Hämoglobin, Hämatokrit, Gerinnung, Blutgruppe, Blutgasanalyse

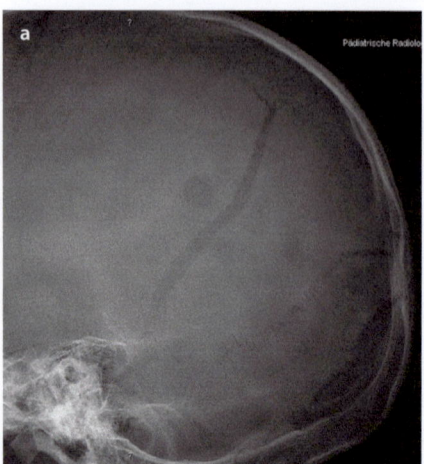
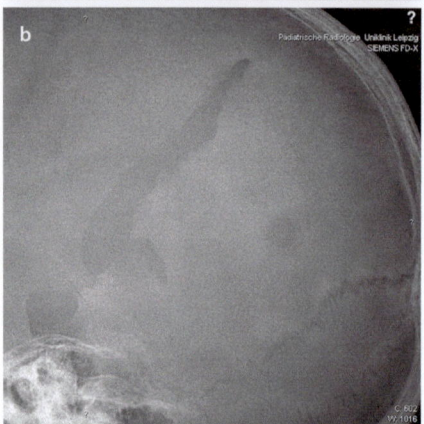
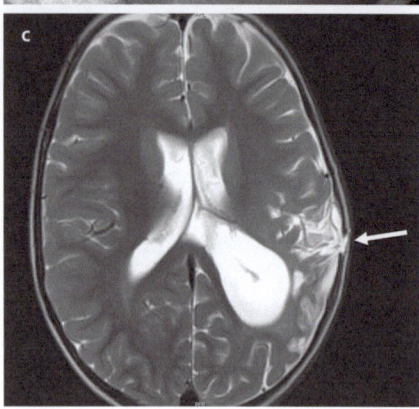

◘ **Abb. 9.1** Röntgen Schädel seitlich: Kalottenfraktur links parietal (**a**), nach 3 Monaten stellt sich der Frakturspalt deutlich breiter dar (wachsende Fraktur) (**b**). In der MRT (T2-Wichtung transversal) zeigt sich als Ursache eine Einklemmung der Dura in den Frakturspalt (sog. „dural tear", *Pfeil*) (**c**). (Mit freundl. Genehmigung von Dr. med. Ina Sorge, Leipzig)

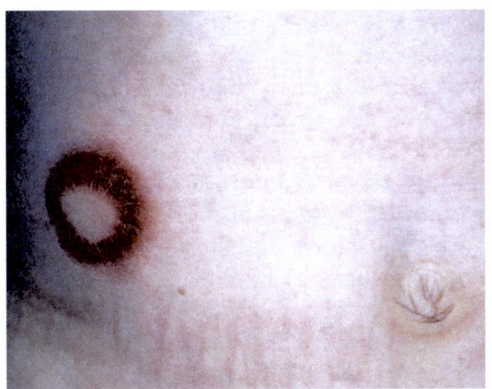

◘ **Abb. 9.2** Prellmarke im rechten Unterbauch durch Fahrradlenkstange (sog. „handlebar sign"). (Mit freund. Genehmigung von Prof. Johannes Mayr, Basel)

- Leberenzyme (GOT > 200 U/l oder GPT > 125 U/l) weisen auf eine mögliche intraabdominelle Verletzung hin
- Amylase/Lipase (Amylase > 125 U/l) kann eine Darmverletzung anzeigen und ist nicht spezifisch für Pankreasverletzungen
- Urinuntersuchung (Mikrohämaturie, Makrohämaturie)
- fokussierte Abdomenultraschalluntersuchung (sog. „focused assessment with sonography for trauma", FAST) mit Frage nach Hämoperitoneum und Hämoperikard
- Röntgenaufnahme des Thorax (insbesondere bei kardiorespiratorisch eingeschränkten Patienten)
- komplette Abdomenultraschalluntersuchung oder CT/MRT (hämodynamisch stabile Patienten mit signifikantem Trauma)

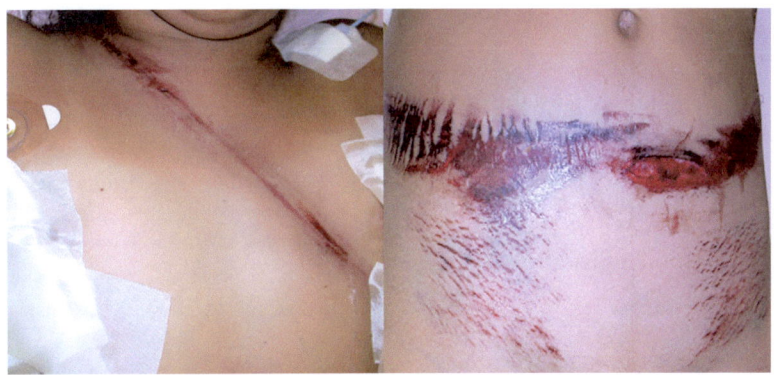

◘ **Abb. 9.3** Prell-/Quetschmarken durch Sicherheitsgurt (sog. „seatbelt sign").

◘ **Tab. 9.5** Wichtige Differenzialdiagnosen

Differenzialdiagnose	Symptome
Kindesmisshandlung (sog. „non-accidental injury")!	Schwer von unfallbedingtem Bauchtrauma abzugrenzen, Diskrepanz zwischen Verletzung und Unfallmechanismus, ggf. Prellmarken, Hämatome in Form von Handabdrücken oder runde Male von Fingerspitzen (durch Schläge, Festhalten oder Schütteln), zentrale Leberrupturen und Duodenal- oder Jejunalverletzungen

› Aufgrund geringer Sensitivität und des am hämodynamischen Status orientierten Managements wird die Wertigkeit des FAST gegenwärtig kontrovers diskutiert.

- **Chirurgische Vorstellung**

Jedes Kind mit einem stumpfen Bauchtrauma sollte umgehend in einer Klinik mit Expertise in Diagnostik und Therapie verunfallter Kinder (Kinderchirurgie mit Kinderintensivstation) vorgestellt werden.

- **Chirurgische Therapie**

Als Therapiestandard gilt heute ein nichtoperatives Vorgehen ggf. unter intensivmedizinischer Überwachung.

› Das Management des Bauchtraumas im Kindesalter richtet sich primär nach dem hämodynamischen Status und nicht nach dem mittels Bildgebung festgestellten Schweregrad der Organverletzung.

Eine operative Behandlung ist selbst bei höhergradigen Leber- und Milzrupturen nur selten (<5 %) notwendig. Sie ist nur bei hämodynamischer Instabilität trotz intensivmedizinischer Therapie oder Peritonitis bei Hohlorganperforation indiziert.

- **Postoperative Betreuung**

Bei erfolgreichem nichtoperativem Management ist eine Entlassung bereits nach wenigen Tagen möglich (1 Nacht Bettruhe für Grad-I- und -II-Verletzungen, 2 Nächte für Grad $\geq$ III).

› Eine Routinebildgebung zur Nachkontrolle ist nicht notwendig.

Allenfalls bei Kindern mit höhergradigen Verletzungen von Leber und/oder Milz (Grad IV und V) und dem Risiko für die Ausbildung eines Pseudoaneurysmas, Pseudozyste oder Biliom erscheint eine Ultraschalluntersuchung nach 4 bis 6 Wochen sinnvoll. Gleiches gilt für höhergradige Verletzungen der Nieren.

Ist eine Splenektomie erfolgt, so besteht ein erhöhtes Risiko für schwere Krankheitsverläufe bei Infektionen mit gekapselten Bakterien (sog. „overwhelming postsplenectomy infection" [OPSI]). Diese Patienten sollten deshalb gegen Pneumokokken, Haemophilus influenzae Typ b und Meningokokken geimpft werden. Zusätzlich wird die jährliche Grippeimpfung empfohlen, da durch eine Influenzainfektion das Risiko für bakterielle Sekundärinfektionen, insbesondere mit Pneumokokken, erhöht ist (◘ Tab. 9.6).

> **Schon gewusst?**
>
> — Bei Traumapatienten beginnt die Behandlung vor der Diagnose. Die Beurteilung der Atemwege, der Atmung und des Kreislaufs und die sofortige Therapie gemäß den Prinzipien des „Advanced Trauma Life Supports" haben höchste Priorität (ABC-Regel: A „Airway", B „Breathing", C „Circulation").
> — Ein Kind ohne abdominellen Druckschmerz hat kein stumpfes Bauchtrauma.
> — Die Beurteilung des hämodynamischen Status bei Kindern ist anspruchsvoll. Kinder im Schock sind nicht zwangsläufig hypoton. Umgekehrt weist eine Hypotonie nicht immer auf einen blutungsbedingten Schock hin. Bei Kindern findet sich eine Hypotonie infolge eines isolierten Schädel-Hirn-Traumas genauso häufig wie im Rahmen einer relevanten Blutung.
> — Die Wahrscheinlichkeit, dass bei Kindern mit stumpfem Bauchtrauma und einer Verletzung der Milz eine Splenektomie erfolgt, ist bei der Behandlung in nichtpädiatrischen Kliniken 5-fach höher als bei einer Behandlung in kinderchirurgischen Krankenhäusern.

◘ Tab. 9.6 Komplikationen

Komplikation	Symptome	Management
Infektionen nach Splenektomie, „overwhelming postsplenectomy infection" (~4 %, Mortalität 50–80 %)	Sepsis	Umgehende antiinfektive Therapie; Sepsistherapie; prophylaktische Impfung
Pankreaspseudozyste	Meist unspezifische Oberbauchbeschwerden	Ggf. endoskopische Gastrozystostomie, Zystojejunostomie, Pankreasschwanzresektion
Pseudoaneurysmen der Milzarterie oder Leberarterie nach höhergradigen Milzverletzungen (Grad IV/V, selten, 5–9 %) oder Leberverletzungen (Grad IV/V, sehr selten)	Unspezifische Schmerzen linker bzw. rechter Oberbauch, ggf. Zufallsbefund im Rahmen einer Verlaufsultraschalluntersuchung des Abdomens	Interventionelle Angioembolisation
Biliom infolge eines Gallelecks (selten, 2 %)	Unspezifische Schmerzen rechter Oberbauch, ggf. Cholestase, ggf. Zufallsbefund im Rahmen einer Verlaufsultraschalluntersuchung des Abdomens	Interventionelle Drainage, ggf. ERCP mit Stenteinlage
Urinom infolge Verletzung des Nierenbeckens	Schmerzen, Erbrechen, Mikro-/Makrohämaturie	Interventionelle Drainage und/oder Ableitungen mittels Doppel-J-Katheter

9.3 Verletzungen der oberen Extremität

Jana Nelson und Peter Zimmermann

Frakturen der oberen Extremitäten sind im Kindesalter häufiger als Frakturen der unteren Extremitäten. Es finden sich mehr Schaftfrakturen als Gelenkfrakturen. **Distale Unterarmfrakturen** sind mit 20–25 % aller Frakturen am häufigsten zu finden, gefolgt von **Frakturen der Mittelhandknochen und der Finger** (20 %). An dritter Stelle finden sich Brüche im Bereich des Ellenbogens, wobei suprakondyläre Humerusfrakturen 80 % aller kindlichen Ellenbogenfrakturen ausmachen. Die Verletzungs- und Frakturmuster sind altersabhängig, sodass z. B. eine Radiusköpfchensubluxation (sog. Chassaignac-Lähmung) fast ausschließlich zwischen dem 2. und 4. Lebensjahr und eine Ellenbogenluxation hauptsächlich bei über 10-jährigen Kindern vorkommt.

> Das Längenwachstum der oberen Extremitäten erfolgt zu 80 % an der Epiphyse des proximalen Humerus und des distalen Unterarms. Frakturen in diesen Regionen weisen ein hohes Spontankorrekturpotenzial auf.

Am Ellenbogen, also am distalen Oberarm und proximalen Unterarm ist das Spontankorrekturpotenzial mit der Ausnahme für Frakturen des Radiushalses bis zum 10. Lebensjahr sehr gering.

- **Anamnese**
- Unfallhergang?
- Plötzliche Schonhaltung, Schmerzen der oberen Extremität.
- Bei Verletzungsmustern, die eine große Krafteinwirkung voraussetzen, bzw. unplausibler Anamnese stets an die Möglichkeit einer Kindsmisshandlung (sog. „non-accidental injury") denken.

- **Blickdiagnose**
- Schonhaltung der Extremität
- Schwellung und deutliche Fehlstellung

- **Untersuchung**

> Im Bereich der Fehlstellung, Schwellung oder der angegebenen Verletzung sollen Druckdolenzen nicht überprüft werden. Auch Funktionsüberprüfungen der verletzten Extremität im akuten Zustand sind nicht indiziert.

Überprüfung der Durchblutung, Motorik und Sensibilität distal der Verletzung.

> Kinder unter 5 Jahren können meistens keine sicheren Angaben zur Sensibilität machen.

- **Prästationäre Diagnostik**
- **Konventionelle Röntgenaufnahme in 2 Ebenen:** anterior-posterior und seitlich. Bei Schaftfrakturen müssen die angrenzenden Gelenke mit auf der Aufnahme abgebildet sein. Bei klinisch eindeutiger Fehlstellung kann auf eine zweite Ebene verzichtet werden.
- Die **Fraktursonographie** hat sich noch nicht durchgesetzt, kann jedoch z. B. bei geburtstraumatischen Frakturen angewendet werden.
- **Schnittbilddiagnostik:** Eine CT ist bei komplexen Frakturverläufen, intraartikulären Frakturen sowie Kahnbeinfrakturen (CT oder MRT) oder zur präoperativen Planung von Korrekturen fehlverheilter Frakturen indiziert.

- **Chirurgische Vorstellung**

Bei Verdacht auf eine Fraktur sollte eine Vorstellung beim Kinderchirurgen erfolgen. Bereits in der kinderärztlichen Praxis kann ein Analgetikum verabreicht sowie die verletzte Extremität auf einer Schiene ruhiggestellt werden.

- **Chirurgische Therapie**
- - **Klavikulafraktur**

Meistens handelt es sich um geschlossene unkomplizierte Schaftfrakturen des mittleren Drittels, die konservativ mit Ruhigstellung in einer Armtrageschlinge oder einem Rucksackverband für 2 bis 3 Wochen behandelt werden können. Eine Osteosynthese mittels elastisch stabiler Markraumnagelung (ESIN) oder Plattenosteosynthese ist die Ausnahme bei neurovaskulärer Begleitsymptomatik, symptomatischer Pseudoarthrose, offenen Frakturen, pathologischen Frakturen oder bei gleichzeitiger Skapulahalsfraktur (Abb. 9.4).

- - **Proximale Humerusfrakturen**

Aufgrund des hohen Spontankorrekturpotenzials sind proximale Humerusfrakturen eine Domäne der **konservativen Therapie** (Abb. 9.5). Bis zu einem Alter von 10 Jahren können ausgeprägte Fehlstellungen und

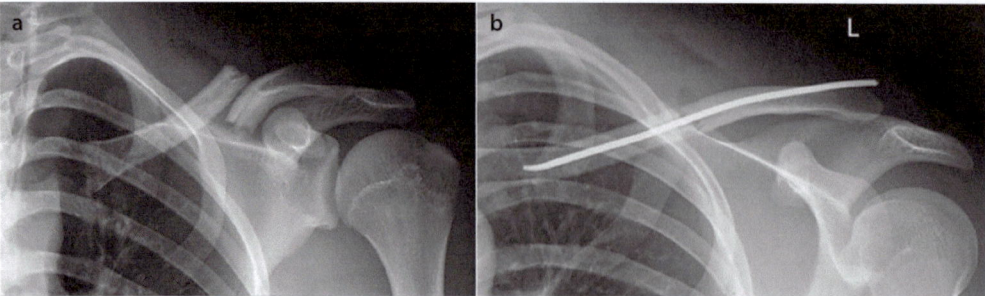

Abb. 9.4 16-Jähriger mit komplett disloziierter Klavikulafraktur und drohender Perforation der Haut (**a**). Die seltene Indikation zur Operation wurde gestellt (**b**)

Traumatologie und Notfälle

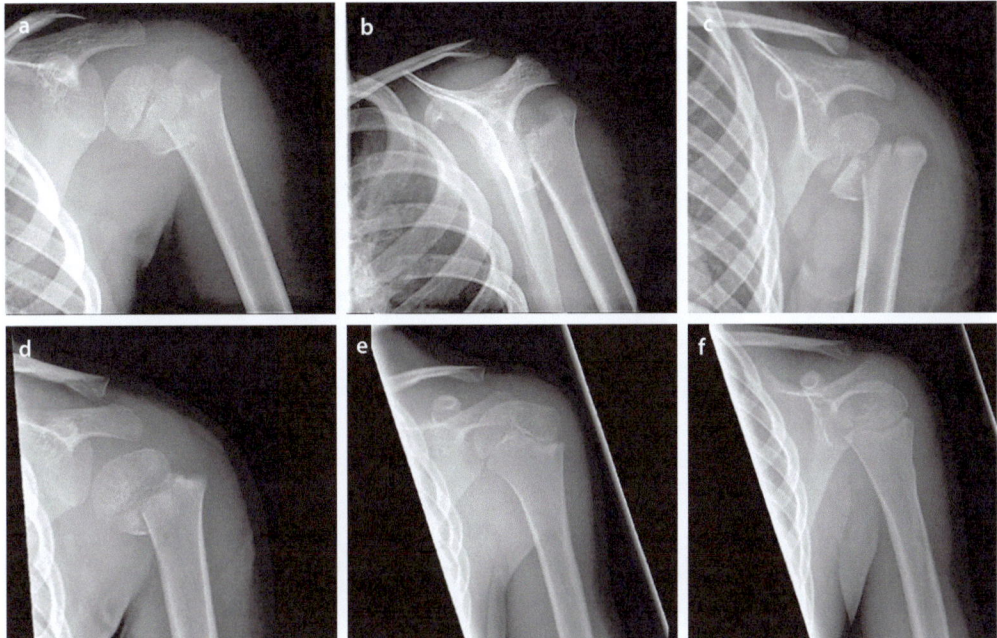

Abb. 9.5 3-Jähriger mit dislozierter subkapitaler Humerusfraktur und konservativer Behandlung. Unfallbilder (**a**, **b**), Verlaufskontrolle nach 7 Tagen (**c**, **d**) und Remodeling nach 2 Jahren (**e**, **f**)

Verkürzungen toleriert werden. Nach Ruhigstellung für 2 bis 3 Wochen im Gilchrist- oder Desault-Verband kann mit Pendelübungen begonnen werden. Eine Osteosynthese in der Regel mittels ESIN ist nur bei Jugendlichen notwendig.

Humerusschaftfrakturen
Die konservative Behandlung erfolgt mit Gilchrist-, Desault-Verband oder Sarmiento-Brace für 4 bis 6 Wochen. Bei instabilen Frakturen und Achsenfehlstellung von über 10° ist die Versorgung mittels ESIN-Osteosynthese indiziert. Primäre Radialisparesen (bei Frakturen im distalen Schaftdrittel) sind selten und haben eine hohe Spontanheilungsrate von bis zu 80 % innerhalb von 3 Monaten.

Suprakondyläre Humerusfrakturen
Diese Fraktur tritt typischerweise im Alter von 5 bis 10 Jahren auf. Unfallhergang ist meist ein **Sturz vom Baum/Klettergerüst**. Bei Kindern über 10 Jahren kommt es eher zu Ellenbogenluxationen. Eine konservative Behandlung mit Ruhigstellung im Oberarmgips oder in der Blount-Schlinge ist nur bei nicht dislozierten oder allenfalls in der sagittalen Bewegungsebene gering dislozierten Frakturen möglich (Abb. 9.6). Dislozierte Frakturen sollten reponiert und mit einer Kirschner-Draht(KD)-Osteosynthese oder ESIN versorgt werden (Abb. 9.7). Für erfahrene Kinderchirurgen ist die Reposition in der Regel geschlossen möglich. Mögliche typische Komplikationen suprakondylärer Humerusfrakturen sind

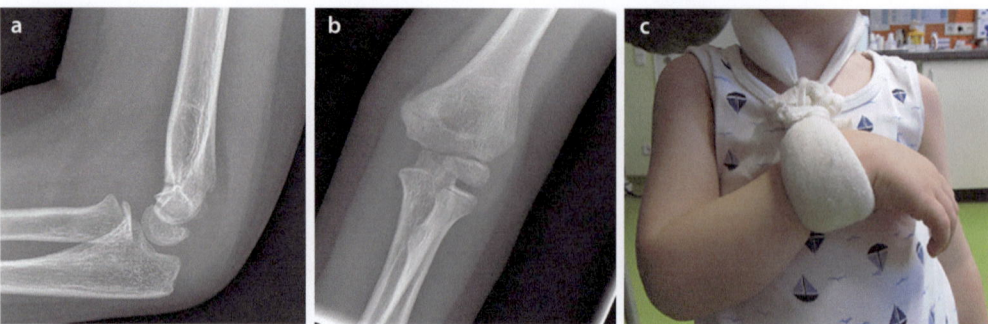

Abb. 9.6 8-Jähriger nach Sturz auf den linken Arm mit undislozierter suprakondylärer Humerusfraktur. Unfallbilder (**a**, **b**). Die Behandlung erfolgte konservativ in einem Blount-Verband (**c**)

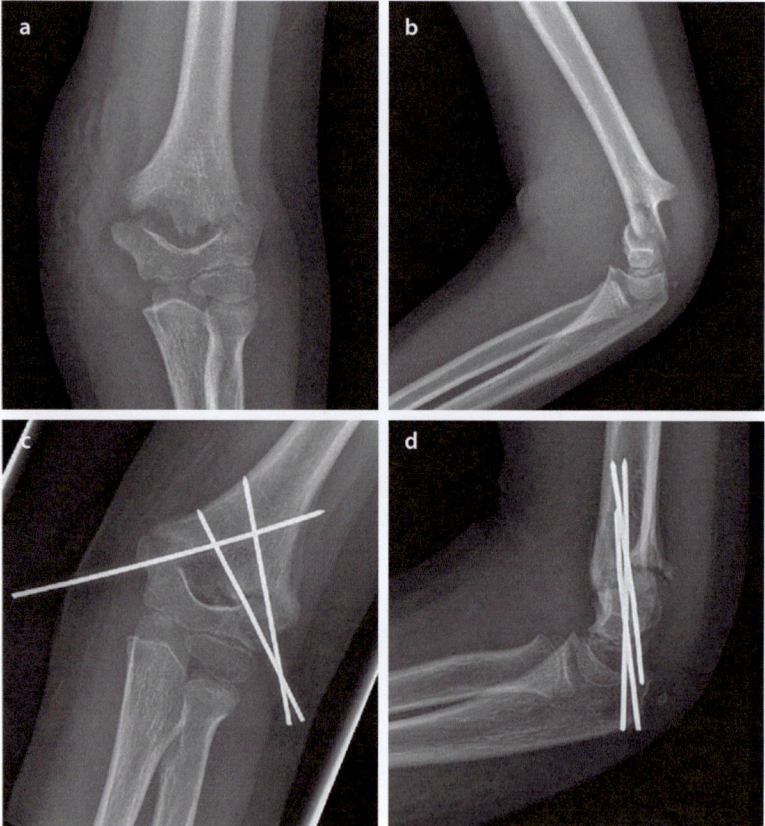

Abb. 9.7 9-Jähriger mit einer dislozierten suprakondylären Humerusfraktur links nach Sturz von der Slack-Line. Unfallbilder (**a**, **b**). Operative Versorgung mittels geschlossener Reposition und Kirschner-Draht-Osteosynthese (**c**, **d**)

Nervenläsionen (N. medianus, N. ulnaris), ein verbleibendes Bewegungsdefizit sowie die Ausbildung eines Cubitus varus.

▪▪ Epicondylus-ulnaris-Abrissfraktur

Zum Abriss des Epicondylus ulnaris kommt es meist im Zusammenhang mit einer Ellenbogenluxation. Isolierte Frakturen sind selten. Die Therapieentscheidung konservativ vs. operativ (Schraubenosteosynthese) ist von vielen Faktoren abhängig und sollte von einem erfahrenen Kinderchirurgen getroffen werden.

▪▪ Condylus-radialis-Fraktur

Diese Frakturen kommen v. a. im Vorschulalter vor. Dabei ist zwischen nicht dislozierten kompletten (Dislokationsgefahr) bzw. inkompletten, hängenden Frakturen (Gelenkfläche intakt), und primär dislozierten Frakturen zu unterscheiden. Nicht dislozierte Frakturen werden in einer Oberarmgipsschiene ruhiggestellt. Nach 4 Tagen muss eine gipsfreie Röntgenkontrolle erfolgen. Bei sekundärer Dislokation erfolgen die offene Reposition und Osteosynthese mittels Verschraubung. Die primär dislozierte Condylus-radialis-Fraktur muss immer operativ versorgt werden.

▪▪ Radiushalsfrakturen

Bei Radiushalsfrakturen besteht ein erhöhtes Risiko für die Ausbildung einer Osteonekrose und Verplumpung des Radiusköpfchens. Offene Repositionen und unnötige, brüske Manipulationen sollten vermieden werden. Bis zum Alter von 10 Jahren findet sich ein hohes Spontankorrekturpotenzial. Abkippungen bis zu 60° und Verschiebungen bis zur halben Schaftbreite remodellieren sich vollständig. Ist die operative Versorgung notwendig, sollten eine geschlossene Reposition und Fixation mit einer ESIN erfolgen.

▪▪ Monteggia-Fraktur

Dabei handelt es sich um die Kombination einer proximalen Ulnafraktur oder Ulnaschaftfraktur und einer Radiusköpfchenluxation. Sie kommt v. a. zwischen dem 7. und 10. Lebensjahr vor. Diese Frakturen werden oft übersehen. Übersehene Luxationen sind sehr komplikationsträchtig. Entscheidend ist das (indirekte) Einrenken des luxierten Radiusköpfchens durch Reposition der dislozierten Ulnafraktur. Die Ulna sollte mit einer ESIN stabilisiert werden.

▪▪ Unterarmschaftfraktur

Bereits bei Achsfehlstellungen über 10° kommt es zu Einschränkungen der Pro- und Supination, sodass großzügig die Indikation zur ESIN-Osteosynthese gestellt werden sollte. Dies gilt insbesondere für proximale Unterarmfrakturen. In der Mehrzahl der Fälle kann eine geschlossene Reposition erfolgen.

▪▪ Distale Unterarmfraktur

In der Regel handelt es sich um metaphysäre Brüche und Epiphysiolysen. Die Spannweite reicht von Stauchungsfrakturen ohne Dislokation, die mit einer Unterarmschiene für 2 bis 3 Wochen behandelt werden, bis zu vollständig dislozierten Frakturen. Frakturen jenseits der altersabhängigen Spontankorrekturgrenzen werden geschlossen reponiert und im Oberarmgips ruhiggestellt oder bei Instabilität mittels KD-Osteosynthese fixiert.

▪▪ Frakturen der Hand

Frakturen der Handwurzelknochen sind im Kindesalter eine Rarität. Bei Kindern unter 8 Jahren finden sich vorwiegend Endgliedfrakturen, bei 9- bis 12-Jährigen eher Frakturen der proximalen Phalanx und bei 13- bis 16-Jährigen vermehrt subkapitale Metakarpale-Frakturen. Achsenabweichungen in der Frontalebene und Rotationsfehler müssen erkannt und korrigiert werden. Die meisten Fingerfrakturen können konservativ z. B. mittels Tapeverband und einer Schiene behandelt werden.

- **Postoperative Betreuung**
– Alle Frakturen mit Gefahr der sekundären Dislokationen benötigen eine radiologische Stellungskontrolle am 5. bis 7. Tag sowie vor Freigabe. Für die nicht dislozierte Condylus-radialis-Fraktur wird eine gipsfreie Röntgenkontrolle bereits am 4. postoperativen Tag empfohlen.
– Stabile Stauchungsfrakturen, Klavikulafrakturen und geburtstraumatische Frakturen benötigen keine radiologische Stellungskontrolle.
– Schraubenosteosynthesen, ESIN-Osteosynthesen sowie Osteosynthesen mittels Fixateur externe sind bewegungsstabil. Eine zusätzliche Ruhigstellung ist nicht notwendig, jedoch sind explizite Belastungen nicht erlaubt.
– Radiologische Stellungskontrollen sollen intraoperativ zum Abschluss der Operation bzw. am Tag 0, zum Zeitpunkt der erwarteten Konsolidation sowie vor der Entfernung des Osteosynthesematerials erfolgen (Tab. 9.7).

Tab. 9.7 Komplikationen

Komplikation	Symptome	Empfehlung
Wundinfektion nach Osteosynthese	Rötung, Schmerzen, Sekretion; bei Auftreten einer Fistelung liegt eine tiefe Infektion, ggf. Osteomyelitis zugrunde	Lokale antiseptische Behandlung ggf. Wundrevision und Débridement, bei Fistelung: Revision mit Biopsien, intravenöse antibiotische Therapie
Pseudarthrose, Nonunion	Persistierende Schmerzen und Bewegungseinschränkung, Instabilität. Radiologisch Frakturspalt weiterhin abgrenzbar	Operative Revision mit Biopsien, Anfrischen der Frakturränder und Fixierung mit Osteosynthese
Neurovaskuläre Komplikationen	Sensible und/oder motorische Ausfälle distal der Verletzung, kalte und/oder pulslose Extremität	In der Regel gute Prognose. Neurologische Ausfälle können bei geschlossenen Frakturen zunächst beobachtet werden. Ergotherapie ist zu empfehlen. Wenn keine Besserung nach 3 Monaten, Neurosonographie, Elektromyographie und Neurographie durchführen. Bei offenen Frakturen sowie bei vaskulären Verletzungen sollte eine primäre Exploration erfolgen
Achsenfehlstellung, Rotationsfehler	Sichtbare Fehlstellung, Funktionseinschränkung	Bei Funktionseinschränkung ist eine Korrekturosteotomie notwendig
Bewegungseinschränkung (v. a. bei Frakturen im Bereich des Ellenbogens)	Eingeschränkte Extension/Flexion, Pronation/Supination im Vergleich zur Gegenseite	Selten, nur bei Einschränkungen über 8 bis 10 Wochen ist evtl. Physiotherapie notwendig, ggf. CT/MRT zum Ausschluss von knöchernen Hindernissen
Refrakturen	Erneute Schmerzen auf Höhe der ehemaligen Fraktur nach Trauma	Konservative oder operative Behandlung je nach Fraktur

> **Schon gewusst?**
>
> - Die Epiphysenfuge des proximalen Humerus wird gerne als Fraktur fehlinterpretiert. Sie stellt sich in der a.-p.-Aufnahme zeltförmig und in der seitlichen Aufnahme horizontal und senkrecht zum Schaft dar.
> - Physiotherapie ist im Kindesalter meistens nicht notwendig und bei Radiushalsfrakturen sogar kontraindiziert. Erst bei Persistenz von Bewegungseinschränkungen über 8 Wochen sollte eine Physiotherapie evaluiert werden.
> - Bei Grünholzfrakturen ist eine Kompression des konvexseitigen Frakturspaltes wichtig, da sonst ein Refrakturrisiko von bis zu 20–35 % besteht.
> - Bei Normalrotation konvergieren die Fingerspitzen bei 90° Flexion im MCP-Gelenk und in den proximalen Interphalangealgelenken in Richtung Os scaphoideum.

9.4 Verletzungen der unteren Extremität

Jana Nelson und Peter Zimmermann

Im Kindesalter sind Verletzungen der unteren Extremitäten seltener als an den oberen Extremitäten. Beim Unfall wirken häufig größere Kräfte ein. Am häufigsten finden sich Unterschenkelschaftfrakturen (ca. 15 %). In 2 von 3 Fällen handelt es sich um isolierte Tibiaschaftfrakturen. Frakturen der Mittelfußknochen und Zehen kommen in ca. 7 % der Fälle vor, gefolgt von Frakturen der distalen Tibia (ca. 6 %). Im Fall von distalen Femurfrakturen bei Kindern unter 3 Jahren ist differenzialdiagnostisch unbedingt an die Möglichkeit einer Kindesmisshandlung zu denken. Bei der sog. „Toddler-Fraktur", einer Spiralfraktur der Tibia beim Kleinkind, sind eher geringe Energien ursächlich.

Die kniegelenknahen Wachstumsfugen tragen am meisten zum Längenwachstum der unteren Extremitäten bei. Längendifferenzen und Achsenfehlstellungen der unteren Extremitäten können zu Beschwerden und langfristigen Folgen wie z. B. Arthrosen führen. Eine kindgerechte Behandlung und die Auswahl des geeigneten Therapieverfahrens erfolgt unter Beachtung der altersabhängigen Korrekturgrenzen.

- **Anamnese**
- Unfallhergang?
- Plötzliche Schonhaltung, Schmerzen, Immobilität.
- Bei Verletzungsmustern, die eine große Krafteinwirkung benötigen, und unplausibler Anamnese v. a. bei Kindern unter 3 Jahren sowie vor Erlangen der Gehfähigkeit sollte stets an die Möglichkeit der Kindesmisshandlung (sog. „non-accidental injury") gedacht werden.

- **Blickdiagnose**
- Schonhaltung der Extremität, hinkendes Gangbild, Immobilität
- Schwellung und deutliche Fehlstellung, ggf. Gelenkerguss

- **Untersuchung**
- Im Bereich der Fehlstellung, Schwellung oder der angegebenen Verletzung sollen Druckdolenzen nicht überprüft werden. Auch sollte keine Funktionsüberprüfung der verletzten Extremität im akuten Zustand erfolgen.
- Distal der Verletzung müssen immer die Motorik, Durchblutung und Sensibilität überprüft werden. Kinder unter 5 Jahren können meistens keine sicheren Angaben zur Sensibilität machen. Bei praller, gespannter Muskelloge und stärksten Schmerzen v. a. im Bereich

des Unterschenkels ist an ein Kompartmentsyndrom zu denken.

- **Prästationäre Diagnostik**
- **Konventionelle Röntgenaufnahmen in 2 Ebenen:** anterior-posterior und seitlich. Bei Schaftfrakturen müssen die angrenzenden Gelenke mit auf der Aufnahme abgebildet sein. Bei klinisch eindeutiger Fehlstellung kann auf eine zweite Ebene verzichtet werden.
- Die **Fraktursonographie** hat sich noch nicht durchgesetzt, kann jedoch z. B. bei geburtstraumatischen Frakturen angewendet werden.
- **Schnittbilddiagnostik:** Eine CT ist bei komplexen Frakturverläufen, intraartikulären Frakturen, sowie Frakturen der Fußwurzelknochen oder zur präoperativen Planung von Korrekturen fehlverheilter Frakturen indiziert. Bei Verdacht auf eine Osteonekrose oder eine Kniebinnenläsion sollte eine MRT erfolgen.

Chirurgische Vorstellung
Bei Verdacht auf eine Fraktur sollte die Vorstellung beim Kinderchirurgen erfolgen. Bereits in der kinderärztlichen Praxis kann ein Analgetikum verabreicht werden sowie die Ruhigstellung auf einer Schiene erfolgen.

- **Chirurgische Therapie**
- **Oberschenkelfrakturen**

Insgesamt machen Femurfrakturen ca. 4 % aller kindlichen Frakturen aus. Dabei treten die Femurschaftfrakturen am häufigsten auf, gefolgt von distalen Femurfrakturen. Proximale Femurfrakturen sind selten; 50 % der Femurschaftfrakturen sind Schräg- oder Torsionsfrakturen, die meisten liegen im mittleren Schaftdrittel auf Höhe der maximalen Antekurvation. Distale Femurfrakturen können mit einer Gefäßläsion einhergehen.

Dislozierte verkürzte Oberschenkelfrakturen im Alter von unter 3 Jahren können konservativ mittels Overhead-Extension und/oder Becken-Bein-Gips behandelt werden (Abb. 9.8). Femurschaftfrakturen bei Kindern über 3 Jahren werden operativ mittels ESIN-Osteosynthese oder Fixateur externe versorgt. Bei Jugendlichen oder einem Körpergewicht >50 kg kann auch ein Verriegelungsmarknagel (sog. „juvenile femur nail") verwendet werden.

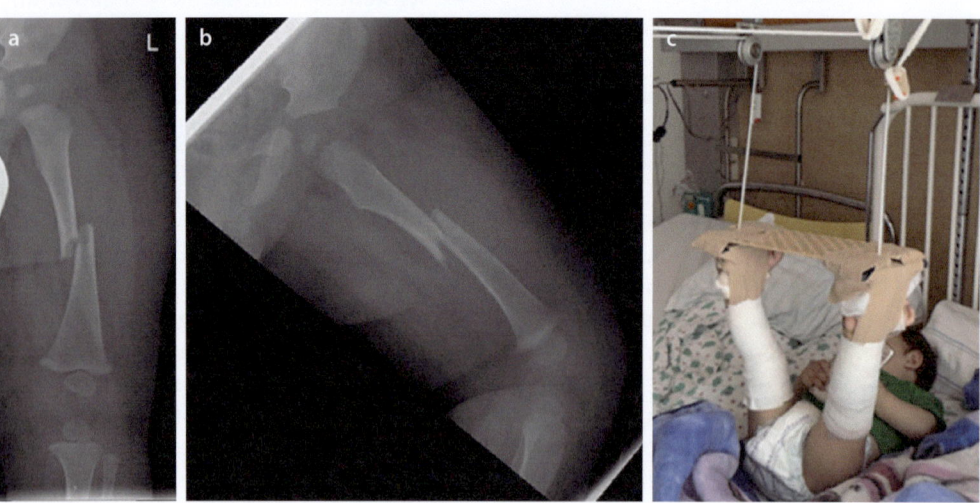

Abb. 9.8 Oberschenkelfraktur bei einem 7-Monate alten Junge. Unfallbilder (**a**, **b**). Es erfolgte eine Behandlung in der Overhead-Extension (**c**)

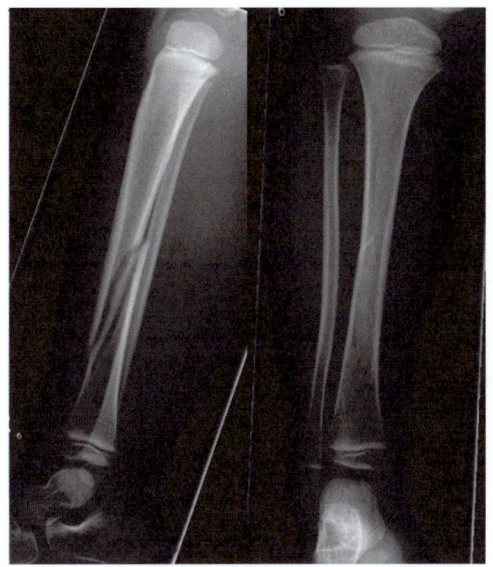

Abb. 9.9 Undislozierte Tibiaschaftfraktur mit „bowing-fracture" der Fibula. Unfallbilder (**a, b**)

▪▪ Kniegelenknahe Frakturen

Dabei handelt es sich um Frakturen des distalen Femurs und der proximalen Tibia. Es handelt in der Regel um Epiphysenlösungen oder epiphysäre bzw. epimetaphysäre Frakturen. Mögliche Begleitverletzungen wie Kniebinnenschäden oder Gefäßverletzungen müssen bedacht werden. Auch an der proximalen Tibiaepiphyse gibt es in der späten Adoleszenz Übergangsfrakturen (sog. Two-plane- und Tri-plane-Frakturen), jedoch seltener als an der distalen Tibiaepiphyse. Undislozierte Frakturen können in einem Oberschenkelgips für 4 bis 5 Wochen behandelt werden. Dislozierte Frakturen und intraartikuläre Frakturen mit einer Gelenkstufe >2 mm müssen operativ versorgt werden.

▪▪ Unterschenkelfrakturen

Eine häufige Fraktur bei Kindern unter 6 Jahren ist die undislozierte Torsionsfraktur des Tibiaschaftes (sog. Toddler-Fraktur). Sie entsteht durch das Verdrehen des Unterschenkels bei fixierten Fuß. Im Alter von 6 bis 10 Jahren finden sich eher Querfrakturen der Tibia oder Frakturen von Tibia und Fibula. Bei Adoleszenten sind Schrägfrakturen des distalen Drittels häufiger (◘ Abb. 9.9). Toddler-Frakturen und Frakturen mit einer Achsenfehlstellung <10° Valgus können mit einem Oberschenkelgips versorgt werden. Ist eine Operation notwendig, so richtet sich die Technik der Osteosynthese nach Frakturlokalisation und Frakturverlauf. Das Risiko für die Entwicklung eines Kompartmentsyndroms ist hoch.

▪▪ Sprunggelenkfrakturen

Dabei handelt es sich um epiphysäre bzw. epimetaphysäre Frakturen vor Fugenschluss. In der Regel verläuft die Frakturlinie medialseitig und nicht in der Hauptbelastungszone. Bei beginnendem Fugenschluss kommt es zu Übergangsfrakturen (◘ Abb. 9.10), sog. Two-plane- oder Tri-plane-Frakturen. Die Frakturlinie liegt mit zunehmendem Alter immer weiter lateral, da der Fugenschluss medial beginnt. Die Two-plane-Fraktur ist eine rein epiphysäre Fraktur. Bei der Tri-plane-Fraktur besteht zusätzlich ein metaphysärer Keil. Ziel der Versorgung ist eine achsengerechte Stellung ohne Gelenkstufe und Rotationsfehler. In der Regel ist eine operative Versorgung mittels Schraubenosteosynthese oder Kirschner-Draht-Fixation erforderlich.

▪▪ Ligamentäre Verletzungen des Sprunggelenkes

Etwa 80 % aller ligamentären Verletzungen vor dem 12. Lebensjahr sind periostale, chondrale oder ossäre Avulsionsverletzungen. Die initiale Behandlung sollte schmerzlindernd sein und gegen ein erneutes Supinationstrauma schützen. Dies kann mittels elastischer Wickelung oder einer Ruhigstellung mittels Gips bzw. Schiene erfolgen. Avulsionsfrakturen werden auch bei Dislokation in der Regel nicht fixiert. Bei wiederholten Verletzungen ist ein propriozeptives Training indiziert. Die operative ligamentäre Rekonstruktion kommt nur in

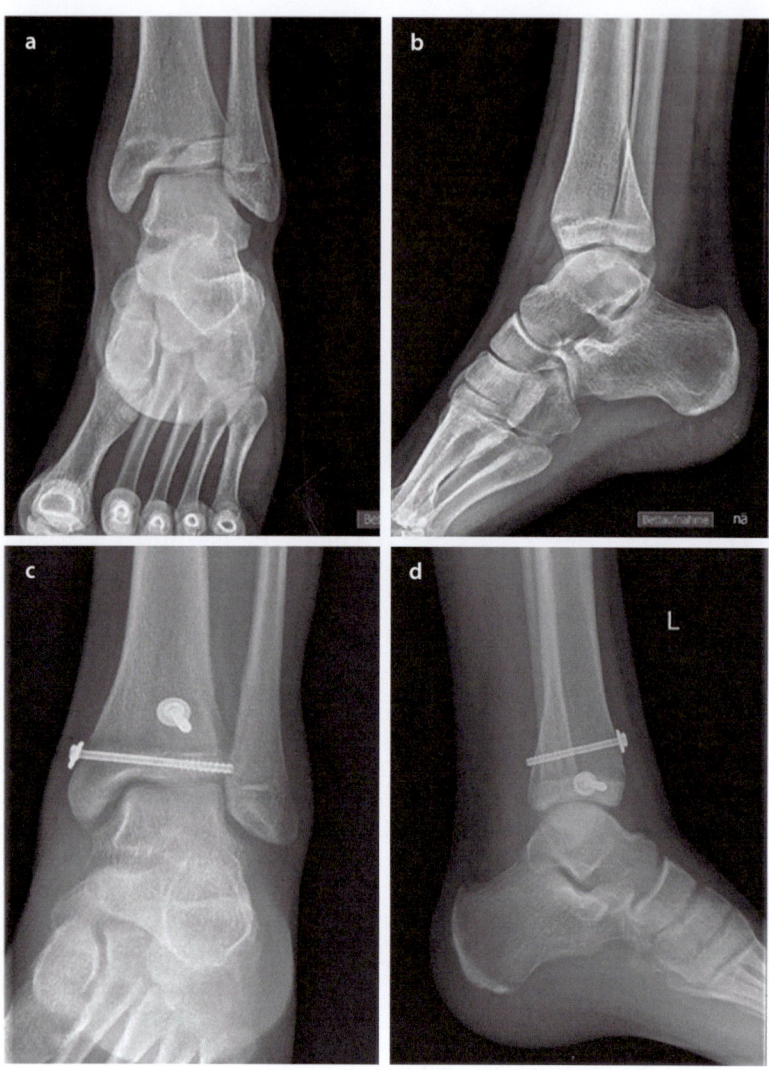

Abb. 9.10 15-Jähriger mit Tri-plane-Fraktur der distalen Tibia links nach Supinationstrauma. Unfallbilder (**a, b**). Osteosynthese mittels 2 Schrauben: eine Schraube in der Epiphyse und eine im metaphysären Fragment (**c, d**)

Ausnahmefällen zur Anwendung. Eine weitere bildgebende Diagnostik mittels MRT ist auch nur bei chronischen Beschwerden mit Instabilität, persistierender Schwellung oder wiederholten Supinationsereignissen indiziert.

▪▪ Fußfrakturen

Am häufigsten finden sich subkapitale metatarsale Frakturen durch direkte Krafteinwirkung oder Frakturen an der Basis des Os metatarsale V durch Supinationstraumata. Bei den meisten Zehenfrakturen reicht die „Ruhigstellung" mittels Dachziegelverband für eine Woche. Kalkaneus-, Talus- und Naviculare-Frakturen sind selten. Bei diesen Verletzungen sind eine genaue Rekonstruktion der Gelenkflächen und Artikulation wichtig, um eine frühzeitige Arthrose zu verhindern.

◻ **Tab. 9.8** Komplikationen

Komplikation	Symptome	Empfehlung
Wachstumsstörungen	Gehäuft bei jüngeren Patienten, starker Dislokation, groben Repositionsmanövern und verspäteter Reposition	Nachsorge für mindestens 2 Jahre, ggf. bis Wachstumsabschluss, in Einzelfällen kann eine Korrektur mittels Osteotomie oder (Hemi-)Epiphyseodese notwendig werden
Achsenfehlstellung, Rotationsfehler	Sichtbare Fehlstellung, Funktionseinschränkung	Bei Funktionseinschränkung oder Beschwerden kann eine Korrektur mittels Osteotomie oder (Hemi-)Epiphyseodese notwendig werden
Kompartmentsyndrom (v. a. bei Frakturen im Bereich des Unterschenkels)	Unerwartete heftige Schmerzen mit erhöhtem Analgetikabedarf, pralle Schwellung, Schmerzexazerbation bei passiver Zehenstreckung	Bei anliegendem Gips muss dieser sofort entfernt werden. Großzügige Indikation zur Faszienspaltung

- **Postoperative Betreuung**
- Alle Frakturen mit Gefahr der sekundären Dislokationen benötigen eine radiologische Stellungskontrolle am 5. bis 7. Tag sowie vor Freigabe.
- Die konservative Behandlung im Gips erfolgt je nach Alter für 4 bis 6 Wochen.
- Schraubenosteosynthesen sind bewegungsstabil, ESIN-Osteosynthesen sowie Fixateur-externe-Osteosynthesen oft sogar belastungsstabil. Die Mobilisation erfolgt fraktur- und versorgungsabhängig an Unterarmgehstützen.
- Radiologische Stellungskontrollen von dislozierten Frakturen sollten unmittelbar intraoperativ bzw. an Tag 0, zum Zeitpunkt der erwarteten Konsolidation und vor Entfernung des Osteosynthesematerials erfolgen.
- Um posttraumatische Beinlängendifferenzen und Wachstumsstörungen zu erfassen, ist ein klinisches Follow-up von mindestens 2 Jahren nötig (◻ Tab. 9.8).
- Bei Jugendlichen und Kindern mit einem Körpergewicht über 40 kg bzw. Pubertätszeichen oder besonderem Risikoprofil ist bei Entlastung oder einem Oberschenkelgips an eine Thromboseprophylaxe zu denken.

Schon gewusst?

- Die sog. „Ottawa Ankle Rules" (Schmerzen im Bereich der distalen 6 cm von Fibula oder Tibia, Unmöglichkeit zu laufen direkt nach Trauma oder in der Ambulanz) werden in der Erwachsenenchirurgie verwendet, um zu entscheiden, ob eine radiologische Diagnostik notwendig ist. Bei Kindern unter 15 Jahren sind diese Regeln nicht anwendbar.
- Posttraumatische Beinlängendifferenzen können zu einer lumbalen Skoliose führen.
- Je älter der Patient ist, desto kleiner ist das Risiko für Wachstumsstörungen.
- Ein traumatisch bedingter frühzeitiger partieller Verschluss einer Wachstumsfuge führt zu Valgus- oder Varusdeformitäten mit/oder Ante- bzw. Rekurvation.
- Bei einer Oberschenkelschaftfraktur oder Unterschenkelschaftfraktur kommt es im Alter unter 10 Jahren zu einer Wachstumsstimulation, im Alter über 10 Jahren zu einer Wachstumsverlangsamung am betroffenen Bein.

> – Eine Fraktur an der Basis des Os metatarsale V hat einen transversalen Verlauf, während die Apophyse longitudinal verläuft.

9.5 Thermische Verletzungen

Steffi Mayer

Mehr als 30.000 Kinder und Jugendliche bis 14 Jahre müssen jedes Jahr in Deutschland mit thermischen Verletzungen ärztlich behandelt werden, ca. 6000 von ihnen stationär, 800 auf Intensivstationen. Ausschlaggebend für das Ausmaß der Schädigung sind Noxe, Einwirkdauer, Temperatur, Lokalisation und das Patientenalter sowie mögliche Begleitverletzungen. Häufigste Unfallursache sind Verbrühungen (85 %) durch heiße Flüssigkeiten. Vorrangig betroffen sind Säuglinge und Kleinkinder bis 4 Jahre (70 %). Dabei reicht eine Tasse heißer Flüssigkeit (52 °C!) aus, um 30 % der Haut eines Kleinkindes zu verbrühen und es lebensgefährlich zu verletzen.

Verbrennungen bezeichnen Schädigungen durch Fett, Kontakt, Feuer, Explosionen und elektrischen Strom. Kontaktverbrennungen an heißen Gegenständen wie Herdplatten oder Backöfen sind häufig. Unfälle am Grill, durch offenes Feuer, heißes Fett (Fritteuse!) oder Knallkörper sind seltener, gehen jedoch häufig mit schweren Verletzungen einher. Fast immer handelt es sich um Haus- bzw. Freizeitunfälle. Die Hälfte aller Kleinkinder verunglückt im Haushalt im Beisein der Eltern, Jungen doppelt so häufig wie Mädchen; 10 % aller thermischen Verletzungen bei Kindern unter 10 Jahre sind auf Misshandlungen oder Vernachlässigungen zurückzuführen.

- **Anamnese**
- – Was ist passiert, wie ist es passiert? Welche Noxen (Temperatur?) haben wie lange eingewirkt? Wer war beteiligt? Welche Erstversorgung erfolgte?
- – **Kinderschutz:** Passen Anamnese und Verletzungsmuster zusammen? Eintauchverletzungen (z. B. Badewanne), auffällige Kontaktverbrennungen (z. B. Zigaretten) sowie symmetrische Verletzungen und ungewöhnliche Lokalisationen gerade zusammen mit psychischen Auffälligkeiten, Zeichen von Vernachlässigung, außerdem alte Narben und Hämatome unterschiedlichen Alters, weisen auf eine Misshandlung hin.

- **Blickdiagnosen**

Bei der Ersteinschätzung wird die Verletzungsausdehnung eher über-, die Verletzungstiefe eher unterschätzt (Abb. 9.11a, d).

- **Untersuchung**
- – **Inspektion:** Farbe, Blasen, Konsistenz, Wegdrückbarkeit, Schmerzen, Hautanhangsgebilde?
- – **Verletzungsausdehnung:** Die sogenannte „9er-Regel nach Wallace" ist erst ab dem 14. Lebensjahr gültig. Bei jüngeren Kindern helfen altersspezifische Schemata bei der Einschätzung. Orientierend gilt: Die Handinnenfläche des Kindes inklusive der Finger entspricht 1 % seiner KOF (sog. Handflächenregel). Großflächige Wunden entsprechen >5 % bei Säuglingen, >10 % bei Kindern und >20 % der Körperoberfläche (KOF) bei Erwachsenen.
- – **Verletzungstiefe:** Sie bestimmt die Abheilung sowie die Therapie. Mit zunehmender Verbrennungstiefe nehmen Rötung und Schmerzen ab (Tab. 9.9).
- – **Fotodokumentation!**
- – Altersunabhängig kann das Ausmaß der Verletzung im Alltag am besten mithilfe der Handflächenregel bestimmt werden. Dabei entspricht die Handinnenfläche des Kindes inklusive der Finger 1 % seiner Körperoberfläche (KOF).

Die Verbrennungstiefe kann sich in den ersten 72 h bis zum 8. bis 12. Tag bei Verbrühungen noch verändern. Dabei besteht sowohl

Traumatologie und Notfälle

Tab. 9.9 Einteilung von thermischen Verletzungen

Grad	Hautschicht	Wundfläche	Wundgrund	Schmerzen	Therapie	Heilung
I	Epidermis	Rötung (Sonnenbrand)	–	+	Kühlung, Analgesie	Restitutio ad integrum
IIa	Oberflächliche Dermis	Schlaffe Blasen	Exsudation, rot (wegdrückbar)	+++	Konservativ	Restitutio ad integrum (10 bis 14 Tage), Hypopigmentierung (Jahre)
IIb	Tiefe Dermis	Feste Blasen	Trocken, hell (nicht wegdrückbar)	++	Konservativ, teils operativ	Verzögerte Spontanheilung (>14 Tage), Narbenbildung (>70 %)
III	Subkutis	Keine Blasen	Trocken, weiß, derb	+	Operativ	Immer Narbenbildung
IV	Muskeln, Faszien	Verkohlung				

die Möglichkeit einer Regeneration als auch eines Nachtiefens im Bereich um das betroffene Hauptareal (sog. Nachbrennen). Eine adäquate Erstversorgung kann diesen Prozess positiv beeinflussen. Häufig bestehen v. a. bei Verbrühungen Mischbilder verschiedener Verbrennungstiefen.

- **Chirurgische Vorstellung**

Kleine thermische Verletzungen können gut vom Kinder- und Jugendarzt behandelt werden. Dazu stehen verschiedene moderne Wundauflagen zur Verfügung. Größere Verletzungen sollten sauber abgedeckt und der Patient in einem spezialisierten Zentrum bzw. Schwerbrandverletztenzentrum für Kinder vorgestellt werden. Eingebrannte Kleidung sollte belassen werden. Patienten mit Beteiligung von Händen, Füßen oder Genitale, zirkulären Verletzungen, einer Ausdehnung von >10 % KOF II°, >5 % KOF III° und alle IV°-Verletzungen, Elektro- und Inhalationstrauma, Kinder unter 1 Jahr und Patienten mit Begleitverletzungen müssen immer dem Spezialisten vorgestellt werden. Eine rasche und suffiziente Analgesie ist auch bei kleinen Wunden obligat, ab einer Ausdehnung von >10 % KOF zudem der Beginn einer Infusionstherapie (10–20 ml/kgKG Bolus + 10 ml/kgKG/h). Ab einer thermischen Verletzung >15 % KOF (II°, III°) ist aufgrund des drohenden hypovolämischen Schockes eine formelberechnete Flüssigkeitssubstitution z. B. nach der Parklandformel obligat. Zusätzlich zum Erhaltungsbedarf wird dazu Resuscitation-Volumen in den ersten 24 h mit 3–4 ml/kgKG/Prozent verbrannter KOF substituiert, wobei die 1. Hälfte der Flüssigkeitsmenge über 8 h und die 2. Hälfte der Flüssigkeit über die nächsten 16 h gegeben werden.

- **Chirurgische Therapie**

Initial erfolgt nach suffizienter Analgesie bzw. in Narkose und nach Abschätzung von Verbrennungsausdehnung und -tiefe die Wundsäuberung, Desinfektion und Débridement der Wunden mit Auflage von Polyhexanidgel und einer nichtadhäsiven Wundauflage wie Silikon- oder Fettgazen (Abb. 9.11). Polyhexanide sind Oberflächenantiseptika mit fehlender Zytotoxizität gegenüber Keratinozyten und Fibroblasten, die ein breites Wirkspektrum besitzen und ein für die Wundheilung ideales feuchtes Milieu erzeugen.

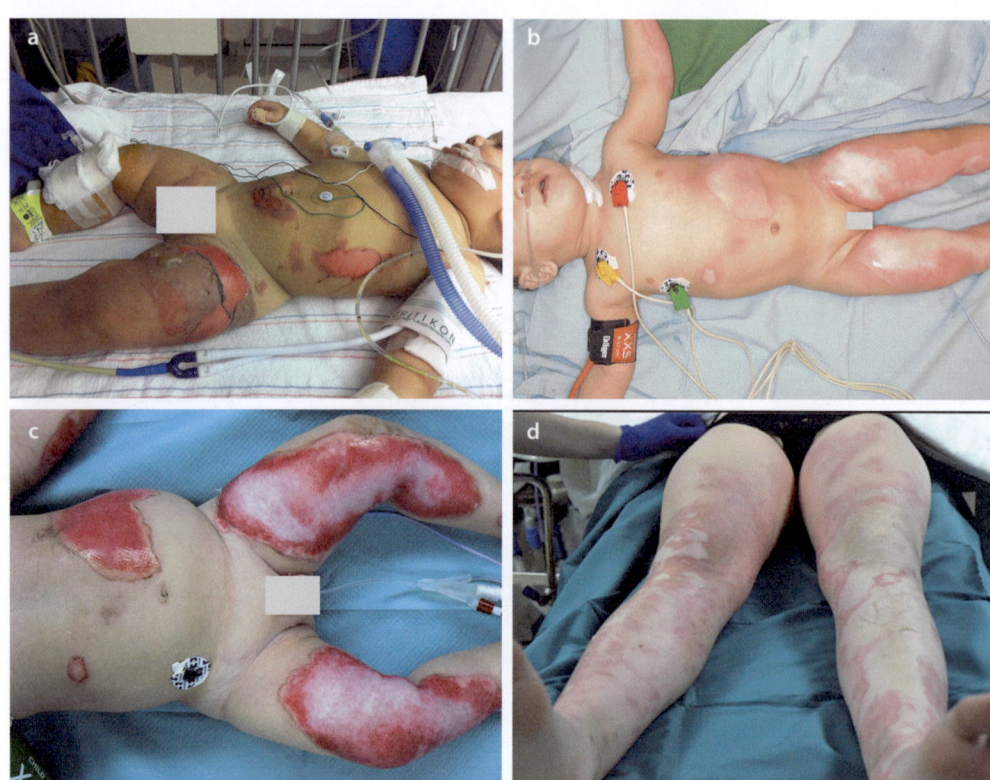

Abb. 9.11 Erstversorgung. Verbrühung durch heiße Flüssigkeit beim Kleinkind, Grad II, schlaffe, geöffnete Blasen, heller Wundgrund (**a**). Nach Débridement tiefe IIb-gradige Verbrühungen der Oberschenkel beidseits (**b**), die weiter nachtiefen (**c**) und letztendlich einer Transplantation bedurften. II- bis III-gradige Verbrennung beider Beine durch heißes Frittierfett bei einem 11-Jährigen Mädchen (**d**)

Nach 1 bis 2 Tagen erfolgt die Reevaluation des Verletzungsausmaßes. Ist ein konservatives Wundmanagement möglich (I°, II°) sollten heute spezielle synthetische Hautersatzauflagen (z. B. alloplastischer Hautersatz) mit einem Okklusivverband verwendet werden (Abb. 9.12). Diese werden, geschützt von einer Fettgaze, idealerweise bis zur Reepithelialisierung der Wunde belassen, es erfolgen lediglich Wechsel des äußeren Schutzverbandes. Vorteile der alloplastischen Deckung sind eine signifikante Schmerzreduktion sowie die Vermeidung von schmerzhaften Verbandwechseln, eine beschleunigte Epithelialisierung, bessere kosmetische Ergebnisse und Reduktion der Zahl an Operationen – eine kleine Revolution in der Verbrennungsmedizin.

Tiefe Wunden (ggf. IIb°; III°, IV°) bedürfen eines operativen Managements mit tangentialer Nekrektomie, Defektdeckung mit autologen Hauttransplantationen (Vollhaut, Spalthaut, gemeshte Spalthaut) bzw. bei großflächigen Verletzungen mit Kadaverhaut oder (bio-)synthetischen Materialien.

- **Postoperative Betreuung**

Die Nachsorge von thermischen Verletzungen wird vorrangig in spezialisierten Kliniken durchgeführt. Dies beinhaltet nicht nur

Traumatologie und Notfälle

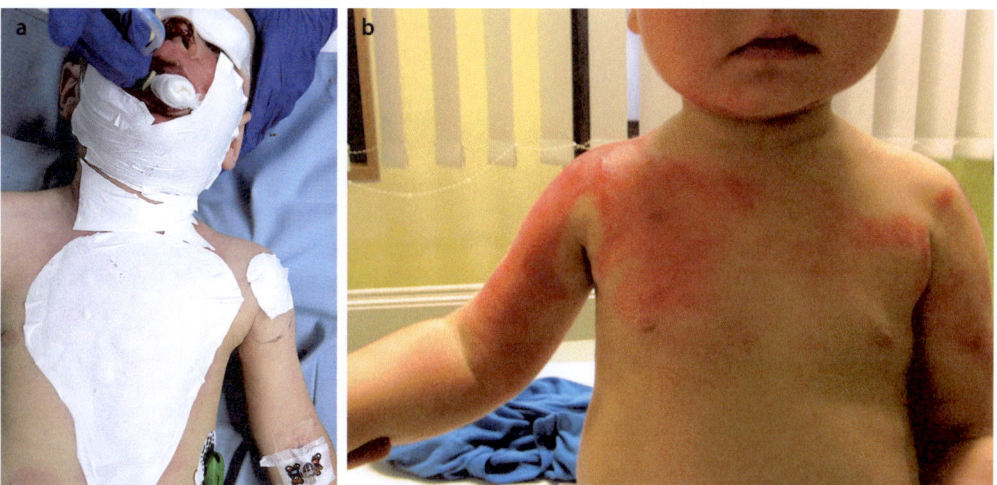

Abb. 9.12 Verbrühung. Verbandswechsel am 2. Tag mit Auflage eines alloplastischen Hautersatzes (**a**), der bis zur Reepithelialisierung auf der Wunde verbleibt (**b**)

die akute Betreuung bis zur Abheilung aller Wundflächen, sondern eine langfristige Nachbehandlung.

> Um der Ausbildung derber und unschöner Narben entgegenzuwirken, kommt der Anschlussbehandlung in den ersten 2 bis 3 Jahren eine große Bedeutung zu.

Hier kommen verschiedene Verfahren zum Einsatz: Die Narben müssen stets gut gecremt und vor Sonne geschützt werden. Silikonsalben und -pflaster (1 Jahr), Kompressionstherapie (1 bis 2 Jahre) sowie Narbenmassage, Physio- und Ergotherapie werden nach dem Wundverschluss initiiert, um einer hypertrophen Narbenbildung entgegenzuwirken. Aktives, gerötetes und hypertrophes Narbengewebe kann mit dem Farbstofflaser (FPDL) verbessert werden. Beim sog. „Medical Needling" werden in Narkose Mikroperforationen in ausgereiftes Narbengewebe eingebracht, um die Proliferation von Kollagen, Elastin und Blutgefäßen zu induzieren. Dadurch wird das Narbenbild verbessert, die Narbentiefe verringert, Hautstruktur und -farbe werden angeglichen. Nicht selten werden im Verlauf (Wachstum!) dennoch operative Narbenkorrekturen notwendig.

Schon gewusst?

- Eine lokale Kühlung sollte innerhalb von 2 min nach Trauma durch die Kleidung hindurch (Zeitgewinn!) für 10 min mit handwarmem Wasser (20–25 °C) bis zu einer Ausdehnung von 5 % KOF gekühlt werden. Bei Säuglingen und Kleinkindern sowie ausgedehnten Verletzungen >15 % KOF, Stamm und Kopf sollte auf eine Kühlung verzichtet werden, um eine Unterkühlung zu vermeiden. Diese führt über eine Vasokonstriktion zur Progredienz der Hautschäden.
- Kleinere feste, geschlossene Blasen können belassen werden (Schutz!). Schlaffe, bereits eröffnete und stark verschmutze Blasenreste sollten unter Analgesie bzw. in Narkose entfernt werden.
- Oft sind lange Krankenhausaufenthalte und eine jahrelange Nachsorge notwendig, die den Patienten und ihren Familien viel abverlangt. Eine gute Patientenführung mit ausführlichen Gesprächen über die Verletzungsschwere und Langzeitfolgen haben einen hohen Stellenwert. Zusätzlich sollte der Kontakt

> mit dem Verein Paulinchen e. V. angeboten werden, der Familien mit brandverletzten Kindern berät und begleitet (► www.paulinchen.de).
> — Etwa 60 % aller thermischen Verletzungen lassen sich durch Prävention vermeiden!

9.6 Fremdkörperingestion, Verätzung

Jana Nelson und Peter Zimmermann

Eine Fremdkörperingestion beschreibt das Verschlucken eines Objektes, das in den Verdauungstrakt gelangt (Hypopharynx, Ösophagus, Magen, Darm). Sie stellt eine häufige Verdachtsdiagnose in der pädiatrischen Versorgung dar und findet sich am häufigsten bei Kindern im 1. bis 2. Lebensjahr. Bei den Fremdkörpern handelt es sich meistens um **Münzen** (◘ Abb. 9.13a), Spielzeuge, Schmuck, Magnete oder Batterien (◘ Abb. 9.13b, c).

Zu Verätzungen der Speiseröhre im Kindesalter kommt es durch eine akzidentelle Ingestion von Haushaltmitteln (z. B. Bleichmittel, Rohrreiniger). Es sind v. a. Kinder unter 6 Jahren betroffen. Die Schwere der Verätzungen ist abhängig von der Konzentration, dem pH-Wert sowie der Kontaktzeit der Substanz zum Gewebe. In 85 % der Fälle kommt es zu einer Ingestion von **alkalischen Flüssigkeiten (Laugen)**. Diese führen zu einer Kolliquationsnekrose mit tiefer Penetration des Gewebes und Thrombosen in den Gefäßen. Bei einem pH-Wert > 11 kommt es zu ausgeprägten Verbrennungen. Granulate verursachen durch ihre längere Kontaktzeit noch schwerwiegendere Verletzungen als Flüssigkeiten. Säuren führen zu einer Koagulationsnekrose ohne eine tiefere Gewebepenetration. Aufgrund ihrer niedrigen Viskosität und Schwerkraft weisen sie eine schnelle Passage in den Magen auf mit Schädigung v. a. im präpylorischen Areal.

■ **Anamnese**
— Bericht der Ingestion eines Fremdkörpers oder einer ätzenden Substanz
— Schluckstörungen, Trink-/Essverweigerung, Speicheln, Würgen/Erbrechen, Fremdkörpergefühl, retrosternale Schmerzen, Bauchschmerzen, evtl. Atemnot

■ **Blickdiagnosen**
Speicheln, Würgen/Erbrechen, ggf. enorale Rötung (◘ Abb. 9.14)

■ **Untersuchung**
Die Kinder können vollständig asymptomatisch sein, v. a. wenn der Fremdkörper den unteren Ösophagussphinkter passiert hat.
— Peritonismus: Ein harter, gespannter und druckdolenter Bauch kann Hinweis auf eine Darmperforation sein.
— Lungenauskultation: Giemen, Stridor oder ein einseitig abgeschwächtes bzw. fehlendes Atemgeräusch weisen eher auf eine Fremdkörperaspiration hin (◘ Tab. 9.10).

■ **Prästationäre Diagnostik**
— **Fremdkörperingestion:** immer Röntgen des Thorax anterior-posterior mit Einblendung vom Hals bis zu den Darmbeinstachel (◘ Abb. 9.13).
— **Metalldetektoren:** Für deren Nutzen bei der Fremdkörpersuche besteht keine Evidenz.
— **Ingestionsunfall:** Rücksprache mit toxikologischem Zentrum bezüglich eingenommener Substanz (Tel. in Deutschland: 19240)

■ **Chirurgische Vorstellung**
Bei Verdacht auf eine Fremdkörperingestion sollte eine Vorstellung in einem kinderakutmedizinischen Zentrum erfolgen, in dem alle notwendigen endoskopischen und chirurgischen Verfahren durchführbar sind.

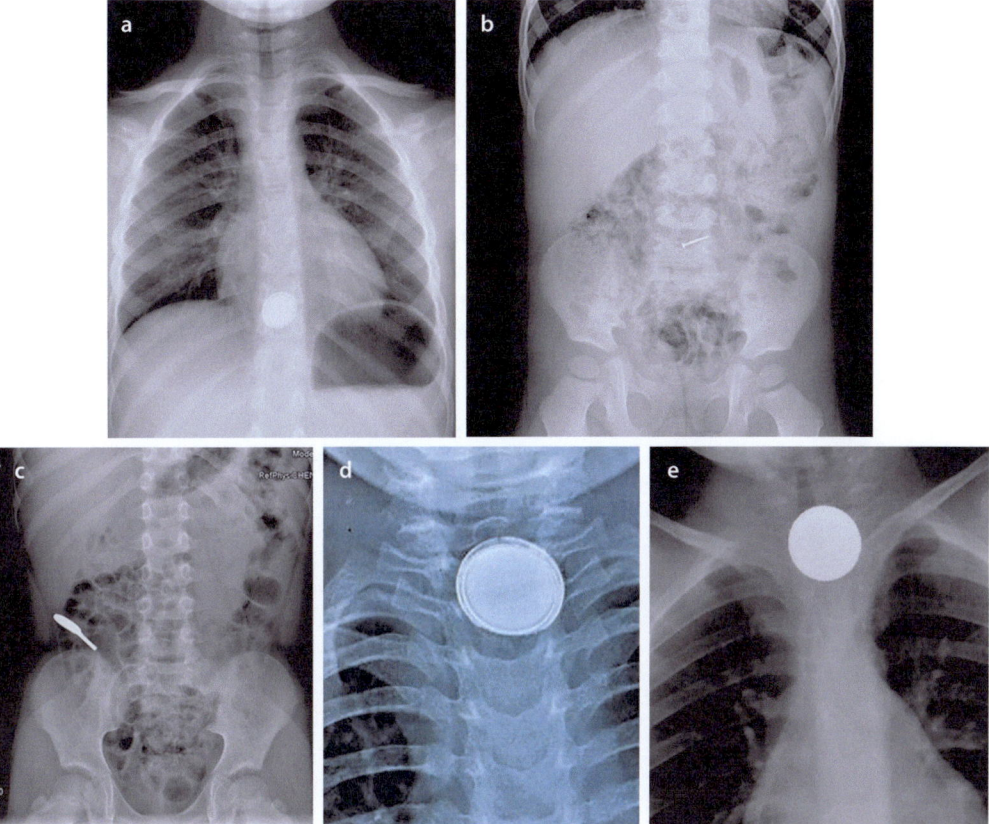

Abb. 9.13 Röntgendiagnostik bei Fremdkörperingestion. Knopfzellbatterie in der und unteren Thoraxapertur (**a**), Nagel (**b**) und Schlüssel (**c**) intraabdominell. Eine Knopfzellbatterie (**d**) unterscheidet sich im Röntgen von einer Münze (**e**) durch ihre Doppelkontur (**d**). (Bildarchiv UKL und mit freundl. Genehmigung von Prof. Oliver Münsterer, München)

- **Therapie**

Die Dringlichkeit wird durch die Lokalisation und die Art des Fremdkörpers bestimmt. In 80–90 % der Fälle passieren Fremdkörper den Gastrointestinaltrakt ohne Probleme. Eine endoskopische Bergung ist in 10–20 % und ein chirurgischer Eingriff bei 1 % aller Fremdkörperingestionen notwendig.

- **Knopfzelle (Lithium, Alkali-Mangan-, Silberoxid- oder Zink-Luft)**

Nach Knopfzellingestion (◘ Abb. 9.13b, c und 9.14c) können Strikturen im Ösophagus bereits innerhalb von 2 h auftreten. Ursache sind die Bildung von Hydroxidradikalen in der Mukosa und Verursachung einer Verätzung durch den hohen pH-Wert. Bei Lage im Ösophagus sowie aboral des Ösophagus (Magen, Duodenum, Dünndarm) mit Symptomen sollte eine notfallmäßige Entfernung (<2 h) erfolgen. Eine schwerwiegende, lebensbedrohliche Komplikation stellt die Ausbildung einer aortoösophagealen Fistel dar, häufiger treten jedoch tracheoösophageale Fisteln auf.

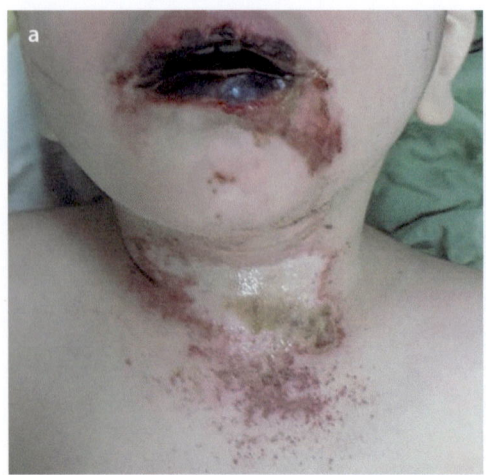
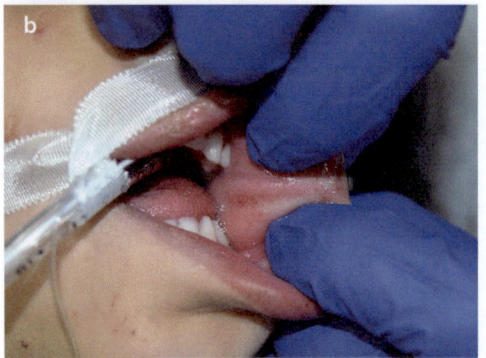
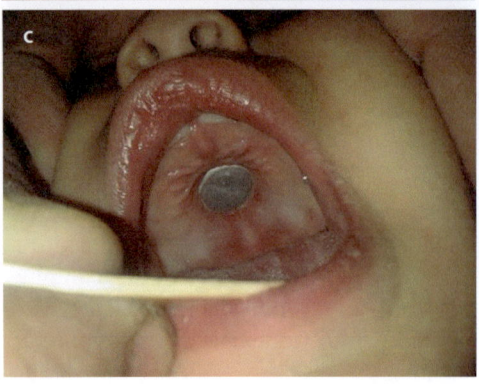

◘ **Abb. 9.14** Blickdiagnose einer Laugeningestion (**a**, **b**). Am Gaumen adhärente Knopfzellbatterie mit Kolliquationsnekrose (**c**). (Mit freundl. Genehmigung von Prof. Mohamed Abdel Baky Fahmy, Kairo)

▪▪ Magnete

Einzelne Magnete müssen nicht entfernt werden, solange diese nicht im Ösophagus lokalisiert sind. Bei Ingestion mehrerer Magnete sollten diese innerhalb von 24 h endoskopisch geborgen werden. Ist eine endoskopische Bergung nicht möglich, ist eine stationäre Beobachtung empfohlen. Die Gefahr besteht in der Bildung von enteroenterischen Fisteln oder einer Perforation. Bei Verdacht auf eine Perforation ist eine chirurgische Intervention notwendig.

▪▪ Scharfe/spitze Objekte

Nägel (◘ Abb. 9.13d), Nadeln, Reißzwecken, Fischgräten, Knochen etc. mit Lage in der Speiseröhre, dem Magen oder Duodenum sollen notfallmäßig (<2 h) entfernt werden. Scharfe bzw. spitze Fremdkörper aboral des Duodenums müssen nur bei Symptomen geborgen werden. Ansonsten ist eine stationäre Beobachtung mit Abwarten des Spontanverlaufs empfohlen. Eine endoskopische oder chirurgische Therapie wird notwendig, wenn Symptome auftreten.

▪▪ Münzen

Münzen (◘ Abb. 9.13a) auf Höhe des Ösophagus sollen bei Symptomen sofort, ansonsten innerhalb von 24 h entfernt werden. Bei Lage in der Speiseröhre ist eine (nochmalige) radiologische Darstellung zeitnah zur Endoskopie (vor der Narkoseeinleitung) empfohlen, da ggf. eine spontane Passage in den Magen erfolgt ist. Etwa 25–30 % der verschluckten Münzen passieren den Gastrointestinaltrakt spontan innerhalb von 8–16 h. Befindet sich die Münze im Magen und der Patient ist asymptomatisch, kann eine ambulante Beobachtung erfolgen. **Ist der Fremdkörper nach 7**

Traumatologie und Notfälle

Tab. 9.10 Wichtige Differenzialdiagnosen

Differenzialdiagnosen	Symptome
Fremdkörperaspiration	Plötzlicher Hustenanfall, Stridor, Giemen, Luftnot bis zur Zyanose
Ösophagitis	Retrosternale Schmerzen, Sodbrennen, Dysphagie, Erbrechen
Ösophageale Striktur	Sodbrennen, Dysphagie, Aufstoßen, Husten, Kurzatmigkeit, Hämatemesis, Gewichtsverlust
GÖRK (gastroösophageale Refluxkrankheit)	Sodbrennen, Aufstoßen, Dysphagie, retrosternale Schmerzen, Reizhusten, Erbrechen

bis 14 Tagen noch nicht mit dem Stuhl ausgeschieden worden, sollte ein Röntgen des Abdomens erfolgen.

Nahrungsbolusobstruktion
Hier ist immer eine Abklärung bezüglich möglicher zugrunde liegender Pathologien (Refluxösophagitis, eosinophile Ösophagitis, Stenose nach ösophagealer Anastomose) angezeigt.

Verätzungen
Bei symptomatischen Patienten mit anamnestisch gesicherter Ingestion sollte (ggf. nach hämodynamischer Stabilisierung) eine Endoskopie innerhalb von 24–48 h durchgeführt werden, um die Schwere der Verätzung zu beurteilen und eine Magensonde einzulegen. Diese sollte wegen einer erhöhten Perforationsgefahr nicht „blind" gelegt werden. Die Verwendung von Steroiden ist kontrovers und scheint ösophageale Strikturen nicht zu verhindern. Somit sollen diese nur bei Patienten angewendet werden, bei denen auch Atemwegsprobleme vorliegen.

Postoperative Betreuung
Fremdkörperingestion: Nach Fremdkörperbergung ist ein zügiger Kostaufbau möglich. Bei problemlosem Verlauf kann die Behandlung ambulant erfolgen. Schulkarenz oder Sportkarenz ist bei einer unkomplizierten Fremdkörperbergung nicht notwendig.

Bei **Schleimhautläsion** oder gar **Perforation der Speiseröhre** sind eine Magensonde, stationäre Überwachung, Nahrungskarenz, intravenöse antibiotische Therapie und die Gabe von Protonenpumpeninhibitoren (PPI) erforderlich.

Bei **Verätzungen** erfolgt die Therapie je nach Ausdehnung und Gradeinteilung (Tab. 9.11).

◨ **Tab. 9.11** Komplikationen

Komplikation	Symptome	Empfehlung
Perforation im Thorax/ Mediastinitis	Fieber, Schüttelfrost, Brustschmerzen, Dyspnoe, Halsschwellung, Hautemphysem (Ösophagusperforation), Schluckbeschwerden, Sepsis	Intensivmedizinische Behandlung, intravenöse antibiotische Therapie, ggf. Drainage
Ösophagusstrikturen	„Steckenbleiber", Schluckbeschwerden, Ess-/Trinkverweigerung, retrosternale Schmerzen, Gedeihstörung	Ggf. endoskopische Ballondilatationen (ggf. mehrfach) Mitomycin-Therapie, Resektion
Perforation im Abdomen/ Fistelbildung	Verschlechterung von AZ, Fieber, Schmerzen, Schock, Erbrechen/ Hämatemesis, Peritonitis/ausladendes Abdomen	Notfallmäßige chirurgische Vorstellung (Laparoskopie/Laparotomie [bis zu 28 %])

Schon gewusst?

- Die mittlere Transitzeit verschluckter Fremdkörper beträgt bei Kindern 3,6 Tage, die mittlere Zeit bis zu einer Perforation 10,4 Tage.
- Stumpfe Objekte mit einem Durchmesser von über 25 mm bleiben oft auf Höhe des Pylorus stecken. Fremdkörper kleineren Durchmessers, aber über 6 cm Länge verbleiben häufig im duodenalen C. Im Vergleich: der Durchmesser der 1-Euro-Münze beträgt 23,25 mm, der 2-Euro-Münze 25,75 mm.
- Die Originalverpackung der geschluckten Substanz sollte mitgebracht oder fotografiert werden.
- Bei Verätzungen sind eine Magenspülung, eine orale Verdünnung, die Einnahme von neutralisierender Flüssigkeit sowie die Gabe von Aktivkohle kontraindiziert, um Erbrechen und damit eine mögliche Reexposition der Speiseröhre zu verhindern.
- Nach Verätzungen der Speiseröhre ist das Risiko für die spätere Entwicklung eines Ösophaguskarzinoms um bis zu 30 % erhöht.
- Laugenverätzungen des Ösophagus sind deutlich gravierender als Verätzungen mit Säure.

9.7 Fremdkörperaspiration

Florian Hoffmann

Die Fremdkörperaspiration tritt zumeist bei Kindern im Alter von 1 bis 4 Jahren (Jungen > Mädchen, median 2 Jahre) auf. Häufigste Aspirate sind ungekochte Karottenstücke und Nüsse. Je nach endgültiger Lage des Fremdkörpers kommt es zu einer Minderbelüftung einzelner Lungenabschnitte bzw. einer Lungenseite oder zu akuter Dyspnoe mit inspiratorischem Stridor.

- **Anamnese**

> Ein akutes Aspirationsereignis geht in der Regel mit einer plötzliches Hustenattacke/Erstickungsanfall/Dyspnoe nach vorherigem Wohlbefinden einher.

- Das Aspirationsereignis ist nicht immer sicher eruierbar; nach typischen Aspiraten fragen: Nüsse, rohe Karottenstücke, kleine Plastikteile/Spielsachen, Perlen, Knöpfe, Kieselsteine. Aspiration von Nahrung bevorzugt bei Säuglingen nach Erbrechen in Rückenlage.
- Zeitpunkt der letzten Nahrungsaufnahme?
- Oft gleichzeitig Infekt mit obstruierter Nasenatmung als begünstigender Faktor.

- **Blickdiagnosen**
- Initial meist kurzer, akuter Erstickungsanfall. Beim Passieren des Fremdkörpers durch die Trachea ist keine relevante Atemnot oder Zyanose mehr zu beobachten. Der tiefer gerutschte Fremdkörper kann eine Obstruktion des Hauptbronchus oder eines Segmentbronchus verursachen, was sich evtl. als abgeschwächtes Atemgeräusch erfassen lässt.
- Das Kind hustet, atmet flach und zeigt einen in-/exspiratorischen Stridor: Partielle Tracheaobstruktion/laryngeale Lage des Fremdkörpers wahrscheinlich.

- **Untersuchung**
- Evtl. Zyanose, Atemnot, im schlimmsten Fall Apnoe.
- Zumeist einseitiges Giemen durch Ventilmechanismus, ggf. einseitig abgeschwächtes Atemgeräusch.

> Bei einer fraglichen Aspiration ohne Symptome und einem guten Allgemeinzustand empfiehlt sich die Auskultation nach Belastung (z. B. Treppe steigen lassen). Besteht nach Belastung weiterhin kein Stridor und ein seitengleiches, freies Atemgeräusch, ist ein Aspirationsereignis eher unwahrscheinlich.

Ist eine Aspiration unwahrscheinlich und besteht der Verdacht auf eine pulmonale Obstruktion, sollte zunächst eine Inhalation von 8 Tropfen Sultanol in 2 ml NaCl 0,9 % veranlasst und nach 20 min erneut auskultiert werden (DD Asthma, obstruktive Bronchitis!). Erst im Anschluss wird über die Notwendigkeit einer Bronchoskopie entschieden.

- **Prinzipien der Akutbehandlung**
- Patienten nüchtern lassen.
- Aufsuchen der nächsten Kinderklinik mit 24-h-Endoskopiebereitschaft zur endoskopischen Fremdkörperextraktion.
- Eine Verlegung sollte wegen Gefahr der Dislokation bzw. akuten respiratorischen Verschlechterung nur mit Arztbegleitung erfolgen!
- Die konventionelle Röntgenaufnahme des Thorax ist vorrangig bei der Aspiration von röntgendichten Fremdkörpern indiziert. Bei 17 % der Patienten mit nachgewiesener Fremdkörperaspiration ist sie unauffällig.
- Bei Dyspnoe, drohender Ateminsuffizienz sowie Verdacht auf einen trachealen oder laryngealen Fremdkörper ist die Notfallendoskopie zur Bergung des Fremdkörpers indiziert.
- Bei gutem Allgemeinzustand, ggf. mäßiger Dyspnoe bei Aufregung: Kind nüchtern lassen und baldmöglichst eine elektive Fremdkörperextraktion unter optimalen personellen und technischen Bedingungen durchführen (◘ Tab. 9.12).

- **Chronische Aspiration**

Obstruktive Bronchitis, Pneumonie, Lungenabszess oder chronischer Husten sind

Tab. 9.12 Notfalltherapie

Zustand des Kindes	Maßnahmen
– Guter Allgemeinzustand – Keine schwere Dyspnoe/Zyanose	– Keine Sofortmaßnahmen notwendig – Keine Manipulation zur Entfernung des FK
– Husten – Suffiziente Inspiration – Keine relevante Dyspnoe/Zyanose	– Kind weiter husten lassen – Warnzeichen für Verschlechterung: schwächer werdender Husten, zunehmende Dyspnoe, Bewusstseinsverlust – Biphasischer Stridor als Hinweis auf kritische Atemwegsobstruktion (Gefahr!)
– Ineffektives Husten – Ineffektive Atmung – Dyspnoe, Zyanose – Bewusstsein noch vorhanden	– 5 kräftige und ruckartige Schläge auf den Rücken mit der flachen Hand zwischen die Schulterblätter geben (sog. "Backblows") – Bei ausbleibendem Erfolg: – >1. LJ: 5 abdominelle Kompressionen (Heimlich-Manöver) – <1. LJ: 5 Thoraxkompressionen – Bei weiterer Erfolglosigkeit Vorgehen wiederholen: 5 Backblows gefolgt von 5 Heimlich-Manövern bzw. Thoraxkompressionen
– Kind bewusstlos	– Kardiopulmonale Reanimation mit 5 initialen Beatmungen, danach 15 Kompressionen zu 2 Beatmungen

Zeichen eines verschleppten Aspirationsereignisses. Liegt dieses bereits mehr als 5 Tage zurück (sog. chronische Aspiration), besteht die Indikation zur intravenösen antibiotischen Therapie (z. B. Cefuroxim 120 mg/kgKG/Tag in 3 ED i.v., Ampicillin/Sulbactam 150 mg/kgKG/Tag in 3 ED i.v.), um eine Extraktion nach 2 (bis 4) Tagen zu erleichtern. Diese sollte stationär in 24-h-Endoskopiebereitschaft durchgeführt werden, da eine Fremdkörperdislokation jederzeit möglich ist.

Schon gewusst?

– Aspirationsereignisse passieren häufiger im Rahmen von Atemwegsinfektionen, da die Kinder dann vermehrt durch den Mund atmen und dies die Wahrscheinlichkeit einer Aspiration erhöht.
– Eine suffiziente Prävention von Aspirationen ist der Verzicht auf den Verzehr von ungekochten Karotten oder Erdnüssen in den ersten 3 Lebensjahren.
– Grundsätzlich gilt: **Was sich auflöst, wenn man es in Speichel legt, muss nicht bronchoskopiert werden**. Demnach besteht keine Indikation zur endoskopischen Entfernung z. B. bei Flüssigkeiten, Teigbröseln/Stücken (Brezel, Brot). Diese lösen sich auf und werden abgehustet. Nur ein Apfel mit Schale, nicht aber ohne Schale muss entfernt werden, da sich die Schale nicht auflöst.
– Eine Puderaspiration tritt nur noch extrem selten auf. Besteht der hinreichende Verdacht auf Aspiration großer Mengen, ist eine frühzeitig endoskopische Absaugung indiziert, bevor der Puder quillt.

9.8 Fremdkörper im HNO-Gebiet und Weichteilgewebe

Steffi Mayer

Kleine Fremdkörper werden vornehmlich an Händen und Füßen, seltener im Gesicht, an Unterschenkeln oder Knien eingezogen. Dazu gehören Holz-, Glas-, Metallsplitter,

Nadeln, Dornen, Insekten (Zecken!). Nicht immer kann sicher von einem Fremdkörper berichtet werden. Auch offensichtliche Fremdkörper wie Äste, Nägel, Angelhaken, Knallkörper können für den behandelnden Arzt eine Herausforderung darstellen. Diese sollten in der Regel erst in der Klinik bzw. im Operationssaal entfernt werden.

Fremdkörper (z. B. Perlen, Legosteine, Haarspangen) können auch ihren Weg in verschiedene Körperöffnungen, v. a. Nase und äußerer Gehörgang, selten anogenital, finden.

- **Anamnese**
  - Unfallhergang? Unfallzeitpunkt? Möglicher Fremdkörper? Versuch der Entfernung?
  - Tetanusimpfstatus?

- **Untersuchung**
  - **sichtbare Fremdkörper:** Inspektion der Eintrittsstelle, Prüfung der peripheren Durchblutung/Sensibilität/Motorik, Abschätzen von Begleitverletzungen (Hohlorganperforationen, Verletzung großer/arterieller Gefäße)
  - **okkulte Fremdkörper:** Inspektion der potenziellen Eintrittsstelle, Entzündungszeichen? Funktionelle Einschränkungen?

- **Prästationäre Diagnostik**
  - ggf. Röntgen bei Verdacht auf einen röntgendichten Fremdkörper bzw. zum Ausschluss von Begleitverletzungen
  - Sonographie und ggf. MRT (Fußsohle, Unterschenkel) bei okkulten Fremdkörpern
  - Ähnliche Fremdkörper/Reste in die Klinik mitbringen, um ggf. Röntgendichtigkeit zu prüfen

- **Chirurgische Vorstellung**

Kleine, sichtbare Fremdkörper können häufig bereits durch den Kinderarzt entfernt werden. Die Suche nach okkulten Fremdkörpern kann ausgedehnte Explorationen verursachen und ist dem Chirurgen in Lokal- bzw. Allgemeinanästhesie vorbehalten. Dies gilt ebenfalls für die Entfernung von größeren Fremdkörpern und Versorgung der entstandenen Defekte.

- **Chirurgische Therapie**

Die chirurgische Therapie richtet sich nach Art, Größe, Alter und Lokalisation des Fremdkörpers sowie des betroffenen Körperteils. Ziel ist es, den Fremdkörper in toto zu bergen und die Wunde, primär oder mehrzeitig, ggf. mit Einlage ein oder mehrerer Drainagen oder Auflage eines VAC-Verbandes zu verschließen. Gegebenenfalls ist eine antibiotische Prophylaxe als Einzelgabe oder Therapie indiziert. Auch eine Ruhigstellung kann notwendig werden.

- **Komplikationen**

Hauptkomplikation ist die Infektion gerade durch okkulte Fremdkörper. Auch Begleitverletzungen können den Verlauf signifikant beeinflussen.

> **Schon gewusst?**
>
> Die Inspektion der Nase gelingt in der Regel gut mit dem Otoskop. Sitzt der Fremdkörper distal der Nasenmuschel, kann er bei kooperativem Kind mit einer Pinzette oder einem kleinen, gebogenen Klemmchen geborgen werden. Proximale Fremdkörper sollten vom Kollegen der HNO mit entsprechendem Instrumentarium geborgen werden, um iatrogene Verletzungen zu vermeiden.

9.9 Bissverletzungen

Steffi Mayer

Die häufigsten Tierbisse geschehen durch Hunde (50–75 %), wobei Säuglinge/Kleinkinder v. a. in Kopf (Abb. 9.15), Hand und Unterarm (Abb. 9.16), ältere Kinder eher in Unterschenkel und Fuß gebissen werden. Katzenbisse machen zwar nur 3–5 % der Bisswunden bei Kindern aus, gehen aber häufig mit schweren Infektionen einher, da die spitzen Eckzähne Keime über schmale Bisskanäle tief in das Gewebe einbringen. Auch Menschenbisse haben ein Infektionsrisiko von 20–25 %.

Bisswunden, auch Menschenbisse, sind hochinfektiöse Wunden, bei denen nicht selten atypische Erreger eine wichtige Rolle spielen. Gerade bei progredienten Infektionszeichen unter antibiotischer Therapie muss an solche gedacht werden. Nicht selten erfolgt die Vorstellung erst bei Zeichen einer Infektion, insbesondere wenn Kinder durch kleinere Tiere (Haustiere wie Meerschweinchen, Hasen) gebissen wurden.

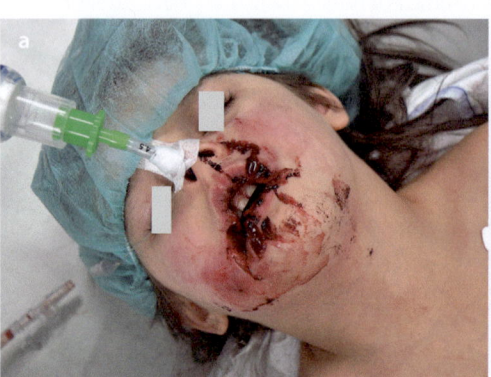 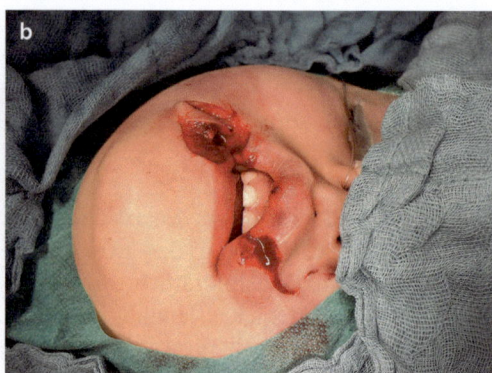

Abb. 9.15 Hundebissverletzung eines 4-jährigen Mädchens ins Gesicht. Erstversorgung in Narkose vor (**a**) und nach Wundsäuberung (**b**)

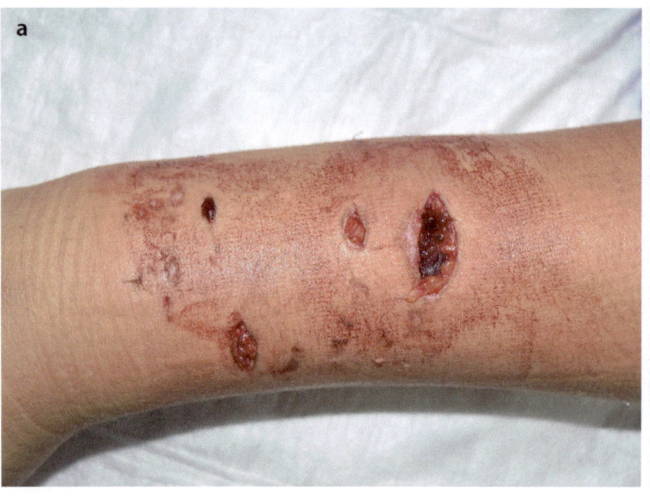 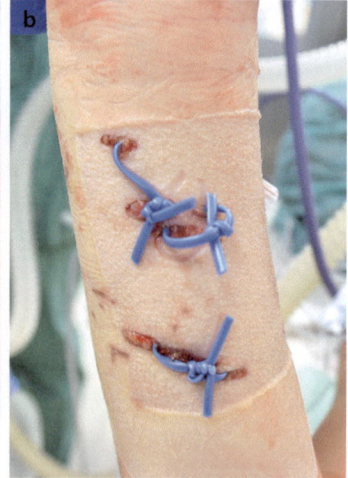

Abb. 9.16 Hundebissverletzung eines 12-jährigen Mädchens in den Unterarm (Abwehrverletzung) (**a**). Einlage von Vessel-Loops als Wunddrainage (**b**)

Bisswunden werden hinsichtlich des Infektionsrisikos in 3 Risikogruppen eingeteilt, die die unterschiedlichen Keimspektren und auch die Therapie bestimmen (Tab. 9.13).

- **Anamnese**
- Herkunft: Welche Tierart? War es ein bekanntes oder ein fremdes Tier, ein Haus- oder Wildtier? Ist der Tierbesitzer bekannt? Wann wurde gebissen?
- Wie war die Unfallsituation? Hat das Kind mit dem Tier gespielt, wurde es von ihm überrascht? Waren Erwachsene Aufsichtspersonen in der Nähe?
- Tetanusstatus des Patienten prüfen!
- Wenn möglich Vorstellung des Tieres beim Tierarzt zur Untersuchung inklusive Überprüfung des Tollwutimpfschutzes (Unbedenklichkeitszeugnis).
- Ist die Anamnese plausibel? Könnten Aufsichtspflichtverletzungen vorliegen? An Kinderschutz denken!

- **Untersuchung**
- Inspektion der Bisswunde: Lokalisation, Ausdehnung, Tiefe, Begleitverletzungen
- Fotodokumentation!

- **Prästationäre Diagnostik**
- Mikrobiologie: möglichst immer Entnahme eines Wundabstriches mit Angabe der Tierspezies (atypische Keime bei Infektion)
- ggf. Sonographie bei Verdacht auf Abszedierung (ältere Wunden!)
- ggf. Röntgen bei Verdacht auf knöcherne Beteiligung oder Fremdkörper (Zahn!)

- **Chirurgische Vorstellung**

Eine chirurgische Vorstellung bei Bisswunden ist – mit Ausnahme von Bisswunden mit geringem Risiko – immer indiziert. Dies gilt sowohl für frische Bissverletzungen als auch für infizierte ältere Wunden. Zumeist ist eine stationäre Aufnahme notwendig.

- **Chirurgische Therapie**

Die chirurgische Therapie richtet sich nach dem Ausmaß und der Lokalisation der Bisswunde sowie dem zu erwartenden Risiko für eine sekundäre Infektion. Prinzipiell muss über eine antibiotische Therapie sowie die Wundversorgung entschieden werden.

Bei hohem und mittlerem Infektionsrisiko ist, möglichst nach Entnahme von Abstrichen, immer eine antibiotische Therapie indiziert, z. B. mit Ampicillin/Sulbactam für mindestens 5 Tage. Diese kann bei mittlerem Risiko oral begonnen werden, ansonsten ist die intravenöse Gabe indiziert. Nur bei geringem Risiko und guter

Tab. 9.13 Risikogruppen für Infektionen durch Bissverletzungen

Risiko	Wer?	Wunde?	Lokalisation?	Besonderheit
Hoch	Wildtier, Katze	Stichförmig, ausgedehnte Weichteiltraumata, Sehnen- und Gelenkbeteiligungen	Hand, Fuß, Schädel (Säuglinge/Kleinkinder)	Ältere (>6 h) Wunden, Vorerkrankungen
Mittel	Menschen, Affe	Lokalisiert	Rumpf, Gesicht	
Gering	Hund, Wiederkäuer, Nager	Oberflächlich	Stammnah	

Compliance kann auf eine antibiotische Therapie verzichtet werden. Bei lokalen oder systemischen Infektionszeichen muss jedoch umgehend eine erneute ärztliche Vorstellung erfolgen (Aufklärung der Eltern!).

Da jede Bisswunde potenziell als infizierte Wunde gilt, muss häufig ein Kompromiss zwischen einem guten funktionellen und kosmetisch akzeptablen Ergebnis sowie den Prinzipien einer septischen Wundversorgung mit Möglichkeit der Drainage (◘ Abb. 9.16) gefunden werden. Wundexploration (cave: versteckte Ausdehnung in die Tiefe, Skalpierungsverletzungen), -säuberung, -spülung und -débridement verringern das Infektionsrisiko. Abhängig von der Risikogruppe erfolgt eine offene Wundbehandlung (hohes Risiko) oder eine primäre Wundadaptation (mittleres, niedriges Risiko), wobei Letztere auch bei hohem Risiko im Gesicht immer anzustreben ist. Bei Bedarf kommen auch eine Vakuumversiegelungstherapie (VAC), aseptische Wundauflagen bzw. eine feuchte Wundbehandlung zum Einsatz. Betroffene Extremitäten werden ruhiggestellt. Bei ausgedehnten Wunden werden oft mehrzeitige Interventionen notwendig.

- **Postoperative Betreuung**

Bei kleinen Verletzungen sollte nach 1 bis 2 Tagen eine Wundkontrolle beim Arzt durchgeführt werden, um eine Infektion nicht zu übersehen. Mit schwerwiegenden Komplikationen wie **Hohlhandphlegmone** nach Bissverletzungen der Hand muss immer gerechnet werden.

- **Komplikationen**

Die Zähne bringen infektiöses Material tief in die Haut ein. Infektionen sind folglich häufige Komplikationen, bevorzugt im bradytrophen Gewebe der Hand (15–20 %), seltener im gut durchbluteten Gesicht (2–5 %). Bisswunden, die durch eine Schlagverletzung gegen die menschliche Zähne entstanden sind, infizieren sich sehr häufig (55–60 %).

> **Schon gewusst?**
> - Bei Wildtierbissen (2–4 %) mit auffälligem Tierverhalten sollte an Tollwut gedacht und Kontakt zur Tollwutberatungsstelle aufgenommen werden, gleichwohl der letzte Tollwutfall in Europa Jahrzehnte zurückliegt.
> - Bei Schlangenbissen (<1 %) bestimmt die Toxinwirkung den lokalen bzw. systemischen Schaden. Sie bedürfen abhängig von der Spezies einer intensivmedizinischen Überwachung, ggf. Antivenintherapie sowie offenen Wundbehandlung.

9.10 Perineales Trauma, Pfählungsverletzungen

Steffi Mayer

- **Verletzungen des männlichen Genitales**

Durch meist (80 %) stumpfe Gewalt (Tritte, Schläge, Sturz auf die Fahrradstange, Einklemmungen) kommt es zur Verletzung des äußeren Genitales beim Jungen (◘ Abb. 9.17a). Vorrangig betroffen ist das Skrotum. Verletzungen des Penis oder der Hoden (1 %) sind wesentlich seltener. Meist handelt es sich um Quetschverletzungen, seltener penetrierende Verletzungen. Kommt es zur Ruptur der Tunica albuginea und des Corpus spongiosum (sog. Penisfraktur, selten), können sich massive Hämatome ausbilden.

- **Verletzungen des weiblichen Genitales**

Spreizverletzungen (sog. „straddle injuries") entstehen bei direktem Sturz auf das

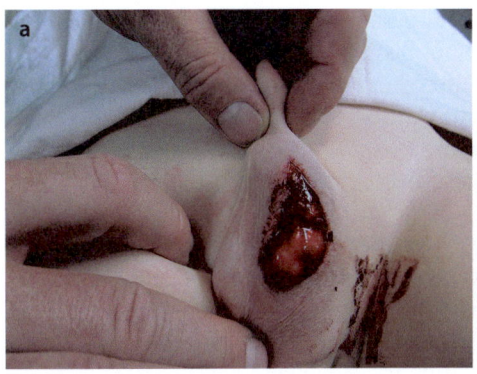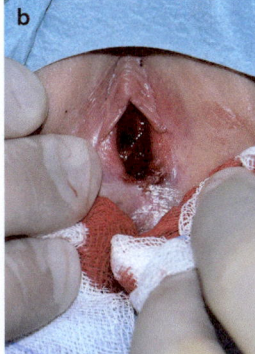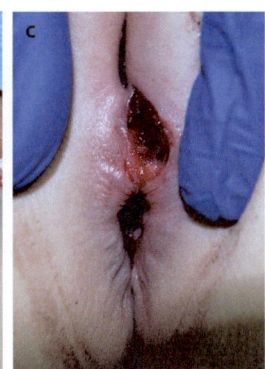

Abb. 9.17 Verletzung des Skrotums nach Sturz auf die Fahrradstange beim Jungen mit Zerreißung des Skrotums und freiliegendem Hoden (**a**). Spreizverletzung mit Risswunde des Introitus vaginae (**b**) sowie des Perineums (**c**) beim Mädchen. (Bildarchiv UKL)

weibliche Genitale (z. B. Klettergerüst, Fahrradstange, Geräteturnen). Hier zeigen sich häufig Prellungen, Einblutungen oder Riss-Quetsch-Wunden der Labien (Abb. 9.17b) und des Perineums (Abb. 9.17c).

Pfählungsverletzungen

Hierbei handelt es sich um stumpfe Gewebepenetrationen, z. B. durch Äste, Rohre beim Überklettern spitzer Zäune oder Stürzen vom Baum, die mit teils folgenschweren Verletzungen von Perineum, Genitale, Harnblase und Rektum einhergehen können (Abb. 9.18).

Anamnese
- Unfallhergang? Unfallzeitpunkt? Fremdkörper? Versuch der Entfernung?
- Tetanusimpfstatus?

Prästationäre Diagnostik
Diese ist abhängig vom Unfallhergang und Verletzungsmuster. Eine Urinuntersuchung (Hämaturie?) zum Ausschluss einer Urethralverletzung sollte immer erfolgen. Gegebenenfalls ist eine Bildgebung mittels Sonographie oder MRT zur Erfassung des Verletzungsausmaßes indiziert.

Chirurgische Vorstellung
Bei **Verletzungen des Genitales bzw. des Perineums** ist immer eine chirurgische Vorstellung, ggf. gemeinsam mit einer gynäkologischen Beurteilung beim Mädchen, indiziert. **Begleitverletzungen** z. B. von Harnröhre, Vagina, Rektum, Becken, großen Gefäßen oder Abdominalorganen müssen ausgeschlossen werden. Ein akuter Harnverhalt bei Genitalverletzungen, reflektorisch oder aufgrund einer Urethralverletzung, ist häufig und bedarf ggf. der Anlage eines suprapubischen Blasenkatheters. Bei Urethralverletzung sollte auf die Anlage eines transurethralen Katheters verzichtet oder diese ggf. urethroskopisch assistiert erfolgen.

Chirurgische Therapie
Kleine offene Verletzungen heilen in der Regel spontan. Hämatome des Penisschafts ohne Verletzung der Tunica albuginea werden konservativ (Kühlung, Ibuprofen) behandelt. Auf eine suffiziente Analgesie, auch zur Prävention eines schmerzbedingten Harnverhaltes, ist zu achten.

Ausgedehnte Verletzungen werden in Allgemeinanästhesie versorgt. Intraoperativ ist zunächst eine differenzierte Inspektion einschließlich einer digital-rektalen intraoperativen Befundes. Gegebenenfalls kann bis zur Abheilung die Anlage eines Enterostomas notwendig werden. Häufig ist eine Antibiotikatherapie indiziert. Penetrierende Fremdkörper werden erst im OP-Saal entfernt.

- **Postoperative Betreuung**

Muss der transurethrale Katheter längerfristig verbleiben, erfolgt die Entlassung mit einem sog. Beinbeutel, um eine gewisse Mobilität zu erreichen. Kurzfristige ärztliche Kontrollen zum Ausschluss von Wundinfektionen sind zu empfehlen. Sitzbäder unterstützen die Abheilung.

- **Komplikationen**

Zu den Frühkomplikationen gehören Nachblutungen und Infektionen sowie übersehene Verletzungen (Verzicht auf Inspektion in Narkose). Im Verlauf können sich, abhängig von Art und Lokalisation der Verletzung, z. B. Strikturen, Stenosen und Fisteln der Urethra mit Miktionsbehinderung ausbilden.

> **Schon gewusst?**
> — Genitalverletzungen sind bei Jungen häufiger als bei Mädchen.
> — Nervale Verletzungen des Genitales können mit einer späteren Impotenz einhergehen.

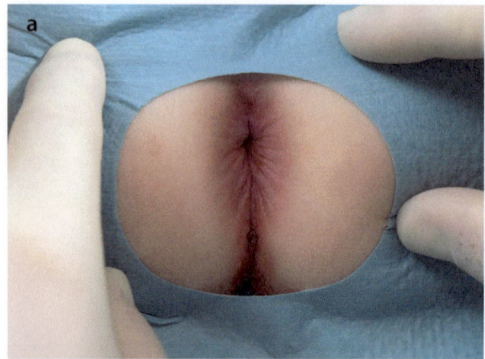
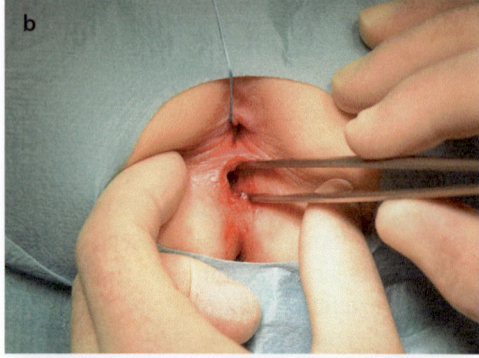
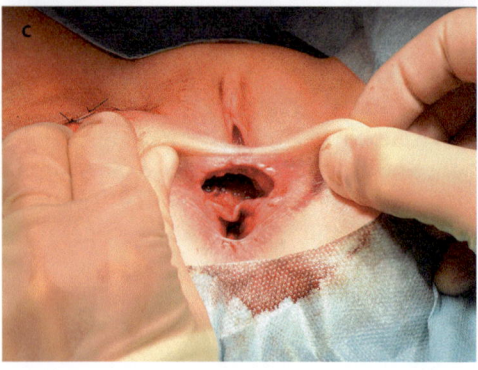

Abb. 9.18 Pfählungsverletzung (**a**). Das Ausmaß der Verletzung lässt sich häufig erst bei Inspektion in Narkose darstellen (**b**, **c**)

Untersuchung indiziert, um die Beteiligung tieferer Strukturen wie des Rektums nicht zu übersehen (Abb. 9.18). Bei Verdacht der Verletzung von Urethra bzw. Vagina erfolgt eine Urethroskopie bzw. Vaginoskopie. Die Versorgung erfolgt in Abhängigkeit des

9.11 Radiologische Befunde nach Misshandlung

Franz Wolfgang Hirsch, Jan-Hendrik Gosemann, Ina Sorge und Martin Lacher

Schon immer hat sich der Radiologe bei der radiologischen Befundung nach Misshandlung als Partner des Kinderarztes/-chirurgen und als ein medizinischer Anwalt des

Kindes gesehen. Es ist seine Aufgabe, bei Verdacht auf eine körperliche Misshandlung die spezifischen Zeichen der aktiv zugefügten Gewalt zu erkennen, sie gegenüber Befunden durch die ebenso häufigen Unfallverletzungen differenzialdiagnostisch abzugrenzen und den begründeten Verdacht auf eine körperliche Misshandlung auch als solchen im Befund zu verbalisieren und interdisziplinär zu diskutieren. Ursprünglich auf das konventionelle Röntgen begrenzt, kann der Radiologe Befunde erheben, die hoch spezifisch für eine Kindesmisshandlung oder in ihrem komplexen Befundmuster verdächtig auf eine Kindesmisshandlung sind. Mit der Einführung der Ultraschalldiagnostik und später auch der Schnittbildgebung (CT und MRT) wurden Verletzungsmuster der Weichteile und insbesondere des intrakraniellen Raums der bildgebenden Diagnostik zugänglich.

- **Wann Bildgebung?**

Bei auffälliger Anamnese, klinischer Untersuchung, fehlender Plausibilität eines Traumaereignisses und/oder dem Befund einer sog. „sentinel injury" sollte – je nach Schwere der Symptomatik (insbesondere neurologische und abdominelle Symptome) – akut oder elektiv eine Bildgebung durchgeführt werden (Abb. 9.19).

- **Akutdiagnostik**

Die Abklärung einer Indikation zur akuten chirurgischen Intervention oder intensivmedizinischen Überwachung sollte – neben der konventionellen **Darstellung verletzter Skelettanteile in 2 Ebenen** – je nach Schweregrad der Verletzungsfolgen bzw. der **neurologischen** und/oder **abdominellen Symptome** erfolgen (Abb. 9.20).

Gemäß der grafisch dargestellten Abstufung sollte ein soporöser/komatöser Patient oder ein Patient mit anderen **neurologischen Auffälligkeiten** sowie rezidivierendem Erbrechen und/oder Bradykardie einer akuten zerebralen Schnittbildgebung zugeführt werden. Hier ist im Einzelfall, je nach Dringlichkeit und Stabilität des Patienten, abzuwägen, ob eine CT- oder MRT-Bildgebung erfolgen soll. Grundsätzlich ist insbesondere im Kindesalter aufgrund des Strahlenschutzes die MRT anzustreben. Bei vitaler Gefährdung ist jedoch weiterhin die schneller verfügbare CT mit Kontrastmittel (CCT + Scout) indiziert.

Auch ein Patient mit **akutem Abdomen** sollte eine initiale CT-Bildgebung (mit i.v.-Kontrastmittel) zum Ausschluss einer Hohlorganperforation oder relevanten abdominellen Blutung erhalten, wohingegen bei einem Patienten mit abdomineller Prellmarke (ohne peritonitische Reizung) zunächst die Sonographie ausreicht. Die Indikation zur Schnittbildgebung (CT vs. MRT) findet auf Facharztebene statt.

- **Sentinel injuries**

Die Identifikation von sog. „sentinel injuries" (Abb. 9.21) bei Kindern soll die Erkennungsrate und die Diagnostik von Misshandlungen verbessern.

Bei **Kindern <24 Monaten** gelten 3 Verletzungen als relevante „sentinel injuries":
— Rippenfrakturen
— abdominale Traumata
— intrakranielle Blutungen

bei **Kindern <12 Monaten** zusätzlich:
— Frakturen der langen Röhrenknochen (Ausnahme: distale Unterarmfraktur und Toddler-Fraktur)
— Kalottenfrakturen (außer bei einseitigen linearen Frakturen im Zusammenhang mit Sturz).
— Klavikulafrakturen

Das Auftreten einer der oben genannten Verletzungsfolgen in der dafür beschrieben Altersgruppe legt den dringenden Verdacht auf eine Kindesmisshandlung nahe. Daher ist in einer **interdisziplinären Falldiskussion**

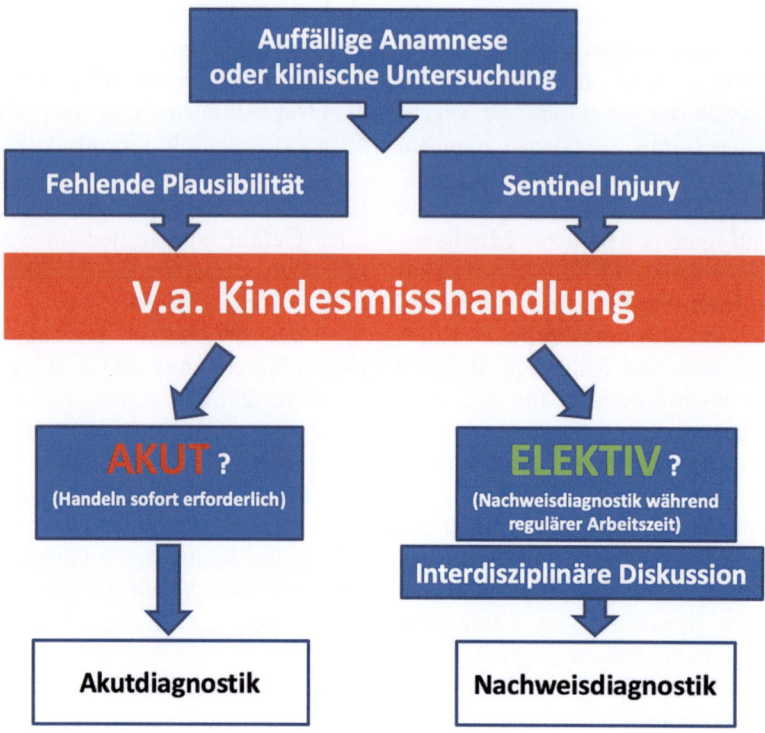

Abb. 9.19 Flowchart zur diagnostischen Vorgehensweise bei Verdacht auf Misshandlung

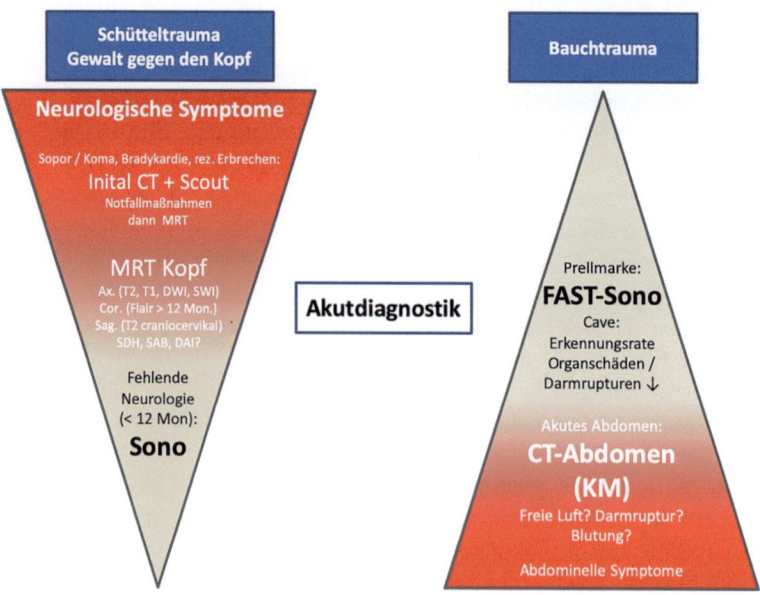

Abb. 9.20 Priorisierung der Akutdiagnostik in Abhängigkeit vom Zustand des Patienten

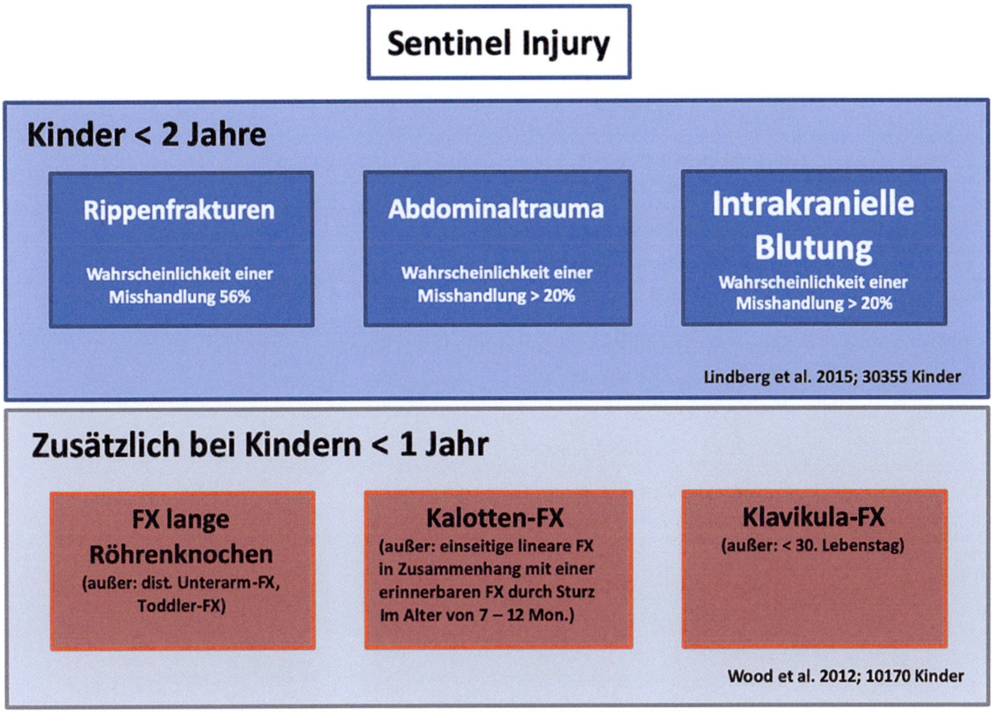

Sentinel Injury

Kinder < 2 Jahre

- **Rippenfrakturen** — Wahrscheinlichkeit einer Misshandlung 56%
- **Abdominaltrauma** — Wahrscheinlichkeit einer Misshandlung > 20%
- **Intrakranielle Blutung** — Wahrscheinlichkeit einer Misshandlung > 20%

Lindberg et al. 2015; 30355 Kinder

Zusätzlich bei Kindern < 1 Jahr

- **FX lange Röhrenknochen** (außer: dist. Unterarm-FX, Toddler-FX)
- **Kalotten-FX** (außer: einseitige lineare FX in Zusammenhang mit einer erinnerbaren FX durch Sturz im Alter von 7 – 12 Mon.)
- **Klavikula-FX** (außer: < 30. Lebenstag)

Wood et al. 2012; 10170 Kinder

Abb. 9.21 Altersabhängige „sentinel injuries" als Hinweis auf eine Misshandlung

(Kinderchirurgie/Pädiatrie und Kinderradiologie) die Indikation zur Durchführung einer **Nachweisdiagnostik (Skelettstatus)** sowie zur **Meldung bei der Kinderschutzgruppe** zu klären. In jedem Fall sollte bei jeglichem Verdacht auf Kindesmisshandlung die **stationäre Aufnahme** gemäß Richtlinie erfolgen.

- **Verletzungsmuster**

Neben den oben genannten „sentinel injuries" sollten die folgenden Verletzungsmuster in die Abwägung **Misshandlungsfolge vs. akzidentelles Trauma** einfließen und die genaue Überprüfung der Plausibilität des Traumahergangs, die Evaluation der Familienverhältnisse sowie ggf. eine Nachweisdiagnostik zur Folge haben (Abb. 9.22).

- **Nachweisdiagnostik**

Die Nachweisdiagnostik (Skelettstatus) wird nach interdisziplinärer Indikationsstellung gemäß AWMF-Leitlinie durch die Kollegen der Kinderradiologie durchgeführt (Abb. 9.23).

> Sollte sich aus den durchgeführten Untersuchungen der Verdacht auf eine Misshandlung erhärten, müssen die örtlichen Kinderschutzinstitutionen involviert werden.

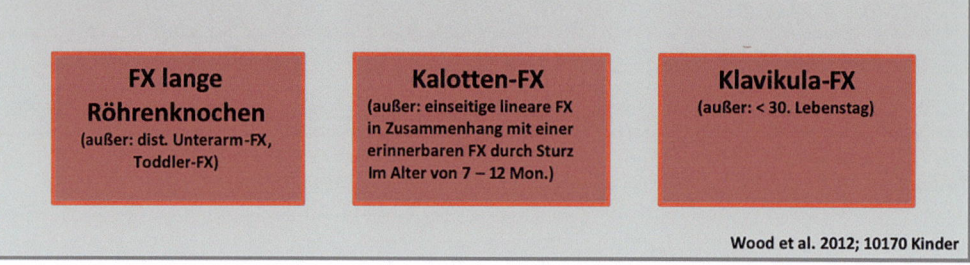

● Abb. 9.22 Bestimmte Verletzungsmuster müssen den Verdacht auf eine Misshandlung wecken

Nachweisdiagnostik

Verkürzte Empfehlung S3-Leitlinie AWMF 027-069 (2019)

Schädel a.p. u. seitl.	Wenn CCT + Knochenkernel -Verzicht Schädel-Rö.	**Forensische Sicherung Indikation - §23 RöV Am Folgetag - in Ruhe Radiologe anwesend „Babygramm" – obsolet**
Thorax a.p.	Ggf. Thoraxschrägaufnahmen bei fraglichem a.p. - Befund	
Beide Arme mit Händen a.p. Beide Beine mit Füßen a.p.	zusätzlich seitl. bei verdächtigem Befund a.p. bzw. d.v.	

● Abb. 9.23 Nachweisdiagnostik

Schon gewusst?

- Beim bildgebenden Nachweis von Rippenfrakturen, einer Hirnblutung oder einer abdominellen Parenchymverletzung ist bei kleinen Patienten bis zum Alter von 24 Monaten differenzialdiagnostisch an eine Misshandlung zu denken. Diese 3 genannten Verletzungen können als „sentinel injury" bezeichnet werden.
- Ein kompletter Skelettstatus sollte beim Auftreten einer dieser Verletzungen in dieser Altersgruppe zur Überprüfung einer potenziellen Misshandlung interdisziplinär diskutiert werden.
- Metaphysäre Kantenabsprengungen an den langen Röhrenknochen (Eck- und Korbhenkelfrakturen) sind in der Altersgruppe <24 Monate pathognomonisch für Misshandlungen.
- Rippenfrakturen sind in der Altersgruppe <24 Monate hoch suspekt für eine Misshandlung. Frakturen der langen Röhrenknochen und Kalottenfrakturen sind in der Altersgruppe bis 12 Monate suspekt für eine Misshandlung.

Weiterführende Literatur

Babcock L, Byczkowski T, Wade SL et al (2013) Predicting postconcussion syndrome after mild traumatic brain injury in children and adolescents who present to the emergency department. JAMA Pediatr 167:156–166. ▶ https://doi.org/10.1001/jamapediatrics.2013.434

Babl FE, Borland ML, Phillips N et al (2017) Accuracy of PECARN, CATCH, and CHALICE head injury decision rules in children: a prospective cohort study. Lancet 389:2393–2402. ▶ https://doi.org/10.1016/s0140-6736(17)30555-x

Beetz R, Thüroff JW, Stein R (2011) Kinderurologie in Klinik und Praxis. Georg Thieme, Stuttgart

Bennek J, Gräfe G (2001) Ambulante Chirurgie im Kindesalter. Deutscher Ärzteverlag, Köln

Bergmann F, Menzel C (2019) Extremitätenfrakturen im Kindes- und Jugendalter. Monatsschr Kinderheilkd 167:1039–1050. ▶ https://doi.org/10.1007/s00112-019-00785-y

Bird JH, Kumar S, Paul C, Ramsden JD (2017) Controversies in the management of caustic ingestion injury: an evidence-based review. Clin Otolaryngol 42:701–708. ▶ https://doi.org/10.1111/coa.12819

Calder P (2005) Pediatric fractures and dislocations. Lutz von Laer (Hrsg), Stuttgart: Thieme, 2004, 519 pp., 139, ISBN:3131353813. Injury 36:356. ▶ https://doi.org/10.1016/s0020-1383(04)00211-6

Choe MC, Gregory AJ, Haegerich TM (2018) What pediatricians need to know about the cdc guideline on the diagnosis and management of mTBI. Front Pediatr 6:1–4. ▶ https://doi.org/10.3389/fped.2018.00249

Clark KD, Tanner S (2003) Evaluation of the Ottawa Ankle Rules in children. Pediatr Emerg Care 19:73–78. ▶ https://doi.org/10.1097/00006565-200304000-00003

Do MKA, Mph DPMM, Md ICG (2017) Head and cervical spine evaluation for the pediatric surgeon. Surg Clin North Am 97:35–58. ▶ https://doi.org/10.1016/j.suc.2016.08.003

Eich C, Deitmer T (2016) Einführung zur S2K-Leitlinie interdisziplinäre Versorgung von Kindern nach Fremdkörperaspiration und Fremdkörperingestion. Laryngorhinootologie 95:320. ▶ https://doi.org/10.1055/s-0042-102623

Eich C, Sinnig M, Guericke H (2014) Acute care of children with burns. Notfall Rettungsmed 17:113–122. ▶ https://doi.org/10.1007/s10049-013-1809-4

Gregori D, Salerni L, Scarinzi C et al (2008) Foreign bodies in the upper airways causing complications and requiring hospitalization in children aged 0–14~years: results from the ESFBI study. Eur Arch Otorhinolaryngol 265:971–978. ▶ https://doi.org/10.1007/s00405-007-0566-8

Hasler C (2006) Frakturen an den oberen Extremitäten. In: Kinderorthopädie in der Praxis. Springer, Berlin, S 494–521

Hirsch FW, Sorge I, Roth C, Gosemann JH (2016) Accident or maltreatment? Radiographic X-ray patterns in non-accidental trauma: the concept of sentinel injuries. Radiologe 56:414–423. ▶ https://doi.org/10.1007/s00117-016-0102-1

Holmes JF, Brant WE, Bond WF et al (2001) Emergency department ultrasonography in the evaluation of hypotensive and normotensive children with blunt abdominal trauma. J Pediatr Surg 36:968–973. ▶ https://doi.org/10.1053/jpsu.2001.24719

Ikenberry SO, Jue TL, Anderson MA et al (2011) Management of ingested foreign bodies and food impactions. Gastrointest Endosc 73:1085–1091. ▶ https://doi.org/10.1016/j.gie.2010.11.010

Kramer RE, Lerner DG, Lin T et al (2015) Management of ingested foreign bodies in children. J Pediatr

Gastroenterol Nutr 60:562–574. ► https://doi.org/10.1097/mpg.0000000000000729

Kremer L, Voth M, Marzi I (2017) Frakturen der unteren Extremität im Kindesalter. Der Chirurg 88:891–902. ► https://doi.org/10.1007/s00104-017-0507-z

Kubiak R, Lange B (2017) Percutaneous collagen induction as an additive treatment for scar formation following thermal injuries: preliminary experience in 47 children. Burns 43:1097–1102. ► https://doi.org/10.1016/j.burns.2017.02.006

Lehner M, Deininger S, Wendling-Keim D (2019) Management des Schädel-Hirn-Traumas im Kindesalter. Monatsschr Kinderheilkd 167:994–1008. ► https://doi.org/10.1007/s00112-019-00770-5

Lindberg DM, Beaty B, Juarez-Colunga E et al (2015) Testing for abuse in children with sentinel injuries. Pediatrics 136:831–838. ► https://doi.org/10.1542/peds.2015-1487

Linnaus ME, Langlais CS, Garcia NM et al (2017) Failure of nonoperative management of pediatric blunt liver and spleen injuries. J Trauma Acute Care Surg 82:672–679. ► https://doi.org/10.1097/ta.0000000000001375

Lumba-Brown A, Yeates KO, Sarmiento K et al (2018) Centers for disease control and prevention guideline on the diagnosis and management of mild traumatic brain injury among children. JAMA Pediatr 172:e182853–13. ► https://doi.org/10.1001/jamapediatrics.2018.2853

Lustrin ES, Karakas SP, Ortiz AO et al (2003) Pediatric cervical spine: normal anatomy, variants, and trauma. Radiographics 23:539–560. ► https://doi.org/10.1148/rg.233025121

Notrica DM, Linnaus ME (2017) Nonoperative management of blunt solid organ injury in pediatric surgery. Surg Clin North Am 97:1–20. ► https://doi.org/10.1016/j.suc.2016.08.001

Notrica DM, Eubanks JW, Tuggle DW et al (2015) Nonoperative management of blunt liver and spleen injury in children. J Trauma Acute Care Surg 79:683–693. ► https://doi.org/10.1097/ta.0000000000000808

Peter SDS, Aguayo P, Juang D et al (2013) Follow up of prospective validation of an abbreviated bedrest protocol in the management of blunt spleen and liver injury in children. J Pediatr Surg 48:2437–2441. ► https://doi.org/10.1016/j.jpedsurg.2013.08.018

Russell KW, Barnhart DC, Madden J et al (2012) Non-operative treatment versus percutaneous drainage of pancreatic pseudocysts in children. Pediatr Surg Int 29:305–310. ► https://doi.org/10.1007/s00383-012-3236-x

Salzman M, Malley RNO (2007) Updates on the evaluation and management of caustic exposures. Emerg Med Clin North Am 25:459–476. ► https://doi.org/10.1016/j.emc.2007.02.007

Schiestl C, Stark GB, Lenz Y, Neuhaus K (2017) Plastische Chirurgie bei Kindern und Jugendlichen. Springer, Berlin

Schmittenbecher PP (2017) Frakturen der oberen Extremität im Kindes-/Wachstumsalter. Der Chirurg 88:451–466. ► https://doi.org/10.1007/s00104-017-0420-5

Schriek K, Sinnig M (2017) Thermal injuries: clinical and acute management in pediatric practice. Hautarzt 68:784–789. ► https://doi.org/10.1007/s00105-017-4037-x

Von Schweinitz D, Ure B (2013) Kinderchirurgie. Springer, Berlin

Singh I, Rohilla S, Siddiqui SA, Kumar P (2016) Growing skull fractures: guidelines for early diagnosis and surgical management. Childs Nerv Syst 32:1117–1122. ► https://doi.org/10.1007/s00381-016-3061-y

Voth M, Kremer L, Marzi I (2017) Frakturen der unteren Extremität im Kindesalter. Der Chirurg 88:983–994. ► https://doi.org/10.1007/s00104-017-0515-z

Wendling-Keim DS, König A, Dietz H-G, Lehner M (2016) Ambulatory or inpatient management of mild TBI in children: a post-concussion analysis. Pediatr Surg Int 33:249–261. ► https://doi.org/10.1007/s00383-016-4021-z

Wood JN, Feudtner C, Medina SP et al (2012) Variation in occult injury screening for children with suspected abuse in selected US children's hospitals. Pediatrics 130:853–60. ► https://doi.org/10.1542/peds.2012-0244

Wood JN, Fakeye O, Feudtner C et al (2014) Development of guidelines for skeletal survey in young children with fractures. Pediatrics 134:45–53. ► https://doi.org/10.1542/peds.2013-3242

Angeborene Fehlbildungen: Diagnose, Therapie und Langzeitbetreuung

Martin Lacher, Richard Wagner, Steffi Mayer, Frank-Mattias Schäfer und Maximilian Stehr

Inhaltsverzeichnis

10.1 Ösophagusatresie – 262

10.2 Darmatresien – 266
10.2.1 Duodenalatresie – 266
10.2.2 Dünndarm- und Kolonatresie – 268

10.3 Kongenitale Zwerchfellhernie – 272

10.4 Bauchwanddefekte – 277
10.4.1 Gastroschisis – 278
10.4.2 Omphalozele – 284

10.5 Kongenitale Lungenfehlbildungen – 289
10.5.1 „Congenital pulmonary airway malformation" (CPAM) – 291
10.5.2 Bronchopulmonale Sequestration – 294
10.5.3 Kongenitales lobäres Emphysem (CLE) – 296
10.5.4 Bronchogene Zyste – 297

10.6 Neurogene Blasenstörung – 297

Weiterführende Literatur – 303

© Springer-Verlag GmbH Deutschland, ein Teil von Springer Nature 2020
M. Lacher et al. (Hrsg.), *Kinderchirurgie für Pädiater*,
https://doi.org/10.1007/978-3-662-61405-1_10

Die Diagnostik und Behandlung von Fehlbildungen von Früh- und Neugeborenen ist ein Schwerpunkt vieler großer kinderchirurgischer Kliniken. Häufig lassen sich die Krankheitsbilder bereits in utero diagnostizieren und werden daher schon während der Schwangerschaft zwischen Kinderchirurgen, Pränatalmedizinern, Neonatologen und den werdenden Eltern besprochen (◨ Tab. 10.1). Ihre Behandlung wird interdisziplinär geplant. In den letzten beiden Dekaden sind auch bei Neugeborenen modernste Operationsverfahren mittels minimalinvasiver Chirurgie etabliert worden. Durch die großen Fortschritte in der Betreuung von Frühgeborenen und Neugeborenen mit komplexen operationsbedürftigen Fehlbildungen überleben heute sehr viele dieser Patienten und können später häufig ein ganz normales Leben führen. Um das zu erreichen, wird nicht nur eine optimale Diagnostik und Therapie benötigt, sondern auch eine gute Nachsorge. Das folgende Kapitel adressiert alle diese Aspekte mit besonderem Fokus auf das, was für den Pädiater wichtig ist.

10.1 Ösophagusatresie

Martin Lacher

- **Diagnose und operative Therapie**

Die Ösophagusatresie (ÖA) ist eine angeborene Kontinuitätsunterbrechung der Speiseröhre mit oder ohne Fistel zur Trachea (tracheoösophageale Fistel, TÖF) (◨ Abb. 10.1). Ihre Ätiologie ist nicht abschließend geklärt. Die Inzidenz liegt bei 3,16 pro 10.000 Lebendgeburten (Schweden). Das primäre Ziel der chirurgischen Behandlung ist ein Verschluss der TÖF und die Herstellung einer kontinuierlichen Speiseröhre. Üblicherweise erfolgt dieser Eingriff nicht als Notfall, sondern nach Abklärung der individuellen Situation innerhalb der ersten 48 Lebensstunden. Prinzipiell stehen für eine Versorgung der ÖA die konventionelle, rechtsseitige Thorakotomie und die rechtsseitige Thorakoskopie als gleichwertige Verfahren hinsichtlich Anastomoseninsuffizienzen und -strikturen, pulmonaler Komplikationen, Häufigkeit von gastroösophagealer Refluxkrankheit (GÖRK) und Notwendigkeit einer Fundoplikatio zur Verfügung.

Trotz der Möglichkeit früher postoperativer Komplikationen ist die langfristige Prognose und Lebensqualität von Patienten nach Korrektur einer ÖA mit distaler TÖF insgesamt gut. Dennoch besteht, abhängig von der Komplexität der Fehlbildung und dem Behandlungsverlauf, ein individuelles Risiko für langfristige Probleme sowie eine Belastungssituation für die ganze Familie. **Je nach Problemstellung müssen neben den Kollegen der Kinderchirurgie auch regelmäßig Spezialisten der Kindergastroenterologie, -pneumologie und -orthopädie sowie Ernährungs-, Ess-, Sprach-, Physio- oder Ergotherapeuten involviert werden.** Wenn eine Essstörung oder Sondenentwöhnung vordergründig ist, kommt **Kinderpsychologen oder -psychiatern** eine wichtige Rolle zu (◨ Tab. 10.2).

- **Postoperative Blickdiagnosen**
- Thoraxasymmetrie (nach Thorakotomie)
- Dystrophie
- Harlekin-Syndrom (einseitiges Schwitzen im Gesicht) (◨ Abb. 10.2)

- **Postoperative Untersuchung**
- **Ernährungsstatus**
- **Zahnstatus** (Karies als Hinweis für GÖRK?)
- **Thoraxasymmetrie,** Skoliose, Scapula alata
- Bei vorhandener **Gastrostomie:** Granulationsgewebe?
- Bei Zustand nach **Laparotomie:** Narbenhernie?

Tab. 10.1 Inzidenz und pränatale Diagnose wichtiger angeborener Fehlbildungen

Erkrankung	Inzidenz (pro Lebendgeburten)	Pränatale Diagnose in Deutschland (%)
Ösophagusatresie	3,16:10.000	32–63 %
Duodenalatresie	1:5–10.000	50 %
Dünndarmatresie	1,3–3,5:10.000	50 %
Kolonatresie	1:20.000	Selten
Kongenitale Zwerchfellhernie	2,3:10.000	70 %
Gastroschisis	2–5:10.000	90 %
Omphalozele	1–2.5:10.000	90 %
Angeborene Lungenfehlbildungen	1:10.000	75 %

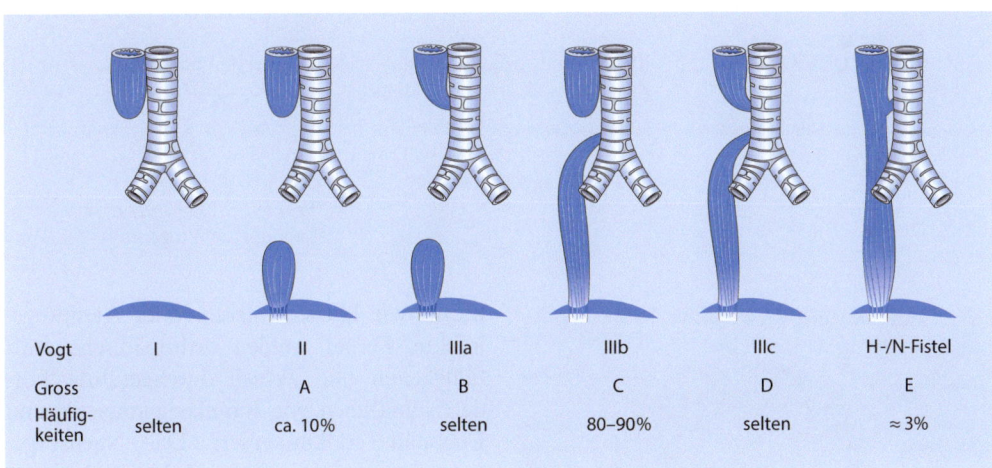

Abb. 10.1 Typen der Ösophagusatresie. (Adapt. nach Mayer S et al. 2020; mit freundl. Genehmigung von © Georg Thieme Verlag, Stuttgart, 2020)

Postoperative Betreuung

Kinder mit Zustand nach Ösophagusatresie können gemäß einem standardisierten Konzept der Selbsthilfegruppe KEKS e. V. nachgesorgt werden.

> In einem entsprechenden Nachsorgebuch, das dem Patienten nach erfolgter Korrekturoperation durch die behandelnde Klinik ausgehändigt wird, sind 15 Nachsorgeuntersuchungen (NU) vorgesehen. NU1 im Krankenhaus, NU2: 2 bis 8 Wochen nach KH-Entlassung, NU3: 3 bis 6 Monate nach OP, NU4: 10 bis 12 Monate nach OP bis NU15 im Alter von 18 Jahren.

Bei jeder dieser NU werden folgende Parameter erfasst: neue Diagnosen, Therapien und Operationen; Schluckverhalten, Essverhalten, Symptome für eine gastroösophageale Refluxerkrankung, gastrointestinale Symptome wie Dumping-Syndrom sowie pulmonale Sym-

Tab. 10.2 Früh- und Spätkomplikationen

Komplikation	Symptome	Management
Anastomoseninsuffizienz (8–18 %)	Mediastinitis, ggf. Pleuraempyem	„Minor leaks" (beim Kontrastmittelschluck geht der überwiegende Teil in den Magen): konservativ, „major leaks": ggf. operativ
Anastomosenstenose/-striktur (57 % in deutscher Kohorte)	Dysphagie	Dilatation mit pneumatischen Ballons oder Bougies (Erfolgsrate 58–96 %), Stenosenresektion, Strikturoplastik, Stenting sowie Ösophagusersatz mittels Interposition von Magen, Jejunum oder Kolon. Als medikamentöse Therapie kommen systemische oder lokal injizierte Steroide oder das lokal applizierte bzw. injizierte Zytostatikum Mitomycin C zum Einsatz
Rezidivfistel (Re-TÖF), Häufigkeit: 6–10 %	Mahlzeitenassoziierter Husten, Zyanoseanfälle und/oder Apnoen	Re-Intervention (endoskopisch oder chirurgisch)
Gastroösophageale Refluxerkrankung (GÖRK)	Husten, Atemwegsinfektionen, Karies, Gedeihstörung, Strikturen und Ösophagitis	Diagnostisch: Röntgenkontrastdarstellung, 24 h Impedanzmessung/pH-Metrie sowie ÖGD. Therapie: PPI (konservativ) vs. Fundoplikatio (operativ)

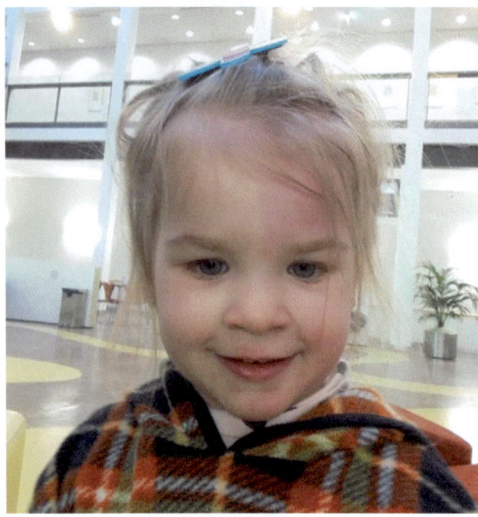

Abb. 10.2 Harlekin-Syndrom: rechtsseitige fehlende Gesichtsrötung 2 Jahre nach thorakoskopischer Korrektur einer Ösophagusatresie. (Mit freundl. Genehmigung der Eltern)

ptome wie Husten, Stridor oder Atemwegsinfekte. Ferner werden orthopädische Auffälligkeiten und aktuell durchgeführte Fördermaßnahmen wie Krankengymnastik und Logopädie dokumentiert. Das Nachsorgebuch kann unter ▶ www.keks.org bezogen werden.

- **Schwerpunkte der postoperativen Behandlung**
- - **Behandlung von Begleitfehlbildungen**

Die ÖA kann isoliert, zusammen mit weiteren Anomalien oder syndromal auftreten. Assoziierte Fehlbildungen werden bei ca. 50 % der Neugeborenen mit ÖA nachgewiesen und finden sich häufig im Akronym **VACTERL**: „Vertebral anomalies" (V), „Anorectal malformation" (A), „Cardiac anomalies" (C), „Tracheoesophageal fistula"

(T), „Esophageal atresia" (E), „Renal anomalies" (R) und „Limb anomalies" (L). Daher muss sich die Nachsorge auch an evtl. bestehende Begleitfehlbildungen richten.

▪▪ Behandlung der gastroösophagealen Refluxerkrankung (GÖRK)

Bei Kindern mit Ösophagusatresie besteht häufig eine GÖRK. Diese ist auf eine Dysmotilität der Speiseröhre, eine Abflachung des HIS-Winkels durch Zug am Ösophagus sowie durch eine „Inkompetenz" des Ösophagussphinkters (sog. „transient lower esophageal sphincter relaxation") zurückzuführen.

Eine klassische Symptomatik kann fehlen. Kinder mit ÖA haben häufig einen (asymptomatischen) GÖR, der mit Gedeihstörungen, pulmonalen Problemen, Strikturen und Ösophagitis einhergehen kann. Daher empfiehlt die ESPGHAN-NASPGHAN Leitlinie die PPI-Gabe bei GÖR-Nachweis, mindestens für das erste Lebensjahr.

Bei Verdacht auf GÖRK sollten zur Evaluation des Ausmaßes Kindergastroenterologen sowie ggf. Kinderpneumologen (z. B. bei Nachweis von Pneumonien, protrahierter bakterieller Bronchitis, chronischem Husten, suppurativer Lungenerkrankung oder Bronchiektasen) hinzugezogen werden.

Nur bei Versagen der medikamentösen Therapie, was jedoch nicht einheitlich definiert ist, ergibt sich die Indikation zur Antirefluxchirurgie (in der Regel Fundoplikatio).

Bei GÖRK sollte eine Endoskopie der Speiseröhre in regelmäßigen Abständen erfolgen, da das Risiko für ösophageale Metaplasien (Barrett-Ösophagus) erhöht ist und Einzelfälle von malignen Ösophagusneoplasien nach ÖA beschrieben wurden.

Bei Jugendlichen sollte rechtzeitig eine Transition an die Kollegen der Erwachsenenmedizin erfolgen.

▪▪ Behandlung von Atemwegserkrankungen und Tracheomalazie

Atemwegserkrankungen kommen bei Kindern mit Ösophagusatresie auch ohne GÖRK häufiger als bei anderen Kindern vor. Bronchitis und Lungenentzündungen treten häufiger auf und verlaufen schwerer als bei gesunden Kindern. Auch banale Infekte beeinträchtigen die Kinder länger. Eine Tracheomalazie (Luftröhrenerweichung) ist bei der Mehrzahl der Kinder mit ÖA während der ersten Lebensjahre vorhanden. Sie kann auch noch jenseits der ersten Lebensjahre zu Problemen (z. B. erhöhte Infektanfälligkeit des Bronchialsystems) führen.

> **Schon gewusst?**
>
> — Bei Anfertigung des initialen Röntgenbildes von Thorax bzw. Abdomen sollte ein Assistent leichten Druck auf die Schlürfsonde ausüben und im Moment der Röntgenaufnahme 50 ml Luft insufflieren. Damit dehnt sich der obere Blindsack auf und kontrastiert sich auf dem Röntgenbild. Die untere Fistel entspringt im ungünstigsten Falle auf Höhe der Carina. Daher kann der größtmögliche Abstand der beiden Ösophagusenden (bereits vor der Bronchoskopie im Rahmen der Narkoseeinleitung) auf der Neugeborenenintensivstation abgeschätzt werden.
> — Die Gabe von PPIs kann die Häufigkeit von Anastomosenstenosen nicht senken, sodass es hier keine evidenzbasierte Empfehlung für eine prophylaktische PPI-Therapie gibt.
> — Angedickte Nahrung kann bei Kindern mit GÖRK Erbrechen bei besserer Gewichtszunahme signifikant reduzieren, ohne dass sich jedoch in der Impedanzmessung Änderungen nachweisen lassen.

- Für die Oberkörperhochlagerung konnte bei Kindern unter 2 Jahren keine Wirkung auf den GÖR nachgewiesen werden.
- Die Beschwerden einer Tracheomalazie weisen innerhalb der ersten 2 Lebensjahre häufig eine spontane Besserung auf. Daher wird bei einem stabilen klinischen Verlauf mit guter körperlicher Entwicklung und fehlenden gehäuften pulmonalen Infekten, Apnoe- oder Zyanoseanfällen ein konservatives Vorgehen präferiert.
- Obwohl Malignome nach lokaler ösophagealer Applikation des Narben-hemmenden Zytostatikums Mitomycin C bei Kindern bisher nicht beobachtet wurden, sollten insbesondere diese Kinder lebenslang endoskopisch nachkontrolliert werden.

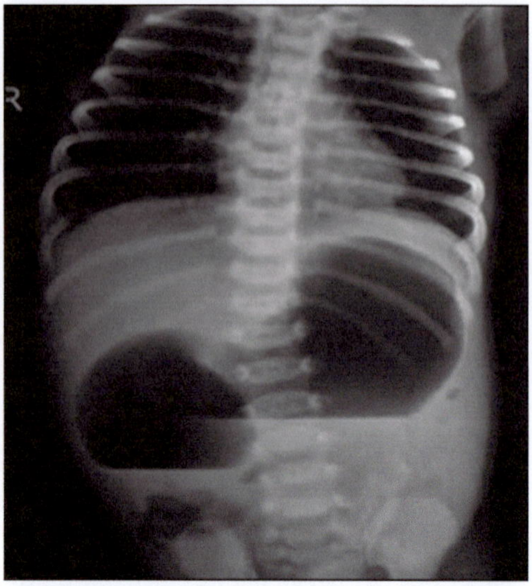

Abb. 10.3 Duodenalstenose mit Double-bubble-Zeichen

10.2 Darmatresien

Martin Lacher

Kongenitale intestinale Obstruktionen kommen bei etwa 1:2000 Lebendgeborenen vor und sind ein häufiger Grund für die Aufnahme auf einer Neugeborenenintensivstation. Morphologisch werden je nach Vorhandensein einer Kontinuität des Darmlumens (komplette) Atresien von Stenosen unterschieden. Darüber hinaus werden sie nach Lokalisation der Obstruktion unterteilt: duodenal, jejunoileal und kolonisch. Pränatal liegt häufig ein Polyhydramnion vor. Neugeborene fallen mit Symptomen einer intestinalen Obstruktion (galliges Erbrechen, Stuhlverhalt) auf. Sehr häufig kann bereits durch Betrachten der initialen Abdomenübersichtsaufnahme die Höhe der Obstruktion bestimmt und damit die Diagnose gestellt werden.

Die Therapie ist chirurgisch. Im Rahmen einer offenen oder laparoskopischen Exploration der Abdominalhöhle erfolgt eine primäre Anastomose mit oder ohne Resektion von kurzstreckigen Darmsegmenten. Kinder mit isolierten Darmatresien haben nach Wiederherstellung der Darmkontinuität eine exzellente Prognose.

10.2.1 Duodenalatresie

Martin Lacher

- **Diagnose und operative Therapie**

Bereits pränatal (28.–32. SSW) sind in 44 % der Fälle 2 flüssigkeitsgefüllte Strukturen (sog. Double-bubble-Zeichen) und in 32–82 % ein Polyhydramnion sichtbar; 30 % der Duodenalatresien sind mit einem Down-Syndrom assoziiert. Die Diagnose wird postnatal neben der Anamnese (postprandiales Erbrechen, meist gallig) im initialen Röntgenbild gestellt (Double-bubble-Zeichen, Abb. 10.3).

Im Rahmen eines offenen oder laparoskopischen Eingriffs wird eine Duodenoduodenostomie (sog. Diamond-shaped-Anastomose nach Kimura) oder Duo-

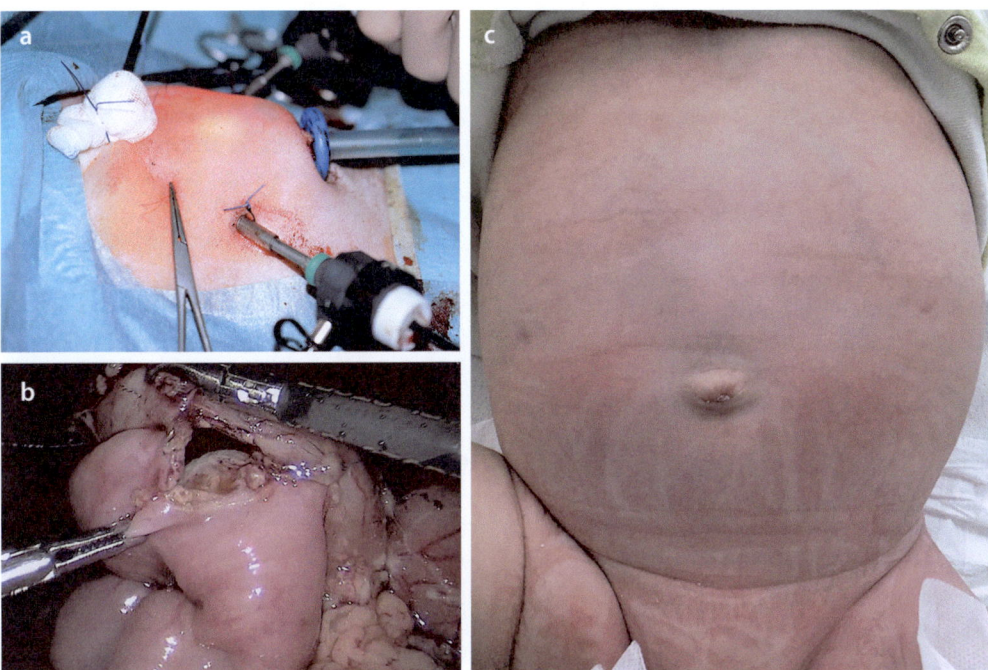

Abb. 10.4 Duodenalatresie, laparoskopische Korrektur. Trokarpositionen (**a**), Blick auf die Vorderwand nach Anastomose der Hinterwand mittels Stapler (**b**), 3 Monate postoperativ (**c**)

Tab. 10.3 Frühkomplikationen

Komplikation	Symptome	Management
Anastomoseninsuffizienz	Peritonitis	Sonographisch gesteuerte Drainage der Galle
Anastomosenstenose/-striktur	Unmöglichkeit des Kostaufbaus, fortwährender gleichbleibender Rückfluss über nasogastrale Sonde	Ggf. Reoperation, Neuanlage der Duodenoduodenostomie oder Duodenojejunostomie

denojejunostomie angelegt (Abb. 10.4). Alternativ können bei Vorliegen eines Webs ohne echte Atresie (5 %) eine vertikale Duodenostomie, Exzision des Webs und ein transversaler Verschluss durchgeführt werden.

- **Blickdiagnosen**
- skaphoides („eingefallenes") Abdomen bei kompletter Atresie
- Stigmata eines Morbus Down?

- **Untersuchung**
- Hinweise auf assoziierte Fehlbildungen wie anorektale Malformation (ARM) oder Herzfehler?
- Morbus Down: Ist das Kind obstipiert und gibt es damit Hinweise für einen Morbus Hirschsprung?

- **Postoperatives Management**

Postoperativ erhalten die Kinder zunächst eine parenterale Ernährung. Sofern während der OP keine transanastomotische Sonde gelegt wurde (Vorteil nicht belegt), beginnt der Kostaufbau erst, wenn der Rückfluss über die nasogastrale Sonde nicht mehr gallig ist.

- **Langzeitbetreuung und Prognose**

Die frühe postoperative Mortalität von Kindern mit Duodenalatresie ist extrem gering (<5 %) und v. a. durch assoziierte (meist kardiale) Malformationen bedingt. Langzeitkomplikationen sind nach erfolgreicher Korrekturoperation eher selten. Daher beschränkt sich die Rolle des Pädiaters auf die Überprüfung eines normalen Gedeihens und den Ausschluss von Frühkomplikationen wie Narbenhernien. In seltenen Fällen sind eine verzögerte Magenentleerung, Megaduodenum, sog. „blind-loop syndrome" und Adhäsionsileus beschrieben (◘ Tab. 10.3).

> **Schon gewusst?**
>
> - Bei **85 %** der Duodenalatresien liegt die Obstruktion **distal der Ampulla vateri**.
> - Bei **45–65 %** liegen **zusätzliche Malformationen** vor. Trisomie 21 und Herzfehler machen jeweils 30 % aus, gefolgt von Fehlbildungen des Gastrointestinaltraktes in 25 % der Fälle. Weitere assoziierte Fehlbildungen beinhalten die Ösophagusatresie (8 %), anorektale Malformationen (4 %), und skeletale Fehlbildungen. Weitere intestinale Atresien liegen nur in ca. 1 % der Fälle vor, daher muss im Rahmen der initialen Korrekturoperation auch nicht explizit danach gesucht werden.
> - Das typische **Double-bubble**-Zeichen kann häufig **fehlen**. Auf der Abdomenübersichtsaufnahme findet sich bei inkompletter Atresie (Web oder Stenose) Luft auch im unteren Abdomen. Daher ist es ratsam, bei der initialen Abdomenübersichtsaufnahme wenige Sekunden vor der Aufnahme ca. **40–60 ml Luft über die nasogastrale Sonde** zu applizieren, um ein mögliches „Double-bubble" eindeutig nachzuweisen.
> - Der **gallige Rückstau** über die nasogastrale Sonde wird postoperativ zunächst **heller** und **dann weniger**.
> - Etwa 45 % der Patienten mit Duodenalatresie werden zu früh geboren.

10.2.2 Dünndarm- und Kolonatresie

Martin Lacher

- **Diagnose und operative Therapie**

Ungefähr die Hälfte aller Dünndarmatresien kann heute pränatal diagnostiziert werden. **Je proximaler die Atresie, desto wahrscheinlicher ist eine pränatale Diagnose** (Jejunalatresie: 66 %, Ileumatresie: 26 %). Dilatierte Darmschlingen oder ein Polyhydramnion sind hinweisend. Auch wenn diese Zeichen eine Atresie suggerieren, sind sie nicht pathognomonisch. Ein Polyhydramnion kann insbesondere in der Frühschwangerschaft oder bei distalen Obstruktionen (Ileumatresie, Kolonatresie) fehlen. Viele Fälle von jejunoilealer Atresie sind pränatal nicht bekannt.

> **Postnatal kommt es zu galligem Erbrechen.**

Dies tritt umso früher auf, je proximaler die Atresie lokalisiert ist. Die Diagnose der jejunoilealen Atresie wird anhand des initialen Röntgenbilds des Abdomens gestellt. Die geschluckte Luft dient hierbei als positives Kontrastmittel. Sofern keine Obstruktion vorliegt, erreicht diese nach 1 h die proximalen Dünndarmschlingen und nach 3 h die distalen. Abweichende Befunde können sich bei schlechtem AZ des Kindes oder Trink-/Saugschwäche ergeben. Patien-

Angeborene Fehlbildungen: Diagnose, Therapie …

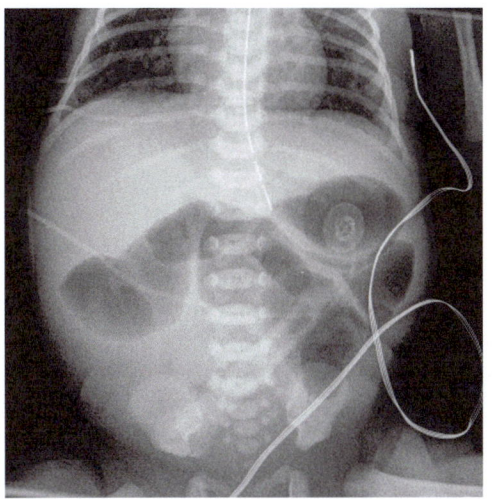

Abb. 10.5 Röntgen Abdomenübersicht. Jejunalatresie mit einer großen, dilatierten proximalen Darmschlinge

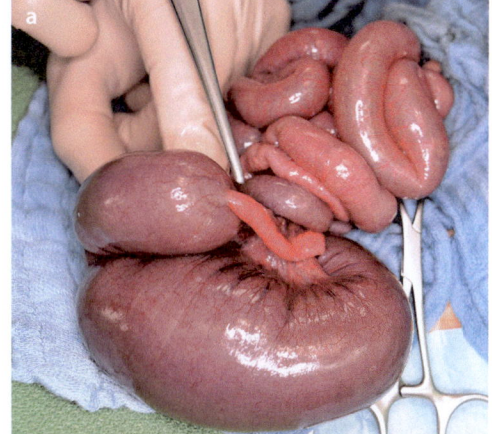

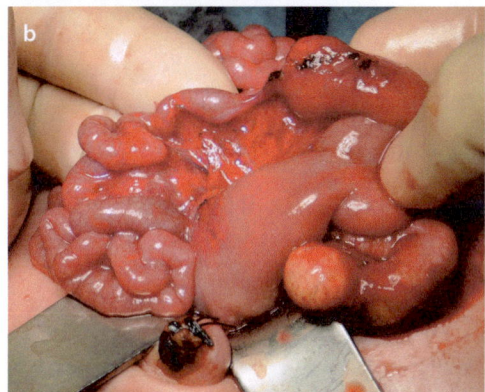

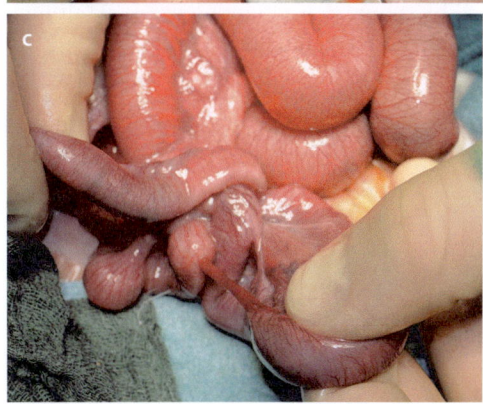

Abb. 10.6 Varianten der Dünndarmatresie. Jejunalatresie Typ I (stenosierende Membran) mit dilatiertem Jejunum und nachgeschaltetem hypoplastischen Dünndarm (**a**), Jejunalatresie Typ II (fibröser Strang zwischen 2 atretischen Darmenden) (**b**), Ileumatresie (zus. V-förmiger Mesenterialdefekt) (**c**)

ten mit Jejunalatresie haben auf der Übersichtsaufnahme des Abdomens nur eine große oder wenige, flüssigkeitsgefüllte, dilatierte Darmschlingen, das restliche Abdomen ist luftleer (Abb. 10.5).

Im Rahmen eines offenen (Abb. 10.6) oder laparoskopisch assistierten Eingriffs wird je nach Lokalisation der Obstruktion und vorliegender Pathologie einen **End-zu-End-Anastomose („end-to-back")** zwischen dem dilatierten und hypertrophierten proximalen Darm und dem atretischen hypoplastischen distalen Darm gebildet. Hierbei kann der proximale Darm verschmälert („getapert") werden. Die Anlage eines Enterostomas ist die Ausnahme.

Intraoperativ wird der gesamte Darm durchmustert und der am weitesten distal gelegene (atretische) Darmabschnitt mit einem feinen Katheter (z. B. Magensonde) intubiert und mit warmer Kochsalzlösung gespült, um eine zusätzliche distale Obstruktion bzw. Atresie auszuschließen. Dies muss zwingend durchgeführt werden, da in **10 % der Fälle multiple Atresien vorliegen.**

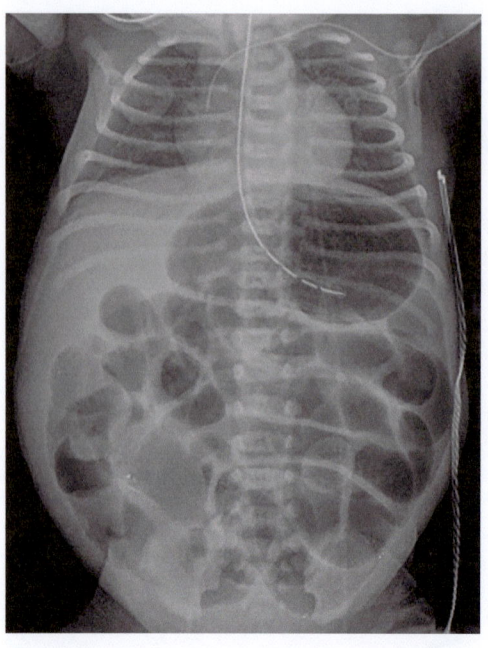

Abb. 10.7 Röntgen Abdomenübersicht. Viele dilatierte Darmschlingen als Zeichen einer tiefen intestinalen Obstruktion

- **Präoperative Blickdiagnosen**
- Röntgenbild (◘ Abb. 10.5, ◘ Abb. 10.7)
- Skaphoides (‚eingefallenes') Abdomen bei hoher (jejunaler) Atresie

- Ausladendes Abdomen bei distaler Atresie (Ileum, Kolon)
- Das abgesetzte Mekonium kann normal aussehen, häufiger imponiert es jedoch gräulich und/oder wird in kleinen „Klumpen/Plugs" abgesetzt.
- Etwa 10 % der Kinder mit jejunoilealer Atresie haben aufgrund einer intrauterinen Perforation eine Mekoniumperitonitis, die im initialen Röntgenbild typische „eierschalenartige" Verkalkungen aufweist (◘ Abb. 10.8).

- **Präoperative Untersuchung**

Hinweise auf assoziierte Fehlbildungen wie **anorektale Malformation (ARM)** oder **Herzfehler?**

- **Präoperatives Management**
- Eine gefährliche Differenzialdiagnose ist der sog. „midgut" Volvulus (Verdrehung eines malrotierten Darms um die A. und V. mesenterica superior). Die Kinder haben ebenso in der Frühphase ein weiches, nicht ausladendes Abdomen und galliges Erbrechen.
- Jedes Kind mit Verdacht auf ileojejunale Atresie sollte präoperativ einen Kolonkontrasteinlauf erhalten. Hier-

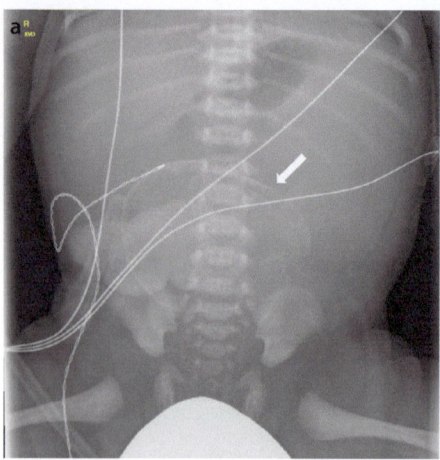 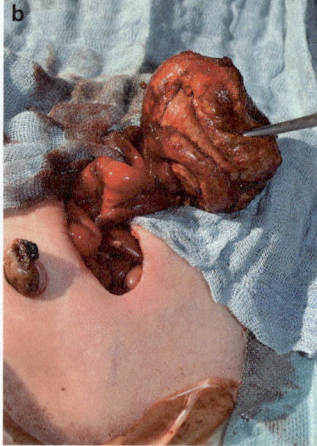

Abb. 10.8 Mekoniumpseudozyste. Röntgen Abdomenübersicht, Blickdiagnose: sog. "Egg-shell"-Kalzifikation im Mittelbauch *Pfeil*, (**a**), intraoperatives Äquivalent (**b**)

Tab. 10.4 Früh- und Spätkomplikationen

Komplikation	Symptome	Management
Proximale Obstruktion	Galliger Rückstau über die Magensonde/galliges Erbrechen	Malrotation intraoperativ ausgeschlossen? Ladd-Prozedur durchgeführt?
Postoperativer Ileus	Galliger Rückstau über die Magensonde/galliges Erbrechen, ausladendes Abdomen, Stuhlverhalt	Ggf. Kolonkontrasteinlauf. Wurde eine distale Obstruktion oder Stenose prä- oder intraoperativ ausgeschlossen?
Anastomoseninsuffizienz	Peritonismus	Ggf. Relaparotomie, Enterostomaanlage
Anastomosenstenose	Intestinale Obstruktion, galliger Rückstau über die Magensonde/galliges Erbrechen	Reoperation 4 bis 6 Wochen nach initialem Eingriff erwägen

durch wird die Kontinuität des Kolons dokumentiert, was die Operation verkürzt, da das Kolon intraoperativ nicht auf Durchgängigkeit überprüft werden muss.

- **Postoperatives Management**

Eine transiente gastrointestinale Dysfunktion tritt regelhaft ein. Postoperativ erhalten die Kinder zunächst eine parenterale Ernährung. Der Kostaufbau erfolgt erst, sobald der Rückfluss über die nasogastrale Sonde weniger gallig oder heller geworden ist. Der Beginn der Darmfunktion ist sehr variabel. Kinder mit proximalen Anastomosen benötigen länger als Neonaten mit distalen Anastomosen (◻ Tab. 10.4).

- **Langzeitbetreuung und Prognose**

Sofern keine weiteren Fehlbildungen vorliegen entwickeln sich Kinder mit Dünndarmatresie/Kolonatresie nach Wiederherstellen der Darmkontinuität völlig normal. **Daher beschränkt sich die Rolle des Pädiaters auf die Überprüfung eines normalen Gedeihens und Ausschluss von Frühkomplikationen wie Narbenhernien.**

Die langfristige Prognose und Lebensqualität von Patienten nach Korrektur einer Dünndarmatresie wird v. a. durch die **verbliebene Darmlänge** (Normwert für reife Neugeborene: ca. 250 cm), Komorbiditäten (z. B. Gastroschisis, Trisomie 21) oder Komplikationen wie Darmperforation oder Sepsis bestimmt. Ein **Kurzdarmsyndrom** ist ein Zustand der Malabsorption, bei dem die verbleibende intestinale Funktion nicht zur Hydratation, der Homöostase der Elektrolyte und einem Gedeihen ausreicht. Kinder mit einer Darmlänge <100 cm werden zumindest kurze Zeit TPN benötigen. Neugeborene mit <25 cm Dünndarm werden langfristig auf TPN angewiesen sein und ggf. auch chirurgischer Eingriffe zur Verlängerung des Dünndarms (sog. „intestinal lengthening procedures") bedürfen. Zu den weiteren Prognosefaktoren gehören die **Lokalisation der Atresie** (Ileum adaptiert besser als Jejunum), das Gestationsalter und damit die Reife des Darms (Frühgeborene haben ein größeres Potenzial für postnatales Darmwachstum) sowie **Vorhandensein der Ileozökalklappe.** Atresien des rechtsseitigen Kolons werden primär anastomosiert, die des linksseitigen Kolons erhalten in der Regel ein Kolostoma mit späterer Anastomose.

> **Schon gewusst?**
>
> - Die Ätiologie der Dünndarmatresien wurde von Prof. Christiaan Barnard (erste Herztransplantation am 03.12.1967 in Kapstadt, Südafrika) beschrieben (Louw JH, Barnard CH. Congenital intestinal atresia: observation on its origin. Lancet 1955; 269:1065–1067).
> - Der normale Dünndarm eines reifen Neonaten (36.–40. SSW) ist 250 cm lang. In der 27.–31. SSW beträgt die Darmlänge etwa 160 cm.
> - Der gallige Rückstau über die nasogastrale Sonde wird postoperativ zunächst heller und dann weniger.
> - Etwa 40 cm Dünndarm braucht ein reifes Kind, um eine Chance zu haben, voll enteral (ohne TPN) ernährt zu werden.
> - Auch wenn Kinder mit Kolonatresie nur ca. 1 % aller Darmatresien ausmachen, weisen diese Kinder Besonderheiten auf. So können z. B. ein Morbus Hirschsprung, komplexe urogenitale Fehlbildungen, multiple Darmatresien sowie Skelettfehlbildungen assoziiert sein. Im Rahmen jedes operativen Eingriffes bei Kolonatresie sollte daher eine Rektumbiopsie zum Ausschluss eines Morbus Hirschsprung entnommen werden.
> - Da eine Haustrierung im Kolon bei Neonaten fehlt, ist die distale Ileumatresie präoperativ kaum von der proximalen Kolonatresie zu unterscheiden. Der Kolonkontrasteinlauf zeigt in beiden Fällen ein „unused colon".
> - Typ-III (apple peel) oder Typ-IV (multiple) Atresien weisen eine familiäre Häufung auf. Bei der Jejunalatresie wurde bei Zwillingen eine Häufigkeit von 3–4 %, sowie ein Wiederholungsrisiko von 18 % bei Geschwisterkindern von Eltern beschrieben, die multiple (Typ-IV) Atresien hatten.

10.3 Kongenitale Zwerchfellhernie

Richard Wagner und Martin Lacher

Die kongenitale Zwerchfellhernie (CDH) ist eine Fehlbildung, bei der es durch einen Defekt des sich entwickelnden Zwerchfells zur Hernierung von Abdominalorganen (Magen, Darm, Milz, Leber) in den Thorax kommt (◘ Abb. 10.9). Ein Großteil der Defekte tritt linksseitig (85 %) sowie dorsolateral (sog. Bochdalek-Hernie; 95 %) auf. Die Erkrankung ist eine der häufigsten kongenitalen Fehlbildungen (2–3:10.000 Lebendgeburten) und für ca. 2 % aller Todesfälle im Kindesalter verantwortlich.

> Die hohe Mortalität (ca. 30 %) und Langzeitmorbidität wird v. a. durch eine pulmonale Hypoplasie und persistierende pulmonale Hypertension hervorgerufen.

In 70 % der Fälle wird die Diagnose bereits pränatal durch Ultraschall gestellt. Aufgrund häufig lebensbedrohlicher Atemnot sind in der Regel eine umgehende postnatale endotracheale Intubation sowie intensivmedizinisches Management notwendig. Schwere Fälle benötigen vorübergehend zur Entlastung der Lunge und Protektion vor ventilationsbedingtem Barotrauma eine extrakorporale Membranoxygenierung (ECMO). Nach intensivmedizinischer Stabilisierung kann die chirurgische Versorgung des diaphragmatischen Defektes minimalinvasiv (Thorakoskopie vs. Laparoskopie) oder offen chirurgisch (Laparotomie vs. Thorakotomie) erfolgen. Sehr große Defekte werden häufig mittels Patch verschlossen.

Die Nachsorge dieser Kinder sollte aufgrund der bekannten Langzeitmorbidität in spezialisierten Zentren erfolgen. Die häufigsten Komplikationen umfassen ein Rezidiv des Zwerchfelldefektes, Darmadhäsionen, Atemwegserkrankungen und eine gastroösophageale Refluxerkrankung (GÖRK).

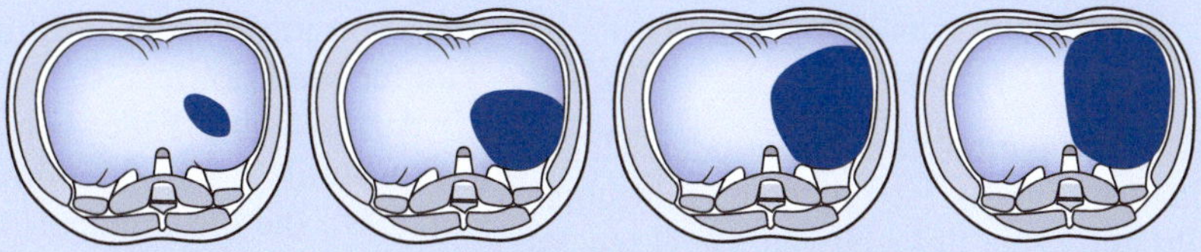

Angeborene Fehlbildungen: Diagnose, Therapie …

	A	B	C	D
Defekttyp (CDHSG)	kleiner Defekt	großer Defekt	sehr großer Defekt	Zwerchfell-agenesie
Defektgröße (Anteil am ipsilateralen Zwerchfell)	<10%	10 - 50%	>50%	
Inzidenz	14%	40%	33%	13%
Mortalität	<1%	5%	23%	46%
Frührezidiv	1%	1%	3%	4%

Abb. 10.9 Bochdalek-Zwerchfellhernie. Defekttypen und assoziierte Mortalität. CDH Study Group (CDHSG)-Klassifikation. (Mod. nach Tsao und Lally 2008)

Diagnose, präoperatives Management und operative Therapie

Die CDH ist charakterisiert durch eine Herniation von Abdominalorganen in den fetalen Thorax durch einen Defekt im Zwerchfell.

> Heute werden 70 % der Fälle pränatal im Ultraschall (18.–20. SSW) diagnostiziert.

Dieser kann folgende Pathologien zeigen: Polyhydramnion, fehlende Magenblase, intrathorakale Bauchorgane und Mediastinalshift. Anhand verschiedener sonographisch erfasster Parameter kann die postnatale Prognose des Fetus mit CDH eingeschätzt werden:
- Die Lungen-zu-Kopf-Ratio (sog. „lung-to-head ratio" [LHR]) als Absolutwert bzw. als prozentualer Anteil der für das Gestationsalter normalen LHR (sog. „observed/expected" [o/e] LHR). Dabei wird das Lungenvolumen der zum Defekt kontralateralen Lunge zum biparietalen Kopfumfang als „Normalisierung" für das variable Wachstum in der Fetalperiode ins Verhältnis gesetzt, um das Ausmaß der pulmonalen Hypoplasie und der Überlebenswahrscheinlichkeit abzuschätzen (◘ Tab. 10.5).

Tab. 10.5 Korrelation der „observed/expected lung-to-head ratio" (o/e LHR) mit dem Ausmaß der pulmonalen Hypoplasie und dem prognostizierten Überleben

o/e LHR (%)	Ausmaß der pulmonalen Hypoplasie	Prognostiziertes Überleben (%)
<15	Extrem	0
15–25	Schwer	20
26–45	Moderat	30–60
>45	Mild	>75

› Eine LHR <1 bzw. eine o/e LHR <25 % gehen mit einer schlechten Prognose einher.

– Die Herniation von Leber oder Magen in den Thorax ist mit einer schlechten Prognose bei linksseitigen Defekten assoziiert.
– Rechtsseitige Defekte haben eher eine ungünstigere Prognose.
– Liegen weitere Fehlbildungen vor (z. B. strukturelle Herzfehler), steigt die postnatale Mortalität signifikant.

Im Falle einer pränatalen sonographischen Diagnosestellung sind in der Regel eine Amniozentese und genetische Konsultation zum Ausschluss chromosomaler Anomalien (fetaler Karyotyp oder Microarray) sowie eine fetale MRT angezeigt. Letztere ist dem pränatalen Ultraschall im Nachweis von assoziierten Fehlbildungen überlegen.

Als pränatale Therapie steht die intratracheale fetoskopische Platzierung eines Ballons (sog. fetoskopische endoluminale Trachealokklusion, FETO) zur Verfügung. Diese wird aktuell in 2 multizentrischen, randomisiert kontrollierten Studien an Patienten mit isolierter CDH und schwerer bzw. moderater Lungenhypoplasie untersucht (► www.totaltrial.eu). Die vorübergehende Okklusion der fetalen Trachea führt zur Akkumulation von Lungenflüssigkeit und damit vermutlich zu einer Expansion der Lunge. Der für die Trachealokklusion verwendete Ballon wird in der Regel elektiv in der 34. SSW entfernt.

Unmittelbar postnatal werden Kinder mit CDH intubiert und sediert sowie intensivmedizinisch betreut. Zum präoperativen Management gehören ferner: Röntgenaufnahme des Thorax (◘ Abb. 10.10); arterieller Zugang; restriktives Flüssigkeitsmanagement in den ersten 24 h (40 ml/kgKG/Tag); nasogastrale Sonde; total parenterale Ernährung; Echokardiographie zur Evaluation der Herzanatomie, pulmonalen Hypertension, Vorhandensein/Richtung von intrakardialen Shunts und ventrikulärer Funktion.

Ausgewählte Fälle benötigen eine extrakorporale Membranoxygenierung (ECMO), die die Lungenfunktion vorübergehend ersetzt, der hypoplastischen Lunge erlaubt zu wachsen und ein mögliches beatmungsassoziiertes Barotrauma verringern soll.

Sobald der Neonat klinisch stabil ist, wird der **(Bochdalek-)**Zwerchfelldefekt entweder von abdominal (Laparotomie, selten Laparoskopie) oder von thorakal (Thorakoskopie, selten Thorakotomie) verschlossen. Große Defekte, die nicht primär verschlossen werden können, erhalten einen synthetischen (meist Polytetrafluorethylen) oder körpereigenen Patch.

› Eine präoperative Stabilisierung der Patienten ist essenziell und prognostisch relevant. Daher wird der Korrektureingriff elektiv und nicht notfallmäßig durchgeführt.

Ein günstiger OP-Zeitpunkt liegt bei folgenden Parametern vor: F_iO_2 <40 %, echokardiographisch nicht-dilatierter rechter Ventrikel, Pulmonalarteriendrücke < systemischer Blutdruck. Diese Konstellation ist meist nach 2 bis 4 Tagen erreicht. Der optimale OP-Zeitpunkt wird jedoch weiterhin kontrovers diskutiert und ist Gegenstand aktueller Forschung.

- **Blickdiagnosen**
– postnatales Röntgenbild Thorax/Abdomen (◘ Abb. 10.10a, b)
– diaphragmatische Eventration („Relaxatio diaphragmatica") mit einseitig hochstehendem jedoch scharf begrenzten, intakten Zwerchfell (◘ Abb. 10.10c)
– Pallister-Killian-Syndrom („mosaic tetrasomy 12p"): ZNS-Anomalien, kurze

Angeborene Fehlbildungen: Diagnose, Therapie …

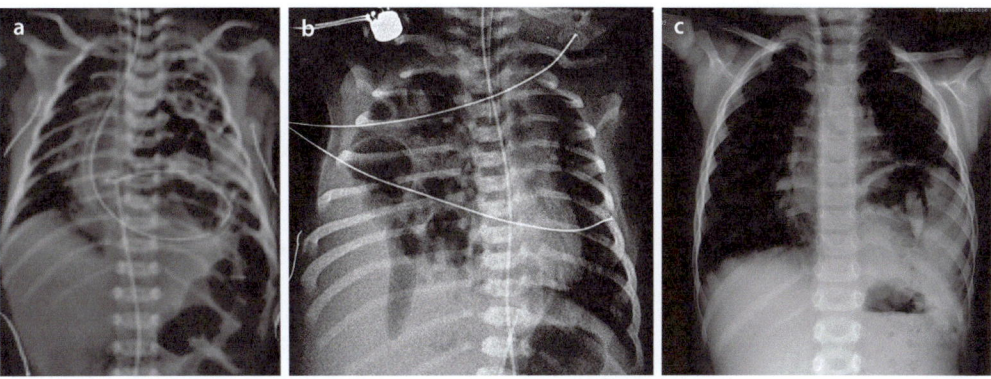

Abb. 10.10 Röntgenübersichtsaufnahme. Kongenitale Zwerchfellhernie (Bochdalek) links mit Herniation von Darm und Magen (Lage Magensonde!) (**a**) und rechts mit Herniation von Leber und Darm (**b**). Relaxatio diaphragmatica links (**c**). (Mit freundl. Genehmigung von Dr. med. Ina Sorge, Leipzig)

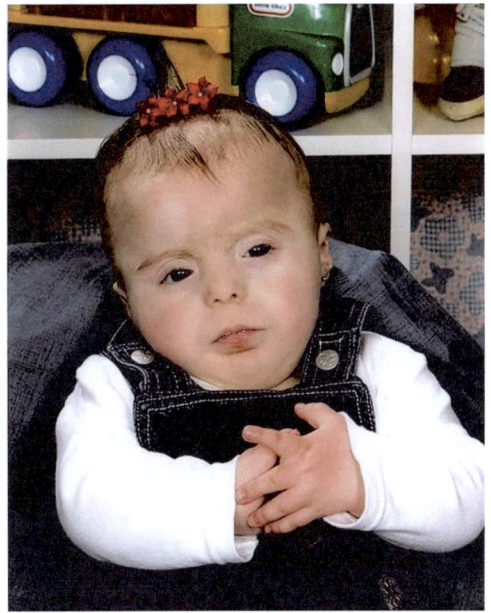

Abb. 10.11 Pallister-Kilian-Syndrom, 3 Monate altes Mädchen. (Mit freundl. Genehmigung der Eltern)

Extremitäten, grobe Gesichtszüge, mentale Retardierung (**Abb. 10.11**)
- Fryns-Syndrom: faziale Dysmorphie, Lippen-Kiefer-Gaumen-Spalte, Hypertelorismus, urogenitale und kardiovaskuläre Anomalien
- Cantrell-Pentalogie: supraumbilikaler Mittelliniendefekt von Herz, Perikard, Thorax, Zwerchfell (Morgagni-Hernie) und Bauchwand
- Thoraxdeformitäten im postoperativen Verlauf (vor allem bei Zustand nach Thorakotomie) (**Abb. 10.12**)

■ **Begleitfehlbildungen**

Etwa 50 % der Neonaten mit CDH haben mindestens eine assoziierte Anomalie; 10–35 % weisen chromosomale Aberrationen auf (Trisomie 13, 18 und 21). Die häufigsten Fehlbildungen sind kongenitale Herzfehler (25–30 %), gastrointestinale (2–10 %), urogenitale (5–10 %), respiratorische (2–5 %), muskuloskeletale (1–15 %) sowie ZNS-Fehlbildungen (1–10 %). Bei Kindern mit Begleitfehlbildungen ist das postnatale Überleben deutlich vermindert (21 %).

■ **Postoperatives Management**

Postoperativ wird die mechanische Beatmung sukzessive reduziert. Die enterale Ernährung wird bei Ausbleiben oder nach Sistieren eines evtl. auftretenden postoperativen Ileus begonnen. Alle Kinder sollten

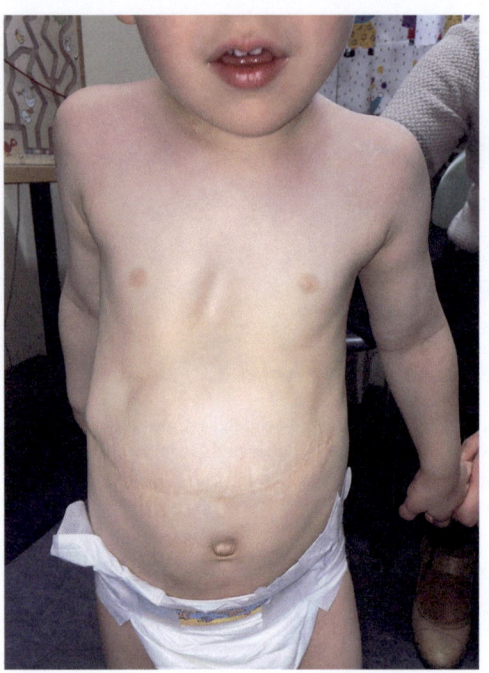

Abb. 10.12 Brustwanddeformität 3 Jahre nach Verschluss einer Zwerchfellhernie mit Patch und kompliziertem Verlauf (mehrere Operationen)

aufgrund des assoziierten Auftretens einer GÖRK im ersten Lebensjahr prophylaktisch eine medikamentöse Antirefluxtherapie (PPI) erhalten.

- Komplikationen
- - Frühkomplikationen
- Infektionen/Sepsis, Blutungen (v. a. Neonaten unter ECMO-Behandlung)
- **Frührezidive**; diese sind häufiger bei Kindern mit
  - Defekten der Klasse C und D (2 % höheres Risiko)
  - Zustand nach ECMO-Therapie
  - Patchverschluss (7–15 %)
  - Zustand nach minimalinvasivem Verschluss mit Patch (Odds Ratio 4,29 gegenüber offenem Patchverschluss)
  - rechtsseitiger Hernie.
- Chylothorax (5 %; höher nach Patchverschluss und bei Neonaten unter ECMO)
- Pleuraerguss (häufig, meist keine Drainage erforderlich)
- abdominales Kompartmentsyndrom.

- **Langzeitbetreuung und Prognose**

Die CDH hat neben der Frühmorbidität v. a. auch eine hohe Wahrscheinlichkeit für Langzeitfolgen. Daher müssen die Patienten in einer spezialisierten multidisziplinären Einrichtung möglichst lebenslang nachbetreut werden. Sowohl Morbidität als auch Mortalität sind direkt vom Grad der pulmonalen Hypoplasie und Schwere der pulmonalen Hypertension abhängig (Tab. 10.6).

> **Schon gewusst?**
> - Aktuell geht man davon aus, dass die Lungenhypoplasie nicht ausschließlich durch die externe mechanische Kompression der Lunge durch die Bauchorgane entsteht, sondern schon vor dem physiologischen Verschluss des Zwerchfells auftritt. Diese durch eine ungeklärte Ursache anlagebedingte pulmonale Hypoplasie betrifft wahrscheinlich beide Lungen im Sinne eines „first hit". Die zusätzliche Kompromitierung der ipsilateralen Lunge durch die Herniation von Abdominalorganen in den Thoraxraum aufgrund des Zwerchfelldefekts führt zu einem „second hit" und verschlimmert die initiale Lungenhypoplasie (sog. **„dual hit hypothesis"**).
> - Bei der **fetoskopischen endoluminalen Trachealokklusion** (FETO) wird ein Ballon im 2. Trimenon in der fetalen Trachea platziert, um eine Ansammlung von Lungenflüssigkeit und damit einen Dehnungsreiz der Lungen zu induzieren. Dieser Ballon sollte in

◘ **Tab. 10.6** Spätkomplikationen

Pulmonal	– chronische Lungenerkrankung, Lungenfunktionsstörung (30-50 %, sekundär durch pulmonale Hypoplasie und Langzeitbeatmung)
Gastrointestinal	– Gastroösophageale Refluxkrankheit und Folgeschäden (10–20 % benötigen im Verlauf eine Fundoplikatio) – Gedeihstörung (ein Drittel der Überlebenden gedeiht im Alter von einem Jahr unter der 5. Perzentile, 20 % sind sondierungsbedürftig) – Adhäsionsileus (20 % im Verlauf, höheres Risiko nach Patchverschluss, chirurgische Therapie häufig)
Muskuloskeletal	– Thoraxwanddeformitäten (z. B. Pectus excavatum, Brustwandasymmetrie; 36 %) und Skoliosen (9 vs. 54 % thorakoskopisch vs. offen) (◘ Abb. 10.12)
Entwicklungsneurologisch	– Entwicklungsverzögerungen treten bei 25 % der Überlebenden auf (neuromuskuläre Hypotonie, Hör- oder Sehschwäche, Verhaltensauffälligkeiten und Lernschwächen)

der 34. SSW elektiv fetoskopisch entfernt werden. Diese Eingriffe werden im Rahmen von 2 randomisiert kontrollierten Studien aktuell nur in großen Zentren durchgeführt. Eine Spontangeburt außerhalb dieser Zentren mit liegendem Ballon stellt eine lebensbedrohliche Gefahr für das Kind dar. Der Ballon muss dann z. B. in einem sog. EXIT-Verfahren (ex utero intra partum) geborgen werden, um eine Ventilation des Kindes zu ermöglichen.

– Nach Entbindung darf keine Maskenbeatmung erfolgen, da sonst der Magen/Darm aufgebläht und die externe Lungenkompression verstärkt wird. Daher werden Kinder mit CDH direkt nach Geburt **endotracheal intubiert.**

– Bronchodilatatoren können bis zum Alter von 2 Jahren notwendig sein; 16 % der Patienten benötigen Sauerstoff für ca. 1 Jahr; Außerdem haben CDH-Kinder häufig eine signifikant erniedrigte funktionelle Residualkapazität.

– **Bei erneut auftretenden Atemproblemen ohne Hinweise auf pulmonale Infekte ist immer auch an ein Rezidiv zu denken.**

– Während die Lungenvolumina im Verlauf häufig „aufholen", persistieren Lungengefäßveränderungen und Perfusionsstörungen in der Regel dauerhaft. Die verbesserten Lungenvolumen sind allerdings a. e. Distensionseffekten und weniger einer Zunahme von Alveolen zuzuschreiben.

10.4 Bauchwanddefekte

Martin Lacher

- **Diagnose und pränatale Prognosefaktoren**

Angeborene Bauchwanddefekte (BWD) können grob in 2 häufige Phänotypen unterschieden werden: Gastroschisis (GS) und Omphalozele (OZ) (◘ Tab. 10.7). In westlichen Ländern haben sie eine Häufigkeit von 4–5:10.000 (GS) und 1:4000 (OZ) Lebendgeburten. Beide Krankheitsbilder werden häufig im pränatalen Ultraschall erkannt und im maternalen Screening (AFP-Erhöhung) bestätigt. Sie benötigen pränatale Diagnostik, sorgfältige Geburtsplanung und postpartal ein multidisziplinäres Management.

Tab. 10.7 Blickdiagnosen der Bauchwanddefekte im Vergleich

Defekt	Gastroschisis	Omphalozele
Größe		OZ > GS
Lokalisation	Rechts der Nabelschnur	Nabelring
Nabelschnur	Regelhaft angelegt	Geht in den Zelensack über
Sack	–	+
Beinhaltet Leber	Äußerst selten	50 %

- **Bauchwandverschluss**

Die chirurgischen Optionen zur Versorgung des BWD beinhalten den **Primärverschluss** sowie eine Reihe von **mehrzeitigen** Methoden. Diese hängen von der Größe des Defektes, dem Gestationsalter sowie den Begleitfehlbildungen ab. Nicht selten sind Reoperationen nötig, um einen definitiven Bauchwandverschluss zu erreichen und ein kosmetisch akzeptables Ergebnis zu erzielen. Das primäre Ziel ist es, den Darm in die Abdominalhöhle zu redressieren und gleichzeitig das Risiko einer Verletzung desselben durch ein direktes Trauma, Abknicken des Mesenteriums oder erhöhten intraabdominalen Druck so zu minimieren, dass die Organperfusion (insbesondere der Nieren) sowie ein ausreichender Fluss in der V. cava inferior erhalten bleibt.

- **Postoperatives Management nach Bauchwandverschluss**

Postoperativ wird die mechanische Beatmung sukzessive reduziert. Nach dem Bauchwandverschluss sollte ein engmaschiges **Monitoring hinsichtlich der Entwicklung eines abdominellen Kompartmentsyndroms** erfolgen. Hierfür hinweisend können eine Ateminsuffizienz, Hypotension und eingeschränkte Nierenfunktion sein. Manche Chirurgen messen routinemäßig den intraabdominellen Druck, meist indirekt über Drucksonden in der Harnblase oder im Magen. Drücke >10–15 mm Hg korrelieren hierbei mit erhöhten intraabdominalen Drücken sowie ggf. einer Minderperfusion von Nieren und Darm. Messwerte >20 mm Hg können mit einem Nierenversagen und einer Darmischämie korrelieren. In diesem Fall sollte eine vorübergehende Entlastung des Abdomens z. B. mittels Silo erwogen werden. Sobald der gallige Rückstau über die nasogastrale Sonde (Sekret wird zunächst heller, dann weniger) abnimmt, kann mit dem vorsichtigen Kostaufbau begonnen werden.

10.4.1 Gastroschisis

Martin Lacher

Die **Gastroschisis** (◘ Abb. 10.13) ist durch eine intakte Nabelschnur und **paraumbilikale Herniation** des Darms in die Amnionhöhle ohne membranösen protektiven Sack gekennzeichnet. Während der Schwangerschaft sollten folgende Befunde erfasst bzw. ausgeschlossen werden, die Hinweise auf eine komplexe Gastroschisis sein können: intraabdominale Dilatation von Darm oder Magenblase, Verdickung der Darmwand, intrauterine Wachstumsretardierung, Polyhydramnion, Herniation von Leber oder Blase sowie Befundänderungen der Darmmorphologie.

- **Blickdiagnosen**
- Atresien ◘ Abb. 10.14c
- Herniation eines Hodens
- Herniation des Magens (Hinweis auf größere Bruchlücke = günstige Prognose) (◘ Abb. 10.14e)
- Herniation der Harnblase

- **Erstversorgung in der Neonatologie**
- **Rechtsseitenlage**, um ein Abknicken des Mesenteriums und damit Hypoperfusion und Schwellung des Darms zu vermeiden.

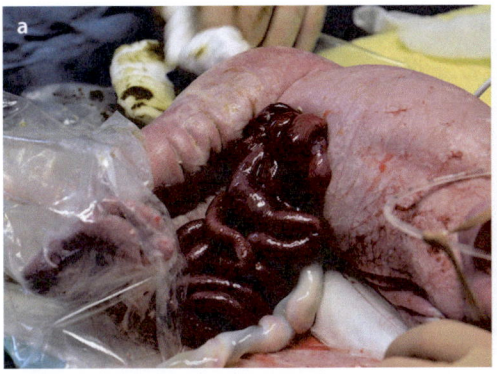 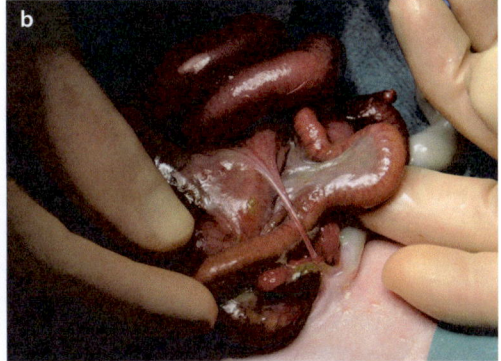

Abb. 10.13 Blickdiagnosen Gastroschisis: unmittelbar postpartal, vitale Darmschlingen, Seitenlage („Normalbefund") (**a**), Bride/Band, die eine Darmschlinge mit dem Bauchnabel verbindet (**b**)

- **Darm untersuchen:** Liegt eine komplexe GS vor?
  - Verdrehung (Volvulus)
  - Ischämie (Abb. 10.14a)
  - **Atresien** (bis 15 %), Nekrosen, Perforationen (Abb. 10.14c)
  - **Briden oder Bänder:** kreuzen sie den Darm, sollten sie vor Reposition durchtrennt werden, um einer möglichen Strangulation des Darms nach Reposition in die Abdominalhöhle vorzubeugen (Abb. 10.13b).
  - **Gestieltes Gewebe:** z. B. Hoden (Kryptorchismus bis 15 % bei GS) wird bei Reposition ebenso ins Abdomen verbracht
  - **„Closing/vanishing gastroschisis"** (selten): Bei diesen Kindern verschließt sich der Fasziendefekt vor der Geburt spontan und stranguliert die Mesenterialachse. Dies kann in einer Atresie oder Kurzdarmsyndrom resultieren (Abb. 10.14f).
- Darm steril **abdecken**, um Austrocknung und Wärmeverlust zu reduzieren (Abb. 10.15).
- **Magensonde** (Dekompression)
- **Start Antibiotika**

> Postpartale Flüssigkeitsboli sollten vermieden werden, weil der Darm sonst anschwillt.

- **Bauchwandverschluss**
- - **Primärverschluss**

Diese Methode (Abb. 10.16) wird häufig angewendet bei den Kindern, deren hernierte Organe direkt in die Bauchhöhle reponiert werden können. Traditionell wurde dies im OP durchgeführt, heute kann der Eingriff im Rahmen der neonatologischen Erstversorgung erfolgen.

- - **Anlage eines Spring-loaded-Silo/ Silastiksilo und Sekundärverschluss**

Wenn der Chirurg besorgt ist, dass eine direkte Reposition des Darmes in die hypoplastische Abdominalhöhle die Lungenfunktion des Neonaten kompromittiert, werden die Darmschlingen in ein Silastiksilo verbracht, dessen mittels Metallfeder verstärkter Ring unter die Bauchdecke geklemmt wird (Abb. 10.17, 10.18). **In den nachfolgenden 24 h wird der Darm so belassen, hiernach erfolgt die tägliche schrittweise Reposition des Darms in die Abdominalhöhle.** Hierdurch werden hohe intraabdominale Drücke vermieden, und das Risiko für eine Darmischämie minimiert.

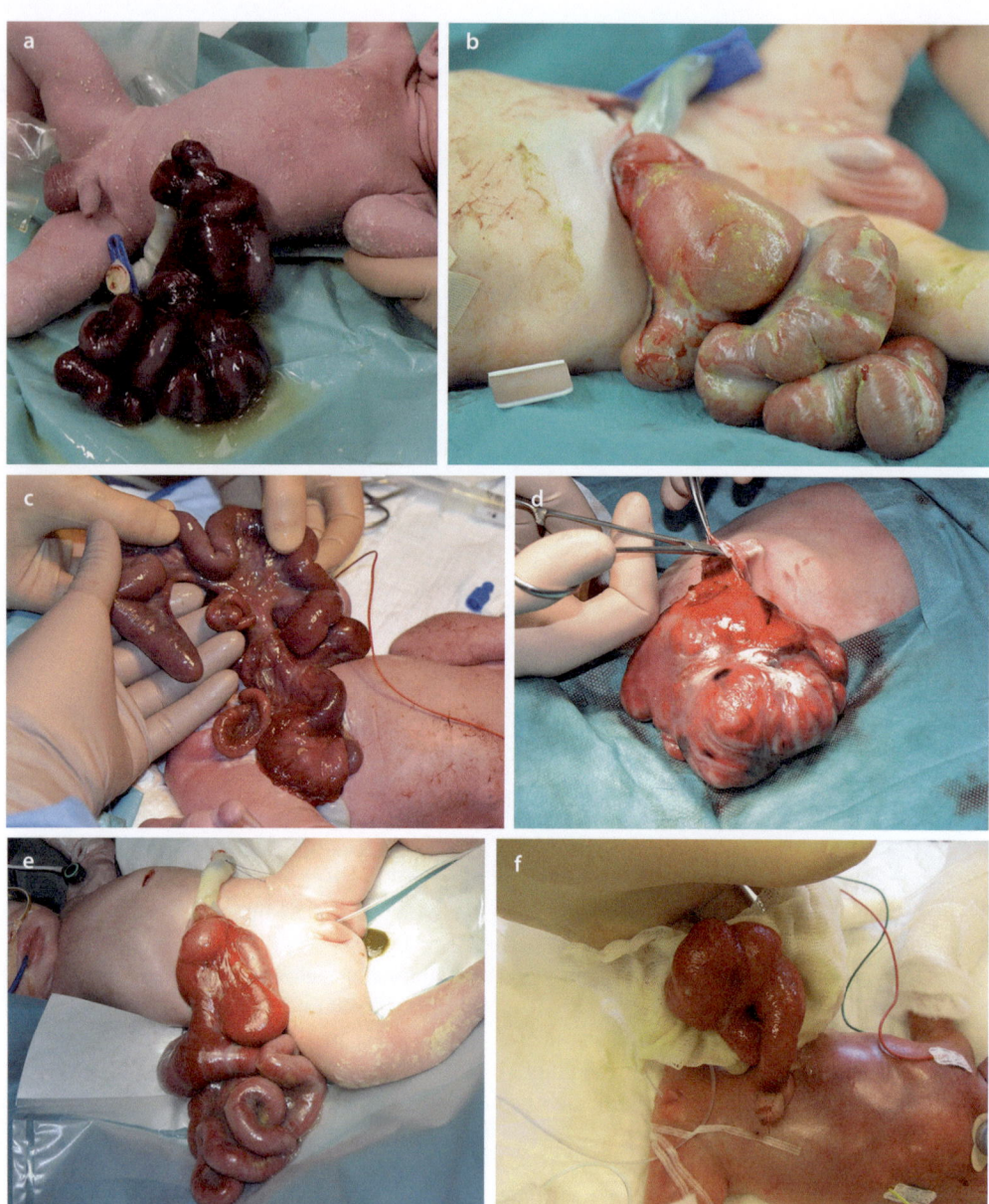

Abb. 10.14 Komplexe Gastroschisis mit hypoperfundiertem Darm schon bei Geburt (**a**), entzündetem Darm schon bei Geburt (**b**), Jejunalatresie Typ IIIa (blind endendes Jejunum mit V-förmigem Defekt des Mesenteriums) (**c**), sämtlichen Dünndarmschlingen entzündlich verbacken als Konglomerat, aber vital (**d**), Vorfall von Magen als Zeichen einer großen Bruchlücke (günstig für die Darmperfusion) (**e**), „vanishing" GS (**f**)

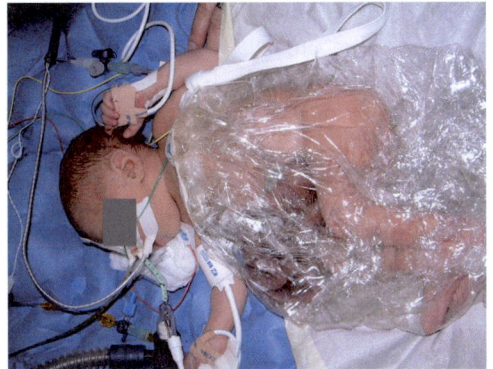

Abb. 10.15 Erstversorgung Gastroschisis. Anlage eines Plastikbeutels zum Wärmeerhalt und Schutz der Darmschlingen

Zu den Vorteilen gehören die standardisierte Anwendung, niedrige Gesamtbeatmungsdauer, Verzicht auf eine peripartale Narkose, elektiver Sekundärverschluss und ein ansprechendes kosmetisches Ergebnis. **In einigen Studien ist für diese Methode eine frühere Extubation beschrieben.** Die Nachteile sind die vorübergehende Erweiterung des Defekts sowie das zweizeitige Verfahren. Der definitive Faszienverschluss kann auf verschiedene Wege erfolgen: als Direktnaht oder nahtlos durch Verwendung der Nabelschnur als Patch mit nachfolgendem Spontanverschluss des Nabels. Letzteres geht mit einer höheren Rate an späteren Nabelhernien einher.

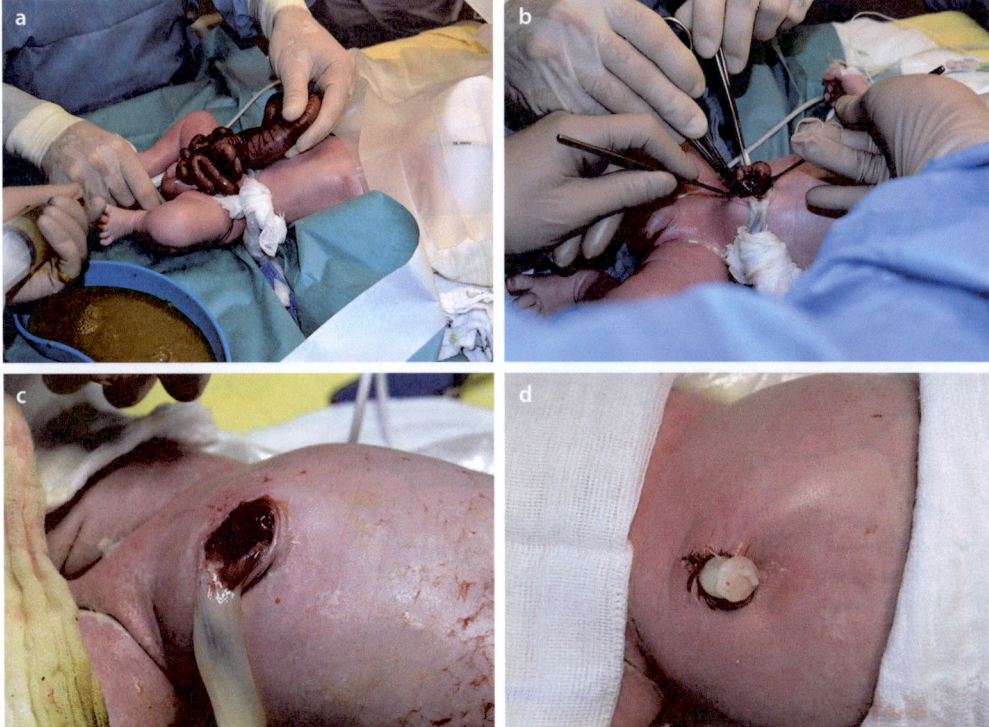

Abb. 10.16 Bettseitiger Primärverschluss. Transanale Dekompression des stuhlgefüllten Kolons vor primärem Bauchdeckenverschluss (**a**), vollständige Reposition der Darmschlingen in das Abdomen (**b**, **c**) und Defektdeckung mit dem eigenen Nabel (**d**)

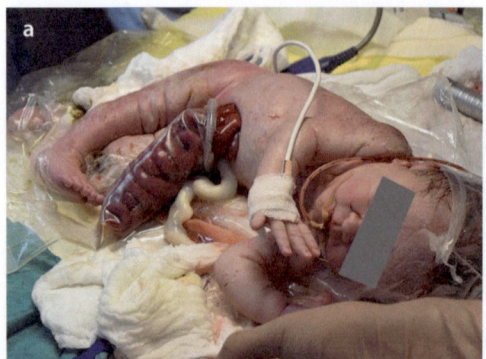
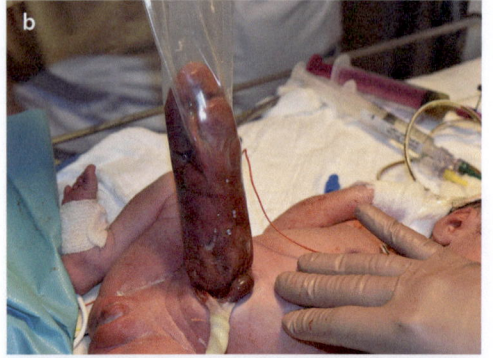
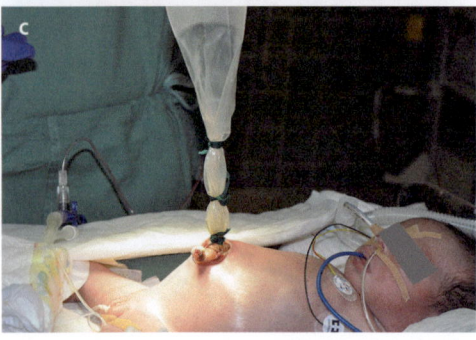

Abb. 10.17 Silo-Anlage. Anlage eines Spring-loaded-Silos (**a**), Aufrichten des Silosackes nach Verklemmen des Silorings unter der Faszie (**b**). Nach Reduktion der Darmschlingen in das Abdomen durch Abbinden des Silos kann der Defektverschluss elektiv erfolgen (hier: 4. Lebenstag, **c**)

- **Postoperatives Management nach Bauchwandverschluss**

Da alle Kinder mit GS eine intestinale **Hypomotilität** aufweisen, ist die frühzeitige Anlage eines zentralvenösen Zugangs wichtig. Der Grund dieser Darmatonie sind vermutlich inflammatorische Prozesse, die durch den Kontakt des Darms mit der Amnionflüssigkeit entstehen.

Sobald der gallige Rückstau über die nasogastrale Sonde abnimmt (Sekret wird zunächst heller, dann weniger), kann mit dem vorsichtigen Kostaufbau begonnen werden. Häufig besteht eine initiale Nahrungsintoleranz, die ein vorübergehendes Pausieren und erneute Initiierung der Ernährung erforderlich machen. Die Steigerung der Nahrungsmengen bis zum vollständigen Kostaufbau erstreckt sich oft über Wochen. Das frühe Saugen sollte unbedingt gefördert werden, damit der Säugling den Saug-Schluck-Reflex nicht verlernt. Eine gefürchtete Komplikation ist die Entwicklung einer **nekrotisierenden Enterokolitis (NEC),** die auch bei reifen Kindern mit GS häufiger auftritt (bis zu 18,5 % beschrieben). **Je nach Grad der Darminflammation und intestinalen Hypomotilität dauert es in der Regel 2 bis 6 Wochen bis zum vollständigen enteralen Kostaufbau.**

- **Langzeitbetreuung und Prognose**

Die Prognose der Gastroschisis wird v. a. durch den Grad der Frühgeburtlichkeit und das mögliche Vorhandensein einer intestinalen Dysfunktion bestimmt. Letzte tritt bei der komplexen GS häufiger auf und kann in ein **Kurzdarmsyndrom** (<5 % bei simpler und bis 27 % bei komplexer GS) mit allen assoziierten Problemen wie einer mit dem Darmversagen assoziierten cholestatischen Hepatopathie (sog. „intestinal failure associated liver disease" [IFALD]) bis hin zur Darmtransplantation münden. Ferner ist die GS mit einem **Kryptorchismus** assoziiert.

> Obwohl die **Malrotation** des Darmes Teil des Krankheitsbildes ist, tritt ein **Volvulus** im Verlauf nur in <1 % der Fälle auf (häufiger bei der Omphalozele).

Kinder mit einfacher GS weisen in der Regel keine langfristige Entwicklungsverzögerung auf.

Angeborene Fehlbildungen: Diagnose, Therapie …

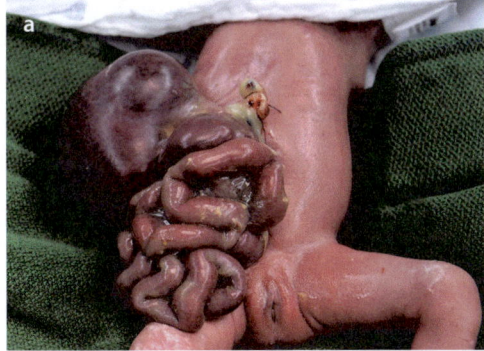
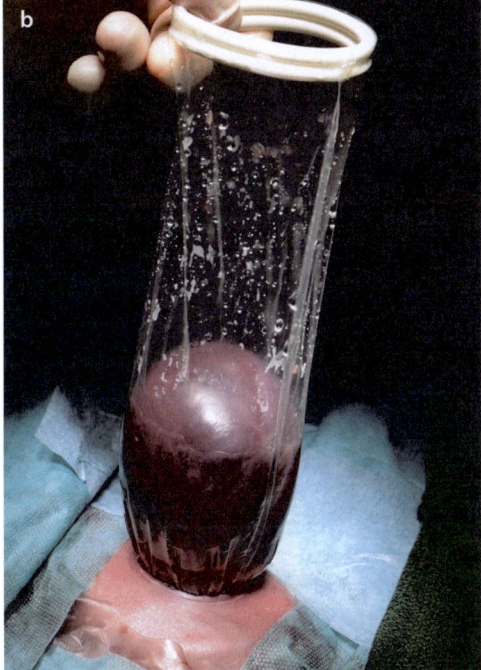
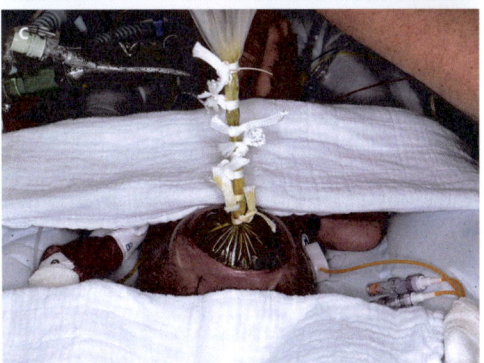

Abb. 10.18 Seltene komplexe Gastroschisis mit Lebervorfall („liver out") (**a**). Verbringen der Leber in ein Silastiksilo (**b**) zur schrittweisen Reduktion vor dem definitiven Bauchdeckenverschluss (**c**)

> **Schon gewusst?**
>
> - Die Inzidenz der GS ist in den beiden letzten Dekaden in allen maternalen Altersgruppen steigend. Die Ursache hierfür ist unklar. Im Gegensatz dazu ist die Inzidenz der Omphalozele unverändert.
> - In der **10. SSW verlagert sich der fetale Darm zurück in die Bauchhöhle.** Der erste, zweite und dritte Teil des Duodenums sowie das Colon ascendens und descendens nehmen ihre fixierte retroperitoneale Position ein. Bei der GS ist das nicht der Fall, daher haben die Kinder in der Regel eine Malrotation.
> - **Der Bauchwanddefekt bei GS liegt immer rechts der Nabelschnur.** Gemäß der Hypothese der Kinderchirurgen DeVries und Hoyme verursacht eine Thrombose der rechten omphalomesenterischen Vene (Umbilikalvene) eine Nekrose bzw. einen Defekt der umgebenden Bauchwand. Zu dieser Theorie passt die Beobachtung, dass die GS mit einer Darmatresie assoziiert ist, die mutmaßlich ebenso durch einen sog. „vascular incident" hervorgerufen wird. Auch ist die GS nachweislich mit dem maternalen Abusus von vasoaktiven Medikamenten wie Ephedrin oder Pseudoephedrin assoziiert.
> - In der Vergangenheit wurde von einigen Autoren die **frühzeitige Entbindung** von Kindern mit GS empfohlen, um die Exposition der Darmschlingen mit der Amnionflüssigkeit zu limitieren. Diese wird für die Entzündung (sog. „inflammatory peel") auf der Darmoberfläche bei Geburt verantwortlich gemacht. In Abwägung mit den Problemen einer Frühgeburtlichkeit wird dieses Vorgehen aktuell **nicht mehr empfohlen.**

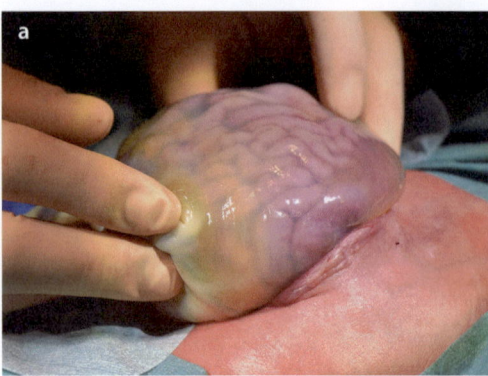 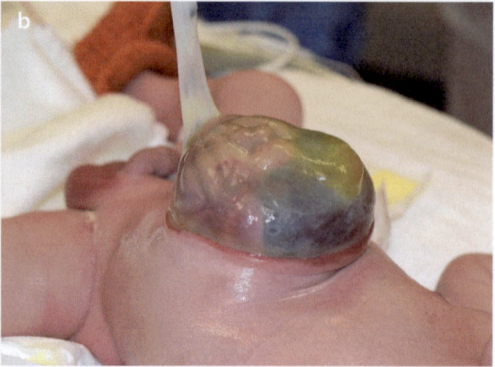

Abb. 10.19 Omphalozele mit (ausschließlichem) Vorfall von Darmschlingen („Normalbefund") (a) sowie mit dunkel durchschimmernder Leber (kranial) und Darm (kaudal) (sog. Hepatoomphalozele) (b)

- Eine Metaanalyse aus dem Jahr 2018 (38 Studien, 3019 vaginale Entbindungen, 3558 Sectiones) zeigte, dass der **Geburtsmodus das Outcome nicht beeinflusst.** Kinder mit GS und OZ können daher sowohl vaginal als auch via Sectio entbunden werden.
- Der Bauchnabel darf im Rahmen des Bauchwandverschlusses niemals reseziert werden. Wenn dies erfolgt, haben 60 % der Kinder später emotionale Probleme mit dem Fehlen desselben.
- Ein zentraler Venendruck von >4 mm Hg nach der Reposition der Darmschlingen ist ein indirekter Hinweis auf pathologische Drücke im Abdomen.
- In einer randomisiert kontrollierten Studie war das Outcome des primären Bauchwandverschlusses zur Siloanlage mit sekundärem Bauchdeckenverschluss vergleichbar.
- Eine weitere randomisierte Studie zeigte, dass das Prokinetikum Cisaprid, nicht jedoch Erythromycin, die Zeit bis zum enteralen Kostaufbau verkürzt.

10.4.2 Omphalozele

Martin Lacher

Die Omphalozele (Abb. 10.19) ist ein Bauchwanddefekt mit Herniation von Dünndarm, Leber oder anderen Organen in eine intakte Nabelschnur. Der pränatale Ultraschall ist hilfreich, um assoziierte Fehlbildungen wie kardiale (18–24 %) und zerebrale Anomalien zu diagnostizieren, die die Überlebenschance und die Entscheidung über die Fortsetzung der Schwangerschaft beeinflussen können. Zur Detektion chromosomaler Aberrationen schließt sich meist eine Karyotypisierung via Amniozentese an.

Blickdiagnosen

Chromosomenaberrationen kommen bei Neonaten mit OZ in bis zu 48 % der Fälle vor. Hierbei sind die Trisomien 13 (Pätau-Syndrom; Abb. 10.20a) und 18 (Edwards-Syndrom) die häufigsten. Aber auch andere Syndrome kommen vor: Down-, Turner- sowie Beckwith-Wiedemann-Syndrom (Abb. 10.20b). Eine (häufig inkomplette) Cantrell-Pentalogie wird meist im pränatalen Ultraschall diagnostiziert.

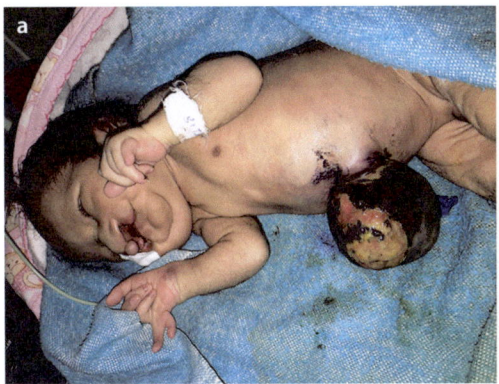
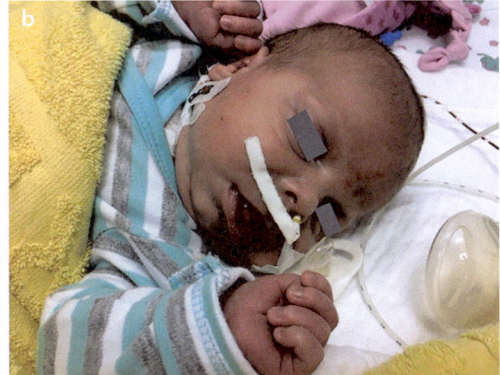

Abb. 10.20 Omphalozele bei Kind mit Pätau-Syndrom (Trisomie 13). Paint-and-Wait-Versorgung der Omphalozele zum sekundären Verschluss (a). Auch das Beckwith-Wiedemann-Syndrom ist mit einer Omphalozele assoziiert (b)

> Auffälligkeiten des Karyotyps sind bei den Kindern häufiger beschrieben, bei denen der Zelensack nicht (zusätzlich) mit Leber (sog. Hepatoomphalozelen), sondern nur mit Darmschlingen gefüllt ist.

- **Erstversorgung in der Neonatologie**
- **Rückenlage** (im Gegensatz zur GS)
- Bei **kleinen Defekten**: Liegt eine Omphalozele oder „hernia to the chord" vor? (Abb. 10.21)
- **Zelensack** intakt?
- **Magensonde** (Dekompression)
- **Flüssigkeitsboli** können problemlos gegeben werden (im Gegensatz zur GS)
- **Blutzuckerbestimmung** (insbesondere bei Makroglossie; Hypoglykämieneigung bei Beckwith-Wiedemann-Syndrom)
- **Periphere Pulse** müssen an Armen und Beinen getastet werden (kardiale Vitien)
- **Syndromale Merkmale?**

- **Bauchwandverschluss**
- - **Primärverschluss**

Bei Kindern mit **kleinen Omphalozelen** (Abb. 10.19a) ist der Verlust der abdominellen Domäne meist nicht sehr groß, sodass diese primär verschlossen werden können. Der Primärverschluss beinhaltet die Resektion des Zelensackes, den Faszien- sowie Hautverschluss.

Bei **kleinsten Omphalozelen** (<1,5 cm), die einen normal angelegten, breiteren, ggf. gestielt imponierenden Bauchnabel aufweisen, in dem ein Nabelring tastbar ist, spricht man von einer „hernia to the umbilical chord" (Abb. 10.21). Der Inhalt dieser Hernie besteht typischerweise aus einem persistierenden Ductus omphalomesentericus (offenes Meckel-Divertikel, das bis in den Bauchnabel reicht). Bei der Abnabelung muss die Nabelklemme daher mit etwas Abstand zur Bauchwand angelegt werden, um den darin befindlichen Darm nicht zu ligieren. Sollte dies akzidentell passieren, liegt jedoch kein Notfall vor, es schließt sich eine elektive Operation an.

Bei **mittelgroßen Omphalozelen** (Hepatoomphalozelen, Abb. 10.19b) sollte die Präparation des an der Leber adhärenten Zelensackes mit großer Sorgfalt erfolgen, da sich die Lebervenen in der Mittellinie unmittelbar darunter befinden und eine Verletzung in einer Katastrophe enden kann. Daher wird der Zelensack regelhaft auf der Leber belassen. Bei der Reduktion der Leber ins Abdomen können die Lebervenen abknicken, und die Leber anschwellen. Auch kann die V. cava inferior komprimiert werden. Nicht selten muss daher der Versuch, die Leber in die Bauchhöhle zu verla-

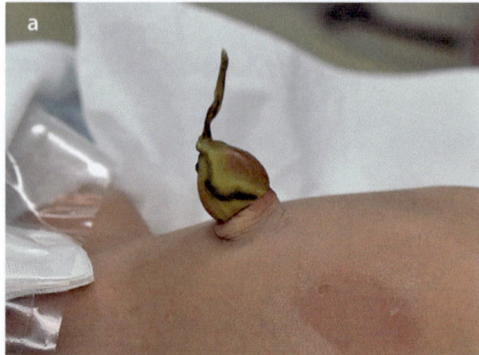

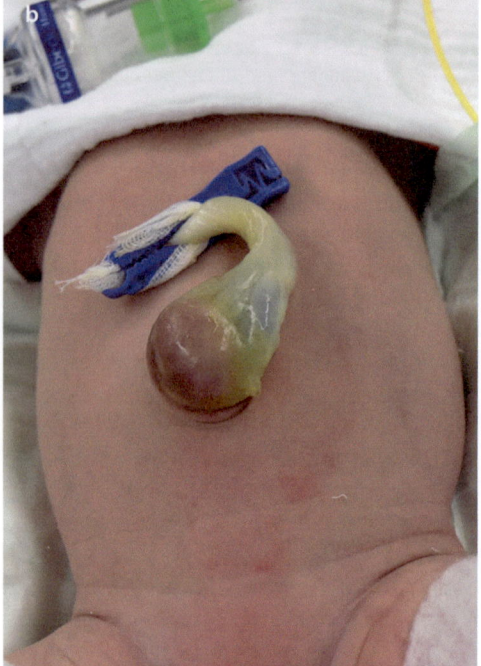

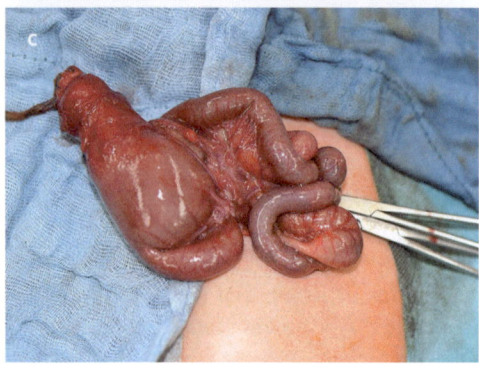

Abb. 10.21 „Hernia to the umbilical chord". Rot durchschimmernd: persistierender Ductus Omphalomesentericus (**a**, **b**), der sich intraoperativ in voller Ausprägung darstellen lässt (**c**)

gern, abgebrochen und das Abdomen temporär verschlossen werden.

▪▪ Mehrzeitige Verfahren

Die beste Methode zum Verschluss von **großen** Omphalozelen wird kontrovers diskutiert. Zu den 3 häufigsten Methoden gehören:

- **GRAVITAS-Methode:** Wenn ein erfolgreicher Primärverschluss unsicher erscheint, kann die GRAVITAS-Methode (sog. „gravitational autoreposition sutures") zum Einsatz kommen, bei der postpartal bettseitig multiple Haltefäden am Übergang von der Faszie zum Zelensack gesetzt und diese anschließend unter Zug gebracht werden (◘ Abb. 10.22). Durch Zugkräfte in Richtung Zimmerdecke und die Schwerkraft (Inhalt des Zelensackes) wird die Bauchhöhle geweitet. Nach 2 bis 4 Tagen kann der Faszienverschluss meist problemlos durchgeführt werden.
- **Silastiksilo:** Alternativ kann der Zelensack im OP entfernt und ein großes Silo unter der Bauchdecke verspannt werden (◘ Abb. 10.23). Diese Methode ist jedoch häufig nicht erfolgreich, wenn der Fasziendefekt bis weit an die Flanken des Kindes reicht und das Silo daher oft disloziert.
- **Patch:** Sollte ein Patch nötig werden, kommen sowohl synthetische Materialen (z. B. Polytetrafluorethylen) oder bioabsorbierbare Materialien wie dezellularisierte intestinale Submukosa (Schwein, Rind) zum Einsatz. Für die Verwendung von Patches sind hohe Raten an Wundinfektionen (27 %) und Patchrevisionen (18 %) beschrieben.

Wenn die OZ so groß ist, dass oben genannte Methoden nicht praktikabel erscheinen, spricht man von **„Riesenomphalozelen"**. Bei diesen kann eine Escharotomie (sog. **Paint-and-wait**-Methode; ◘ Abb. 10.20a) zum Einsatz kommen. Durch Applikation von desinfizierenden Lösungen (z. B. Silbersulfadiazin), die 1- bis 2-mal täglich aufgetragen

Angeborene Fehlbildungen: Diagnose, Therapie …

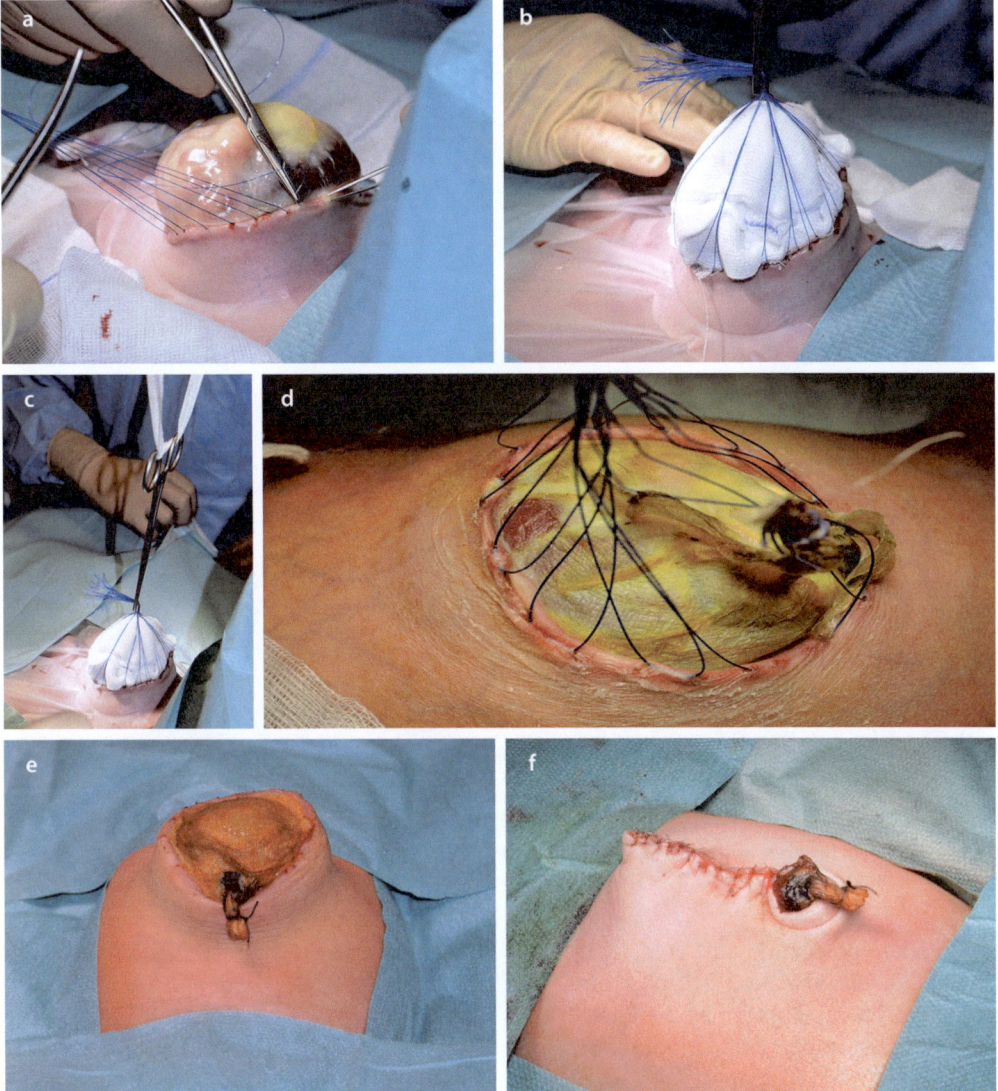

Abb. 10.22 Omphalozele, GRAVITAS Methode: zirkuläre Anlage von Zugfäden am Faszienrand des Zelensackes (**a**), Schutz des Zelensackes mit Kompressen (**b**) und Zug Richtung Zimmerdecke (**c**), damit schrittweise Reduktion und Abtrocknen des Zelensackes (**d**) für den Faszienverschluss am 4. Lebenstag (**e**). Jedes dieser Kinder hat einen normalen Bauchnabel (**f**)

werden, kommt es zur spontanen Epithelialisierung des Zelensackes, was mehrere Monate dauert. Nach dieser Zeit sind die Patienten stabil genug, eine ausgedehnte Operation (Bauchwandrevision und Faszienverschluss mit oder ohne Patch) zu tolerieren. Diese Technik ist auch für Kinder mit mittelgroßer OZ geeignet, die wegen Frühgeburtlichkeit, pulmonaler Hypoplasie oder kongenitalem Herzfehler keinen Bauchdeckenverschluss tolerieren.

Eine besondere Komplikation, die bei Riesenomphalozelen gehäuft auftritt, stellt die **Ruptur der Omphalozele** dar. Dies kann

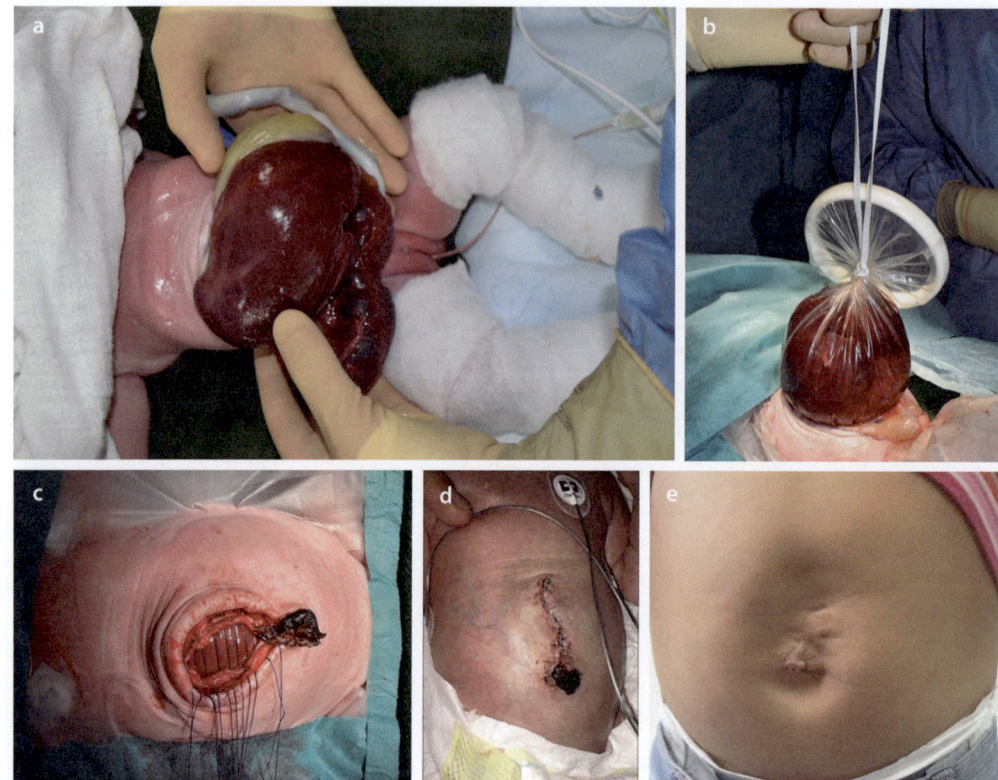

Abb. 10.23 Rupturierte Omphalozele mit Lebervorfall nach Sectioentbindung (**a**). Verbringen der Leber in einem Silastiksilo (**b**) zur schrittweisen Reduktion in das Abdomen über 10 Tage mit anschließendem Faszienverschluss (**c**). Postoperativer Befund nach 3 Wochen (**d**) bzw. 6 Jahren (**e**)

prä- oder postnatal auftreten, hat eine Mortalität bis 30 % und ist daher ein Notfall. Eine Therapieoption ist die Platzierung und Redression der Abdominalorgane mittels Silo (◘ Abb. 10.23).

- **Langzeitbetreuung und Prognose**

Die Prognose der OZ ist **direkt von der Anzahl und Schwere der assoziierten Anomalien, insbesondere kardial und zerebral, abhängig.** Liegen diese nicht vor, haben die meisten Kinder mit kleinen und mittelgroßen OZ häufig keine langzeitlichen Probleme. Bei Kindern mit großen OZ oder Riesenomphalozelen besteht jedoch eine erhöhte Morbidität. Zu dieser gehören: Lungenhypoplasie mit Ateminsuffizienz und rezidivierenden bronchopulmonalen Infekten, Fütterungs- und/oder Gedeihstörungen und gastroösophageale Refluxerkrankung (GÖRK). Bei Kindern nach Escharotomie und ausgeprägter GÖRK können daher zum Zeitpunkt des Faszienverschlusses eine Fundoplikatio und ggf. Gastrostomie angelegt werden. Viele dieser Patienten benötigen eine langzeitfristige Sondierung.

Die kardiopulmonalen Konsequenzen von Bauchwanddefekten, Lungenvolumina und Sauerstoffverbrauch normalisieren sich im Langzeitverlauf häufig, wenngleich viele Kinder im Alltag weniger belastbar sind. Etwa **35 % der Kinder mit Omphalozele weisen eine motorische Entwicklungsverzögerung und eine verzögerte Sprachentwicklung** auf, möglicherweise aufgrund der Komplexität der Fehlbildung(en).

Nach dem Bauchwandverschluss sind die Organe von Kindern mit OZ mitunter abnormal positioniert. Die Leber ist medialer gelegen, die Lebervenen an variabler Lokalisation. Der Magen liegt ebenfalls häufig mittig und eher longitudinal ausgezogen als horizontal.

> Da eine **Malrotation** des Darmes Teil des Krankheitsbildes ist, tritt ein **Volvulus** im Verlauf bei 3–4 % der Fälle und deutlich häufiger als bei Kindern mit Gastroschisis (<1 %) auf.

Bei jeder abdominalen Reoperation von Kindern mit Omphalozele sollte der Kinderchirurg eine atypische Position der Abdominalorgane antizipieren und sich ggf. durch eine großzügige Bildgebung (MDP, MRT) mit der veränderten Anatomie vertraut machen.

Schon gewusst?

- In der 10. SSW verlagert sich der fetale Darm zurück in die Bauchhöhle. Der erste, zweite und dritte Teil des Duodenums sowie das Colon ascendens und descendens nehmen ihre fixierte retroperitoneale Position ein. Bei der OZ ist das nicht der Fall, daher haben die Kinder in der Regel eine Malrotation.
- Die Inzidenz der OZ bei pränatalen Ultraschalluntersuchungen in der 14.–18. SSW wurde mit 1:1100 beschrieben. Durch einen (spontanen) intrauterinen Fruchttod und Interruptio der Schwangerschaft beträgt die Inzidenz jedoch 1:4000 Lebendgeburten.
- **Auch bei der OZ sind vaginale Entbindung und Sectio gleichwertig.** Ausnahme ist die Riesenomphalozele, bei der zur Prävention eines Geburtsstillstandes oder Leberverletzungen eine Sectio zu bevorzugen ist.
- Der **Bauchnabel** darf im Rahmen des ein- oder mehrzeitigen Bauchwandverschlusses **niemals reseziert werden!** Er liegt am kaudalen Pol der Omphalozele und ist mitunter weit ausgezogen. Für den ungeübten Untersucher ist er auf den ersten Blick möglicherweise nicht erkennbar. Wird der Bauchnabel durch fachunkundige Chirurgen reseziert, haben 60 % der Kinder später emotionale Probleme mit dem Fehlen desselben.
- Früher erfolgte die Escharotomie mit quecksilberhaltigen Topika wie „Mercurochrom". Diese führten zu Quecksilbervergiftungen mit Todesfolge. Daher werden sie heute nicht mehr eingesetzt.
- Die Mortalitätsrate der OZ ist mit bis zu 30–60 % beschrieben. Sie wird v. a. durch assoziierte Fehlbildungen, aber auch Defektgröße, Frühgeburtlichkeit und eine Ruptur des Zelensackes bestimmt.

10.5 Kongenitale Lungenfehlbildungen

Martin Lacher

Der Pädiater sollte 4 Hauptformen (◐ Abb. 10.24) kongenitaler Lungenfehlbildungen kennen:
- **CPAM** („congenital pulmonary airway malformation"), früher: CCAM („congenital cystic adenomatoid malformation"),
- **bronchopulmonale Sequestration** (Synonym: Lungensequestration),
- **kongenitales lobäres Emphysem (CLE)**,
- **bronchogene Zyste**.

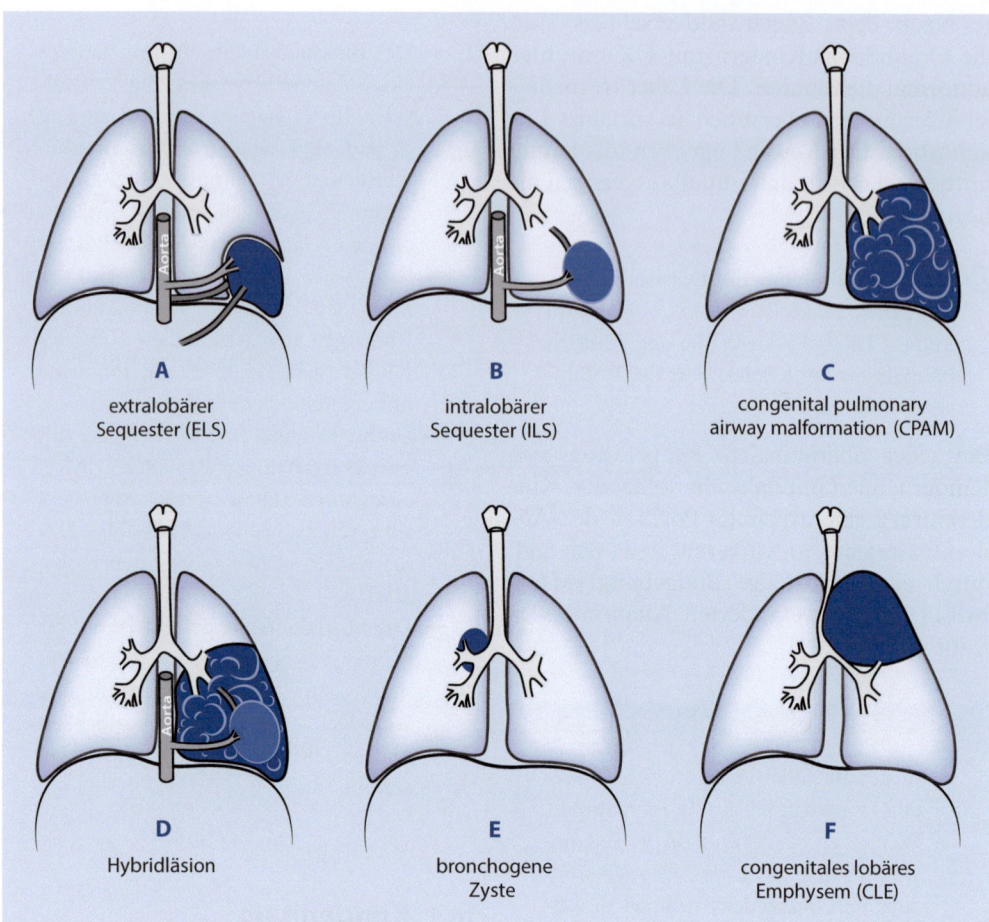

◘ Abb. 10.24 Kongenitale Lungenfehlbildungen

Die Inzidenz der kongenitalen Lungenfehlbildungen ist steigend und liegt aktuell bei 1:2500 Lebendgeburten. Diese Beobachtung ist wahrscheinlich durch die Verbreitung des pränatalen Ultraschallscreenings und die Verbesserung der sonographischen Bildqualität bedingt. In mehr als 90 % liegen isolierte Befunde vor, eine Karyotypisierung ist nicht notwendig.

Die oben genannten 4 häufigen kongenitalen Lungenfehlbildungen beschäftigen sowohl den Kinderchirurgen als auch den Pränatalmediziner und Pädiater. Unterschiede bestehen u. a. in der Ätiologie, Lokalisation und Gefäßversorgung. Gemeinsamkeiten sind die potenzielle Entwicklung von bronchopulmonalen Infekten und die maligne Entartung. Aktuelle Kontroversen sind: Muss überhaupt operiert werden? Welche Läsionen sollten reseziert werden? Bestes Alter bei Operation? Ausmaß der Resektion? Die Langzeitprognose ist bei adäquater Behandlung insgesamt gut mit einer nahezu normalen Entwicklung der Lungenfunktion.

10.5.1 „Congenital pulmonary airway malformation" (CPAM)

Martin Lacher

„Congenital pulmonary airway malformations" (CPAMs, früher: „congenital cystic adenomatoid malformation" [CCAM]) sind gutartige Veränderungen eines Teils der Lunge mit v. a. zystischen Veränderungen des betroffenen Lungenabschnitts. Sie machen 95 % der kongenitalen zystischen Lungenerkrankungen aus (◘ Abb. 10.24). Die Ursache ist unklar. Man vermutet, dass es in der pseudoglandulären Phase (5.–17. SSW) der Organogenese zu einem unkontrollierten, überschießenden Wachstum der terminalen Bronchiolen und Hemmung der Alveolenentwicklung kommt. Die Gefäßversorgung entstammt in der Regel aus der Pulmonalarterie, jedoch liegt nicht selten eine zusätzliche nicht-pulmonalarterielle Blutversorgung als sog. Hybridläsion vor.

- **Pränatale Diagnostik**

Mehr als 75 % der Kinder werden pränatal diagnostiziert. Früher erfolgte die Einteilung gemäß dem pathologischen Befund nach Stocker. Da der prä- und postnatale Verlauf jedoch v. a. von der relativen Größe der CPAM abhängig ist, hat die Stocker-Klassifikation heute kaum klinische Relevanz.

Die relative Größe wird durch die sog. „CPAM-volume-ratio" (CVR) erfasst. Pränatal ist ein engmaschiges Monitoring der CVR nötig, da die Größe vieler Läsionen bis zur 26. SSW zunimmt. Feten mit CPAM und einer CVR <0,9 sind bei Geburt meist asymptomatisch. Im Gegensatz hierzu haben **Feten mit einer CVR >0,9 ein erhöhtes Risiko für einen intrauterinen Hydrops (insbesondere bei CVR >1,6) oder postpartale Symptome.** Weitere pränatale Risikomarker sind ein Mediastinalshift und die Größe der Zysten. Letztere werden nach Adzick in **mikrozystisch und makrozystisch** (Zysten </>5 mm) eingeteilt. Makrozystische Veränderungen sind gewöhnlich auf einen Lungenlappen beschränkt. Eine Kompression des Ösophagus kann ein Polyhydramnion bedingen.

- **Pränatale Therapie**

Bei drohendem Hydrops fetalis (Häufigkeit <5 %) besteht die Therapie aus der maternalen Applikation von Steroiden. Hierdurch sistiert der Hydrops nach einmaliger (88 %) oder mehrmaliger (56 %) Gabe. Bei makrozystischem Befund kann in ausgewählten Fällen eine Thorakozentese erfolgen oder ein thorakoamniotischer Shunt angelegt werden, um den Verdrängungseffekt der CPAM zu limitieren.

Viele CPAMs werden im 3. Trimenon kleiner, mikrozystische CPAM können nach der 32. SSW mitunter nicht mehr vom gesunden Lungengewebe unterschieden werden und sind dann nur noch einer postnatalen Diagnostik zugänglich.

- **Postnatale Diagnostik**

Nach Erstversorgung des Neonaten erfolgt ein Röntgenbild der Lunge, das häufig unauffällig ist. Aufgrund der oben genannten schwierigen Differenzierung der CPAM vom umliegenden Lungengewebe sollten alle Kinder unabhängig vom Verdacht eines „Verschwindens" der Läsion während der Schwangerschaft eine **postnatale Schnittbildgebung mittels CT oder MRT** erhalten. Diese wird meist im 2.–3. Lebensmonat durchgeführt. Eine **postnatale Regression der CPAM** wird kontrovers diskutiert, ist jedoch in jedem Falle eine **Rarität.**

- **Differenzialdiagnosen**

Das pleuropulmonale Blastom (PPB) ist ein seltener, maligner, primärer Lungentumor. Typ 1 wird in einem mittleren Alter von 9 Monaten auffällig und kann in der CT des Thorax mit einer makrozystischen CPAM verwechselt werden. Etwa ein Drit-

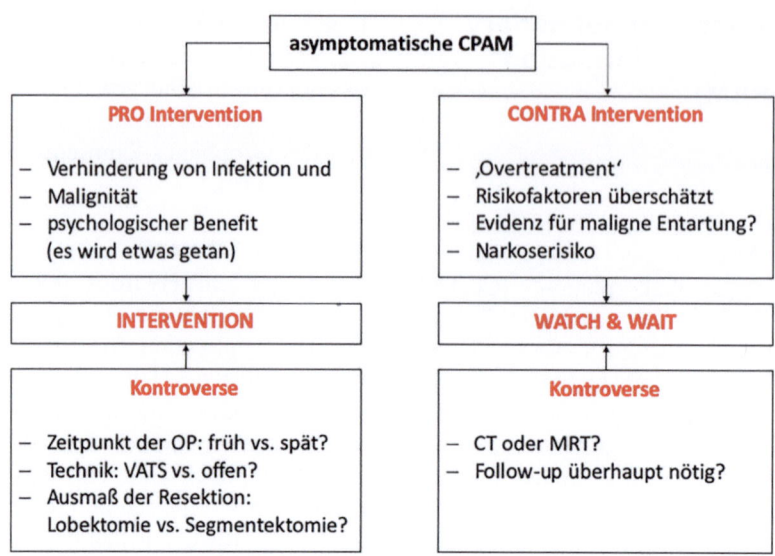

Abb. 10.25 Asymptomatische CPAM: Therapiealgorithmus. (Mod. nach Singh und Davenport 2015)

tel der PPB sind mit einer DICER1-Mutation assoziiert.

- **Therapie**

Gemäß einer aktuellen Metaanalyse werden nach der Neonatalperiode je nach Studie 3–86 % der Kinder symptomatisch. Makrozysten können durch die Verbindung zum Bronchialsystem an Größe zunehmen und das umgebende Lungengewebe komprimieren. Ferner sind rezidivierende Infektionen oder ein Spontanpneumothorax nicht selten. Läsionen geringerer Größe können Monate bis Jahre klinisch unauffällig sein.

> Die meisten Kinder mit CPAM sind bei Geburt asymptomatisch, daher wird die Indikation zur Resektion kontrovers diskutiert (Abb. 10.25). **In jedem Falle muss jede prophylaktische Operation eine minimale Morbidität und ein exzellentes Outcome haben**

■■ **Therapieoption I – Frühe Resektion (meist Lobektomie)**

Die Rationale einer (prophylaktischen) Therapie ergibt sich aus dem Risiko einer malignen Entartung oder Infektion.

Das optimale Alter für eine Lobektomie ist unklar, meist wird die OP nach 5 bis 6 Monaten durchgeführt. Zu diesem frühen Zeitpunkt ist der Eingriff technisch einfacher, da meist noch keine Infektionen abgelaufen sind und die pulmonale Inflammation daher geringer als im späteren Alter ist. Bei früher Operation wird theoretisch ein größeres kompensatorisches Lungenwachstum ermöglicht. Allerdings weisen Studien darauf hin, dass die Lungenfunktion unabhängig vom OP-Zeitpunkt im Alter von 2 Jahren gleich ist.

Angeborene Fehlbildungen: Diagnose, Therapie …

Meist erfolgt bei CPAM eine **Lobektomie**, in seltenen Fällen lässt sich die Läsion durch eine Segmentresektion oder atypische Resektion entfernen. Letztere Methoden haben ein erhöhtes Risiko für eine inkomplette Entfernung der CPAM sowie für bronchopulmonale Fisteln. Sie können bei Befall von multiplen Lungenlappen, bilateraler CPAM oder bereits reduzierter Lungenfunktion zum Einsatz kommen. Bei entsprechender Erfahrung werden die Eingriffe thorakoskopisch, ansonsten konventionell offen durchgeführt.

▪▪ Therapieoption II – Konservativ „watch and wait"

Gegner der frühen Resektion argumentieren, dass das Risiko einer Pneumonie bei ausgewählten Patienten mit CPAM <5 % beträgt. Da man die Regression bei einigen Läsionen nicht ausschließen kann, ist ein chirurgischer Eingriff, der eigene Komplikationsmöglichkeiten wie eine Massenblutung und prolongierte bronchopleurale Fisteln hat, schwer zu rechtfertigen. Auch wird das Risiko einer malignen Entartung insbesondere bei pränatal diagnostizierten Läsionen als gering eingeschätzt.

▪ Komplikationen

Die häufigsten **intraoperativen** Komplikationen sind die transfusionsbedürftige Blutung, Bronchusverletzung, Verletzungen des N. phrenicus und die inkomplette Entfernung der CPAM. Die **frühe** postoperative Morbidität nach Lobektomie beträgt 21 % mit 16 % respiratorischen Komplikationen wie Pneumonien oder persistierenden bronchopleuralen Fisteln/Pneumothorax. Hierbei gibt es keinen Unterschied zwischen thorakoskopischen und offenen Verfahren.

▪ Nachsorge/Prognose

Das langzeitfristige, funktionelle Outcome und die Belastbarkeit der Kinder nach Lobektomie sind exzellent. **Es gibt keine Korrelation zwischen dem Alter bei Lobektomie und der Lungenfunktion.** Die ambulante Weiterbetreuung der Kinder erfolgt durch den Kinderchirurgen und Kinderpneumologen. Häufigkeit und Art der Diagnostik in der Nachsorge richten sich nach der Symptomatik des Patienten sowie individuellen Begleiterkrankungen.

> Eine makrozystische CPAM kann ohne Operation als pleuropulmonales Blastom (PPB) entarten.

Schon gewusst?

- Ob asymptomatische Kinder mit CPAM Symptome entwickeln, lässt sich nicht voraussagen. Die Eltern kann man dergestalt beraten, dass eines von 4 Kindern symptomatisch wird. Dies kann ihnen bei der Entscheidungsfindung helfen, sich für oder gegen eine „prophylaktische" Operation zu entscheiden.
- Die Stocker-Klassifikation nach dem US-amerikanischen Pathologen John Thomas Stocker basierte auf der pathologischen Untersuchung von Lungenresektaten: Typ I (makrozystisch), Typ II (mikrozystisch), Typ III (solide), Typ IV (peripher-zystisch) und Typ 0 (azinäre Dysplasie). Heute hat diese Klassifikation keinen klinischen Stellenwert mehr.
- Makrozystische Veränderungen sind gewöhnlich auf einen Lungenlappen beschränkt.
- Die häufigste Hybridläsion ist eine CPAM mit einer systemischen arteriellen Blutversorgung und wird in 9–25 % aller Lungenresektate gefunden.

10.5.2 Bronchopulmonale Sequestration

Martin Lacher

Pulmonale Sequester (bronchopulmonale Sequestration [BPS], Lungensequestration) sind funktionslose Lungenabschnitte, die eigenständig mit Blut versorgt werden. Sie können Ausgangspunkt für rezidivierende Infektionen sein. Man unterscheidet extralobäre (25 %) von intralobären Sequestern (75 %) (Abb. 10.26d). Diese werden heute mehrheitlich im Rahmen der Pränataldiagnostik erkannt.

Extralobäre Sequestration (ELS)
Die ELS ist ein kleiner Lungenabschnitt mit **eigener Pleura.** Am häufigsten ist sie links dorsobasal lokalisiert (66 %). ELS können auch im Zwerchfell (**intradiaphragmal**) oder **intraabdominal**, selten an anderen Lokalisationen auftreten. Die Blutversorgung entspringt systemischen Gefäßen: Der arterielle Zufluss kommt in 80 % der Fälle aus der **Aorta.** Der venöse Abfluss verläuft in 80 % über die **V. azygos oder hemiazygos.** Meist findet sich nur ein einzelner Gefäßstiel aus Arterie und Vene, aber auch mehrere Gefäße sind möglich.

- **Symptome**

Häufig sind ELS **asymptomatisch** und werden im Rahmen einer Bildgebung von assoziierten Fehlbildungen wie CPAM, kongenitaler Zwerchfellhernie und anderer Pathologien gefunden.
Bei Verbindungen zum Tracheobronchialsystem und Ösophagus (beides selten) können rezidivierende Infektionen auftreten. In seltenen Fällen mit arteriovenöser Shuntverbindung kann ein sog. „high-output cardiac failure" mit Herzinsuffizienz und Hydrops fetalis entstehen.

- **Diagnostik**

Unmittelbar vor der Geburt bietet sich die Durchführung einer fetalen MRT an. Postnatal erfolgt neben dem Röntgen des Thorax erneut eine Sonographie mit Gefäßdarstellung. In der Regel schließt sich eine Thorax-CT oder -MRT mit Kontrastmittel an. Bei Verdacht auf Verbindung zum Gastrointestinaltrakt kann eine Kontrastmitteldarstellung des Ösophagus hilfreich sein. Assoziierte Fehlbildungen (65 %) wie CDH oder Herzvitien sollten ausgeschlossen werden.

- **Therapie**

Eine Spontanregression ist in seltenen Fällen beschrieben, daher können die ersten Lebensmonate **zunächst abgewartet** werden. Besteht keine Tendenz zur Rückbildung, sind zystische Veränderungen zu erkennen oder besteht der Verdacht auf Verbindung zum Bronchialsystem oder Ösophagus, liegt eine OP-Indikation vor. Die Resektion des Sequesters wird bei entsprechender Erfahrung thorakoskopisch (Abb. 10.26a), ansonsten konventionell offen (Abb. 10.26b) durchgeführt.

Intralobäre Sequestration (ILS)
Bei der ILS handelt es sich um einen nicht belüfteten Teil der Lunge, der **innerhalb eines Lungenlappens ohne eigenen Pleuraüberzug** liegt. Er erhält eine separate Blutversorgung aus dem Systemkreislauf. Nahezu alle intralobären Sequestrationen sind in den Unterlappen der Lunge lokalisiert (98 %), etwa gleich häufig auf der rechten und linken Seite.
Die zuführende Blutversorgung erfolgt in 75 % über ein arterielles Blutgefäß mit Ursprung aus der thorakalen **Aorta.** In 15 % der Fälle finden sich mehrere zuführende Arterien. Der venöse Abfluss verläuft in der Regel über die **Lungenvenen.**

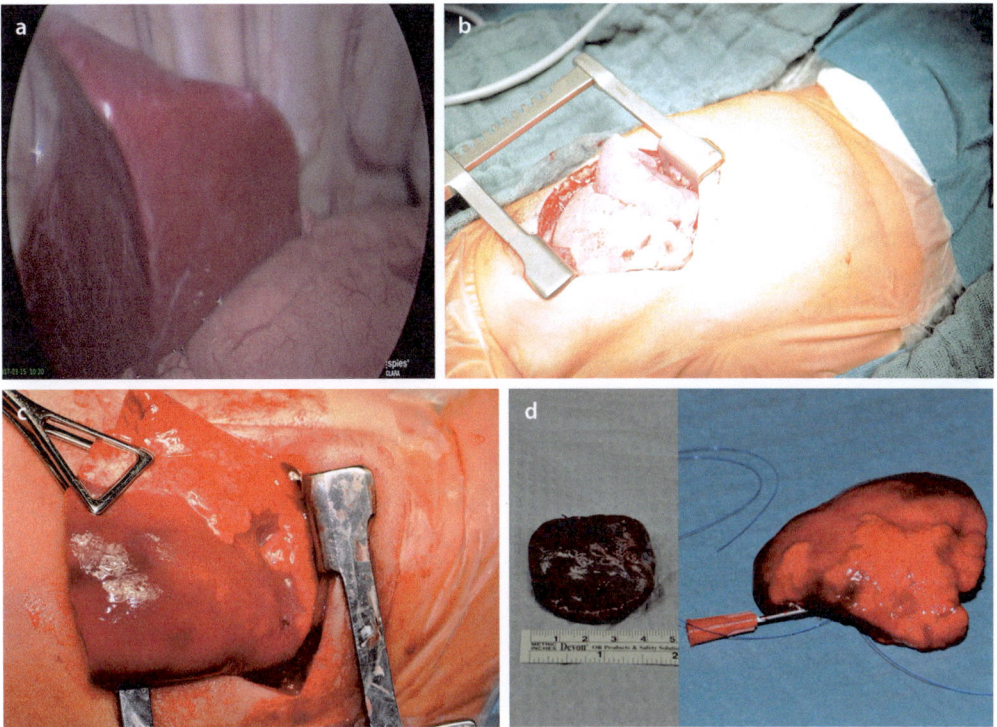

Abb. 10.26 Thorakotomie bei Lungensequestration: extralobärer Lungensequester (ELS) thorakoskopisch (**a**) bzw. offen chirurgisch (**b**). Intralobäre Lungensequester (ILS) offen chirurgisch (**c**). ELS (links) und ILS (rechts) im Vergleich (**d**)

- **Symptome**

Rezidivierende oder chronische Infektionen der Lunge mit und ohne Hämoptysen.

- **Diagnostik**

Die diagnostischen Schritte entsprechen der extralobären Sequestration. Zur OP-Planung wird eine CT/MRT des Thorax benötigt.

- **Therapie**

Im Unterschied zur extralobären Sequestration besteht ein **erhöhtes Risiko für Infektionen** durch eine bakterielle Besiedelung über alveoläre Poren zwischen dem ILS und dem umgebenen Lungengewebe. Zudem können ILS aufgrund eines chronischen Shunts durch die große zuführende systemische Arterie zu einem hyperdynamen Herz-Kreislauf-Versagen führen. Daher wird bei allen intrapulmonalen Sequestrationen die chirurgische Entfernung möglichst vor Eintreten von Infekten empfohlen, die die operative Präparation erschweren können. Meist erfolgt bei ILS eine **Lobektomie,** in seltenen Fällen lässt sich die Läsion durch eine Segmentresektion oder atypische Resektion entfernen. Bei entsprechender Erfahrung wird der Eingriff thorakoskopisch oder konventionell offen (Abb. 10.26c) durchgeführt.

- **Differenzialdiagnosen**

Bei teils zystisch und teils soliden Veränderungen des Lungengewebes kommt differenzialdiagnostisch in allen Fällen die CPAM in Betracht. Nicht selten sind sog. Hybridläsionen als CPAM mit atypischer Blutversorgung.

- **Nachsorge/Prognose**

Die ambulante Weiterbetreuung der Kinder erfolgt durch den Kinderchirurgen und Kinderpneumologen. Häufigkeit und Art der Diagnostik in der Nachsorge richten sich nach der Symptomatik des Patienten sowie individuellen Begleiterkrankungen. **Die Entstehung von Malignomen im Gewebe der Sequestration ist im Erwachsenenalter möglich (Adenokarzinom).**

> **Schon gewusst?**
> - Wird bei extralobären Sequestern ein **Bronchus** gefunden, muss eine Verbindung zur Speiseröhre ausgeschlossen werden (sog. **„esophageal lung"**).
> - Bei subdiaphragmaler Lage kommt differenzialdiagnostisch auch ein Neuroblastom in Betracht.
> - Diskutiert wird, ob es sich bei der intralobären Sequestration um eine kongenitale Fehlbildung oder um eine im Rahmen von Infektionen erworbene Störung handelt.
> - Das Alter zum Zeitpunkt der Lobektomie beeinflusst die spätere Lungenfunktion im Alter von 2 Jahren nicht.

10.5.3 Kongenitales lobäres Emphysem (CLE)

Martin Lacher

Das kongenitale lobäre Emphysem (CLE) bezeichnet eine zunehmende Überblähung der Lunge. Meist ist sie auf einen Lappen (am häufigsten linker Oberlappen [41 %]) beschränkt. Die Prävalenz beträgt 1:20–30.000. Man geht davon aus, dass es durch eine Verengung des den Lungenabschnitt versorgenden Bronchus zu einem sog. „air trapping" mit Emphysem des entsprechenden Lappens kommt. Neben diesem Mechanismus gibt es auch selten extrinsische Ursachen einer Stenosierung des Bronchus, z. B. Gefäßanomalien oder Raumforderungen. Pränatal werden diese Läsionen nur selten als echogene homogene Raumforderung in der Lunge diagnostiziert. Etwa **15–20 % der Kinder haben zusätzlich kardiale Fehlbildungen.**

- **Blickdiagnosen**

Röntgen des Thorax: Kompression der umgebenden gesunden Lunge und Mediastinalverschiebung

- **Symptome**

> Etwa die Hälfte der Kinder haben unmittelbar nach Geburt Symptome. Nahezu alle werden innerhalb der ersten 6 Lebensmonate symptomatisch.

> In der Neugeborenenperiode ist eine Präsentation als Notfall mit akuter Atemnot häufig.

- **Diagnostik**
- **postpartale Röntgenaufnahme des Thorax:** Emphysem und Mediastinalverschiebung
- **CT/MRT** des Thorax zur OP-Planung

- **Therapie**

Bei fehlenden Symptomen besteht keine OP-Indikation. **Das CLE bildet sich jedoch häufig nicht spontan zurück.**

Bei akuter Atemnot muss das Neugeborene **ggf. bettseitig thorakotomiert** werden. Eine Intubation kann in dieser Situation das „air trapping" noch vergrößern und sollte daher vermieden werden. Alle anderen symptomatischen Kinder sollten elektiv operiert werden (Lobektomie des betroffenen Lungenflügels). Die Operation kann offen oder thorakoskopisch erfolgen. Aus oben genannten Gründen sollte der **Kinderchirurg während der Narkoseeinleitung anwesend sein mit Bereitschaft zur Notfallthorakotomie.**

Angeborene Fehlbildungen: Diagnose, Therapie …

- **Nachsorge/Prognose**

Nach der Lobektomie entfalten sich die verbliebenen Lungenlappen und wachsen kompensatorisch. Eine Anbindung an eine Kinderchirurgie oder Kinderpneumologie ist sinnvoll. Die Nachsorge richtet sich nach den Symptomen.

> **Schon gewusst?**
> - Bei einem Drittel bis der Hälfte der Patienten findet sich keine Ursache für das CLE.
> - Beim Neonaten kann ein Röntgenbild des Thorax zunächst unauffällig sein, denn der überblähte Lungenabschnitt kann durch residuales Fruchtwasser dicht erscheinen.
> - Das typische Bild der Überblähung eines Lungenlappens mit Transparenzvermehrung und ggf. Mediastinalverschiebung zeigt sich erst nach einigen Tagen.

10.5.4 Bronchogene Zyste

Martin Lacher

Diese Zysten gehören zu den Duplikationszysten des Vorderdarms (sog. „foregut duplication cysts"). Nach Histologie werden unterschieden: 1) bronchogene Zysten, 2) enterische Duplikationszysten und 3) neuroenterische Zysten. Bronchogene Zysten sind von respiratorischem Epithel ausgekleidet, mit Mukus gefüllt und enthalten knorpelige Anteile in ihrer Zystenwand. Meist sind sie im Hilusbereich gelegen (paratracheal oder subcarinal), eine Lokalisation im pulmonalen Parenchym oder an verschiedenen anderen Lokalisationen ist beschrieben.

- **Symptome**

Durch die Sekretion von Mukus können bronchogene Zysten wachsen. Sie liegen

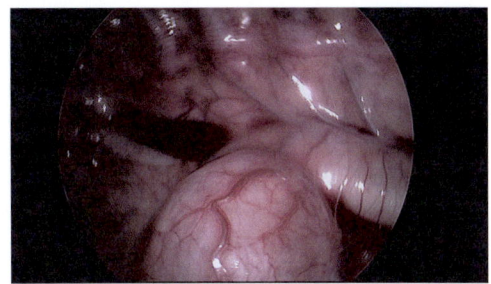

Abb. 10.27 Bronchogene Zyste, thorakoskopische Sicht in den rechten Thorax

dem Tracheobronchialbaum eng an, ohne mit ihm zu kommunizieren.

- **Diagnostik**

Selten werden bronchogene Zysten pränatal diagnostiziert, meist erfolgt die Diagnose jedoch bei älteren Kindern im Rahmen einer radiologischen Diagnostik bei respiratorischen Infekten oder als Zufallsbefund. Präoperativ sollte zur OP-Planung eine Schnittbildgebung (CT oder MRT) erfolgen.

- **Therapie**

Bei allen bronchogenen Zysten besteht die Indikation zur Resektion wegen der Gefahr von Wachstum und Infektion (● Abb. 10.27). Ideal ist eine Operation im asymptomatischen Stadium. Die Raumforderungen eignen sich besonders gut für eine thorakoskopische Operation. Wie bei allen anderen Duplikationszysten ist es essenziell, die gesamte sezernierende Mukosa zu entfernen, um Rezidiven oder einer malignen Entartung im Erwachsenenalter (0,7 %) vorzubeugen.

10.6 Neurogene Blasenstörung

Frank-Mattias Schäfer und Maximilian Stehr

Neurogene Blasenentleerungsstörungen können aus angeborenen oder erworbenen Erkrankungen resultieren. Die häufigste angeborene Ursache sind Neuralrohrdefekte (alle Formen der Spina bifida aperta, Lipomeningomyelozele etc.). Weitere kongenitale Ursachen können anorektale Malformationen oder Sakrumagenesien sein, außerdem Tumoren der Sakralgegend wie Steißbeinteratome. Letztere sind die häufigsten Tumoren in der Neonatalperiode und die häufigsten Keimzelltumoren im Kindesalter. Auch Prozesse mit ZNS-Beteiligung wie Hirntumoren oder Enzephalopathien können eine neurogene Blasenentleerungsstörung bedingen. Traumatische Läsionen der Wirbelsäule mit konsekutiver Blasenentleerungsstörung sind im Kindesalter selten.

Während die unbehandelte neurogene Blasenstörung mit einer hohen Morbidität und Mortalität einhergeht, haben in den letzten Dekaden Verbesserungen der neurochirurgischen und urologischen Versorgung zu einer deutlich höheren Langzeitüberlebensrate und Lebensqualität geführt.

> Die bedeutendste Einzelmaßnahme war die Einführung des sterilen Einmalkatheterismus („clean intermittant catheterization" [CIC]) zur Verhinderung einer progredienten Niereninsuffizienz.

- **Blickdiagnosen**

Angeborene Defekte der Wirbelsäule sind in der Regel bereits pränatal bekannt oder fallen entsprechend ihrer Klinik unmittelbar auf (◘ Abb. 10.28). In milderen Fällen bestehen nur Anomalien der Haut (Pigmentstörungen, sakrale Behaarung).

Steißbeinteratome fallen ebenfalls klinisch unmittelbar postnatal auf (◘ Abb. 10.29a, b). In seltenen Fällen (Typ Altman IV) liegen diese jedoch nur intraabdominal (◘ Abb. 10.29c). Sie können gelegentlich in der Säuglingszeit durch ihre urologische Symptomatik (Harnverhalt!) klinisch manifest werden.

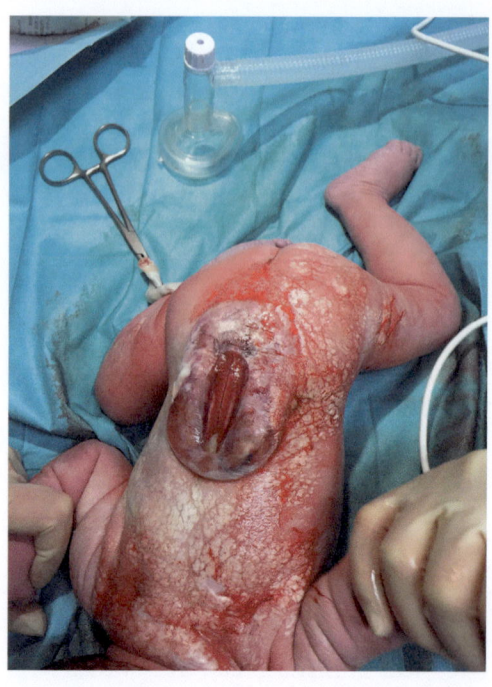

◘ **Abb. 10.28** Postnataler Befund einer thorakolumbalen Meningomyelozele

- **Anamnese**
  - bei älteren Kindern Trink- und Miktionstagebuch über mindestens 2 Tage
  - Pollakisurie, Nykturie, Drangsymptomatik, unwillkürlich unterbrochener oder abgeschwächter Harnstrahl, Tröpfeln, Urinverlust bei Husten oder Lachen etc.?
  - fieberhafte Harnwegsinfekte
  - Harninkontinenz (primär oder sekundär)
  - Bauchpresse bei Miktion

- **Untersuchung**

Die klinische Untersuchung bei Verdacht auf eine neurogene Blasenentleerungsstörung ohne klinische Stigmata einer Grunderkrankung beinhaltet:

Angeborene Fehlbildungen: Diagnose, Therapie …

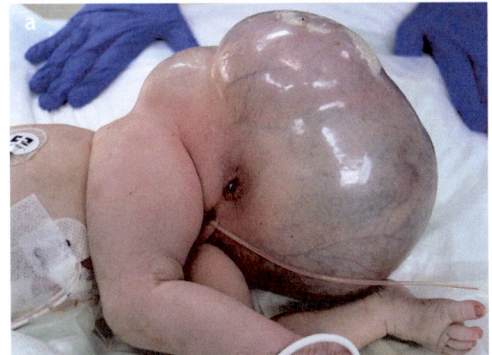
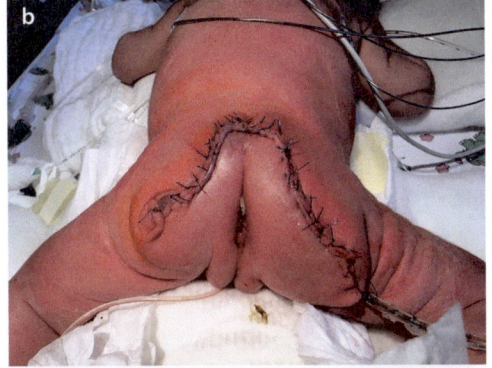
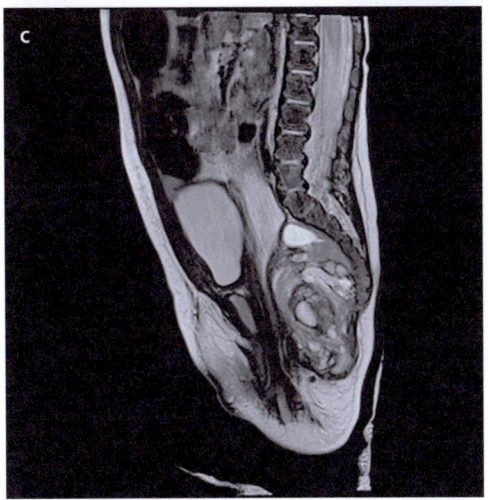

◘ **Abb. 10.29** Postnataler Befund eines reifes Steißbeinteratoms Typ I nach Altman vor (**a**) und nach Resektion (**b**). MRT eines Steißbeinteratoms Typ IV nach Altman, rein intraabdominelle Lage (**c**)

- Untersuchung der Wirbelsäule mit besonderer Aufmerksamkeit auf evtl. Hautanomalien z. B. über dem Sakrum
- neuropädiatrische Statuserhebung mit Untersuchung der perinealen Sensibilität, des analen Sphinktertonus und des Reflexstatus der unteren Extremität
- Beurteilung von Muskulatur, Tonus und Motorik der unteren Extremität (◘ Tab. 10.8)

■ Prästationäre Diagnostik
- Urinstatus und Urinkultur, Serumkreatinin und Harnstoff, ggf. 24-h-Kreatinin-Clearance
- Sonographie der Nieren und ableitenden Harnwege (Harnaufstau, Blasenwandverdickung, Trabekulierung der Blase?)
- Uroflowmetrie mit Restharnbestimmung bei älteren Kindern, falls willentlicher Toilettengang möglich
- bei sonographischem Verdacht auf obstruktive Uropathie ggf. MAG3-Nierenszintigraphie
- Zystomanometrie/Urodynamik

■■ Zystomanometrie/Urodynamik
Die wichtigste Modalität zur Charakterisierung einer neurogenen Blasenstörung ist die **(Video-)Urodynamik** zur Beurteilung von Blasenkapazität, Detrusoraktivität, Compliance und des „leak points" sowie zum Ausschluss eines VUR (◘ Abb. 10.30). Beurteilt werden die Füllungs- und die Miktionsphase (wenn möglich). Entsprechend den erhobenen Befunden und der klinischen Symptomatik wird die Funktionsstörung im Wesentlichen in folgende Kategorien eingeteilt, die bei komplexen Erkrankungen auch als Mischformen auftreten oder sich im Verlauf der ersten Lebensjahre ändern können:

> Formen einer neurogenen Blasenstörung sind:
> - Detrusorhyperaktivität, -hypotonie
> - Sphinkterdyssynergie
> - Sphinkterhypertonie, -hypotonie

◘ **Tab. 10.8** Wichtige Differenzialdiagnosen

Differenzialdiagnosen	Symptome
Funktionelle Blasenentleerungsstörung (Detrusor-Sphinkter-Dyskoordination, Dranginkontinenz, monosymptomatische Enuresis nocturna)	Harninkontinenz (primär oder sekundär), tags und/oder nachts, Harnwegsinfekte, Drangsymptomatik

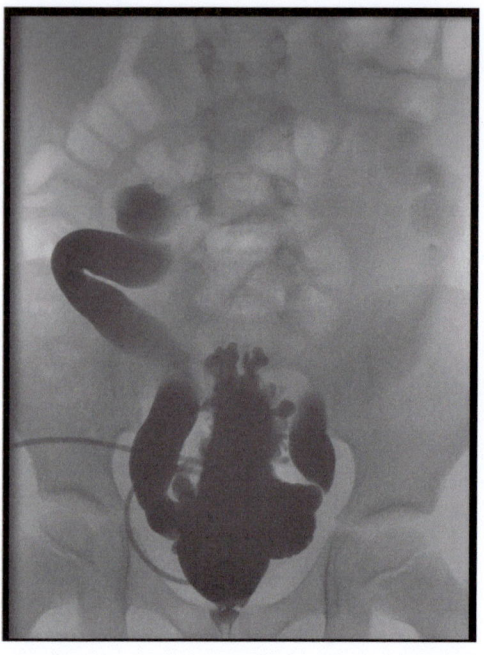

◘ **Abb. 10.30** Neurogene Blase („low-compliance/low-capacity") mit zahlreichen Divertikeln und sekundärem VUR beidseits

- **Chirurgische Vorstellung**

Eine kinderurologische Abklärung ist bei jedem Verdacht auf neurogene Blasenstörung geboten, da bei **unbehandelter Entleerungsstörung** eine potenzielle Nierenschädigung mit **irreversiblem Verlust von Nierenparenchym** durch eine Hochdrucksituation in der Blase droht.

Eine Indikation zur zeitnahen Vorstellung sind insbesondere die zunehmende Hydronephrose, fieberhafte Harnwegsinfekte oder therapierefraktäre Harninkontinenz beim älteren Kind.

- **Chirurgische Therapie**

Die Therapie der neurogenen Blase hat zum Ziel, den oberen Harntrakt zu schützen, eine Urinkontinenz zu erhalten oder zu erreichen, die Lebensqualität zu verbessern und ggf. die Funktion des unteren Harntraktes zu erhalten oder zu verbessern (oft nur eingeschränkt möglich).

Je nach Ausmaß und Lebensalter des Patienten mit neurogener Blasenstörung kommen nach Ausreizen der konservativen Therapie (Anticholinergika oral oder intravesikal, Alpha-Blocker, frühzeitiges Einleiten eines CIC) verschiedene Maßnahmen infrage.

- - **Endoskopische intramuskuläre Botulinumtoxin-Injektion der Blase**

Sie ist indiziert bei erhaltener Restfunktion der Blase mit Detrusorhyperaktivität (sog. Low-compliance-Blase). Durch die temporäre Lähmung der Detrusoraktivität wird der intravesikale Druck gesenkt und das Fortschreiten der Erkrankung hinausgezögert. Der Behandlungserfolg hält 3 bis 12 Monate an. Die Therapie kann ggf. auch mehrfach wiederholt werden. Sie sollte, wenn möglich, stets mit einer CIC und einer (intravesikalen) anticholinergen Therapie kombiniert werden.

- - **Vesikokutaneostomie**

Insbesondere bei Säuglingen mit ausgeprägter Detrusorhyperaktivität (z. B. Spina bifida und/oder der Unmöglichkeit des regelmäßigen CIC) ist die Anlage einer inkontinenten Vesikokutaneostomie nach Blocksom angezeigt. Dabei wird durch die Ausleitung des Blasendaches eine drucklose Restfüllung der Blase erreicht, die die

Funktion positiv beeinflusst. Das Ausleiten von Harnleitern (Ureterokutaneostomie) insbesondere beidseits sollte bei neurogenen Blasen möglichst vermieden werden, da eine spätere Reimplantation stets ein erhöhtes Risiko beinhaltet und ggf. auch Blasenersatztherapien erforderlich macht.

▪▪ Blasenaugmentation/Enterozystoplastik

Bei dauerhaft nicht ausreichender Kapazität und niedriger Compliance der Blase muss zur Schaffung eines ausreichend großen Niederdruckreservoirs eine Blasenaugmentation (vorzugsweise mit Ileum) erfolgen, in der Regel kombiniert mit einer kontinenten Harnableitung über ein Mitrofanoff-Stoma (Appendikovesikostomie), die sich kosmetisch günstig im Bauchnabel anlegen lässt. Alternativ existieren Verfahren ohne Verwendung von Darm als Autoaugmentation (z. B. eine Blasenvergrößerung durch zirkumferenzielles Entfernen des Detrusors mit Belassen der Mukosa) oder unter Nutzung von Harnleiter.

▪▪ Kontinenzverbessernde Maßnahmen

Bei nicht ausreichend hohem Verschlussdruck des Sphinkters kann versucht werden, durch endoskopische Injektion von sog. „bulking agents" im Blasenhals die Kontinenz zu erhöhen. Alternativ kann (etwa im Rahmen einer Enterozystoplastik) eine Faszienzügelplastik durchgeführt werden. Diese Verfahren haben jedoch insbesondere bei mobilen oder sportlichen Patienten nur eine geringe Erfolgsrate (endoskopische Therapie: ~50 %, Faszienzügelplastik 70–80 %). In manchen Fällen bleibt als Ultima Ratio nur der irreversible Verschluss des Blasenhalses.

▪ Postoperative Betreuung

Nach endoskopischer Botulinumtoxin-Injektion ist eine Kontrollblasendruckmessung nach 3 Monaten zur Therapiekontrolle indiziert. Je nach Wirkungsverlust ist ggf. eine erneute Injektion zu planen.

Eine Vesikokutaneostomie wird nach Anlage über einige Tage mit einem Blasenkatheter geschient. Anschließend ist in der Regel eine Windelversorgung des Kindes möglich.

Nach Enterozystoplastik wird die Blase über einen suprapubischen Blasenkatheter, ggf. das kontinente Stoma sowie Ureterschienen für etwa 3 Wochen abgeleitet. Anschließend erfolgt eine MCU zur Dichtigkeitsprüfung der augmentierten Blase und das Einleiten des CIC (je nach Kapazität 5- bis 8-mal/Tag) über das Stoma. Bis zum Erreichen der endgültigen Kapazität durch Entfalten des Augmentates vergehen einige Wochen bis Monate.

Das weitere Follow-up für Patienten mit neurogener Blase sollte individuell nach Lebensalter und durchgeführter Therapie erfolgen und regelmäßige sonographische Verlaufskontrollen, Urinkulturen sowie Kontrollurodynamiken (z. B. jährlich bis 2-jährlich bzw. bei Verschlechterung der klinischen Situation) beinhalten. Eine nephrologische Anbindung ist frühzeitig zu empfehlen und bei Erreichen des Erwachsenenalters eine Transition in die entsprechende multimodale Versorgung aktiv zu begleiten (◘ Tab. 10.9).

> **Schon gewusst?**
> - Der **Schutz des oberen Harntraktes** hat bei der Behandlung der neurogenen Blase oberste Priorität.
> - Alle Operationen und Maßnahmen bei Spina-bifida-Patienten müssen latexfrei durchgeführt werden. Dies ist insbesondere bei der Auswahl der Handschuhe und Blasenkatheter zu beachten.
> - Bei klinischen und radiologischen Zeichen einer neurogenen Blasenstörung bei gleichzeitigem Fehlen ursächlicher neurologischer Anomalien (sog. neurogene nichtneurogene Blase) ist an ein **Hinman-Syndrom** zu denken. Diesem

Tab. 10.9 Komplikationen

Komplikation	Symptome	Management
Harnwegsinfekte	Streng riechender Urin, Fieber, Pollakisurie, Dysurie	Resistenzgerechte Antibiotikatherapie, ggf. längerfristige Reinfektionsprophylaxe
Sekundärer VUR	Harnwegsinfekte	Falls Ausdruck einer Hochdrucksituation: Reevaluation erforderlich; ein VUR im Niederdrucksystem (z. B. nach Enterozystoplastik) ohne Infekte kann ggf. belassen werden
Vesikokutaneostomie: Stenose des Stomas	Visuelle Enge, Urin entleert sich spritzend	Chirurgische Revision
Enterozystoplastik		
Störung des Elektrolythaushaltes	Metabolische hypokaliämische Azidose, Verminderung der Knochendichte, Osteomalazie	Frühzeitiger prophylaktischer Ausgleich mit Natriumhydrogencarbonat
Schleimbildung in der Neoblase	Harnwegsinfekte, Schleimkoagel	Forcierte Diurese, Spülbehandlung durch CIC
Urolithiasis	Harnwegsinfekte, Schmerzen	Endoskopische Zertrümmerung und Entfernung, ggf. Sectio alta
Vitamin-B_{12}-Mangel (bei Verwendung von Ileum)	Müdigkeit, Erschöpfung, neurologische Störungen, Anämie	Substitution
Stenose der ureterointestinalen Anastomose	Sonographisch und szintigraphisch Zeichen der obstruktiven Uropathie	Chirurgische Revision
Maligne Tumoren in Neoblase	Inzidenz unklar, meist Adenokarzinome, häufig an uroenteraler Anastomose, 90 % später als 10 Jahre nach Enterozystoplastik	Regelmäßige Nachsorge (z. B. jährliche Zystoskopie ab 10 Jahre nach Augmentation), onkologisches Vorgehen nach Befund

liegt möglicherweise eine neuropsychologische oder neuropsychiatrische Ursache zugrunde. Die Therapie ist prinzipiell zunächst konservativ unter Einschluss supportiver psychoedukatorischer Maßnahmen.
- Eine weitere Sonderform ist das autosomal-rezessive **Ochoa-Syndrom** (sog. urofaziales Syndrom) mit fazialer Dysmorphie beim Lachen oder Weinen.

Weiterführende Literatur

Adams SD, Stanton MP (2014) Malrotation and intestinal atresias. Early Hum Dev 90:921–925. ▶ https://doi.org/10.1016/j.earlhumdev.2014.09.017

Aguayo P, Ostlie DJ (2010) Duodenal and intestinal atresia and stenosis. Ashcraft's Pediatric Surgery. Elsevier, S 400–415

Anderson N, Malpas T, Robertson R (1993) Prenatal diagnosis of colon atresia. Pediatr Radiol 23:63–64. ▶ https://doi.org/10.1007/BF02020229

Burgos CM, Frenckner BP, Luco M et al (2019) Prenatally versus postnatally diagnosed congenital diaphragmatic hernia – side, stage, and outcome. J Pediatr Surg 54:651–655. ▶ https://doi.org/10.1016/j.jpedsurg.2018.04.008

Casagrande A, Pederiva F (2016) Association between congenital lung malformations and lung tumors in children and adults: a systematic review. J Thorac Oncol 11:1837–1845. ▶ https://doi.org/10.1016/j.jtho.2016.06.023

Chan E, Wayne C, Nasr A (2014) Minimally invasive versus open repair of Bochdalek hernia: a meta-analysis. J Pediatr Surg 49:694–699. ▶ https://doi.org/10.1016/j.jpedsurg.2014.02.049

Christison-Lagay ER, Kelleher CM, Langer JC (2011) Neonatal abdominal wall defects. Semin Fetal Neonatal Med 16:164–172. ▶ https://doi.org/10.1016/j.siny.2011.02.003

Cooke CR (2006) Bronchopulmonary sequestration. Respir Care. 51(6):661-664

Dingemann C, Dietrich J, Zeidler J et al (2015) Early complications after esophageal atresia repair: analysis of a German health insurance database covering a population of 8 million. Dis Esophagus 29:780–786. ▶ https://doi.org/10.1111/dote.12369

Dingemann C, Dietrich J, Zeidler J et al (2017) Surgical management of congenital abdominal wall defects in Germany: a population-based study and comparison with literature reports. Eur J Pediatr 27:516–525. ▶ https://doi.org/10.1055/s-0037-1598250

Downard CD, Calkins CM, Williams RF et al (2017) Treatment of congenital pulmonary airway malformations: a systematic review from the APSA outcomes and evidence based practice committee. Pediatr Surg Int 33:939–953. ▶ https://doi.org/10.1007/s00383-017-4098-z

El-Asmar KM, Abdel-Latif M, El-Kassaby A-HA et al (2016) Colonic atresia: association with other anomalies. J Neonat Surg 5:47. ▶ https://doi.org/10.21699/jns.v5i4.422

Escobar MA, Ladd AP, Grosfeld JL et al (2004) Duodenal atresia and stenosis: long-term follow-up over 30 years. J Pediatr Surg 39:867–871. ▶ https://doi.org/10.1016/j.jpedsurg.2004.02.025

Grosfeld JL, Rescorla FJ (1993) Duodenal atresia and stenosis: reassessment of treatment and outcome based on antenatal diagnosis, pathologic variance, and long-term follow-up. World J Surg 17:301–309. ▶ https://doi.org/10.1007/bf01658696

Kantor N, Wayne C, Nasr A (2018) Symptom development in originally asymptomatic CPAM diagnosed prenatally: a systematic review. Pediatr Surg Int 34:613–620. ▶ https://doi.org/10.1007/s00383-018-4264-y

Kapralik J, Wayne C, Chan E, Nasr A (2016) Surgical versus conservative management of congenital pulmonary airway malformation in children: a systematic review and meta-analysis. J Pediatr Surg 51:508–512. ▶ https://doi.org/10.1016/j.jpedsurg.2015.11.022

Kardon G, Ackerman KG, McCulley DJ et al (2017) Congenital diaphragmatic hernias: from genes to mechanisms to therapies. Dis Model Mech 10:955–970. ▶ https://doi.org/10.1242/dmm.028365

Kay S, Yoder S, Rothenberg S (2009) Laparoscopic duodenoduodenostomy in the neonate. J Pediatr Surg 44:906–908. ▶ https://doi.org/10.1016/j.jpedsurg.2009.01.025

Keijzer R, Puri P (2010) Congenital diaphragmatic hernia. Semin Pediatr Surg 19:180–185. ▶ https://doi.org/10.1053/j.sempedsurg.2010.03.001

Kirmani B, Kirmani B, Sogliani F (2010) Should asymptomatic bronchogenic cysts in adults be treated conservatively or with surgery? Interact Cardiovasc Thorac Surg 11:649–659. ▶ https://doi.org/10.1510/icvts.2010.233114

Kirtschig G (2018) Lichen sclerosus: symptoms, diagnosis, therapeutic procedures. Hautarzt 69:127–133. ▶ https://doi.org/10.1007/s00105-017-4121-2

Kroll P (2017) Pharmacotherapy for pediatric neurogenic bladder. Pediatric Drugs 19:463–478. ▶ https://doi.org/10.1007/s40272-017-0249-x

Lacher M, Froehlich S, von Schweinitz D, Dietz H-G (2010) Early and long term outcome in children with esophageal atresia treated over the last 22 years. Klin Padiatr 222:296–301. ▶ https://doi.org/10.1055/s-0030-1249610

Lally KP, Lasky RE, Lally PA et al (2013) Standardized reporting for congenital diaphragmatic hernia – an international consensus. J Pediatr Surg 48:2408–2415. ▶ https://doi.org/10.1016/j.jpedsurg.2013.08.014

Langer S, Radtke C, Györi E et al (2018) Bladder augmentation in children: current problems and experimental strategies for reconstruction. Wiener Medizinische Wochenschrift 169:61–70. ▶ https://doi.org/10.1007/s10354-018-0645-z

Ludwikowski BM, Bieda J-C, Lingnau A, González R (2019) Surgical management of neurogenic sphincter incompetence in children. Front Pediatr. ▶ https://doi.org/10.3389/fped.2019.00097

Malhotra S, Kumta S, Bhutada A et al (2016) Topical iodine-induced thyrotoxicosis in a newborn with a giant omphalocele. Am J Perinatol Reports 06:e243–e245. ▶ https://doi.org/10.1055/s-0036-1584879

Mayer S, Gitter H, Göbel P, et al (2020) Behandlung der Ösophagusatresie mit unterer tracheoösophagealer Fistel – Zusammenfassung der aktuellen S2K-Leitlinie der DGKCH [Current Treatment of Esophageal Atresia with Tracheoesophageal Fistula - Updated Guidelines of the German Society of Pediatric Surgery]. Klin Padiatr 232(4):178-186.

Morris G, Kennedy A, Cochran W (2016) Small bowel congenital anomalies: a review and update. Curr Gastroenterol Rep 18:197–212. ▶ https://doi.org/10.1007/s11894-016-0490-4

Papile LA (2009) Routine use of a SILASTIC spring-loaded silo for infants with gastroschisis: a multicenter randomized controlled trial. Yearbook of Neonatal and Perinatal Medicine 2009:132–133. ▶ https://doi.org/10.1016/s8756-5005(09)79007-9

Russo FM, Cordier A-G, de Catte L et al (2018) Proposal for standardized prenatal ultrasound assessment of the fetus with congenital diaphragmatic hernia by the European reference network on rare inherited and congenital anomalies (ERNICA). Prenat Diagn 38:629–637. ▶ https://doi.org/10.1002/pd.5297

Singh R, Davenport M (2015) The argument for operative approach to asymptomatic lung lesions. Semin Pediatr Surg 24(4):187-195.

Snoek KG, Reiss IKM, Greenough A et al (2016) Standardized postnatal management of infants with congenital diaphragmatic hernia in Europe: The CDH EURO consortium consensus – 2015 update. Neonatol 110:66–74. ▶ https://doi.org/10.1159/000444210

Stein R, Bogaert G, Dogan HS et al (2019) EAU/ESPU guidelines on the management of neurogenic bladder in children and adolescent part I diagnostics and conservative treatment. Neurourol Urodyn 39:45–57. ▶ https://doi.org/10.1002/nau.24211

Tsao K, Lally KP (2008) The Congenital Diaphragmatic Hernia Study Group: a voluntary international registry. Semin Pediatr Surg 17(2):90-97. ▶ https://doi.org/10.1053/j.sempedsurg.2008.02.004

Vecchia LKD, Grosfeld JL, West KW et al (1998) Intestinal atresia and stenosis. Arch Surg. ▶ https://doi.org/10.1001/archsurg.133.5.490

Virgone C, D'Antonio F, Khalil A et al (2015) Accuracy of prenatal ultrasound in detecting jejunal and ileal atresia: systematic review and meta-analysis. Ultrasound Obstet Gynecol 45:523–529. ▶ https://doi.org/10.1002/uog.14651

Wagner R, Lacher M, Merkenschlager A et al (2019) Harlequin Syndrome after Thoracoscopic Repair of a Child with Tracheoesophageal Fistula (TEF). European J Pediatr Surg Rep 7:e63-e65. ▶ https://doi.org/10.1055/s-0039-1697667

Weichert J, Kahl FO, Schröer A et al (2010) Congenital gastroschisis–prenatal diagnosis and perinatal management. Z Geburtshilfe Neonatol 214:135–144. ▶ https://doi.org/10.1055/s-0030-1255101

Wu CQ, Franco I (2017) Management of vesicoureteral reflux in neurogenic bladder. Investig Clin Urol 58:S54. ▶ https://doi.org/10.4111/icu.2017.58.s1.s54

Prä- und postoperatives Management in der Niederlassung

Inhaltsverzeichnis

Kapitel 11 Ambulantes Operieren, minimalinvasive Kinderchirurgie (MIC), Fast-Track-Chirurgie – 307
Martin Lacher

Kapitel 12 Präoperative Vorbereitung, Narkosefähigkeit – 317
Tobias Piegeler

Kapitel 13 Ambulante Nachsorge nach Standardeingriffen – 325
Steffi Mayer, Jana Nelson und Peter Zimmermann

Kapitel 14 Strahlenexposition, Strahlenschutz – 331
Daniel Gräfe und Franz Wolfgang Hirsch

Ambulantes Operieren, minimalinvasive Kinderchirurgie (MIC), Fast-Track-Chirurgie

Martin Lacher

Inhaltsverzeichnis

11.1 Fast-Track-Chirurgie, „enhanced recovery after surgery" (ERAS) – Was geht bei Kindern? – 308

11.2 Minimalinvasive Kinderchirurgie (MIC) – 310

11.3 Ambulantes Operieren – 314

Weiterführende Literatur – 315

Die Vor- und Nachteile der **minimalinvasiven Chirurgie (MIC)** wurden mittlerweile in großen Kohortenstudien, randomisiert kontrollierten Studien (RCT) und Metaanalysen überprüft. Daher ist die MIC bei Kindern aller Altersgruppen neben den konventionellen offenen chirurgischen Verfahren etabliert. In aktuellen Studien zur MIC liegt der Fokus nicht mehr auf einer Prüfung der technischen Durchführbarkeit, sondern auf der kritischen Bewertung der Langzeitergebnisse im Vergleich zu konventionellen Verfahren. Zu den Vorteilen des **ambulanten Operierens** gehören die geringere psychosoziale Belastung des Kindes, größere Mitsprache- und Einflussmöglichkeiten für die Eltern und eine frühe Nachsorge im eigenen Zuhause. Ambulant durchgeführte Operationen sind heute ab einem Alter von 3 Monaten möglich. Voraussetzung ist eine detaillierte OP-Vorbereitung mit chirurgischem und anästhesiologischem Aufklärungsgespräch im Rahmen einer Sprechstunde in der operierenden Klinik. Das **Fast-Track-Konzept** wurde Ende der 1990er-Jahre eingeführt. Die Ziele sind eine schmerz- und stressfreie Operation, Reduktion der Morbidität, schnellere Erholung sowie Vermeidung von stationären Aufenthalten. Die Überlegungen, die unter dem Überbegriff **„enhanced recovery after surgery" (ERAS)** zusammengefasst werden, sollten auch Kindern nicht vorenthalten bleiben. Im klinischen Alltag lassen sich v. a. sogenannte „Fast-Track-Elemente" anwenden.

11.1 Fast-Track-Chirurgie, „enhanced recovery after surgery" (ERAS) – Was geht bei Kindern?

Martin Lacher

Das Fast-Track-Konzept wurde Ende der 1990er-Jahre von Prof. Henrik Kehlet aus Kopenhagen eingeführt. Die neue Idee stellte das bisherige Behandlungskonzept in der Bauchchirurgie völlig auf den Kopf. Die Ziele waren:
1. Schmerz- und stressfreie Operation
2. reduzierte Morbidität
3. schnellere Erholung
4. Vermeidung von stationären Aufenthalten

Heute spricht man von der „enhanced recovery after surgery" (ERAS), bei der 3 Phasen unterschieden werden (◘ Tab. 11.1).

In der Erwachsenchirurgie sind ERAS-Protokolle im Bereich der rekonstruktiven Chirurgie fest etabliert. Zum Einsatz von ERAS bei Kindern liegen nur wenige, zum Teil prospektive Kohortenstudien (Alter 5 bis 7 Jahre) vor. In einer Studie der Medizinischen Hochschule Hannover wurde ERAS bei 6 Prozeduren bei Kindern im Alter von durchschnittlich 5,8 Jahren untersucht. Während sich bestimmte Prozeduren gut für ein Fast-Track-Konzept eigneten, war die Durchführbarkeit bei anderen Eingriffen wie der Fundopli-

Tab. 11.1 Phasen der „enhanced recovery after surgery" (ERAS)

1. Präoperativ	– **Aufklärung:** Was passiert? – **Aufnahme** am OP-Tag – **Nüchternheit** (2 h für flüssige Kost, 1 h für klare Flüssigkeiten) – Antibiotikaprophylaxe nach Standard – Keine routinemäßige Darmvorbereitung
2a. Intraoperativ Anästhesie	– Normothermie – Regionalanästhesie, wenn sinnvoll – **Normovolämie:** Flüssigkeitsüberladung vermeiden – Perioperativ **opioidsparende** Anästhesie
2b. Intraoperativ Chirurgie	– Laparoskopie/Thorakoskopie – Keine Drainagen – Keine Magensonden
3. Postoperativ	– Hydratation – **Schmerztherapie:** aktiv, multimodal, präventiv – Früher Kostaufbau und Mobilisation – Standardisierte Entlasskriterien

Tab. 11.2 Operative Eingriffe mit nachgewiesenen Vorteilen von ERAS bei Kindern

Abdominalchirurgie	– Appendektomie – Pyloromyotomie – Morbus Hirschsprung, transanale Durchzugsoperation – Meckel-Divertikulektomie – Invagination, hydrostatische Devagination – Darmanastomose
Urologie	– Pyeloplastik – (Hemi-)Nephroureterektomie – Hypospadiekorrektur

katio und Darmanastomose nicht problemlos möglich. Die Gründe hierfür waren Komorbiditäten, Alter <4 Wochen, Frühgeburtlichkeit <35. SSW, Voroperationen und GI-Erkrankungen wie Morbus Hirschsprung oder zystische Fibrose. In anderen Studien konnten ERAS-Protokolle für Darmanastomosen und Appendektomien bei Kindern hingegen erfolgreich angewandt werden. Auch für weitere Indikationen konnten Vorteile für die Anwendung von ERAS bei Kindern nachgewiesen werden (Tab. 11.2).

Zur Verkürzung der stationären Behandlungsdauer gehört auch der Verzicht auf eine mechanische Darmvorbereitung vor Enterostomarückverlagerungen (z. B. Kolostomata).

> Es gibt keine Evidenz, dass die mechanische Darmvorbereitung vor Enterostomarückverlagerungen die Anzahl von postoperativen Komplikationen wie Anastomoseninsuffizienzen oder Wundkomplikationen vermindert.

Die Überlegungen, die unter dem Überbegriff ERAS zusammengefasst werden, sollten auch Kindern nicht vorenthalten bleiben. Zum aktuellen Zeitpunkt existieren genügend belastbare Daten und erste Protokolle, die eine Anwendung im Bereich der

Kinderchirurgie sinnvoll erscheinen lassen. Im klinischen Alltag ist es nicht entscheidend, bei Patienten, die sich grundsätzlich für ein Fast-Track-Konzept eignen, das gesamte ERAS-Protokoll anzuwenden.

> Es konnte gezeigt werden, dass sich zum Wohle der Kinder bei 70 % von ihnen Elemente des Fast-Track-Konzeptes (ERAS) anwenden lassen. Daher sollte jedes Kind präoperativ für den Einsatz dieser Elemente evaluiert werden.

Vor jedem Eingriff sollte daher geklärt werden, welche der folgenden **10 Punkte** angewendet werden können:
1. Verzicht auf präoperative mechanische Darmreinigung
2. gezielte präoperative Instruktion von Kindern und Eltern
3. kurze präoperative Nüchternphasen und orale Ernährung bis 2 h präoperativ
4. optimale Analgesie, möglichst ohne Beeinträchtigung der Darmmotilität (z. B. Epiduralkatheter)
5. Isovolämie, Isothermie
6. minimalinvasive Chirurgie
7. Verzicht auf präventive nasogastrale Sonden
8. früher postoperativer Kostaufbau
9. frühe postoperative Mobilisation
10. frühe Entlassung

> **Schon gewusst?**
>
> – In den letzten beiden Jahren wurden erste Erfahrungsberichte aus dem pädiatrischen Bereich veröffentlicht und eine ERAS Society gegründet (▶ www.erassociety.org).
> – Gegenwärtig wird eine prospektive ERAS-Studie bei Kindern durchgeführt: Pediatric Urology Recovery After Surgery Endeavor (PURSUE). Diese hat zum Ziel, das ERAS-Protokoll bei Kindern und Jugendlichen im Rahmen von urologisch-rekonstruktiven Eingriffen zu untersuchen

(NCT03245242; Studiendauer: 2017–2021).
– Der „Gegner" einer frühen Entlassung ist im klinischen Alltag die vom Gesetz definierte untere Grenzverweildauer (UGVD). Für Kindermediziner muss das Kindswohl Vorrang vor Erlössteigerung haben.

11.2 Minimalinvasive Kinderchirurgie (MIC)

Martin Lacher

Die Vor- und Nachteile der MIC wurden mittlerweile in großen Kohortenstudien, randomisierten kontrollierten Studien (RCT) und Metaanalysen überprüft. Daher ist die minimalinvasive Chirurgie (MIC) **bei Kindern aller Altersgruppen** neben den konventionellen offenen chirurgischen Verfahren **etabliert**. In aktuellen Studien zur MIC liegt der Fokus nicht mehr auf einer Prüfung der technischen Durchführbarkeit, sondern auf der kritischen Bewertung der Langzeitergebnisse im Vergleich zu konventionellen Verfahren.

- **Vorteile der MIC**

Die MIC im Kindesalter hat sich in den letzten 30 Jahren rasant entwickelt. In der heutigen Zeit ermöglichen MIC-Instrumente mit einem Durchmesser von 2–3 mm, Insufflatoren mit exakt einstellbaren niedrigen Drücken und Flussgeschwindigkeiten sowie die stark gewachsene kinderchirurgische und kinderanästhesiologische Expertise **selbst bei Neugeborenen** die sichere und erfolgreiche Durchführung komplexer MIC-Eingriffe (◘ Tab. 11.3). Nahezu alle in konventioneller Technik etablierten Eingriffe in Abdomen, Retroperitoneum und Thorax sind bereits minimalinvasiv durchgeführt worden. Postulierte

Ambulantes Operieren, minimalinvasive Kinderchirurgie (MIC) …

Tab. 11.3 Etablierte Indikationen/in Zentren häufig durchgeführte minimalinvasive Eingriffe

Erkrankung	Eingriff
Neugeborene und Säuglinge	
Laparoskopie	
Duodenalatresie	Duodenoduodenostomie
Malrotation	Ladd-Operation
Hypertrophe Pylorusstenose	Pyloromyotomie
Anorektale Malformationen (hohe Formen)	Durchzugsoperation
Morbus Hirschsprung	Durchzugsoperation
Thorakoskopie	
Ösophagusatresie	Ligatur Fistel, Ösophagusanastomose
Angeborene Zwerchfellhernie	Verschluss, ggf. mit Patch
Klein- und Schulkinder	
Laparoskopie	
Gastroösophageale Refluxerkrankung	Fundoplikatio
Achalasie	Heller-Myotomie
Dystrophie	Gastrostomie
Hypersplenismus	(Hemi-)Splenektomie
Leistenhernie	Leistenherniorrhaphie
Appendizitis	Appendektomie
Thorakoskopie	
CPAM, Lungensequester, bronchogene Zyste	Lobektomie, Resektion
Urologie	
Ureterabgangsstenose	Pyeloplastik
Varikozele	(modifizierte) Palomo-Operation
Funktionslose (Doppel-)Niere	(Hemi-)Nephroureterektomie

Vorteile der MIC im Vergleich zu konventionellen (offenen) chirurgischen Verfahren sind ein schnellerer Kostaufbau, weniger Schmerzen, ein besseres kosmetisches Ergebnis und eine kürzere Krankenhausaufenthaltsdauer (Tab. 11.4). Diese Parameter wurden für viele Indikationen in großen Kohortenstudien, RCT und Metaanalysen untersucht.

In den letzten Jahren wurde auch eine Vielzahl **thorakoskopischer Operationsverfahren** in der Kinderchirurgie beschrieben. Vorteil des thorakoskopischen Vorgehens ist die **Verminderung** einer durch die Thorakotomie im Neugeborenenalter bedingten **muskuloskeletalen Morbidität** mit Wirbelsäulendeformitäten und Bewegungseinschränkungen der Schulter, die im Langzeitverlauf in 28–54 % der Fälle beschrieben sind (Tab. 11.5).

Tab. 11.4 Evidenz der MIC für laparoskopische Eingriffe im Kindesalter (Zimmermann und Lacher 2019)

Laparoskopische Operationen	Anzahl (n) der Metaanalysen gesamt	Vorteile				Nachteile	
		Kürzere Krankenhausverweildauer	Kürzere Zeit bis zum Kostaufbau	Weniger Komplikationen	Sonstiges	Längere Operationszeit	Sonstiges
Leistenhernienverschluss	4	0/4	0/4	2/4	Kürzere Operationszeit bei beidseitigem Verschluss (3/4) Weniger metachrone kontralaterale Hernien (2/4)	0/4	–
Appendektomie	4	3/4	1/4	0/4	Seltener Wundinfektionen (4/4) Seltener postoperativer Ileus (4/4)	1/2	Häufiger intraabdominelle Abszesse (2/4)
Fundoplikatio	4	1/4	1/4	1/4	Geringere 30-Tage-Morbidität (1/4) Seltener postoperatives Würgen (1/4)	3/4	Höhere Rezidivrate (2/4)
Desinvagination	1	1/1	0/1	0/1	-	0/1	–
Choledochuszystenresektion	2	2/2	1/2	0/2	Seltener postoperativer Ileus (1/2)	2/2	–
Kasai-Portoenterostomie	1	0/1	0/1	0/1	–	–	Höhere Rate an sekundären Lebertransplantationen (1/1)
Splenektomie	1	1/1	0/1	0/1	Geringerer Blutverlust (1/1)	1/1	–

Tab. 11.5 Evidenz der MIC für thorakoskopische Eingriffe im Kindesalter (Zimmermann und Lacher 2019)

Thorakoskopische Operationen	Anzahl (n) der Metaanalysen gesamt	Vorteile				Nachteile	
		Kürzere Krankenhausverweildauer	Kürzere Zeit bis zum Kostaufbau	Weniger Komplikationen	Sonstiges	Längere Operationszeit	Sonstiges
Korrektur einer angeborenen Zwerchfellhernie	4	1/4	1/4	0/4	Geringere Mortalität (3/4) Kürzere Beatmungszeit (2/4)	3/4	Höhere Rezidivrate (4/4)
Korrektur einer Ösophagusatresie	3	2/3	2/3	0/3	Kürzere Beatmungszeit (1/3)	1/3	–
Resektion von Lungenfehlbildungen	2	1/2	0/2	0/2	–	0/2	–

11.3 Ambulantes Operieren

Martin Lacher

Die Vorteile des ambulanten Operierens liegen auf der Hand: geringere psychosoziale Belastung des Kindes, größere Mitsprache- und Einflussmöglichkeiten für die Eltern und eine frühe Nachsorge im eigenen Zuhause.

> Ambulant durchgeführte Operationen sind heute bei reifgeborenen Kindern ab einem Alter von 3 Monaten bzw. bei ehemaligen Frühgeborenen jenseits der 60. Gestationswoche prinzipiell möglich.

Voraussetzung ist eine detaillierte OP-Vorbereitung mit chirurgischem und anästhesiologischem Aufklärungsgespräch im Rahmen einer Sprechstunde in der operierenden Klinik. Nicht jedes Kind kann ambulant operiert und nicht jede Operation kann ambulant durchgeführt werden.

- **Voraussetzungen**
  - präoperative Aufklärung Tage bis <2 Wochen vor der OP (sowohl chirurgisch als auch anästhesiologisch)
  - ideale Vorbereitung mit gezielter Patienten- und Elterninformation, auch mittels Merkblättern
  - verantwortliche und verantwortungsbewusste Person für den Heimtransport und zur Überwachung der ersten 24 h

- **Kontraindikationen**
  - ehemalige Frühgeborene <60. Gestationswoche
  - Kinder mit schwerer Grunderkrankung

Die häufigsten ambulanten Operationen in der Kinderchirurgie sind:
1. Herniorrhaphie, Herniotomie (Leisten-, Nabel-, epigastrische Hernie)
2. Orchidopexie
3. Zirkumzision
4. Entfernung von Hauttumoren und Nävi
5. Entfernung von Osteosynthesematerial nach Behandlung von Frakturen
6. Ösophagogastroskopie mit und ohne Dilatation/Bougierung des Ösophagus
7. Narkoseproktoskopie, Rektumbiopsie und Botox-Injektion am Anus
8. Implantation und Entfernung von Katheterverweilsystemen

> Die Laparoskopie ist keine Kontraindikation für ein ambulantes Vorgehen.

Diese Kinder können selbstverständlich ebenso am OP-Tag nach Hause entlassen werden. In den USA werden verschiedene Operationen ambulant durchgeführt, die in dieser Versorgungsart momentan in Deutschland noch nicht praktiziert werden, z. B. die ambulante laparoskopische Appendektomie und Cholezystektomie.

> In prospektiven Kohortenstudien aus großen US-amerikanischen Kinderzentren (849 Kinder) konnten Kinder mit Appendizitis in 31–87 % der Fälle noch am OP-Tag nach 4–9 h entlassen werden.

Die Wiederaufnahmerate war nicht höher, es gab keinen Geschlechterunterschied.
Die Durchführbarkeit einer laparoskopischen Cholezystektomie bei 227 Kindern in einem ambulanten Setting ist für 25 % der Fälle beschrieben; 75 % der Kinder blieben mindestens eine Nacht stationär. Man geht davon aus, dass in weniger als 20 % der Fälle ein medizinischer Grund für die Nichtentlassung vorliegt. In der Mehrzahl der Fälle verhindert die „klinische Gewohnheit" eine regelhafte Entlassung am ersten postoperativen Tag. Oben genannte Beispiele verdeutlichen, was medizinisch möglich und verantwortbar ist.

Weiterführende Literatur

Brindle ME, Heiss K, Scott MJ et al (2019) Embracing change: the era for pediatric ERAS is here. Pediatr Surg Int 35:631–634. ▶ https://doi.org/10.1007/s00383-019-04476-3

Dalton BGA, Gonzalez KW, Knott EM et al (2015) Same day discharge after laparoscopic cholecystectomy in children. J Surg Res 195:418–421. ▶ https://doi.org/10.1016/j.jss.2015.02.024

Farber NJ, Davis RB, Grimsby GM et al (2017) Bowel preparation prior to reconstructive urologic surgery in pediatric myelomeningocele patients. Can J Urol 24:9038–9042

Gee K, Ngo S, Burkhalter L, Beres AL (2018) Safety and feasibility of same-day discharge for uncomplicated appendicitis: a prospective cohort study. J Pediatr Surg 53:988–990. ▶ https://doi.org/10.1016/j.jpedsurg.2018.02.031

Lacher M, Kuebler JF, Dingemann J, Ure BM (2014) Minimal invasive surgery in the newborn: current status and evidence. Semin Pediatr Surg 23:249–256. ▶ https://doi.org/10.1053/j.sempedsurg.2014.09.004

Reismann M, von Kampen M, Laupichler B et al (2007) Fast-track surgery in infants and children. J Pediatr Surg 42:234–238. ▶ https://doi.org/10.1016/j.jpedsurg.2006.09.022

Reismann M, Arar M, Hofmann A et al (2012) Feasibility of fast-track elements in pediatric surgery. Eur J Pediatr 22:40–44. ▶ https://doi.org/10.1055/s-0031-1284422

Short HL, Heiss KF, Burch K et al (2018) Implementation of an enhanced recovery protocol in pediatric colorectal surgery. J Pediatr Surg 53:688–692. ▶ https://doi.org/10.1016/j.jpedsurg.2017.05.004

Zimmermann P, Lacher M (2019) Update on minimally invasive surgery in childhood. Monatsschr Kinderheilkd 167:972–985. ▶ https://doi.org/10.1007/s00112-019-00773-2

Präoperative Vorbereitung, Narkosefähigkeit

Tobias Piegeler

Inhaltsverzeichnis

Weiterführende Literatur – 324

Bei der Beurteilung der Narkosefähigkeit eines Kindes spielen sowohl patienten- als auch eingriffsspezifische Faktoren bzw. Risiken eine Rolle. Die Auswahl eines geeigneten Zentrums zur Durchführung der Operation und der Narkose im Vorfeld ist hier ebenso wichtig wie eine gründliche Anamnese und körperliche Untersuchung des Kindes im Rahmen des Prämedikationsgespräches. Bei entsprechender Vorbereitung durch den Zuweiser kann bei ansonsten gesunden Kindern in den meisten Fällen auf apparative Zusatzuntersuchungen und Blutentnahmen verzichtet werden. Das Vorhandensein eines akuten Atemwegsinfektes kann ggf. zum Absetzen eines Kindes für einen elektiven Eingriff führen, wenngleich hier jeweils eine sorgfältige Risiko-Nutzen-Abwägung vorgenommen werden sollte. Letzteres gilt auch für die Planung von ambulanten Narkosen im Kindesalter.

▪▪ Auswahl des entsprechenden Zentrums

Bei einer geplanten Operation in Narkose ist die Auswahl des durchführenden Zentrums anhand individueller Kriterien des Kindes (z. B. Art des Eingriffes, Alter, Vorerkrankungen) essenziell. Der Kinder- und Jugendarzt nimmt hier als Schnittstelle zwischen Eltern und durchführender Einrichtung eine besondere Rolle ein. Obwohl einheitliche Empfehlungen der Fachgesellschaften bisher fehlen, lassen sich aus der Literatur wichtige Erkenntnisse ableiten:
- Die Rate an kritischen Ereignissen während einer Kinderanästhesie ist umso niedriger, je erfahrener der Anästhesist ist (APRICOT-Studie).
- Daher sollten Kinder bis 3 Jahre primär von Anästhesisten mit besonderer Erfahrung im Umgang mit dieser Patientengruppe betreut werden.
- Kinder mit relevanten Begleiterkrankungen und/oder syndromalen Erkrankungen sowie mit großen chirurgischen Eingriffen sollten ausschließlich in spezialisierten Zentren behandelt werden.
- Als spezialisierte Zentren können diejenigen Kliniken gelten, in denen rund um die Uhr Anästhesisten sowie Pflegekräfte mit Erfahrung in der Kinderanästhesie verfügbar sind, in denen ein Konzept zur Kinderschmerztherapie vorgehalten wird und in denen ein „Krisenmanagement" im Bereich der Kinderanästhesie nicht nur regelmäßig trainiert wird, sondern auch im klinischen Alltag integriert ist (z. B. im Rahmen eines speziellen Algorithmus zum Management des schwierigen Atemwegs beim Kind).

▪ Anamnese

Der Anamnese kommt im Bereich der Kinderanästhesie eine entscheidende Bedeutung zu.

> Die gezielte Befragung des Kindes und seiner Eltern ersetzt in den meisten Fällen bereits eine aufwendige, teure und unter Umständen für das Kind belastende Diagnostik.

▪▪ Begleiterkrankungen/Narkosezwischenfälle

In Vorbereitung auf eine geplante Operation ist eine vom Kinderarzt erstellte Auflistung über etwaige Begleiterkrankungen und Dauermedikation wünschenswert und für den Anästhesisten äußerst hilfreich. Die Dauermedikation muss ggf. perioperativ angepasst werden. Für die Narkosefähigkeit spielen v. a. **kardiopulmonale Erkrankungen** wie kongenitale Vitien, stattgehabte Herzoperationen oder auch ein **Asthma bronchiale** eine Rolle. Weitere – besonders im Bereich der Kinderanästhesie – relevante Erkrankungen sind ehemalige **Frühgeburtlichkeit, Epilepsien und deren Medikation, Diabetes mellitus** sowie **genetische Aberrationen** und die damit

Präoperative Vorbereitung, Narkosefähigkeit

verbundenen Krankheitsbilder. Aufgrund der möglichen Gefahr einer **malignen Hyperthermie (MH)** erfolgt eine gezielte Familienanamnese nach Erkrankungen der Muskulatur (stattgehabte MH, Muskeldystrophien etc.). Abschließend werden Probleme bei vorherigen Narkosen des Kindes bzw. in der Familie eruiert.

Blutgerinnung
Zu den häufigsten hereditären Gerinnungsstörungen gehören die **Thrombophilie, die Hämophilie (A und B)** sowie das **von-Willebrand-Syndrom.** Hiernach sollte gezielt gefragt werden. Ergänzt wird dies durch einen strukturierten Gerinnungsfragebogen, der problemlos auch bereits in der Kinderarztpraxis beantwortet werden kann (◘ Tab. 12.1; ▶ www.ak-kinderanaesthesie.de/fachmaterial/stellungnahmen/).

Obstruktive Schlafapnoe
Die obstruktive Schlafapnoe (OSA) ist auch im Kindes- und Jugendalter häufig (Prävalenz 3–5 %), insbesondere bei Kindern mit Tonsillen- und/oder Adenoidhyperplasie. Diese Kinder haben – insbesondere **nach einem Hals-Nasen-Ohren-ärztlichen Eingriff – ein erhöhtes Risiko für kritische respiratorische Komplikationen,** wie z. B. einer Verlegung der Atemwege. Sie bedürfen einer besonderen Aufmerksamkeit und Überwachung. Die Diagnose bzw. Risikoeinschätzung einer OSA sollte daher bereits in der kinderärztlichen oder HNO-ärztlichen Praxis mittels Fragebögen oder einer Polysomnographie (beste Sensitivität/Spezifität) erfolgen und bei der anästhesiologischen Evaluation vorgelegt werden. Eine entsprechende Leitlinie zum perioperativen Umgang mit Kindern mit OSA wird aktuell von den deutschen Fachgesellschaften vorbereitet und wird in Kürze verfügbar sein (Stand: 03/2020).

Untersuchung
Die körperliche Untersuchung umfasst neben der Bestimmung von aktueller Größe und Gewicht auch die Beurteilung des Allgemein- und Ernährungszustandes. Zudem erfolgt eine system- und symptomorientierte Evaluation des Atemwegs, der Herz-Kreislauf-Funktion, der Lunge sowie des neurologischen Zustands des Kindes, auch im Hinblick auf etwaige Vorerkrankungen.

Prästationäre Diagnostik
Labor/Gerinnung
Grundsätzlich sollten diagnostische Verfahren nur dann durchgeführt werden, wenn sich aus ihnen auch eine therapeutische Konsequenz ergibt.

> Routinemäßige präoperative Blutentnahmen ohne dringenden Hinweis auf eine Pathologie sollten bei einem ansonsten gesunden Kind unterlassen werden.

Abhängig vom Eingriff und etwaigen Vorerkrankungen können präoperative Laboruntersuchungen unter Umständen sinnvoll sein. Hier ist eine konkrete Absprache mit dem durchführenden Zentrum empfehlenswert, um unnötige Blutentnahmen zu vermeiden.

> Insbesondere die globalen Gerinnungstests sind aufgrund ihrer schlechten Sensitivität und Spezifität nur eingeschränkt für ein Screening zur Beurteilung des Risikos einer perioperativen Blutungsneigung bei Kindern ohne sonstige Begleiterkrankungen oder Dauermedikation geeignet.

Bei gesunden Kindern ist ein Gerinnungsfragebogen (◘ Tab. 12.1) ein gutes Instrument zur Identifikation von Risikopatienten, die dann – ebenso wie Kinder mit sonstigen Hinweisen auf eine erhöhte Blutungsneigung (Begleiterkrankungen, Dauermedikation etc.)

◻ **Tab. 12.1** Gerinnungsfragebogen (Mod. nach Eberl W et al. 2005)

Eigenanamnese des Kindes	Ja	Nein		
1. Hat Ihr Kind vermehrt Nasenbluten ohne erkennbaren Grund?				
2. Treten bei Ihrem Kind vermehrt „blaue Flecke" auf, auch am Körperstamm oder ungewöhnlichen Stellen?				
3. Haben Sie Zahnfleischbluten ohne erkennbare Ursache festgestellt?				
4. Wurde Ihr Kind schon einmal operiert?				
5. Kam es während oder nach einer Operation zu längerem oder verstärktem Nachbluten?				
6. Kam es im Zahnwechsel oder nach dem Ziehen von Zähnen zu längerem oder verstärktem Nachbluten?				
7. Hat Ihr Kind schon einmal Blutkonserven oder Blutprodukte übertragen bekommen?				
8. Hat Ihr Kind in den letzten Tagen Schmerzmittel, z. B. Aspirin, ASS oder Ähnliches genommen?				
Familienanamnese, getrennt für Mutter und Vater	Mutter		Vater	
	Ja	Nein	Ja	Nein
1. Haben Sie vermehrt Nasenbluten, auch ohne erkennbaren Grund?				
2. Treten bei Ihnen vermehrt „blaue Flecke" auf, auch ohne sich zu stoßen?				
3. Haben Sie bei sich Zahnfleischbluten ohne ersichtlichen Grund festgestellt?				
4. Haben Sie den Eindruck, dass es bei Schnittwunden (Rasieren) nachblutet?				
5. Gab es in der Vorgeschichte längere oder verstärkte Nachblutungen nach Operationen?				
6 Gab es längere oder verstärkte Nachblutungen nach oder während dem Ziehen von Zähnen?				
7. Gab es in der Vorgeschichte Operationen, bei denen Sie Blutkonserven oder Blutprodukte erhalten haben?				
8. Gibt oder gab es in Ihrer Familie Fälle von vermehrter Blutungsneigung?				
9. Haben Sie den Eindruck, dass Ihre Regelblutung verlängert oder verstärkt ist?				
10. Kam es bei oder nach der Geburt eines Kindes bei Ihnen zu verstärkten Blutungen?				

– zum Kinderhämostaseologen für eine zielgerichtete Diagnostik überwiesen werden sollten. Bei fehlenden anamnestischen Hinweisen auf eine erhöhte Blutungsneigung muss keine Diagnostik erfolgen.

▪▪ Apparative Diagnostik

Eine präoperative apparative Diagnostik, wie z. B. eine Echokardiographie, ist ausschließlich in Abhängigkeit von der Grunderkrankung indiziert. Kinder mit entspre-

Präoperative Vorbereitung, Narkosefähigkeit

chender Begleiterkrankung (kongenitales Vitium, Syndrome) befinden sich meist in regelmäßiger fachärztlicher Kontrolle. Bei stabilem klinischem Verlauf sind für einen elektiven Eingriff in der Regel Befunde, die nicht älter als 3 bis 6 Monate sind, ausreichend.

Ein funktionelles Herzgeräusch ist gemäß Literatur bei bis zu 50 % aller Kinder nachweisbar und hat in der Regel keinerlei Krankheitswert. Bei Vorliegen klinischer Symptome, die einen Verdacht auf eine strukturelle Herzerkrankung nahelegen, sollte das Herzgeräusch jedoch vor einem elektiven Eingriff beim Kinderkardiologen abgeklärt werden.

- **Perioperatives Management**
- - **Nüchternheit**

Aktuell dürfen **Kinder <1 Jahr** bis **4 h vor der geplanten Anästhesie noch Muttermilch oder Flaschennahrung** zu sich nehmen. Nach dem 1. Geburtstag wird diese Karenzzeit für feste Nahrung (und Milch) auf 6 h erhöht. In allen Altersklassen ist das Trinken von klaren Flüssigkeiten 1–2 h vor Einleitung der Narkose erlaubt. Der wachsenden Evidenz, dass auch eine kürzere Nahrungs- und Flüssigkeitskarenz sicher zu sein scheint, wird in Kürze auch in den entsprechenden Handlungsempfehlungen/Leitlinien der Deutschen Gesellschaft für Anästhesiologie und Intensivtherapie Rechnung getragen werden (Stand: 03/2020). Bis zur Veröffentlichung der neuen Handlungsempfehlungen gelten die oben vorgestellten Zeiten uneingeschränkt.

- - **Akuter Infekt der oberen Luftwege**

Kinder mit einem akuten oder innerhalb der letzten 2 Wochen stattgehabten Infekt der oberen Luftwege haben ein deutlich erhöhtes Risiko für eine perioperative Atemwegskomplikation, wie z. B. einen Laryngo- oder Bronchospasmus. Bei einem elektiven Eingriff sollte hier in Abhängigkeit des Allgemeinbefindens eine individuelle Risiko-Nutzen-Abwägung getroffen werden: Bei einer leichten Erkrankung (kein Fieber, laufende Nase mit klarem Sekret, nichtproduktiver Husten) kann ein elektiver Eingriff bei entsprechender Expertise des Anästhesieteams ggf. trotzdem durchgeführt werden. Bei moderaten Symptomen (kein Fieber, laufende Nase mit grünlich-eitrigem Sekret, wenig produktiver Husten) sollte ein elektiver Eingriff nur in Ausnahmefällen (z. B. zur Fokussanierung im HNO-Bereich) bei Kindern >1 Jahr und in spezialisierten Zentren mit entsprechender Möglichkeit der postoperativen Überwachung durchgeführt werden. Ein schwerer Atemwegsinfekt (Fieber, grünlich-eitriges Sekret, produktiver Husten) lässt einen elektiven Eingriff nicht zu. Die Operation sollte frühestens 14 Tage nach Abklingen der Symptomatik stattfinden.

- - **Impfungen**

Die aktuellen Empfehlungen der Deutschen Gesellschaft für Anästhesiologie und Intensivmedizin sowie des Robert Koch-Instituts sehen bei **elektiven Eingriffen nach Impfungen mit Lebendimpfstoffen einen Zeitabstand von 14 Tagen zwischen der Impfung und dem geplanten Eingriff vor. Bei Totimpfstoffen sollte mindestens 3 Tage nach der Impfung kein elektiver Eingriff durchgeführt werden.** Postoperativ können Impfungen prinzipiell erfolgen, sobald das Kind in einem stabilen Allgemeinzustand ist. Wenn möglich, sollte 14 Tage (Abschluss der Wundheilung) bzw. 4 Wochen nach schweren Operationen abgewartet werden. Passive Immunisierungen (z. B. RSV-Immunglobuline) müssen weder prä- noch postoperativ berücksichtigt werden. **Eine wissenschaftliche Grundlage dieser Empfehlungen existiert jedoch nicht.** Um aber mögliche Impfreaktionen von Komplikationen der Operation unterscheiden zu können und den Impferfolg durch eine mögliche postoperative Immunsuppression nach schweren Operationen nicht zu gefährden, wird empfohlen, die genannten Mindestabstände einzuhalten. Der Impfstatus sollte daher in jedem Fall im

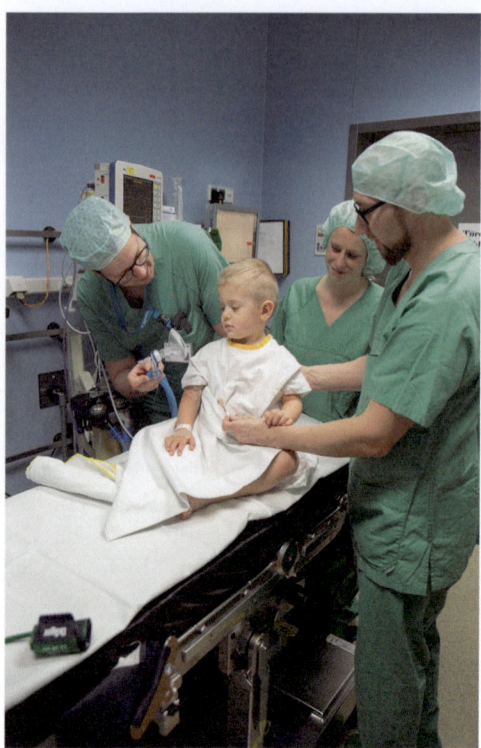

Abb. 12.1 Eltern im OP. Der Vater (rechts im Bild) begleitet seinen 4-jährigen Sohn zur Narkoseeinleitung in den OP-Saal, bis dieser eingeschlafen ist. Vor Beginn der invasiven Maßnahmen verlässt die Begleitperson den OP-Bereich. (Foto: Stefan Straube. Mit freundl. Genehmigung der Eltern)

Rahmen des Prämedikationsgesprächs erhoben werden.

Anwesenheit der Eltern bei der Narkoseeinleitung

Immer mehr Einrichtungen unterstützen – wenn die individuellen und institutionellen Voraussetzungen gegeben sind – die Begleitung des Kindes durch eine Bezugsperson bei der Narkoseeinleitung im Operationssaal (Abb. 12.1). Diese verbleibt beim Kind, bis es eingeschlafen ist. Erst im Anschluss werden dann die weiteren anästhesiologischen bzw. chirurgischen Maßnahmen, wie z. B. die Intubation, ergriffen. Durch die Anwesenheit eines Elternteils sollen beim Kind (und bei den Eltern) die Trennungsangst gelindert, stressige Situationen vermieden und die Compliance des Kindes bei der Narkoseeinleitung erhöht werden.

> Prinzipiell ist die Anwesenheit der Eltern jedoch erst ab einem Alter von 6 Monaten überhaupt sinnvoll, da Kinder unter 6 Monaten noch nicht „fremdeln".

Ambulante Eingriffe in Narkose

Die ambulante Durchführung eines Eingriffs in Narkose ist prinzipiell in jedem Alter möglich, wenngleich es gewisse Einschränkungen gibt. Bei termingeborenen (>37. SSW), gesunden Kindern ohne relevante kardiovaskuläre, pulmonale oder neurologische Einschränkungen ist ein ambulanter Eingriff ab einem Alter von 3 Monaten in der Regel gut realisierbar. Ehemalige Frühgeborene mit einem korrigierten Lebensalter von <60 Gestationswochen müssen aufgrund des Risikos für Apnoen für mindestens 24 h postoperativ überwacht werden (periphere Sauerstoffsättigung, Herz- und Atemfrequenz). Sie qualifizieren sich daher generell nicht für einen ambulanten Eingriff. Auch Kinder mit Muskelerkrankungen und respiratorischen Einschränkungen sollten nicht ambulant anästhesiert werden. Jenseits der 60. Gestationswoche sind auch bei ehemaligen Frühgeborenen ohne relevante Begleiterkrankungen ambulante Eingriffe in Narkose prinzipiell möglich.

Um eine ambulante Anästhesie sicher durchführen zu können, muss zudem auch die postoperative Versorgung gewährleistet sein. Eine Betreuungsperson mindestens bis zum nächsten Morgen muss für das Kind vorhanden sein, die kognitiv dazu in

Präoperative Vorbereitung, Narkosefähigkeit

der Lage ist, die Umstände der ambulanten Versorgung (Medikation, Fahrt nach Hause, Betreuung, Verhalten im Notfall) und die Bedürfnisse des Kindes zu erfassen. Zudem sollten möglichst keine Kommunikationsprobleme oder relevante Sprachbarrieren vorliegen. Wünschenswert ist außerdem eine örtliche Nähe (Fahrzeit <30 min) des Wohnortes der Eltern zur durchführenden Kinderklinik/Kinderchirurgie.

Die Zeiten, die ein Kind nach einem ambulanten Eingriff überwacht werden muss, variieren abhängig von Eingriff und Narkose zwischen 1 (z. B. MRT in Sedierung) und 4 h (z. B. HNO-Eingriff). Vor Entlassung nach Hause wird jedes Kind nochmals von chirurgischer und anästhesiologischer Seite visitiert. Folgende Kriterien müssen erfüllt werden:

- Narkose und postoperative Phase im Aufwachraum verliefen problemlos.
- Das Kind ist schmerzfrei (suffiziente Analgesie ohne Opioidgabe), wach und altersentsprechend adäquat.
- Es bestehen weder Übelkeit noch Erbrechen. Idealerweise hat das Kind vor Entlassung bereits etwas getrunken oder gegessen. Ein postoperativer Kostaufbau ad libitum geht nicht mit vermehrter Übelkeit oder Erbrechen einher und ist damit zu empfehlen. Der Kostaufbau kann, wenn nicht individuell anders festgelegt, mit klaren Flüssigkeiten wie gesüßten Tees oder Apfelschorle begonnen werden, sobald das Kind vollständig wach ist und der Schluckakt problemlos funktioniert. Wird dies gut toleriert, kann orale Kost (z. B. Zwieback) angeboten werden.

Bei Nichterfüllen der Entlasskriterien muss eine stationäre Aufnahme erwogen bzw. der Überwachungszeitraum ausgedehnt werden.

- **Lokal-, Regionalanästhesien im Kindesalter**

Wenn der Eingriff es zulässt, sollte stets eine Regionalanästhesie zusätzlich zur Allgemeinanästhesie erwogen werden. Der Nutzen einer zusätzlichen Regionalanästhesie bezüglich des intraoperativen Opiat- und Anästhetikaverbrauchs mit entsprechender Reduktion von Atemdepression und postoperativer Übelkeit sowie einer verbesserten postoperativen Schmerzkontrolle wiegt das Risiko der Anlage in der Regel auf. Bei entsprechender Erfahrung des Durchführenden erscheint die Anlage unter sonographischer Kontrolle auch bei anästhesierten oder tief sedierten Kindern sicher. Eine reine Regionalanästhesie kann in Abhängigkeit vom Eingriff und Kind ab einem Alter von ca. 10 Jahren erwogen und gemeinsam mit dem Kind und dessen Eltern im Rahmen des Narkoseaufklärung diskutiert werden.

> **Schon gewusst?**
>
> - Die Anzahl kritischer Ereignisse während und nach einer Kinderanästhesie sinkt mit steigender Erfahrung der Anästhesistin/des Anästhesisten.
> - Kinder mit relevanten Komorbiditäten und/oder syndromalen Erkrankungen oder großen chirurgischen Eingriffen sollten ausschließlich in spezialisierten Zentren behandelt werden.
> - Eine gründliche Anamnese und klinische Untersuchung ersetzen häufig eine teure (und für das Kind belastende) Diagnostik.
> - Ehemalige Frühgeborene mit einem Gestationsalter <60 Wochen qualifizieren sich unter keinen Umständen für einen ambulanten Eingriff in Narkose.

Weiterführende Literatur

Eberl W, Wendt I, Schroeder HG (2005) Präoperatives Screening auf Gerinnungsstörungen vor Adenotomie und Tonsillektomie. Klin Padiatr 217:20–24. ► https://doi.org/10.1055/s-2004-818789

Empfehlungen der Sächsischen Impfkommission zu Impfungen im Zusammenhang mit Operationen vom 08.11.1994, Stand: 01.07.2016

Lönnqvist P-A, Ecoffey C, Bosenberg A et al (2017) The European society of regional anesthesia and pain therapy and the American society of regional anesthesia and pain medicine joint committee practice advisory on controversial topics in pediatric regional anesthesia I and II. Curr Opin Anaesthesiol 30:613–620. ► https://doi.org/10.1097/aco.0000000000000508

Regli A, Becke K, von Ungern Sternberg BS (2017) An update on the perioperative management of children with upper respiratory tract infections. Curr Opin Anaesthesiol 30:362–367. ► https://doi.org/10.1097/aco.0000000000000460

Sümpelmann R, Becke K, Brenner S et al (2016) Perioperative intravenous fluid therapy in children: guidelines from the Association of the Scientific Medical Societies in Germany. Paediatr Anaesth 27:10–18. ► https://doi.org/10.1111/pan.13007

Sun L (2017) Faculty of 1000 evaluation for Incidence of severe critical events in paediatric anaesthesia (APRICOT): a prospective multicentre observational study in 261 hospitals in Europe. F1000 Research Ltd.

Ambulante Nachsorge nach Standardeingriffen

Steffi Mayer, Jana Nelson und Peter Zimmermann

Inhaltsverzeichnis

13.1 Die Operationswunde – 326

13.2 Schulbefreiung, Sportkarenz, Dauer der Immobilisation – 327

13.3 Indikation zur Rehabilitation und Physiotherapie – 329

Weiterführende Literatur – 330

13.1 Die Operationswunde

Steffi Mayer

Die Operationswunde ist immer ein Kompromiss zwischen dem bestmöglichen Zugang zum Operationsgebiet und funktionellen und ästhetischen Aspekten für das Kind. Im Gegensatz zu allen anderen Wunden entsteht sie unter sterilen Bedingungen und sollte in der Regel primär verheilen. Die Inzision wird nahezu immer parallel zu den Spannungslinien gesetzt, d. h. parallel zu den Hauptfaltlinien der Haut und nicht entlang der Langer-Hautspaltlinien. Dies ermöglicht eine möglichst unauffällige Narbe. Bei Rezidiveingriffen (z. B. Enterostomarückverlagerung) wird naturgemäß der gleiche Zugangsweg gewählt.

Für den Hautverschluss werden in der Kinderchirurgie hauptsächlich **Intrakutannähte** verwendet. Ein Fadenzug ist nicht notwendig. Zusätzliche Wundnahtstreifen können eine spannungsfreie Adaptation der Wundränder und damit suffiziente Narbenbildung begünstigen. Operationswunden werden für **48 h mit einem Pflaster** abgedeckt. Bei vulnerablen Hautverhältnissen (z. B. Frühgeborene) wird auf einen Pflasterverband verzichtet und z. B. eine nichtadhärente Wundauflage gewählt. Am zweiten postoperativen Tag wird ein Verbandswechsel durchgeführt. Da eine primär heilende Wunde nach 48 h epithelialisiert ist, kann die Wunde nach dieser Zeit offengelassen werden. **Wundnahtstreifen** werden belassen und bei Bedarf vom Rand her mit der Schere gekürzt, bis sie sich von der abgeheilten Wunde leicht lösen (lassen). **Transkutane Nähte** mit nichtresorbierbarem Nahtmaterial (in der Regel blau oder lila) können nach 7 bis 10 Tagen mit Ausnahme von Gesicht (4 bis 5 Tage) und Gelenken (nach 10 bis 14 Tagen) mit Pinzette und Schere/Fadenmesser gezogen werden. Bei größeren Wunden kann zunächst eine Teilfadenentfernung durchgeführt werden; Restfäden werden 2 bis 4 Tage später entfernt.

> Eine primär heilende Wunde ist nach 48 h epithelialisiert und bedarf nach dieser Zeit keines Pflasterverbands mehr.

Bei reizlosen Wundverhältnissen und entsprechendem Allgemeinzustand ist kurzes **Duschen** mit Duschpflastern ab dem ersten postoperativen Tag möglich, ohne Duschpflaster nach 1 Woche, längeres Baden nach 2 Wochen.

In der Regel ist bei unauffälligem Verlauf keine **Narbenbehandlung** notwendig. Sie können mit fetthaltigen Cremes gepflegt werden. Narben „reifen" über mehrere Monate. Sollte sich im Verlauf eine hypertrophe Narbe bilden (Rötung, Verbreiterung, Aufwerfung), kann die Narbenbildung mit einer lokalen Silikontherapie (Salben, Auflagen) und Narbenmassage positiv beeinflusst werden. Weiterhin stehen prinzipiell die Kompressionstherapie und eine Behandlung mit dem FPDL-Laser sowie – auch noch nach Ausreifung der Narbe – das Medical Needling und operative Narbenkorrekturen zur Verfügung. **Bei Bedarf sollte hier eine Vorstellung in der plastischen Kinderchirurgie bzw. in einem spezialisierten Zentrum erfolgen.** Im Gegensatz zur hypertrophen Narbe respektiert das Keloid die Begrenzungen der ursprünglichen Wunde nicht. Seine Behandlung ist immer dem Spezialisten vorbehalten.

Nach **Laparoskopie** empfiehlt sich die Anlage eines **Tupfer-Vakuum-Verbandes** (Abb. 13.1) im Nabel. Dazu wird ein Tupfer im Nabel platziert, mit einem Transparentverband fixiert und durch den Abzug von Luft mittels Kanüle/Spritze aus dem Tupfer ein Vakuum erzeugt. Dieser Verband wird bei suffizientem Vakuum ebenfalls 48 h belassen. Sollte sich das Vakuum lösen, wird der Verband vorzeitig entfernt, um eine Wundinfektion zu vermeiden. Der Nabel, als natürliche Narbe, wird transkutan genäht. In der

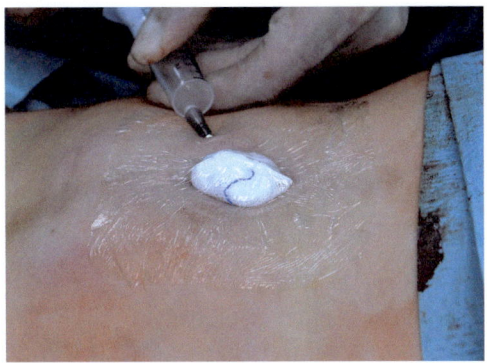

Abb. 13.1 Tupfer-Vakuum-Verband nach Appendektomie. Durch den Abzug von Luft mittels Kanüle/Spritze aus dem Tupfer wird ein Vakuum erzeugt. Dieser Verband wird 48 h belassen bzw. bei Verlust des Vakuums entfernt

Regel wird resorbierbares Nahtmaterial gewählt, das sich innerhalb von 14 Tagen auflösen sollte. Bleibt die Resorption aus oder stören die Fäden, können diese frühestens nach 1 Woche entfernt werden.

Wunddrainagen werden in der Kinderchirurgie nur selten eingebracht. Die Diathermie zur lokalen Blutstillung ermöglicht das Hinterlassen eines trockenen Operationsgebietes. Indiziert ist die Drainage in Einzelfällen nach Resektion eines Lymphangioms, bei dem es postoperativ häufig zur Serom- oder Hämatombildung kommt. Bei potenziell kontaminierten Wunden, z. B. bei Rückverlagerung eines Kolostomas, hat sich die subkutane Einlage eines Vessel-Loops bewährt. Dieser ermöglicht einen Sekretablauf und kann nach einigen Tagen problemlos entfernt werden.

13.2 Schulbefreiung, Sportkarenz, Dauer der Immobilisation

Jana Nelson, Peter Zimmermann und Steffi Mayer

Kinder wollen und sollen sich bewegen! Daher sollte kein Kind unnötigerweise vom Sportunterricht ferngehalten werden.

Gleiches gilt für Alltagsaktivitäten und Hobbys. Auch der Kita-/Schulbesuch sollte dann wieder begonnen werden, wenn Eltern und Kind sich damit wohlfühlen. Gegebenenfalls kann zunächst eine Teilsportbefreiung bzw. Befreiung von der Notengebung ausgestellt werden. Prinzipiell gilt: Wenn das Kind sich wieder bereit für den Schulbesuch und Sportunterricht fühlt, sollte es auch teilnehmen dürfen! Gängige Empfehlungen sind häufig zu restriktiv.

Ausnahmen stellen die Wiederaufnahme sportlicher Betätigungen nach Frakturen (s. unten) oder z. B. nach Korrekturoperation einer Trichterbrust dar. Bis zur stabilen Durchbauung der Fraktur zur Vermeidung von Refrakturen bzw. Stabilisierung des Bügels zur Vermeidung von Hämatombildung/Dislokation sollten die Empfehlungen des Operateurs eingehalten werden.

Die Dauer der Schulbefreiung und Sportkarenz richtet sich zum einen nach dem Allgemeinzustand des Kindes, zum anderen nach der Ursache und Art der chirurgischen Behandlung. Ein ansonsten gesundes Kind nach Versorgung einer Platzwunde kann die Kita/Schule besuchen, sollte aber bis zum Abschluss der Wundheilung nicht am Sportunterricht teilnehmen. Ein Kind nach laparoskopischer Appendektomie bei Appendizitis muss sich sowohl von der (systemischen) Infektion als auch von der Operation erholen. Ein Schulbesuch ist möglich, sobald das Kind sich danach fühlt, eine Sportkarenz von 2 bis 3 Wochen ist üblich.

Wenn ein Kind noch nicht die Schule besuchen bzw. am Sportunterricht teilnehmen möchte, sollte dies ernst genommen werden. Eine forcierte körperliche Betätigung nach SHT kann z. B. die Entstehung eines postkommotionellen Syndroms verstärken. Tabelle 13.1 kann als Orientierung für die Dauer von Schul- und Sportkarenzen für häufige Krankheitsbilder gelten.

Frakturen

Die Dauer der Immobilisation ist abhängig von vielen Faktoren: Lokalisation der

Tab. 13.1 Empfehlungen für Schulbefreiung und Sportkarenz nach häufigen Diagnosen

Diagnose	Schulbefreiung	Sportkarenz (Wochen)
Haut		
Hautwunde	–	1
Sekundärheilung	–	2
Wundinfektionen		1–2
Thermische Verletzung	Dauer der physischen/psychischen Rekonvaleszenz	Bis zur sicheren Epithelialisierung (Cave: vulnerable Narben!)
Kopf		
Platzwunde	–	1
Schädel-Hirn-Trauma	Subjektiv	1–2, individuellen Wiedereinstieg bei Bedarf ermöglichen (Prävention eines postkommotionellen Syndroms)
Abdomen und Genitale		
Appendektomie	Bei Bedarf	2
Herniorrhaphie	Bei Bedarf	1
Laparoskopie	Bei Bedarf	Je nach Eingriff
Größere Laparotomie	Mehrere Tage	4
Zirkumzision	Einige Tage	2
Orchidopexie	Einige Tage	2–3

Fraktur, Art der Fraktur (z. B. Wulstfraktur, Stauchungsfrakturen, komplette Fraktur), Alter des Kindes und Art der Frakturbehandlung.

> Je jünger das Kind, desto kürzer die Zeit bis zur vollständigen knöchernen Durchbauung.

Schrägfrakturen heilen schneller als Querfrakturen, metaphysäre Frakturen schneller als diaphysäre Frakturen.

> Ist der Kallus bei Palpation indolent, so ist der Knochen bewegungsstabil und eine Immobilisation nicht mehr notwendig.

Bei gewissen gelenknahen Frakturen, wie z. B. Frakturen des proximalen Humerus oder des Radiushalses, ist eine frühfunktionelle Bewegung auch bei noch nicht abgeschlossener Konsolidation empfohlen, da hierdurch die Spontankorrektur begünstigt wird. Nach Entfernung des Gipses oder bei belastungsstabilen Osteosynthesen sollte der Patient die Extremität spontan nach Maßgabe der Beschwerden mobilisieren.

Die Wiederaufnahme von Sport mit expliziter Belastung der betroffenen Region sollte frühestens 3 bis 4 Wochen nach Konsolidation und Ende der Ruhigstellung sowie schmerzfreier Bewegung ohne Funktionseinschränkung im Alltag erfolgen (◘ Tab. 13.2). Treten beim Sport erneut Beschwerden auf, sollte pausiert werden und die Beübung erst wieder bei Beschwerdefreiheit aufgenommen werden. Als Beispiel können Liegestütze nach einer distalen Radiusfraktur noch lange Beschwerden verursachen, während Joggen oder Schwimmen problemlos möglich sind.

Tab. 13.2 Dauer der Ruhigstellung und der Sportbefreiung ab Unfallzeitpunkt

Frakturlokalisation	Ruhigstellung (Wochen)	Sportkarenz (Wochen)
Klavikula	2–3	5–6
Proximaler Humerus	3–4	6–8
Humerusschaft	3–4	7–9
Distaler Humerus	3–4	6–8
Proximaler Unterarm	2–4	5–8
Unterarmschaft	3–4	11–13
Distaler Unterarm	2–3	5–7
Handwurzel	4–6	12–18
Schenkelhals	4–6	8–16
Femurschaft	4–5	8–11
Distaler Femur	4–5	8–11
Proximale Tibia	4–5	8–11
Unterschenkelschaft	4–6	8–10
Distale Tibia	4–5	8–9
Metakarpale und Metatarsale	3–5	7–8
Finger und Zehen	3–4	6–10

13.3 Indikation zur Rehabilitation und Physiotherapie

Jana Nelson und Peter Zimmermann

> Die Indikation einer posttraumatischen Rehabilitation oder auch Physiotherapie besteht im Jugendalter selten und im Kindesalter sehr selten. Ausnahmen sind Rehabilitationen bei Verletzungen des Spinalkanals und schweren Schädel-Hirn-Traumata.

Nach der Konsolidierung von Frakturen erfolgt die Freigabe der Extremität zur funktionellen Belastung nach Maßgaben der Beschwerden im Alltag. Kinder und Jugendliche hören viel besser auf ihren Körper als Erwachsene und schonen sich, solange Beschwerden vorhanden sind. Bei Frakturen der unteren Extremitäten kann es bis zu 3 Monaten dauern, ein normales, flüssiges Gangbild wiederzuerlangen. Erst bei Persistenz von Beschwerden oder deutlichen Funktionseinschränkungen nach 8 bis 10 Wochen sollte nach Ausschluss von möglichen zugrunde liegenden Pathologien wie z. B. eine Pseudoarthrose eine Physiotherapie angeordnet werden.

Bei ligamentären Verletzungen kann die Physiotherapie zur Anwendung kommen. So ist die Physiotherapie bei Kreuzbandruptur oder Patellaluxation für den Aufbau muskulärer Stabilität notwendig. Bei ligamentären Verletzungen des Sprunggelenkes und dekompensierter Instabilität mit Persistenz von Schwellung und Schmerzen sowie rezidivierenden Supinationstraumata ist ein propriozeptives Training für mindestens 3 Monate indiziert.

> Bei bestimmten Verletzungen wie einer Fraktur des Radiushalses gilt eine Physiotherapie sogar als kontraindiziert.

Weiterführende Literatur

Babcock L, Byczkowski T, Wade SL et al (2013) Predicting postconcussion syndrome after mild traumatic brain injury in children and adolescents who present to the emergency department. JAMA Pediatr 167:156–161. ▸ https://doi.org/10.1001/jamapediatrics.2013.434

Bennek J, Gräfe G (2001) Ambulante Chirurgie im Kindesalter. Deutscher Ärzteverlag, Köln

Calder P (2005) Pediatric fractures and dislocations. Lutz von Laer (Hrsg). Thieme, Stuttgart, 2004, 519 pp., 139, ISBN:3131353813. Injury 36:356. ▸ https://doi.org/10.1016/s0020-1383(04)00211-6

Dobney DM, Grilli L, Kocilowicz H et al (2017) Evaluation of an active rehabilitation program for concussion management in children and adolescents. Brain Inj 31:1753–1759. ▸ https://doi.org/10.1080/02699052.2017.1346294

Gaulrapp H (2016) Fritz Hefti: Kinderorthopädie in der Praxis. Springer, Berlin, 3. Auflage 2015. Fuß & Sprunggelenk 14:221–222. ▸ https://doi.org/10.1016/j.fuspru.2016.07.005

Lemperle G, Knapp D, Tenenhaus M (2019) Minimal scar formation after orthopaedic skin incisions along main folding lines. J Bone Joint Surg Am 101:392–399. ▸ https://doi.org/10.2106/JBJS.18.00331

Strahlenexposition, Strahlenschutz

Daniel Gräfe und Franz Wolfgang Hirsch

Inhaltsverzeichnis

Weiterführende Literatur – 335

© Springer-Verlag GmbH Deutschland, ein Teil von Springer Nature 2020
M. Lacher et al. (Hrsg.), *Kinderchirurgie für Pädiater*,
https://doi.org/10.1007/978-3-662-61405-1_14

Kenntnisse zum Strahlenschutz sind Voraussetzung im Umgang mit oder für die Indikationsstellung zur Anwendung ionisierender Strahlen. Das gilt einerseits für Kinderchirurgen, die im Rahmen von Operationen selbst Strahlung an Kindern anwenden (Bildwandler/Durchleuchtung im OP), es gilt aber auch für die Indikationsstellung zu bildgebenden Maßnahmen mittels konventionellem Röntgen oder Computertomographie. Besondere Relevanz hat das Wissen um Strahlenexposition und -schutz auch im Umgang mit den Eltern, die der Applikation von ionisierenden Strahlen für ihr Kind häufig zu (un-)kritisch gegenüberstehen.

Rechtliche Grundlagen

Der Gesetzgeber hat klare Regeln aufgestellt, die den Erwerb der Fachkunde und der Sachkunde auch für ausschließlich klinisch tätige Ärzte regeln.

> Die momentane gesetzliche Regelung laut Strahlenschutzgesetz und Strahlenschutzverordnung sieht in Deutschland vor, dass ein Arzt nur dann eine bildgebende Diagnostik mittels ionisierender Strahlen anordnen darf, wenn er die **Fach**kunde per Kurssystem als praktische **Sach**kundezeit unter Anleitung eines **fach**kundigen Arztes erworben hat.

Liegen diese Voraussetzungen nicht vor, muss ein anderer Arzt, der die **Fach**kunde besitzt, die Anordnung zur bildgebenden Diagnostik vornehmen. Vorgeschrieben ist das explizite Benennen einer sog. **rechtfertigenden Indikation.** Ohne diese dürfen weder eine medizinisch-technische Röntgenassistentin (MTRA) noch ein Arzt Röntgenstrahlen anwenden.

Gründe für den Strahlenschutz

Im Sinne der Prävention von strahlungsinduzierten Malignomen gilt die **Prämisse „as low as reasonably achievable" (ALARA)**, d. h. so viel Strahlung wie nötig, um die Fragestellung vernünftig beantworten zu können. Dies gilt für die mit Röntgenstrahlen verbundene Bildgebung sowohl bei Erwachsenen als auch bei Kindern. Letztere sind jedoch aus mehreren Gründen durch ionisierende Strahlung in besonderem Maße gefährdet:

1. Durch den zeitlichen Versatz zwischen Strahlenexposition und Krebsmanifestation (bei Leukämie üblicherweise wenige Jahre, bei soliden Tumoren eher Jahrzehnte) erleben Kinder ihren strahleninduzierten Krebs mit höherer Wahrscheinlichkeit als Erwachsene.
2. Krebs bei Kindern führt zu einem Verlust an deutlich mehr potenziellen Lebensjahren als bei Erwachsenen.
3. Der kindliche Körper ist gefährdeter, infolge Strahlung bestimmte Tumoren zu entwickeln. Für die strahleninduzierte Entwicklung von etwa einem Viertel aller Malignome, wie z. B. Leukämie, sowie Tumoren der Haut, der Schilddrüse, der Brust und des Gehirns sind Kinder sensibler.
4. Die hohe Mitoserate des im Wachstum befindlichen Gewebes macht es anfälliger für DNA-Schäden.
5. Der bei gleichem Volumen höhere Wassergehalt des Kinderkörpers führt zu einer höheren Absorption und Streuung der Strahlung im Vergleich zu erwachsenem Gewebe.
6. Da Röntgenuntersuchungen bei Kindern nur einen kleinen Teil aller Untersuchungen ausmachen, besteht die Gefahr, dass Kinder aus Unkenntnis in gleicher Weise wie Erwachsene untersucht werden. Dies führt fatalerweise zu einer erhöhten Strahlenbelastung ohne erkennbare Verbesserung der Bildqualität.

Natürliche und künstliche Strahlenquellen

Um die von Röntgenstrahlen ausgehenden Gefahren für Kinder richtig einschätzen und mit Eltern und Patienten kommunizieren zu können, muss man zuerst die durchschnittli-

Strahlenexposition, Strahlenschutz

che jährliche Strahlenexposition der Bevölkerung betrachten.

> Die effektive Strahlendosis, der eine Person pro Jahr ausgesetzt ist, beträgt knapp 4 mSv. Weniger als die Hälfte davon (1,8 mSv) entfällt auf die zivilisatorische Strahlenexposition, die weitgehend mit der durch die medizinisch angewandte Strahlung gleichzusetzen ist.

Die übrige Dosis (2,1 mSv) ist der natürlichen Strahlung anzurechnen. Diese besteht je nach geografischer Lage und Wohnsituation zu ungefähr einer Hälfte aus dem radioaktiven Edelgas Radon, zur anderen Hälfte aus kosmischer und terrestrischer Strahlung sowie aus Strahlung über Nahrungsingestion.

Betrachtet man nur die für die Röntgendiagnostik angewandte Strahlung, so fällt auf, dass die am häufigsten durchgeführten Untersuchungsarten verhältnismäßig wenig strahlenintensiv sind. Ein Großteil der Strahlenbelastung wird hingegen durch vergleichsweise seltene Untersuchungen verursacht.

> So machen konventionelle Röntgenbilder der Zähne, des Skeletts und des Thorax zwar fast 80 % aller Röntgenaufnahmen aus, sie sind jedoch nur für knapp 10 % der medizinisch verursachten kollektiven Dosis verantwortlich.

Die Computertomographie hingegen wird mit knapp 9 % aller Untersuchungen relativ selten eingesetzt, ist jedoch für zwei Drittel der kollektiven Dosis verantwortlich. In diesem Zusammenhang besorgniserregend ist die konstante, deutliche Zunahme der CT-Untersuchungszahl über die letzten Jahre. Die in der Kinderradiologie anfallenden effektiven Dosen lassen sich gut mit anderen Strahlenexpositionen vergleichen (◘ Tab. 14.1).

■■ Risiko durch die Strahlenexposition
Die von Röntgenstrahlen ausgehenden Gefahren lassen sich in **deterministische** und **stochastische** Risiken gliedern. Deterministische Risiken, also Schäden, die ab einem gewissen Schwellenwert mit hoher Wahrscheinlichkeit zu erwarten sind, spielen aber in der diagnostischen Bildgebung keine Rolle.

Relevant in der Risiko-Nutzen Abwägung einer Röntgenuntersuchung sind lediglich die **stochastischen** Risiken, die dosisabhängig, ohne Schwellenwert und mit einer gewissen Wahrscheinlichkeit auftreten, z. B. Malignome.

Jeder Mensch droht, im Laufe seines Lebens an Krebs zu erkranken, was sich

◘ **Tab. 14.1** Effektive Strahlendosis von häufigen kinderchirurgischen Untersuchungen und deren Wertigkeit im Vergleich zur natürlichen Strahlung

Untersuchung	Effektive Strahlendosis (mSv)	Äquivalent Expositionszeit natürliche Strahlung in Deutschland
Röntgen des Thorax	0,02	4 Tage
Röntgen des Skeletts	0,01–0,1	2–20 Tage
Miktionszystourographie (MCU)	0,3	2–3 Monate
Nierensequenzszintigraphie	0,4–0,7	3–5 Monate
Kopf-CT	2	1 Jahr
Thorax-CT	3	1,5 Jahre
Abdomen-CT	4	2 Jahre
FDG-PET-CT	15	7–8 Jahre

als Lebenszeitrisiko ausdrücken lässt. Die Exposition gegenüber Röntgenstrahlen führt statistisch zu einer bestimmten Zunahme dieses Risikos, und zwar abhängig vom Alter und Geschlecht (Mädchen mehr als Jungen, Säuglinge mehr als Jugendliche). Statistische Daten zu den stochastischen Strahlenschäden sind verhältnismäßig schwer zu ermitteln und beruhen vorrangig auf Studien zu den Atombombenfolgen in Hiroshima und Nagasaki sowie Atomunfällen in Tschernobyl und Fukushima.

Folgendes Beispiel soll das zusätzliche **stochastische Risiko** einer **konventionellen Röntgenuntersuchung** auf oben genanntes Lebenszeitrisiko für Krebs veranschaulichen: Betrachtet man eine dosisintensive CT-Ganzkörperuntersuchung mit 10 mSv, so beträgt das Lebenszeitrisiko, durch diese Untersuchung an Krebs zu erkranken, etwa 0,2 %. Das durchschnittliche Risiko jedes Menschen während seines Lebens an Krebs zu erkranken beträgt etwas 42 %. Folglich erhöht sich durch diese 10 mSv das Lebenszeitrisiko auf 42,2 %. Dies verdeutlicht, dass eine einzelne konventionelle Röntgenuntersuchung mit einer um den Faktor 500 niedrigeren Dosis zu keiner nennenswerten Zunahme des Lebenszeitrisikos für Krebs führt.

Der Mensch ist jedoch selten zu einer objektiven Risikoeinschätzung fähig. Die teils irrationale Angst vor den Risiken der Röntgendiagnostik zeigt ein älterer, aber immer noch sehr aktueller Vergleich:

Das Risiko, durch eine Röntgenuntersuchung des Thorax an Krebs zu versterben, ist äquivalent zu:
- dem Tod durch Krebs- und Herzkreislaufschäden nach 1,4 Zigaretten
- dem Tod durch Leberzirrhose nach 0,5 l Wein
- einem tödlichen Unfall bei 10 km Fahrradfahrt oder knapp 500 km Autofahrt

Diese Risiken werden im Alltag ohne Bedenken in Kauf genommen, ohne dass sich hier im Vergleich zur Röntgenuntersuchung des Thorax ein medizinischer Vorteil ergäbe.

■ ■ **Beitrag des Zuweisers zum Strahlenschutz**
Strahlenschutz bei Kindern kann durch den Radiologen und die MTRA durch vielfältige technische und prozedurale Methoden erreicht werden (z. B. Verzicht auf Röntgenraster, möglichst hohe Röhrenspannung im konventionellen Röntgen, Einblendung der Untersuchungsregion, Verwendung digitaler Röntgensysteme etc.).

› Die effizientesten Maßnahmen zur Verminderung der Strahlenbelastung liegen jedoch in der Hand des Zuweisers und dessen Indikationsstellung.

Folgende Fragen helfen, unnötige Untersuchungen zu reduzieren:
1. Wurde die Untersuchung evtl. bereits durchgeführt?
2. Ändert sich durch das Ergebnis der Untersuchung wahrscheinlich etwas am Patientenmanagement?
3. Kann die Untersuchung zu einem späteren Zeitpunkt durchgeführt werden?
4. Gibt es eine gute Alternative zu der Untersuchung?
5. Ist dem Radiologen die Fragestellung hinreichend erläutert, sodass es nicht zu insuffizienten Untersuchungen kommt?

Schon gewusst?

- Bei einem 5-stündigen Flug fallen 0,03 mSv effektive Dosis an, beim Flug zum Mars wären es 3000 mSv.
- Auch Zigaretten „strahlen": Die effektive Dosis von 20 Zigaretten beträgt 0,03 mSv. Sie wird von Polonium, einem α-Strahler, verursacht, der natürlicherweise im Tabak vorkommt. Zwischenprodukte der Uran-Radium-Zerfallsreihe können sich auf Tabakblättern ablagern oder über die Wurzeln in die Tabakpflanze aufgenommen werden. Durch deren radioaktiven Zerfall entsteht Polonium-210. Fataler Weise findet sich im Neben-

rauch (Passivraucher!) die dreifache Menge an Polonium im Vergleich zum Hauptrauch, den der Raucher selbst inhaliert.

Weiterführende Literatur

Alzen G, Benz-Bohm G (2011) Radiation protection in pediatric radiology. Dtsch Arztebl Int 108:407–414. ► https://doi.org/10.3238/arztebl.2011.0407

Bundesamt für Strahlenschutz (2009) Umweltradioaktivität und Strahlenbelastung im Jahr 2008: Unterrichtung durch die Bundesregierung. Parlamentsbericht Drucksache 16/3084

Bundesamt für Strahlenschutz (2016) Umweltradioaktivität und Strahlenbelastung. Jahresbericht 2015. 1–369. ► https://doi.org/urn:nbn:de:0221-201103025410

Bundesamt für Strahlenschutz (2019) Strahlung und Strahlenschutz ► https://www.bfs.de/

Dischinger J (2010) Strahlenschutz in der Medizin – Nicht geliebt, aber liebenswert. Kind Und Radiologie 3:22–26

UNSCEAR (2013) Sources, effects and risks of ionizing radiation, Annex B: Effects of radiation exposure of children. In United Nations. ► http://www.unscear.org/docs/publications/2013/UNSCEAR_2013_Report_Vol.II.pdf

WHO (2016) Communicating radiation risks in paediatric imaging: information to support health care discussions about benefit and risk. World Health Organization (WHO), 1–90

Wilson R (2013) Analyzing the daily risks of life. Readings in Risk S 55–60. ► https://doi.org/10.4324/9781315060590

Praktischer Teil: Erstversorgungen und Anleitung für kleinere chirurgische Eingriffe

Inhaltsverzeichnis

Kapitel 15 Anleitung zur Erstversorgung – 339
Steffi Mayer, Alexander Rost, Martina Heinrich und Florian Hoffmann

Kapitel 16 Anleitung für kleinere chirurgische Eingriffe – 351
Steffi Mayer

Anleitung zur Erstversorgung

Steffi Mayer, Alexander Rost, Martina Heinrich und Florian Hoffmann

Inhaltsverzeichnis

15.1 Akute Schmerztherapie – 340

15.2 Frakturen – 346

15.3 Thermische Verletzungen – 346

15.4 Impfungen im Verletzungsfall – 350

Weiterführende Literatur – 350

© Springer-Verlag GmbH Deutschland, ein Teil von Springer Nature 2020
M. Lacher et al. (Hrsg.), *Kinderchirurgie für Pädiater*, https://doi.org/10.1007/978-3-662-61405-1_15

Notfälle stellen für Kinder und Eltern immer eine Ausnahmesituation dar. Nicht selten werden diese Kinder primär beim Kinder- und Jugendarzt und nicht in der kinderchirurgischen Klinik vorstellig. In diesen Akutsituationen ist ein Basiswissen hinsichtlich relevanter Erstversorgungstechniken von großer Bedeutung für Arzt und Patienten. Grundlage jeder Maßnahme an einem verunfallten Kind ist eine suffiziente Schmerztherapie. Diese wird anhand klarer Schemata praxisnah präsentiert.

15.1 Akute Schmerztherapie

Martina Heinrich und Florian Hoffmann

Schmerzen stellen im Rahmen von kinderchirurgischen Erkrankungen (Frakturen, thermische Verletzungen, akutes Abdomen, postoperativ etc.) ein häufiges Problem dar. Nicht beherrschte Schmerzen beeinflussen den Krankheitsverlauf negativ, und nicht nur postoperativ sollten bei Kindern Schmerzen suffizient behandelt werden. Die Macht der richtigen Wahrnehmung der Schmerzen liegt immer beim Kind (Patient) und sollte ernst genommen werden.

> Das heutige Schmerzverständnis ist biopsychosozial, und somit sollte die Schmerztherapie multimodal, d. h. ganzheitlich sein.

Dies bedeutet, nichtmedikamentöse Schmerzkonzepte wie adäquate Lagerung und Ruhigstellung, physikalische Maßnahmen, Atemübungen, Entspannungstechniken, Traumreisen, Akupunktur/-pressur, Hypnose oder transkutane elektrische Nervenstimulation (TENS) zu integrieren und immer zusätzlich zur medikamentösen Schmerztherapie anzubieten. Barrieren für eine suffiziente Schmerztherapie bei verletzten oder verunfallten Kindern wie die Frage der Verabreichungsart, das Legen eines i.v.-Zugangs und die gewichtsadaptierte Dosierung von Medikamenten stellen Erstversorger regelmäßig vor große therapeutische Herausforderungen. Daten zur Schmerztherapie bei Kindern zeigen signifikante Defizite. Kinder erhalten bei gleichem Verletzungsmuster deutlich weniger Analgetika als Erwachsene.

■■ **Schmerzanamnese**

Hier sollten Informationen bezüglich der Grunderkrankung, Leitsymptome, Schmerzlokalisation, Schmerzqualität (stechend, brennend, einschießend, ziehend, dumpf, pochend etc.) sowie auslösende oder verstärkende Faktoren abgefragt werden. In der Auswahl der Analgetika sollte der **Schmerzcharakter** beachtet werden:
– Entzündungsschmerz oder Schmerzen im Halte-/Stützapparat: Ibuprofen, Diclofenac
– viszerale Schmerzen/Koliken: Metamizol/N-Butylscopolamin → Spasmolytikum
– neuropathische Schmerzen: Gabapentin/Pregabalin/Amitriptylin (unter Beachtung der Kontraindikationen)

> Der Aufbau einer vertrauensvollen Ebene zwischen Personal und Patient/Eltern mit einer wohlwollenden, wertschätzenden Haltung durch bewusst ausgewählte, verständliche Sprache zur Vermeidung von Angst und Stress ist die Grundlage einer guten Schmerztherapie.

■■ **Schmerzmessung**

Grundlage einer adäquaten Schmerztherapie bei Kindern ist eine altersentsprechende und an die jeweilige Situation angepasste Schmerzeinschätzung durch validierte Schmerzskalen. Die altersentsprechende Schmerzmessung bei Kindern und Jugendlichen kann durch eine Fremdbeobachtung und/oder Selbsteinschätzung erfasst werden. Je nach Alter und Entwicklungsstand des Kindes stehen unterschiedliche Schmerz-

Anleitung zur Erstversorgung

◘ **Abb. 15.1** Instrument zur altersentsprechende Schmerzmessung bei Kindern. (Mod. nach Hünseler 2019; mit freundl. Genehmigung von © Springer-Verlag Berlin Heidelberg 2019)

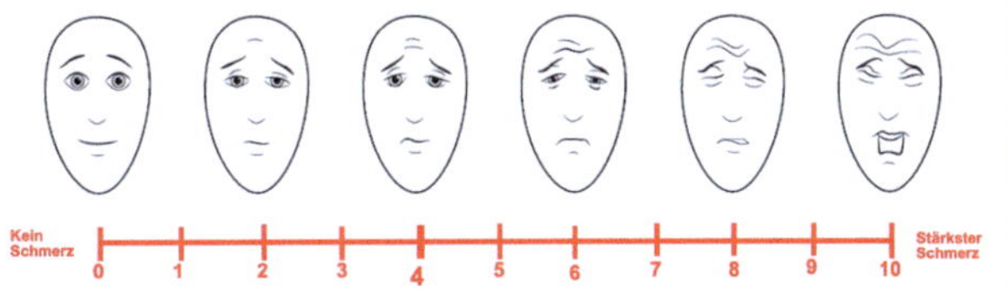

skalen zur Schmerzeinschätzung zur Verfügung. In ◘ Abb. 15.1 sind als Beispiel 2 Skalen zur Schmerzerfassung (Kuss-Skala nach Büttner 1998 und Faces Pain Scale revised [FPS-R Skala] nach Hicks et al. 2001) abgebildet, die sich im Alltag bewährt haben. Interventionsbedarf besteht ab einem Punktescore von ≥4.

Vermeidung von prozeduralem Schmerz

> Bei diagnostischen und therapeutischen Interventionen müssen **Kinder vor Schmerzen, Angst und Stress geschützt werden.**

- Vor allem bei wiederholten schmerzhaften Eingriffen drohen sonst negative Langzeiteffekte.
- Die **Basismaßnahme** für eine suffiziente Behandlung bei prozeduralem Schmerz ist eine nichtmedikamentöse Schmerztherapie, die eine angstfreie Situation schafft. Zunächst sollten Eltern und Patienten dem Alter angepasst und empathisch aufgeklärt werden. Hierfür ist eine **positive (Placebo-)Kommunikation** sinnvoll, bei der verbale Negativsuggestionen (wie z. B. Verneinungen, Verunsicherungen, Fehlinformationen) und eine direktive Haltung vermieden werden sollten.
- Dem Kind und den Eltern sollten **Comfort-Positionen** angeboten werden, wodurch durch einen engen, physischen Kontakt zwischen dem Kind und seiner Bezugsperson während einer medizinischen Intervention die kindliche Entspannung gefördert und gleichzeitig die Mobilität eingeschränkt wird.
- Es sollten altersentsprechende **Aufmerksamkeitsumlenkungen** (Ablenkungen) und auch Verfahren wie der „Sichere Ort" etabliert werden.

> Kein Kind sollte für eine medizinische Maßnahme kraftvoll festgehalten werden.

Lokalanästhesien

- Zur lokalen Hautanästhesie sollte **Lidocain 4 % Creme** routinemäßig vor Blutentnahmen, intravenösen Zugängen oder Injektionen angewendet werden mit einer Dosis von 1,5–2 g auf ein Hautareal 2,5 × 2,5 cm, Neugeborene/Säuglinge <5 cm^2 bzw. 0,5 g. Die Einwirkzeit von 30–45 min und das Entfernen 30 min vorher sowie die Nebenwirkungen (Rötung, Blässe, Juckreiz) sollten beachtet werden.
- Zur Lokalinfiltration oder einem Peniswurzelblock kommt z. B. **Naropin 0,2 %**

mit 0,5–1 ml/kgKG (maximal 3 mg/kgKG) zum Einsatz.
- **LET-Gel®** (Lidocain 80 mg, Tetracain 10 mg, Epinephrin 1 mg) als steriles Gel kann zur äußerlichen Anwendung bei Wundversorgungen mit maximal 10 mg Lidocain/kgKG mit einer Einwirkzeit von 45–60 min im Okklusionsverband bei kleineren Wundversorgungen angewendet werden. **Cave: nicht an der Endstrombahn (Fingerbeere, Nasenspitze, Ohrläppchen, Penis) verwenden.**

Analgesie
- Die analgetische Therapie sollte an den Schmerzcharakter und die Schmerzstärke angepasst werden.
- Dosisempfehlungen finden sich in ◘ Tab. 15.1 für Nichtopioide und ◘ Tab. 15.2 für Opioide. In ◘ Tab. 15.3 sind für verschiedene Adjuvanzien und Supportiva Dosisempfehlungen angegeben.

Analgosedierungen
- Eine **leichte Analgosedierung** bei Kindern der ASA-Gruppen I und II kann von Nichtanästhesisten durchgeführt werden unter Einhaltung der anästhesiologischen Sicherheitsstandards. Voraussetzung ist, dass die technischen und personellen Voraussetzungen erfüllt sind. Jeder Patient sollte bezüglich Monitoring mindestens einer Pulsoxymetrie unterzogen werden, wenn möglich sollten ein EKG und bei größeren Kindern eine manuelle Blutdruckmessung erfolgen. Zur Antizipation einer evtl. Atemdepression sollten bei jedem analgosedierten Patienten ein Beatmungsbeutel mit passender Maske und ein funktionstüchtiger Absauger bereitgehalten werden. Nach dem Eingriff muss das Kind kontinuierlich überwacht werden. **Vor der Entlassung müssen mehrere Bedingungen erfüllt sein: Das Kind ist wach und ansprechbar, es verhält sich wieder altersentsprechend, die Vitalparameter sind stabil, es ist normotherm und ausreichend hydriert.**
- Bei kleineren, kurzen und nur mäßig schmerzhaften Eingriffen kann hierfür ein **Gemisch aus 50 %/50 %-Lachgas-Sauerstoff** mit Inhalation über ein Demandventil verwendet werden. Die Kinder müssen dabei nicht nüchtern sein und erreichen nach 3–5 min Inhalation eine Analgesie und geringe Sedierung, um kleinere Verbandswechsel, Wundversorgungen oder Injektionen durchführen zu können. **Kontraindikationen** sind: Pneumothorax, Epilepsie, SHT, <12 Monate bzw. jeder Patient, der die Maske nicht freiwillig und selbstständig halten kann, Ileus, kardiale Erkrankungen, Gesichtsverletzungen. Nebenwirkungen wie Euphorie, Träume, Sinneswahrnehmungen, Erbrechen, Parästhesien oder selten eine tiefe Sedierung (0,3–2 %) sind beschrieben.
- Eine „conscious sedation" kann z. B. mit **Esketamin 1–2 mg/kgKG in Kombination mit Midazolam 0,3 mg/kgKG über einen nasalen Zerstäuber** (sog. „mucosal atomization device" [MAD]) als Einmalgabe durchgeführt werden. Hierfür muss das Kind nüchtern sein entsprechend den anästhesiologischen Sicherheitsstandards. Als Nebenwirkungen müssen Hypersalivation, Laryngospasmus, Blutdruckanstieg, Erbrechen, Halluzinationen, Angstzustände oder Nystagmus beachtet werden. **Cave: Es handelt sich um einen Off-label-Use mit Notwendigkeit der Aufklärung der Eltern.**
- **Fentanyl (50 µg/ml)** als i.v.-Lösung kann über den **intranasalen** Applikationsweg mittels MAD in einer **Dosierung von 1,5 µg/kgKG** sicher und effektiv als Analgetikum bei starken Schmerzen und fehlendem i.v.-Zugang in Notfallsituationen eingesetzt werden.

Anleitung zur Erstversorgung

Tab. 15.1 Analgetika aus der Gruppe der Nichtopioide mit Dosisempfehlungen, Darreichungsform, Wirkungseintritt und Nebenwirkungen

Medikament	Darreichungsform	Alters-/KG-Grenze	Einzeldosis [/kgKG] initial	Einzeldosis [/kgKG] Erhaltung	Dosisintervall	Tageshöchstdosis (THD)	Wirkungseintritt [min]	Nebenwirkungen/CAVE
Ibuprofen	*p.o./rektal* Saft (5 ml = 100 mg od. 5 ml = 200 mg) Supp. (30)/60/125 mg Tbl. 200/400/600 mg	≥3 Mo. (ab 3 kg möglich, off label)	10 mg		6–8 h	40 mg/kg/d max. 2400 mg/d	30–60	Bronchospasmus, GI-Symptome, Thrombozytenaggregationshemmung. Ulkusprophylaxe!
Metamizol	*p.o./rektal/i.v.* Tropfen 1 gtt = 25 mg Supp. 300/1000 mg Tbl. 500 mg	≥3 Mo. (i.v. <1 J. off label)	10–15 mg (i.v. über >15 min)		6 h	75–100 mg/kg/d max. 5 g/d	p.o. 30–60 i.v. 4–8	Bei rascher i.v. Gabe → ↓RR Agranulozytose (ca 1,1 auf 1 Mio. Anwendungen)
Diclofenac	*p.o./rektal* Tbl. 12,5/25/50 mg Supp. 25/50/100 mg Retard Kps. 75/100 mg	≥1 J. (<15 J. off label)	2 mg	1 mg	8–12 h	3 mg/kg/d max. 150 mg/d	p.o. 15–20 rektal 20–30	Bronchospasmus, GI-Symptome, Thrombozytenaggregationshemmung. Ulkusprophylaxe!
Paracetamol	*p.o./rektal* Tbl.125/250/500 mg Saft 5 ml = 200 mg Supp.60/125/250/500 mg	≤3 Mo.	30 mg	15 mg	8 h	60 mg/kg/d THD max. für ≤48 h	10–60	CAVE: Bei Überdosierung Hepatotoxizität, intensivpflichtig! Erhöhtes Risiko bei massiver Dehydration, schweren renalen/hepatischen Begleiterkrankungen.
		>3 Mo.			6 h	90 mg/kg/d, max. 4 g/d THD max. für ≤72 h		
	i.v. 10 mg = 1 ml (über 15 min)	≤10 kg	7,5 mg		4–6 h	30 mg/kg/d	30–60	
		>10 kg	15 mg			60 mg/kg/d, max. 3 g/d		
Esketamin	25 mg/ml (2 ml Amp.) 5 mg/ml (5 ml Amp.) *In Kombination mit Midazolam (i.n. 0,3 mg/kg)*	>1 J.	intranasal: 1–2 mg/kg i.n. über MAD™ (Mucosal Atomization Device = nasaler Zerstäuber)			**Einmalgabe** (ggf. Repetitionsdosis nach 15 min)	i.n. 3–5	Hypersalivation, Laryngospasmus, RR-Anstieg, Erbrechen, Halluzinationen, Angstzustände, Nystagmus, CAVE: ↑ Sensibilisierung für Opiate (NW ↑)

◘ Tab. 15.2 Analgetika aus der Gruppe der Opioide mit Dosisempfehlungen, Darreichungsform, Wirkungseintritt und Nebenwirkungen

Medikament	Darreichungsform	Dosis	max. Wirkungseintritt	Nebenwirkungen
Piritramid	i.v.: 1 ml = 7,5 mg (Mit vielen Substanze inkompatibel)	i.v. **Bolus:** 0,05–0,1 mg/kg alle 4 Std. i.v. **PCA:** siehe postop. Schema i.v. **DT:** postop. 0,03–0,05 mg/kg/h (nur auf der Intensivstation) Bei Toleranzentwicklung ggf. Rotation auf ein anderes Opioid – Konsil Schmerzambulanz	7 min	Atemdepression, ↓ HF, Hemmung GI-Motilität, Übelkeit, RR-Abfall, Juckreiz
Morphin	i.v.: 1 ml = 10/20 mg p.o. **(Retardgranulat)** (20/30/60/100/200 mg) p.o. **(Tropfen)** 0.5 % (16 gtt = 1 ml = 5 mg)	i.v. **Bolus:** 0,05–0,2 mg/kg alle 4 Std. (<3 Monate 0,05–0,1 mg/kg) i.v. **DT:** 0,05–0,2 mg/kg/h (zumeist nur auf Intensivstation) Startdosis Onkologie: 0,02–0,03 mg/kg/h Dosisverhältnis i.v.: p.o. = 1:3 p.o.: unretard. 0,15–0,3 mg/kg alle 4 h, retard.: 0,5 mg/kg alle 8–12 h	i.v.: 30 min	
Fentanyl	i.v. 1 ml = 50 µg	intranasal **(kein i.v. Zugang):** 1–1,5 µg/kgKG i.n. **über MAD**™	1 min	s.o.

Obligate Überwachung bei Gabe von Opiaten: O_2 und Ambu-Beutel bereit halten, über 2 h konstante Pulsoxymetrie und wdh. RR-Kontrollen

■ ■ Postoperative Schmerztherapie

❯ Grundlage einer suffizienten postoperativen Schmerztherapie ist eine altersentsprechende **Schmerzeinschätzung** mit jeder Überwachung und 30 min nach einer Bedarfsschmerzmittelgabe.

— Im **Team-Time-out** sollten die postoperative Schmerztherapie und Option für Lokalanästhesie (Wundinfiltration/Penisblock/Ileoinguinalblock) besprochen werden.
— **Postoperative Schmerztherapie-Regime**
  – **Stufe 1**: operative Eingriffe mit leichten bis mittleren zu erwartenden Schmerzen:
    – **Feste Basisanalgesie** mit einer festen Anordnung eines Nichtopioids (z. B. mit Ibuprofen p.o. 10 mg/kgKG/ED 3- bis 4-mal/Tag oder Metamizol 10–15 mg/kgKG/ED 4-mal/Tag; unter 3 Monate Lebensalter: Paracetamol 7,5 mg/kgKG/ED 4-mal/Tag) und
    – **Bedarfsanalgesie** ab einem Schmerzscore ≥4 mit einem Opioid (z. B. Piritramid 0,05–0,1 mg/kgKG maximal alle 4 h)

Anleitung zur Erstversorgung

Tab. 15.3 Indikationen von Adjuvanzien und Supportiva mit Medikamentenbeispielen und Dosisempfehlungen

Indikation	Medikament	Dosis
Obstipation	Macrogol	0,5–1 g/kg/d in 2–3 ED p.o., Movicol® (1 Btl. = 13,8 g), Movicol junior® (1 Btl. = 6,9 g)
Übelkeit	Akupunktur/-pressur	Perikard 6 (2 Cun proximal der distalen Handgelenksbeugefalte)
	Dimenhydrinat	i.v.: 1–2 mg/kg (1 ml = 50 mg) oder rektal: 5 mg/kg alle 6–8 h (Supp. 40/70/150 mg)
	Ondansetron	i.v./p.o.: 0,1–0,2 mg/kg oder 5 mg/m² KOF (max. ED 8 mg) alle 12 h (i.v. über 15 min) (Tbl. 4/8 mg)
Sedierung	Lorazepam	p.o.: 0,02–0,06 mg/kg alle 8–24 h (Tbl. 0,5/1,0/2,5 mg, Expidet 1,0/2,5 mg) (max. ED 3 mg)
	Midazolam	p.o.: 0,4 mg/kg (Saft 1 ml = 2 mg), **intranasal**: 0,3 mg/kg (i.v. Lsg. 1 ml = 5 mg)
	Chloralhydrat	p.o./rektal: 25–50 mg/kg in 3–4 ED (Kps. 250/500 mg, Rektiole 600 mg auf 3 ml) (max. ED 1 g)
Neurop. Schmerzen		Indikationsstellung nur im Rahmen eines multidisziplinären Gesamtkonzeptes
	Gabapentin (Saft 50 mg/ml)	p.o.: 5 mg/kg alle 8 h, schrittweise Aufdosierung über 3–7 d auf max. 10 mg/kg alle 8 h (max. 60 mg/kg/d, bis max. TD bei Erw. 3600 mg)
	Amitriptylin (1 gtt = 2 mg)	p.o.: Therapiebeginn mit 0,2 mg/kg abends, steigern über 2–3 Wo. (alle 2–3 d um 25 %), Zieldosis: 1 mg/kg/d oder geringst wirksame Dosis (nach Ausschluss Long-QT-Syndrom)

- **Stufe 2**: operative Eingriffe mit starken zu erwartenden Schmerzen:
  - **Basisanalgesie** (s. Stufe 1) und
  - **PCA** mit z. B. Piritramid (Bolus 0,02 mg/kgKG, maximal 2 mg, Lock-out 10 min, 4 h bis Maximum 0,3 mg/kgKG, maximal 25 mg) oder
  - im Einzelfall **Regionalanästhesieverfahren** wie ein Periduralkatheter oder Opioiddauertropf auf Intensivstation
- **Adjuvanzien und Supportiva** sollten beachtet werden (**Tab. 15.3**):
  - Blaseneingriffe/suprapubischer Katheter: z. B. Propiverin 0,4 mg/kgKG/ED 2-mal/Tag p.o., maximal 30–45 mg/Tag oder Oxybutynin 0,2 mg/kgKG/ED 2- bis 4-mal/Tag, maximal 15 mg/Tag

Schon gewusst?

- Eine **Schmerzmessung bei retardierten Kindern** ist über spezielle Scores wie Paediatric Pain Profile oder FLACC-r mit zusätzlicher individueller Bewertung möglich.
- Bei Verdacht auf **Chronifizierungsprozesse** oder Störung in der Schmerzverarbeitung sollte das Kind einem interdisziplinären Schmerzassessment zugeführt werden.
- Bei Neugeborenen und Säuglingen bis zu 3 Monaten kann zur venösen/kapillären Blutentnahme **Glukose 20 %**

mit 0,25 ml/kgKG auf einem Watteträger oder Schnuller zur Analgesie angeboten werden.
- Bei **Thorakotomien** ist ein Interkostalkatheter mit z. B. Ropivacain 0,2 % (2 mg/ml) mit einer Dosis von 0,2–0,4 ml/kgKG alle 4–6 h sinnvoll.
- **TENS** regt über Elektroimpulse die körpereigenen, schmerzhemmenden Systeme an. Es erreicht dadurch eine Muskelentspannung, verbesserte Durchblutung und Schmerzunterdrückung und kann auch postoperativ eingesetzt werden.

> **Schon gewusst?**
> - Auch kleinere Kinder können ihre Beschwerden bereits sehr gut lokalisieren. Vor der Palpation sollte man sich daher vom Kind die Stelle der maximalen Schmerzen zeigen lassen. Kinder mit einer Fraktur können diese sehr gut punktuell lokalisieren, während bei Prellungen eher ein diffuser Bereich gezeigt wird.
> - Die Fraktursonographie hat sich bisher nicht durchgesetzt.
> - Bei Verletzungsmustern, die eine große Krafteinwirkung voraussetzen, bzw. bei unplausibler Anamnese ist stets an die Möglichkeit einer Kindesmisshandlung (sog. „non-accidental injury") zu denken.

15.2 Frakturen

Steffi Mayer

Kinder nach einem Trauma werden nicht selten mit Verdacht auf eine Fraktur primär beim Kinder- und Jugendarzt vorstellig. Hier gilt es, in der Ersteinschätzung das Ausmaß der Verletzung zu erfassen und entsprechend zu versorgen.

Im Bereich der Fehlstellung, Schwellung oder der angegebenen Verletzung sollen Druckdolenzen nicht überprüft werden. Auch Funktionsüberprüfungen der verletzten Extremität im akuten Zustand sind nicht indiziert. Lediglich die Überprüfung der peripheren Durchblutung, Motorik und Sensibilität (pDMS) distal der Verletzung sollte durchgeführt und dokumentiert werden, gleichwohl eine **plausible Sensibilitätsprüfung erst ab dem Vorschulalter gelingt.**

> Eine Schmerztherapie ist immer indiziert. Bei sichtbaren Fehlstellungen, ausgeprägten Schwellungen, Verdacht auf Luxation oder bestehender Weichteilverletzung: Kind nüchtern lassen!

Die weiteren Maßnahmen hängen von der Art der Verletzung ab (◘ Tab. 15.4).

15.3 Thermische Verletzungen

Steffi Mayer und Alexander Rost

Thermische Verletzungen bei Kindern sind häufig. Kleinere Wunden können gut vom Kinderarzt versorgt werden. Eine Indikation zur Vorstellung im spezialisierten Zentrum bzw. Schwerbrandverletztenzentrum für Kinder besteht bei:
- Beteiligung von Händen, Füßen oder Genitale
- zirkulären Verletzungen
- Ausdehnung: >10 % KOF II°-, >5 % KOF III°- und alle IV°-Verletzungen
- Elektro- und Inhalationstrauma
- Kinder unter 1 Jahr
- Begleitverletzungen
- Strom-, chemische Unfälle
- Inhalationstrauma

▪▪ Erstversorgung vor Klinikeinweisung
- **Eine Kühlung wird ab dem Kleinkindalter bei peripheren Verletzungen innerhalb von 2 min für maximal 20 min mit**

Tab. 15.4 Vorgehen bei Frakturverdacht

Szenario	Maßnahmen
Extremitäten	
Defizit in der peripheren Durchblutung, Sensibilität und Motorik	Dokumentation! Die Extremität wird auf einer Schiene oder z. B. in einem Armtragetuch ruhiggestellt Analgesie Kind nüchtern lassen Umgehende chirurgische Vorstellung, ggf. mit RTW nach telefonischer Ankündigung
Fehlstellung im Gelenkbereich mit Verdacht auf Luxation (v. a. Ellenbogen, Schulter)	Prüfung der pDMS Von einer Reposition ohne (Kurz-)Narkose und Röntgenbereitschaft sollte abgesehen werden Die Extremität wird auf einer Schiene oder z. B. in einem Armtragetuch ruhiggestellt Analgesie Kind nüchtern lassen Umgehende chirurgische Vorstellung, ggf. mit RTW nach telefonischer Ankündigung
Offene Fraktur mit einer Wunde im Bereich des Frakturspaltes, ggf. Durchspießung	Kleinere Hautdefekte und Weichteilläsionen werden steril abdeckt und mit einem Verband versorgt. Bei Gefäßbeteiligung wird ein Druckverband angelegt. Die Extremität wird auf einer Schiene oder z. B. in einem Armtragetuch ruhiggestellt Bei einer Durchspießung sollte eine Vorreposition in Kurznarkose erfolgen; hier ist die Hinzunahme eines Notarztes zu erwägen Analgesie Kind nüchtern lassen Tetanusimpfstatus mitgeben Umgehende chirurgische Vorstellung, ggf. mit RTW nach telefonischer Ankündigung
Dislozierte Fraktur mit deutlich sichtbarer Fehlstellung, geschlossener Weichteilmantel	Die Extremität wird auf einer Schiene in der Fehlstellung oder z. B. in einem Armtragetuch ruhiggestellt Von einer Reposition ohne (Kurz-)Narkose und Röntgenbereitschaft sollte abgesehen werden Analgesie Kind nüchtern lassen Umgehende chirurgische Vorstellung, ggf. mit RTW nach telefonischer Ankündigung
Lokalisierte Beschwerden meist punktuell über der Fraktur, Schwellung, Funktionseinschränkung, keine sichtbare Fehlstellung; Verdacht auf Fraktur	Ruhigstellung auf einer Schiene oder z. B. in einem Armtragetuch Analgesie bei Bedarf Chirurgische Vorstellung am gleichen Tag
Eher diffuse Beschwerden, wenig Schwellung und Funktionseinschränkung (Kind läuft z. B. auf der verletzten Extremität), keine sichtbare Fehlstellung; eher Verdacht auf Contusio	Ruhigstellung im elastischen Stützverband für 2 bis 3 Tage, Analgesie/Kühlen bei Bedarf, Sportbefreiung für 1 Woche Aufklärung der Eltern, chirurgische Vorstellung bei ausbleibender Besserung in 2 bis 3 Tagen

Tab. 15.4 (Fortsetzung)

Szenario	Maßnahmen
Wirbelsäule	
Meist thorakolumbale Wirbelsäule nach direktem Sturz auf den Rücken; neurologische Ausfälle	Orientierende neurologische Untersuchung; Dokumentation! Analgesie Liegendtransport im RTW (ggf. auf „spine board", „stiff neck") Umgehende chirurgische Vorstellung nach telefonischer Ankündigung (ggf. Wirbelsäulenzentrum anvisieren)
Meist thorakolumbale Wirbelsäule nach direktem Sturz auf den Rücken; keine neurologischen Ausfälle	Orientierende neurologische Untersuchung Analgesie Prüfung des Wirbelsäulenklopf- und Erschütterungsschmerzes Chirurgische Vorstellung am gleichen Tag, ggf. mit RTW

handwarmem Wasser empfohlen. Zumeist ist dies durch die Ersthelfer erfolgt.
— Unterkühlung vermeiden. Feuchte Tücher entfernen! Kind ggf. wärmen.
— Analgesie!
— Beginn einer Infusionstherapie präklinisch bei großflächigen Wunden (>10 % Körperoberfläche): 10 ml/kgKG/h (bei Hypovolämie ggf. zusätzlich 10–20 ml/kgKG im Bolus, 1- bis 2-mal wiederholen).
— Die Ausdehnung lässt sich anhand der Handflächenregel abschätzen: **Die Handinnenfläche des Kindes inklusive der Finger entspricht 1 % seiner Körperoberfläche.**
— Größere Verletzungen werden **sauber abgedeckt** (sterile Auflagen, silberhaltige Folie). Eingebrannte Kleidung sollte belassen werden.
— **Ankündigung** im Brandverletztenzentrum mit Nennung von Alter, Lokalisation, Ausdehnung, Tiefe und Begleitverletzungen.
— Verlegung ggf. in **Arztbegleitung**.

■■ Wundversorgung von kleineren Verletzungen
1. Analgesie!
2. **Wundsäuberung:** schlaffe, offene Blasen werden mit einer Pinzette oder mit einer sterilen, mit Kochsalz oder Polyhexanidlösung angefeuchteten Kompresse entfernt. Kleine, feste Blasen können als „natürliches Pflaster" belassen werden.
3. Beurteilung des Wundgrundes; orientierend gilt:
   – geschlossene Rötung = I.-gradige Verletzung
   – rosa, feucht, schlaffe Blasen, schmerzhaft = oberflächlich II.-gradige Verletzung
   – weißlich, trockene, festere Blasen = tief II.-gradige Verletzung
   – weiß, fest, wenig schmerzhaft = III.-gradige Verletzung
4. Desinfektion mit Polyhexanidlösung (Einwirkzeit 10 min!) oder Octenidin (kurz, ggf. schmerzhaft).
5. Abdeckung mit einer Fett- oder Silikongaze, Aufbringen von Polyhexanidgel, Anlage eines Sekundärverbands.

■ Prinzipien der Weiterbehandlung
— Nächster Verbandswechsel in 2 Tagen zur Reevaluation.
— Sicher II.-gradige Verletzungen können mit umtägigen Verbandswechseln mit Gaze/Polyhexanidgel bis zur Abheilung behandelt werden.
— Bevorzugt eingesetzt werden sollten jedoch alloplastische Hautersatzprodukte (z. B. Suprathel®, Epicite Hydro®), die auf der Wunde bis zur Epit-

Tab. 15.5 Tetanusprophylaxe im Verletzungsfall

Frühere Injektionen mit Tetanusimpfstoff[a]	Abstand zur letzten Injektion am Verletzungstag	Am Verletzungstag zu geben			Weitere Injektionen mit Tetanusimpfstoff zur Vervollständigung des Schutzes ab Verletzungstag	
		Passive Immunisierung	Aktive Immunisierung			
		Tetanusimmunglobulin	Tetanustoxoidimpfstoff[a]		Nach 2 bis 4 Wochen	Nach 6 bis 12 Monaten
0/?	–	Ja	Ja		Ja	Ja
1	Bis 2 Wochen	Ja	Nein		Ja	Ja
	Mehr als 2 Wochen	Ja	Ja		Ja	Ja
2	Bis 2 Wochen	Ja	Nein		Nein	Ja
	Mehr als 2 Wochen	Nein[b]	Ja		Nein	Nein[c]
3[a]	Bis 5 Jahre	Nein	Nein[b]		Nein	Nein
	Mehr als 5 bis 10 Jahre	Nein	Ja		Nein	Nein
	Mehr 10 Jahre	Nein[b]	Ja		Nein	Nein
≥4	Bis 5 Jahre	Nein	Nein		Nein	Nein
	5 bis 10 Jahre	Nein	Nein[b]		Nein	Nein
	Mehr als 10 Jahre	Nein	Ja		Nein	Nein

[a] Die Grundimmunisierung Ungeimpfter besteht aus 3 (>2. Lebensjahr) bzw. 4 Impfungen. Bei 6-fach-, 5-fach- oder DTPa-Impfung im Säuglingsalter sind 3 Injektionen im Abstand von 4 Wochen noch keine Grundimmunisierung!
[b] Aus Sicherheitsgründen „Ja" nach pflichtgemäßem Ermessen im Einzelfall in Abhängigkeit von der Schwere der Verletzung, den Durchblutungsverhältnissen im Wundareal, dem Lebensalter, dem Blutverlust u. a. sowie der Zeitspanne zwischen Trauma und ärztlicher Versorgung (Regelgrenze 24 h) und bekannter Immundefizienz
[c] Ja, wenn der Abstand zwischen 2. und 3. Impfung weniger als 6 Monate betrug

helialisierung belassen werden und eine schmerzarme Behandlung mit sehr guten kosmetischen Ergebnissen erlauben.
- Kommt es zum sog. Nachtiefen der Wunde, ist eine umgehende chirurgische Vorstellung indiziert.

15.4 Impfungen im Verletzungsfall

Steffi Mayer

> Im Rahmen jeder Wundversorgung muss der Tetanusimpfstatus geprüft und ggf. aktualisiert werden.

Jede Auffrischimpfung gegen Tetanus, auch im Verletzungsfall, sollte Anlass sein, eine mögliche Indikation einer Diphtherie- und Pertussisimpfung zu überprüfen und ggf. einen Kombinationsimpfstoff einzusetzen (◘ Tab. 15.5). Seit 09/2017 erstattet die gesetzliche Unfallversicherung auch die vollen Kosten für den Kombinationsimpfstoff, d. h. auch in sog. BG-Fällen wird der laut Impfkalender notwendige (Kombinations-)Impfstoff verabreicht.

Fehlt eine aktive Immunisierung, empfiehlt sich bei Kindern unter 6 Jahren ein 6-fach-/5-fach-Impfstoff (zumindest DTPa), bei über 6-Jährigen Tdpa oder Tdpa-IPV. Die passive Immunisierung erfolgt, wenn nötig, mit Tetanus-Ig ≥250 IE Antitoxin.

Besteht anamnestisch ein Impfschutz, aber liegt der Impfausweis aktuell nicht vor, wird empfohlen, die Immunisierung so bald wie möglich zu prüfen/durchführen.

Dies gilt aufgrund der variablen Inkubationszeit von mehreren Tagen bis Monaten auch bei älteren Verletzungen. Bewährt hat sich eine schriftliche Aufforderung durch den Arzt, ein Impfdokument binnen 24 h beizubringen, um eine evtl. notwendige Impfung zeitnah durchführen zu können. Sind die Eltern dazu nicht bereit, ist wie bei einer fehlenden aktiven Impfung sofort eine Simultanimpfung (an kontralateralen Körperstellen) indiziert. Ihre Durchführung bedarf wie bei allen Impfungen der Zustimmung der Eltern.

Weiterführende Literatur

Büttner W (1998) Die Erfassung des postoperativen Schmerzes beim Kleinkind. Arcis, München

Eich C, Sinnig M, Guericke H (2014) Acute care of children with burns. Notfall Rettungsmed 17:113–122. ▶ https://doi.org/10.1007/s10049-013-1809-4

Empfehlungen der Sächsischen Impfkommission zur Tetanusprophylaxe vom 2.9.1993, Stand 01.01.2010

Empfehlungen der Ständigen Impfkommission (STIKO) am Robert Koch-Institut 2019/2020

Hicks CL, von Baeyer CL, Spafford PA et al (2001) The faces pain scale – revised: toward a common metric in pediatric pain measurement. Pain 93:173–183. ▶ https://doi.org/10.1016/s0304-3959(01)00314-1

Hünseler C (2019) Schmerztherapie. Repetitorium Kinder- und Jugendmedizin. Springer-Verlag Berlin Heidelberg 2019

Malviya S, Voepel-Lewis T, Burke C et al (2006) The revised FLACC observational pain tool: improved reliability and validity for pain assessment in children with cognitive impairment. Paediatr Anaesth 16:258–265. ▶ https://doi.org/10.1111/j.1460-9592.2005.01773.x

Schriek K, Sinnig M (2017) Thermal injuries: clinical and acute management in pediatric practice. Hautarzt 68:784–789. ▶ https://doi.org/10.1007/s00105-017-4037-x

Anleitung für kleinere chirurgische Eingriffe

Steffi Mayer

Inhaltsverzeichnis

16.1   Kleine Wundversorgung, Wundklebung – 352

16.3   Nageltrepanation – 356

16.4   Reposition einer Subluxatio radii – 356

16.5   Reposition einer inkarzerierten Leistenhernie – 358

Weiterführende Literatur – 360

© Springer-Verlag GmbH Deutschland, ein Teil von Springer Nature 2020
M. Lacher et al. (Hrsg.), *Kinderchirurgie für Pädiater*,
https://doi.org/10.1007/978-3-662-61405-1_16

Mit konkreten Anleitungen soll dem Kinder- und Jugendarzt ein Basiswissen an praktisch-chirurgischen Fähigkeiten nahegebracht werden. Dies beinhaltet die Durchführung kleiner chirurgischer Eingriffe und Fertigkeiten, die im kinderärztlichen Alltag von Nutzen sein können.

16.1 Kleine Wundversorgung, Wundklebung

Steffi Mayer

Die akute Wundbehandlung umfasst die Versorgung verschiedener Wundarten. Ziel ist es, die Kontinuitätsunterbrechung wiederherzustellen und eine primäre Wundheilung herbeizuführen. Diese zeichnet sich durch eine komplikationslose Durchbauung gut adaptierter Wundränder mit minimaler Narbenbildung aus. Voraussetzung sind eine gute Durchblutung, saubere Wundverhältnisse und eine spannungsfreie Adaptation.

Es stehen verschiedene Wundversorgungsarten, Wundauflagen und Verbandstoffe zur Verfügung. Die zu bevorzugende Wundversorgung hängt von der Art und Lokalisation der Wunde, dem Alter der Wunde bzw. der Phase der Wundheilung und den Begleitfaktoren (z. B. Fraktur) ab. Die Prüfung des **Tetanusimpfschutzes** ist obligat. Viele kleinere Wundversorgungen kann der Pädiater mit ein wenig Basiswissen gut selbst vornehmen. Größere Wundversorgungen sind in der Regel dem Chirurgen vorbehalten. Auf Letztere soll hier nicht weiter eingegangen werden.

> Die Wundversorgung hat das Ziel, möglichst saubere und gut durchblutete Bedingungen unter Beachtung funktioneller und ästhetischer Aspekte zu schaffen.

Günstig erweist sich ein kleines steriles Wundversorgungsset mit einer anatomischen sowie chirurgischen Pinzette, ggf. einer Splitterpinzette, 2 kleinen chirurgischen Klemmchen, einer Knopfsonde und einer geraden Schere.

- Vorgehen
- - Vorbereitung der Wunde

1. Schaffen einer **Comfort-Position:** Bestenfalls erfolgt die Wundversorgung am liegenden Kind mit einem Elternteil an seiner Seite. Bei jüngeren und sehr ängstlichen Kindern hat sich eine Versorgung auf dem Schoß der Eltern bewährt (Abb. 16.1a).
2. Grobe **Verschmutzungen** und Fremdkörper können mit Leitungswasser, sterilem Kochsalz oder Polyhexanidlösungen gesäubert werden.
3. Bei Wunden am **behaarten Kopf,** die bei dichtem Haar schwer erreichbar sind, werden die Haare am Wundrand mit einer sterilen Schere entfernt (Abb. 16.1b).
4. Anschließend wird die Wunde, ggf. unter Zuhilfenahme der anatomischen Pinzette (z. B. „Tasten" nach einer Periostläsion bei tieferen Platzwunden am Schädel), **inspiziert** und das Vorhandensein von Fremdkörpern ausgeschlossen.
5. Ist die Wunde stark **verschmutzt,** kann mit Kochsalz z. B. über eine Knopfsonde oder über einen Venenverweilkatheter gespült werden.
6. **Desinfektion** der Wunde (z. B. mit Octenidin) (Abb. 16.1c).
7. Die **Blutstillung** kleinerer Wunden erfolgt bevorzugt durch Druck mit einer sterilen Kompresse auf die Wunde für 1–2 min.

> Eine trockene Wunde lässt sich viel einfacher versorgen als eine blutende Wunde!

8. Für eine erfolgreiche Wundklebung müssen der Wundgrund und die Wundumgebung trocken sein, ansonsten halten die Pflasterstreifen nicht und verklumpt der Hautkleber. Daher werden die Wunde und Umgebung direkt vor

Anleitung für kleinere chirurgische Eingriffe

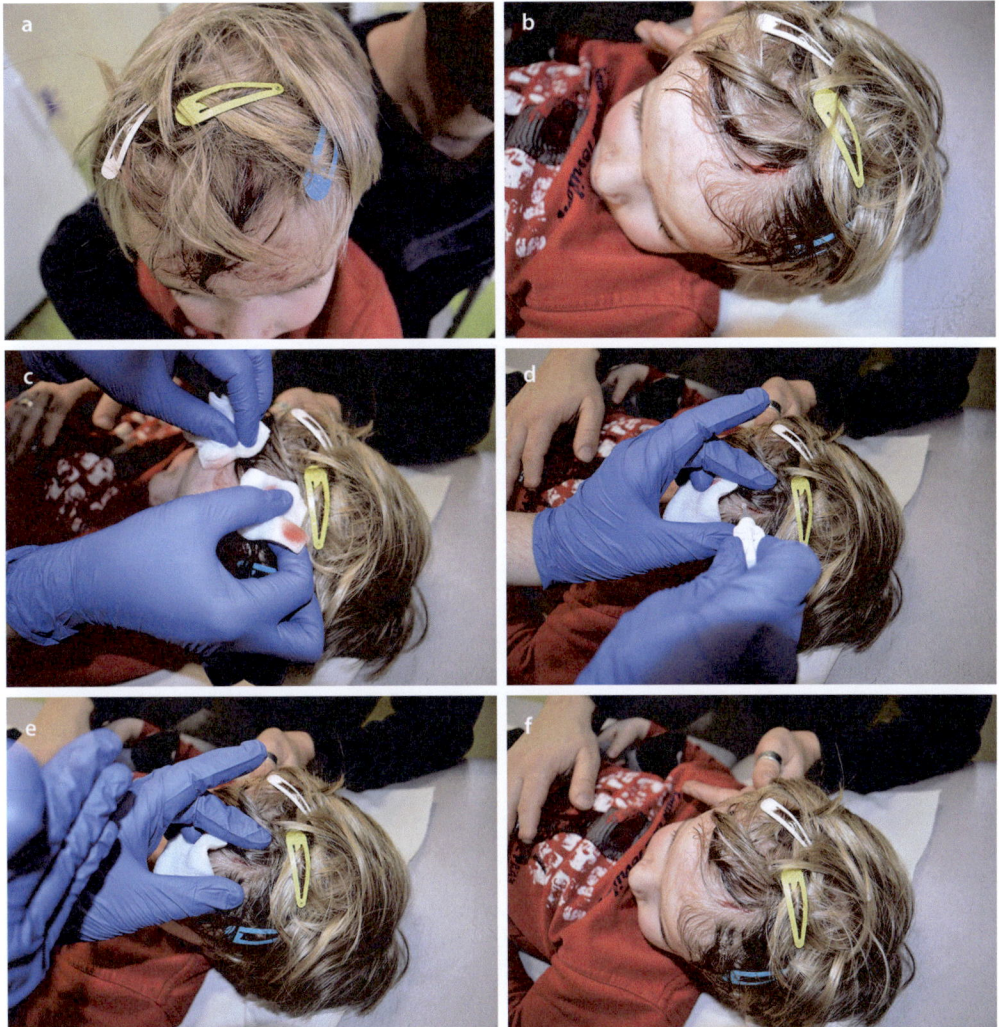

Abb. 16.1 Anleitung für eine Wundklebung. Schaffen einer Comfort-Position (**a**), Exposition der Verletzung (**b**), Entfernung von Verschmutzungen und Desinfektion (**c**), Auftragen des Wundklebers in 2 Schichten auf die adaptierte Wunde (**d**), Trocknen abwarten (**e**), ein Sekundärverband ist nicht notwendig (**f**)

der Versorgung noch einmal mit einer sterilen Kompresse trocken getupft.

Die weitere Versorgung ist abhängig von der Art und Lokalisation der Wunde.

Wundklebung – Schnitt-, Riss- und Platzwunden

Heute stehen neben der klassischen Nahtversorgung, die immer in Lokal- oder Allgemeinanästhesie durchgeführt werden muss, die Wundadaptation mittels **Gewebekleber** und selbstklebenden **Wundnahtstreifen** als sehr gute, kindgerechte Alternative zur Verfügung. Diese ist im Prinzip immer dann zulässig, wenn sich damit eine suffiziente Adaptation der Wundränder erreichen lässt. Folglich können nicht nur Wunden im Gesicht, sondern auch z. B. an den Extremitäten mittels Wundklebung versorgt werden.

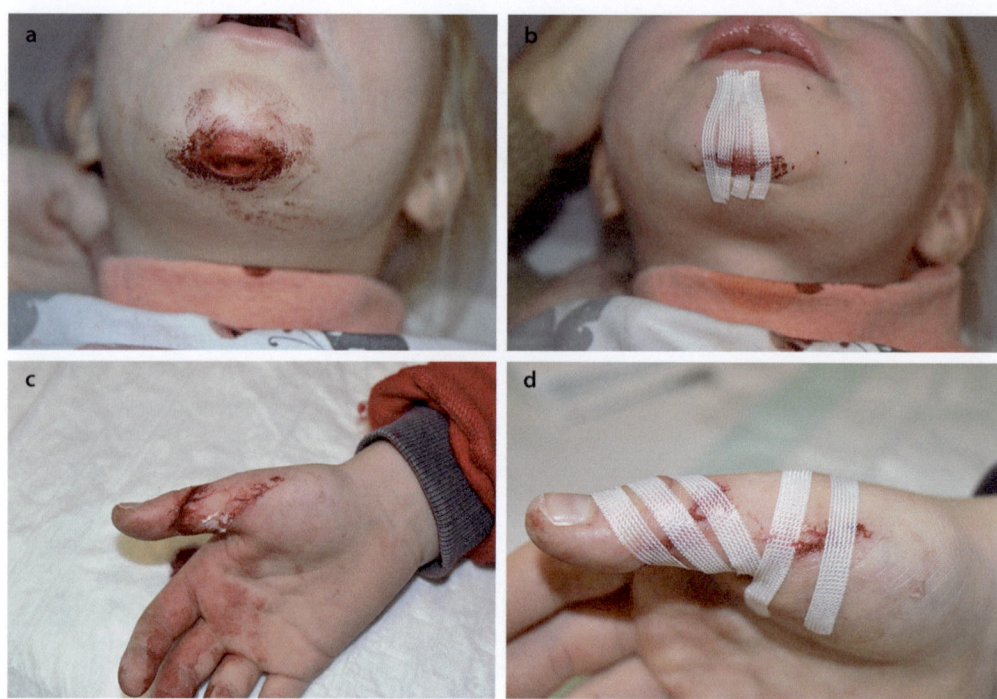

Abb. 16.2 Adaptation einer Kinnplatzwunde (**a**, **b**) sowie einer Risswunde am Daumen (**c**, **d**) mit Wundnahtstreifen. Eine Naht ist nicht notwendig

Eine Indikation zur Naht besteht:
- am Schädel bei Zerreißung des Periosts (Erkennbar daran, dass am Wundgrund die Schädelkalotte perlmuttfarben glänzt bzw. die Periostzerreißung als Stufe mit der anatomischen Pinzette tastbar ist)
- über Gelenken, wenn die Fixierung einer Wundklebung nicht aufrechterhalten werden kann.
- bei Wunden mit Defekten bzw. zur ästhetischen Rekonstruktion (z. B. Bisswunden, „Triangeln")
- wenn mittels Wundklebung keine gute Adaptation erreicht werden kann

Bei der Wundklebung unterscheidet man die Pflasterstreifenadaptation und den Wundverschluss mit topischem Hautkleber. Hierfür stehen verschiedene Produkte zur Verfügung, die sich z. B. in Länge und Breite (Pflasterstreifen) als auch in der Trockenzeit (Hautkleber) unterscheiden. Die Wahl der Wundklebung ist letztendlich Geschmackssache.

> Gewebekleber sollte nicht in der Nähe des Auges verwendet werden, um zum einen eine Reizung durch Dämpfe, aber v. a. ein akzidentielles Verkleben der Wimpern zu vermeiden.

Auch hat er den Nachteil, dass mögliches Sekret nicht ablaufen kann. Bei potenziell infektionsgefährdeten Wunden (Restverschmutzung) sollten daher eher Wundnahtstreifen benutzt werden (Abb. 16.2). Diese erlauben einen Sekretabfluss zwischen bzw. nach Entfernung einzelner Streifen. Gut eignet sich Gewebekleber hingegen am behaarten Kopf, hier finden Pflasterstreifen keinen Halt (Abb. 16.1).

Wundklebung mit Gewebekleber

Die Wunde wird mit einer Hand horizontal zwischen Zeigefinger und Daumen ausgerichtet, die Wundränder werden dadurch **adaptiert,** und der Hautkleber wird anschließend mit der anderen Hand auf die Wunde aufgetragen (Abb. 16.1d). **Der Wundkleber darf nicht in die Wunde appliziert werden.** Je nach Hersteller werden mindestens 2 Schichten des Klebers empfohlen. Die **Trocknungszeit** ist ebenfalls variabel und muss entsprechend dem Produkt eingehalten werden (Abb. 16.1e). Feuchter Kleber kann bei Bedarf mit einer Kompresse entfernt werden. Kein Sekundärverband notwendig (Abb. 16.1f).

> Während der Trocknung dürfen keine Gegenstände wie Kompressen oder Handschuhe dauerhaft mit dem Kleber in Berührung kommen!

Wundklebung mit Pflasterstreifen

- Die Wunde wird mit einer Hand horizontal zwischen Zeigefinger und Daumen ausgerichtet, die Wundränder werden dadurch adaptiert. Die **Pflasterstreifen** sollten **einzeln** abgezogen und unter leichtem Zug von einem Wundrand zum anderen in einem Zug geklebt werden. Begonnen wird in der **Mitte** der Wunde, um bereits eine suffiziente Adaptation zu erreichen. Der Streifen sollte die Wunde auf beiden Seiten gleich weit überragen (Abb. 16.2). Anschließend werden weitere Pflasterstreifen parallel geklebt, bis die Wunde verschlossen ist. Dabei sollte zwischen 2 Streifen immer eine **kleine Lücke** verbleiben (2–3 mm), sodass mögliches Sekret ablaufen kann.
- Anschließend wird ein Sekundärverband (Kompressen) bzw. ein Pflaster quer zu den Pflasterstreifen zum Schutz angebracht. Die Ränder des Schutzpflasters dürfen nicht auf den Wundnahtstreifen aufgeklebt werden, um diese bei Entfernung des Pflasters nicht mit abzuziehen. Nach 48 h kann auf den Sekundärverband verzichtet werden.

Prinzipien der Weiterbehandlung

- Einige Wundkleber erlauben ein kurzes Duschen. Nach Abschluss der Wundheilung (5 bis 10 Tage) fällt der Klebefilm von selbst ab.
- Pflasterstreifen müssen bis zum Abschluss der Wundheilung belassen und trocken gehalten werden.
- Ihre Ablösung beginnt von den Rändern. Hier können sie im Verlauf eingekürzt oder durch einen quer dazu platzierten Streifen gesichert werden.
- Beim Verlust eines Streifens kann dieser im Verlauf erneuert werden.
- Die Streifen sollten im Gesicht mindestens 4 bis 5 Tage, an Extremitäten 10 bis 14 Tage und an den übrigen Lokalisationen 7 bis 10 Tage belassen werden.

Versorgung von Schürf-, Quetschwunden

Bei diesen tangentialen Verletzungen ist eine Wundadaptation häufig nicht möglich, sodass optimale Bedingungen für eine sekundäre Wundheilung geschaffen werden müssen. Um ein Ankleben von einfachen Pflastern in der Wunde zu verhindern und ein für die Wundheilung förderliches feuchtes Wundmilieu zu schaffen, empfiehlt sich die Auflage von nichtadhärenten Silikon- oder Fettgazen mit einem Polyhexanidgel sowie einem Sekundärverband. Auch Hydrokolloidverbände oder Polyurethanschwämme, die gut Exsudat aufnehmen können, fördern eine raschere Wundheilung und verhindern Infektionen.

> **Schon gewusst?**
>
> — Bei Fingerkuppenamputationen selbst mit Knochenbeteiligung hat sich ein konservatives Management mittels Okklusivverband durchgesetzt. Hierfür wird die Wunde gereinigt, debridiert und ein dichter Okklusivverband aus Opsite-Folie angelegt, mit Kompressen umwickelt und auf eine Fingerschiene oder einen Holzspatel gelegt. Der Okklusivverband wird so lange wie möglich belassen und ggf. erneut abgedichtet. Nach ca. 3 Wochen, wenn sich die Fingerkuppe regeneriert hat, kann der Verband abgenommen werden. Ein starker Geruch bei sonstigem Wohlbefinden und fehlenden Infektionszeichen tritt häufig auf und sollte nicht zum Abbruch der Therapie führen.
> — Eine genähte Wunde benötigt 48 h bis zur Epithelialisierung. Entsprechend kann ab dem zweiten postoperativen Tag geduscht werden.

16.3 Nageltrepanation

Steffi Mayer

Die Indikation zur Nageltrepanation besteht bei Kindern eher selten. Sie ist ausgedehnten subungualen Hämatomen mit pochendem Schmerz vorbehalten. Auch ist die Trepanation nur in den ersten Tagen nach Trauma indiziert, solange das Hämatom noch flüssig ist. Vorab ist klinisch und ggf. röntgenologisch eine Fraktur des Fingerendgliedes auszuschließen (z. B. nach Quetschung im Türspalt).

- **Vorgehen**
1. Eine Analgesie kann bei Bedarf erfolgen.
2. Das Kind sitzt auf dem Schoß eines Elternteils. Die betroffene Hand wird auf einem festen Untergrund abgelegt.
3. Der betroffene Finger wird **desinfiziert**.
4. Mit einer Hand wird der betroffene Finger gegen die Unterlage **fixiert**.
5. Die andere Hand **perforiert** den Nagel mit einer größeren **Kanüle:** Die Kanüle wird senkrecht auf den Nagel aufgesetzt und unter leichtem Druck drehend in den Nagel vorgeschoben. Bei Perforation entleert sich das Hämatom. Meist setzt sofort eine Besserung der Beschwerden ein.
6. Nach erneuter Desinfektion wird ein steriler Verband für 2 Tage angelegt.

- **Prinzipien der Weiterbehandlung**

In der Regel ist keine weitere Behandlung notwendig. Die Eltern sind über eine Infektion post punctionem aufzuklären und sollten sich bei Anzeichen einer Entzündung umgehend wiedervorstellen.

16.4 Reposition einer Subluxatio radii

Steffi Mayer

Die Subluxatio radii (sog. **Chassaignac**-Lähmung) tritt typischerweise bei Klein- und Kindergartenkindern auf. Bekannter Unfallmechanismus ist der (ruckartige) Zug am ausgestreckten Arm mit nachfolgender **Schonhaltung in Pronation** (sog. Pronatio dolorosa). Häufig sind es bekannte Situationen wie ein Zug am Arm bei einem davonlaufenden Kind, „Engelein-Flieg-Spielen", aber auch Mechanismen wie das „Herausdrehen" des Kindes aus einer Jacke oder das Strecken nach einem Gegenstand/einem Treppengeländer in größerer Höhe für das Kind können ursächlich sein. **Gelegentlich kann auch z. B. ein Sturz auf dem Trampolin mit einer Subluxatio radii einhergehen.** Typischerweise wirkt das Kind unbeeinträchtigt, spielt, **benutzt den betroffenen Arm allerdings nicht** und lässt sich dazu auch nicht animieren bzw. beginnt bei Bewegungsversuchen zu

Anleitung für kleinere chirurgische Eingriffe

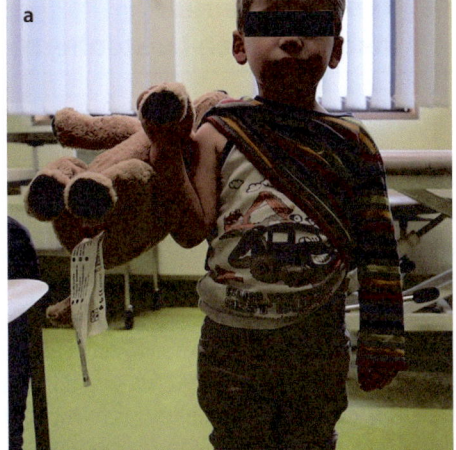

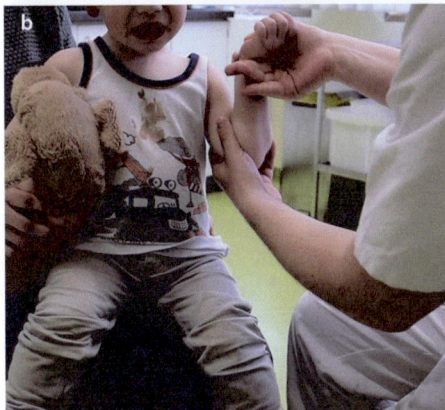

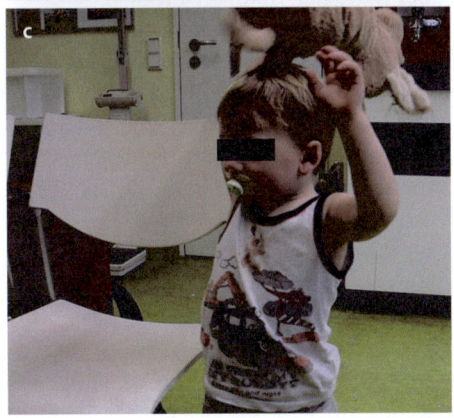

Abb. 16.3 Reposition einer Subluxatio radii. Typische Schonhaltung des hängenden linken Arms in Pronation (**a**). Repositionsmanöver durch Supination und Flexion im Ellenbogengelenk unter leichtem Zug und gleichzeitigem Druck auf das Radiusköpfchen (**b**). Nachfolgend wird der Arm wieder frei benutzt (**c**)

weinen (Abb. 16.3a). Nicht selten deutet das Kind auf den distalen Unterarm, wenn es gebeten wird, seine Schmerzen zu lokalisieren. Das kann den Untersucher in die Irre führen!

> Im Gegensatz zu Frakturen oder Luxation besteht bei der Subluxatio radii keinerlei Schwellung, Druckschmerz oder Fehlstellung.

Allerdings bestehen eine Extensions- und Supinationshemmung im Ellenbogen.

Vorgehen

1. Eine Analgesie ist für das Repositionsmanöver in der Regel nicht notwendig.
2. Den Eltern sollte das Repositionsmanöver kurz erläutert werden, um Missverständnissen (kurzer Schmerz!) vorzubeugen.
3. Das **Kind** setzt sich auf den Schoß eines Elternteils, ggf. werden seine Beine zwischen die der Eltern genommen und leicht fixiert.
4. Der **Arzt** sitzt dem Kind auf einem Stuhl gegenüber.
5. Die **Reposition** erfolgt durch **Supination und Flexion** im Ellenbogengelenk unter leichtem Zug bei gleichzeitigem Druck auf das Radiusköpfchen mit der stützenden Hand, die den Ellenbogen von hinten unten umfasst (Abb. 16.3b).
6. Während des Repositionsmanövers kommt es zu einem **kurzen, einschießenden Schmerz** beim Kind; dennoch muss die maximale Supination/Flexion über den Schmerzpunkt hinaus erreicht werden, um das Radiusköpfchen zu reponieren. Als Orientierung dient die ulnare Handkante des Kindes, diese zielt an der ipsilateralen Außenkante der Schulter vorbei.

> Bei erfolgreicher Reposition ist ein Einschnappen des Radiuskopfes als „Click" zu spüren und zu hören.

- **Prinzipien der Weiterbehandlung**
- Nach erfolgreicher Reposition kann der **Ellenbogen wieder völlig frei bewegt** werden (Abb. 16.3c). Allerdings bedarf es mitunter einiger Minuten, bis das Kind sich diese Bewegung zutraut. Es hat sich bewährt, das Kind für einige Minuten im Wartebereich spielen zu lassen, wo es rasch den betroffenen Arm wieder benutzen wird. Auch das Greifen nach Gummibärchen kann hilfreich sein.
- Bei **erfolglosem Manöver** sollte eine **chirurgische Vorstellung** zur Reposition erfolgen.
- Wichtig ist die Aufklärung der Eltern zu Unfallhergang und Prävention erneuter Ereignisse. Die **Rezidivrate** ist mit **25 %** hoch. Mit dem Schulalter „verwächst" sich die zu grunde liegende Laxizität.

> **Schon gewusst?**
> - Die Subluxatio radii ist eine klinische Diagnose! Eine Röntgenuntersuchung ist in der Regel nicht indiziert. Einzig, falls ein Verdacht auf eine Fraktur oder ein unbeobachteter Unfallhergang besteht, kann eine Röntgenaufnahme des Ellenbogens in Erwägung gezogen werden, um z. B. eine suprakondyläre Humerusfraktur auszuschließen.
> - Gelegentlich gelingt die Reposition atypisch durch maximale Pronation im Ellenbogengelenk.
> - Nicht selten reponiert sich die Subluxatio radii auch selbst.
> - Häufiger ist der linke Arm betroffen, weil die Eltern als Rechtshänder ihr Kind häufiger an der linken Hand führen.

16.5 Reposition einer inkarzerierten Leistenhernie

Steffi Mayer

> Kinder mit einer inkarzerierten Leistenhernie haben Schmerzen!

Häufig ist bereits einige Zeit vergangen, ehe die Eltern die Inkarzeration als Ursache der kindlichen Beschwerden ausgemacht haben, v. a. wenn beim Kind bisher keine Leistenhernie bekannt ist. Dann findet sich eine **pralle, schmerzhafte, nicht wegdrückbare Schwellung inguinal** (Abb. 16.4a).

- **Vorgehen**
1. Erstmaßnahme ist eine altersgerechte **Analgesie.**
2. Bis zum Eintritt der analgetischen Wirkung kann ein **warmes Tuch** auf die Schwellung gelegt werden, dies erleichtert mitunter die Reposition.
3. Das **Kind** wird rücklings auf die Untersuchungsliege gelegt, die Eltern können es am Kopfende beruhigen.
4. Der **Arzt** steht oder sitzt bevorzugt auf der Seite der Inkarzeration.
5. Die **Reposition** erfolgt **bimanuell:** Gleichzeitig mit einem leichten, konstanten Druck auf die Hernie im Verlauf des Leistenkanals (ca. 5min) von medial nach lateral (hier: rechte Hand) übt die kontralaterale Hand Druck an der Bruchpforte aus und formt einen Trichter (Abb. 16.4b). Dabei kann der inkarzerierte Darm zwischen den Fingern und bei **konstantem Druck** leicht hin und her bewegt werden.
6. In der Regel kommt es nach einigen Sekunden bis Minuten zum **Zurückgleiten** der Darmschlinge durch den äußeren

Anleitung für kleinere chirurgische Eingriffe

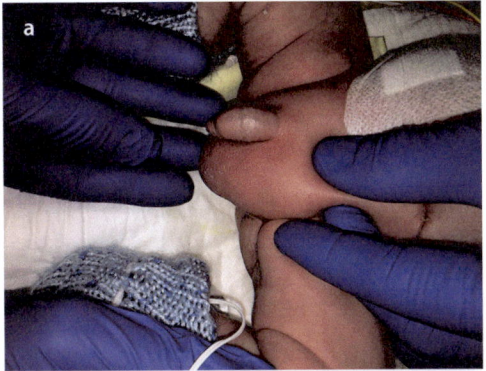
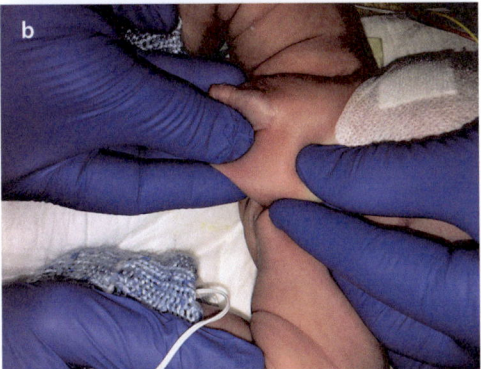
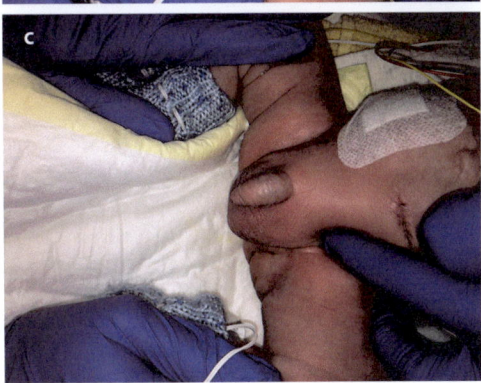

◘ **Abb. 16.4** Leistenhernienrezidiv links beim Frühgeborenen (**a**). Repositionsmanöver: distale Palpation der Hernie mit zeitgleichem Druck der kontralateralen Hand an der Bruchpforte. Stetige Kompression des Bruchsackes unter Reposition des Bruchsackes inklusive Bruchinhalt (**b**), bis die Darmschlingen durch den äußeren Leistenring zurückgleiten (**c**)

Leistenring, was häufig sowohl unter der Führungshand zu spüren als auch für alle hörbar ist.
7. Nach erfolgreicher Reposition ist keine Schwellung mehr nachweisbar, dem Kind geht es rasch besser (◘ Abb. 16.4c). Säuglinge schlafen häufig erschöpft ein.

- **Prinzipien der Weiterbehandlung**
- Auch nach erfolgreicher Reposition sind die **stationäre Aufnahme** in einer chirurgischen Klinik und eine zeitnahe operative Versorgung (innerhalb 48 h) indiziert, da das Risiko einer erneuten Inkarzeration innerhalb von 5 Tagen bei 15 % liegt.
- Bei **erfolglosem Manöver** müssen die **notfallmäßige chirurgische Vorstellung** und ggf. laparoskopische Reposition und Herniorrhaphie in Narkose erfolgen. Hierbei kann intraoperativ auch der inkarzerierte Darm beurteilt werden.

> **Schon gewusst?**
> - **Ein behutsamer Druck allein ist in 70–85 % erfolgreich!** Protrahierte Repositionsmanöver sollten unbedingt unterbleiben, um eine Schädigung von Darm, Hoden und v. a. Ovar zu vermeiden.
> - Bei Mädchen prolabiert mehrheitlich das Ovar in den Leistenbruch. Hier sollte lediglich ein vorsichtiger Repositionsversuch unternommen werden. Sollte dieser nicht erfolgreich sein, ist eine rasche Vorstellung in der chirurgischen Klinik mit ggf. Reposition in Narkose indiziert.
> - Nicht selten passiert es, dass eine inkarzerierte Leistenhernie nach analgetischen Maßnahmen auf dem Transportweg in die Klinik spontan reponiert.

Weiterführende Literatur

Esposito C, Escolino M, Turrà F et al (2016) Current concepts in the management of inguinal hernia and hydrocele in pediatric patients in laparoscopic era. Semin Pediatr Surg 25:232–240. ▶ https://doi.org/10.1053/j.sempedsurg.2016.05.006

Hoek T, Rosenfeld C, Willital GH (2006) Tipps und Tricks für den Pädiater: Problemlösungen von A bis Z. Springer-Verlag Berlin Heidelberg.

Pezzei C, Jurkowitsch J, Beer T et al (2017) Der Okklusionsverband zur Behandlung von Allen III und IV Fingerkuppenverletzungen als Alternative zu lokalen Lappenplastiken. Unfallchirurg 1–8. ▶ https://doi.org/10.1007/s00113-016-0237-6

Zacher MT, Högele AM, Hanschen M et al (2015) General principles of wound management in emergency departments. Notfall Rettungsmed 18:621–641. ▶ https://doi.org/10.1007/s10049-015-0091-z

Serviceteil

Stichwortverzeichnis – 363

Stichwortverzeichnis

2er-Regel 68
9er-Regel nach Wallace 238

A

ABCD-Regel 194
Abdominales Kompartmentsyndrom 276
Aberrierendes unteres Polgefäß 131
Ablatio testis 152
Abramson 34
Abszedierende Lymphadenitis colli 16
Acapulco-Zeichen 44
Achillessehnentenotomie 207
Adams-Test 36
Adenokarzinom 296
AFP-Erhöhung 277
Aganglionose 93
Air trapping 296
Akuter Harnverhalt 145
Alloplastischer Hautersatz 240
Ambulantes Operieren 308, 314
Analekzem 161
Analfissur 80
Analgosedierung 342
Analstenose 81
Angeborene Fehlbildung 263
Ankyloglosson
– Zungenbändchen 6
Anorchie 117
Anorektale Malformation 99, 267
Anticholinerge Behandlung 133
Anticholinergikum 142
Antirefluxplastik 137
Apert-Syndrom 18
Aplasia cutis 182
Apnoe 247
Apparative Verhaltenstherapie 141
Appendikolith 45
Appendizitis 44
Aquäduktstenose 26
Arbeitsgemeinschaft Spina Bifida und
    Hydrocephalus e. V 28
Arterielle Hypertension 134
Artery-sparing-Verfahren 144
Ateminsuffizienz 247
Atemwegsinfekt 318
Atherom 9

Aufmerksamkeitsumlenkung
– Ablenkung 341
Ausdrücken des Präputialödems 127

B

Backblow 248
Balanoposthitis 125
Barotrauma 272
Barrett-Ösophagus 265
Batterie 242
Bauchschmerzen 44
Bauchwanddefekt 277
Beckwith-Wiedemann-Syndrom 284
Begleitverletzung 253
Beidseitiger Hodenhochstand 117
Beinachse 212
Belastungsinkontinenz
– Stressinkontinenz 139
Bell-Clapper-Deformität 120
Bernardi-Operation 144
Bissverletzung 250
Blasenaugmentation 301
Blasenekstrophie-Epispadie-Komplex (BEEK) 165
Blind-loop syndrome 268
Blue dot sign 149
Bochdalek-Hernie 272
Botoxinjektion 81
Botulinumtoxin 97, 300
Bowel-Management 92
Brace 34
Branchiogene Fistel 12
Bridenileus 47
Bristol-Stuhlformen-Skala 89
Bronchogene Zyste 289
– foregut duplication cyst 297
Bronchopulmonale Sequestration
– Lungensequestration 289
Bronchospasmus 321
Bulking agent 301
Buried penis 123

C

Café-au-lait-Fleck 183
Canadian c-spine rule 220
Cantrell-Pentalogie 275

Caput succedaneum 5
Carter-Effekt 51
Catch up growth 144
Chassaignac-Lähmung 227
Cholestatische Hepatopathie
– IFALD 282
Choristom 12
Chronisch entzündliche Darmerkrankung 75, 86
Chronisch rekurrierende multifokale Osteomyelitis 40
Chronische Aspiration 247
Coccygealsinus 182
Comfort-Position 341
Condyloma accuminata 180
Condyloma plana 180
Condylus-radialis-Fraktur 231
Congenital cystic adenomatoid malformation (CCAM) 289
Congenital pulmonary airway malformation (CPAM) 289
Correction Index 33
Coxitis fugax
– Hüftschnupfen 211
CPAM-volume-ratio 291
Crohn's like disease 81
Currarino-Syndrom 108
Cutting seton 79

D

Darmatresie 266
Darmlänge 271
Darmstenose 266
De la Torre 95
Defäkation 81
Deflorationsblutung 160
Deinfibulation 169
Dermalsinus 182
Dermoid 8
Desmopressin-Behandlung 141
Deterministisches Risiko 333
Detorquierung 164
DeVries
– Hoyme 283
Diagnostische Laparoskopie 118
Diamond-shaped-Anastomose nach Kimura 266
Diastematomyelie 182
DiGeorge-Syndrom 14
Digitale-rektale Untersuchung 89
Diszitis 39
DMSA-Szintigraphie 135
Doppel-J-Katheter 132
Doppelniere 136
Dorsale Vorhautschürze 120
Double-bubble 266
Dranginkontinenz 139

Dripping stent 123
Dual hit hypothesis 276
Duhamel 95
Dünndarmatresie 268
Dünndarmduplikatur 74
Duodenalatresie 266
Duodenoduodenostomie 266
Duodenojejunostomie 266
Dural tear 222
Durchbruchsinfektion 136
Duschen 326
Dyskoordinierte Miktion
– dysfunctional voiding 139
Dysmorphophobiesyndrom 23

E

Edwards-Syndrom 284
Effektive Strahlendosis 333
Ehlers-Danlos-Syndrom 32
Einteilung nach Mulliken 190
Ellenbogenluxation 227
Endoskopie 247
Endoskopische Antirefluxplastik 137
End-zu-End-Anastomose
– end-to-back anastomosis 269
Enhanced recovery after surgery (ERAS) 308
Enkopresis 88
Enuresis 140
Enuresis ureterica 131
Epidermoid 8
Epididymitis 147
Epispadie 123, 165
Erbrechen 266
Erdnuss 248
Erstickungsanfall 247
Erstversorgung 340
Erysipel 178
Esophageal lung 296
Etappenweise Redression in der Technik nach Ponseti 206
Exkochleation 180
Externe Ventrikeldrainage 26
Extrakorporale Membranoxygenierung (ECMO) 272
Extralobäre Sequestration (ELS) 294

F

Fadenzug 175, 326
Familiäre adenomatöse Polyposis (FAP) 74
Farbstofflaserbehandlung 193
Fast-Track-Konzept 308
FAST-Ultraschall 225
Faszienzügelplastik 301
Feminine Beschneidung 168

Fetoskopische endoluminale Trachealokklusion
 (FETO) 274
Fingerkuppenamputation 356
F_iO_2 274
Fistulektomie 79
Fistulotomie 79
Flankenschmerz 131
Fowler-Stephens 119
Fraktur 327, 346
Fraktur der oberen Extremitäten 227
Fraktursonographie 228
Frakturverdacht 347
Fremdkörper 160, 248
Fremdkörperaspiration 246
Fremdkörperextraktion 247
Fremdkörperingestion 242
Frühgeborenes 314
Fryns-Syndrom 275
Fundoplikatio 265
Funktionelle Blasenentleerungsstörung 135
Funnel anus 108
Fußdeformität
– Fußfehlbildung 205
Fußfraktur 236

G

Galliger Rückstau 268
Galliges Erbrechen 268
Gardner-Syndrom 11
Gastrale Hyperperistaltik 52
Gastroösophageale Refluxkrankheit (GÖRK) 262
Gastroschisis 277
Genitale Blutung 160
Genitaler Juckreiz 160
Genu valgum
– X-Beine 212
Genu varum
– O-Beine 212
Georgeson 95
Gerinnungsstörung 319
Gewebekleber 353
Glasgow-Coma-Scale 220
Goodsall-Regel 79
Granuloma pyogenicum 9
GRASE imaging 20
GRAVITAS-Methode 286

H

Hackenfuß 205
Hackenfußschiene 209
Haller-Index 32
Hämangiom
– Blutschwamm 184
Hamartom 74

Hämatemesis 76
Hämatochezie 74
Hämatokolpos 156
Hämatometra 156
Hämatosalpinx 156
Hamburger Klassifikation 190
Hämorrhoiden 82
Handflächenregel 238, 348
Handfraktur 231
Handlebar sign 224
Harlekin-Syndrom 262
Harninkontinenz
– Einnässen 138
Harnröhrenklappe 132
Harnröhrenstenose 124
Harntransportstörung 129
Harntröpfeln 158
Harnwegsinfekt 131
Hauttransplantation 240
Hazelbaker Assessment Tool for Lingual Frenulum
 Function 7
Heimlich-Manöver 248
Heineke-Mikulicz-Operation
– cutback 103
Helmtherapie 21
Hemiepiphysiodese 212
Hernia to the chord 285
Herzfehler 267
Herzgeräusch 321
Himbeergeleeartiger Stuhl 67
Hinman-Syndrom 301
Hirschsprung, Harald 92
Hirschsprung-assoziierte Enterokolitis (HAEC) 93
Hochdruckkolostogramm 102
Hodenagenesie 116
Hodenatrophie 119
Hodenektopie 116
Hodenprothese 120
Hodentorsion 147
Hodentumor 143
Höger-Regel 186
Holoprosenzephalie-Panel 26
Hormontherapie 117
HPV 180
HWS 220
Hybridläsion 291
Hydatidentorsion 147
Hydrokolpos 156
Hydrometrokolpos 156
Hydrops fetalis 291
Hydrostatische Desinvagination 55
Hydrozele 114
Hydrozephalus 24
Hymenalatresie 156
Hymenotomie 158
Hypertrichosis 182
Hypertrophe Narbe 176

Hypertrophe Pylorusstenose 51
Hypospadia sine hypospadia 120
Hypospadie 120

I

Idiopathische Skoliose 36
Idiopathisches Skrotalödem 147
Ileozökalklappe 271
Immobilisation 327
Immundefekt 49
Implantatpass 35
Influx 158
Inkarzerierte Leistenhernie 358
Interkondylenabstand 214
Interkostalkatheter 346
Intermalleolarabstand 213, 214
Intervallappendektomie 46
Intestinal lengthening procedure
– Verlängerung des Dünndarms 271
Intraabdominelles Lymphangiom 187
Intragluteal forks 182
Intrakutannaht 326
Intralobäre Sequestration (ILS) 294
Intraventrikuläre Blutung 25
Invagination 54
Irrigationstherapie 97

J

Jeep's disease 88

K

Kaposiformes Hämangioendotheliom 185
Kasabach-Merritt-Syndrom 192
Keloid 176
Kephalhämatom 4
Keralytikum 180
Keyhole sign 129
Kielbrust 32
Kiemengangsanomalie 11
Kinderanästhesie 318
Kinderintensivstation 226
Kinderschutz 181
Kinderschutzgruppe 257
Kindesmisshandlung 225
Kinnplatzwunde 354
Klavikulafraktur 228
Klebeband 180
Klumpfuß 205
Kniegelenknahe Fraktur 235
Knopfzellingestion 243
Kollektive Dosis 333
Kolliquationsnekrose 242

Kolonatresie 268
Kompressionsbehandlung 192
Kompressionstherapie 241
Kondylom 180
Kongenitale Zwerchfellhernie (CDH) 272
Kongenitaler Nävus 195
Kongenitales lobäres Emphysem (CLE) 289
Kontinenzentwicklung 141
Kontinenzprognose 100
Konventionelle Röntgenuntersuchung 334
Kopfschwartenhämatom 220
Kopfumfang 25
Koprostase 89
Korsett 38
Kragenknopfpanaritium 202
Krampfanfall 26
Kraniosynostose 18
Kremaster-Reflex 149
Kryotherapie 180
Kryptorchismus 116
Kühlung 241
Kuhmilchproteinintoleranz 75
Kurzdarmsyndrom 271

L

Labiensynechie 158
Lachinkontinenz
– Giggle-Inkontinenz 139
Lagebedingte Plagiozephalie 18
Lagerungsbedingte Schädeldeformität 18
Laparoscopically-assisted anorectal pull-through
    (LAARP) 103
Laparoskopie 272
Laparoskopisch assistierte Durchzugsoperation 96
Laparoskopische Rektopexie 85
Laparoskopische Zystektomie 162
Laryngospasmus 321
Larynxpapillomatose 180
Laterale Halszyste 12
Lauge 242
Lendenwulst 36
Leptomeningealer Herd 196
Lichen sclerosus et atrophicans 81, 160
– Balanoposthitis xerotica obliterans 125
Ligamentäre Verletzung des Sprunggelenkes 235
Linea dentata 77
Littre-Hernie 67
Lobektomie 292
Lokale Hautanästhesie 341
Lokalinfiltration 341
LUMBAR 184
Lungenfunktion 293
Lungen-zu-Kopf-Ratio (LHR) 273
Lymphadenitis colli 15
Lymphadenitis mesenterialis 45

Lymphangiom 187
– zystisches Hygrom 187
Lymphangioma colli 187
Lymphatic-sparing-Verfahren 144

M

Macrogol 81
MAG3-Szintigraphie 130
Magnete 242
Maier-Rokitansky-Küster-Hauser-Syndrom (MRKH) 158
Makroglossie 285
Maligne Entartung 119
Maligne Hyperthermie (MH) 319
Malrotation 282
Marfan-Syndrom 32
Mariske 83
Maturationstendenz 136
Meatusstenose 124
Mechanische Lösung 159
Meckel-Divertikel 54, 67
Meckel-Divertikulitis 67
Mediane Halszyste 12
Medical Needling 241, 326
Meerjungfrauenverband 168
Megacolon congenitum 92
Megaduodenum 268
Megalomeatus 120
Megaureter 130
Mekoniumperitonitis 270
Mekoniumpfropfsyndrom 94
Mekoniumplug 270
Melaena spuria 75
Meläna 74
Melanom 197
Melanozytärer Nävus
– Nävus 193
Melanozytärer Riesennävus 196
Melanozytärer Tumor 193
Metaphysäre Kantenabsprengung 259
Miktionsaufschub 139
– voiding postponement 139
Miktionsurosonographie 135
Milroy disease 189
Minimalinvasive Chirurgie (MIC) 308
Minimalinvasive Kinderchirurgie 310
Minimalinvasive Rekonstruktion eines Pectus excavatum 34
MIRPE 34
Misshandlung 254
Misshandlungsfolge 257
Mitomycin C 266
Mitrofanoff-Stoma 301
Mollusca contagiosa 179
Mongolenfleck 183

Monokelhämatom 220
Monteggia-Fraktur 231
Morbus Crohn 78
Morbus Down 267
Morbus Hirschsprung 89, 92
Morgagni-Hernie 275
Morgagni-Hydatide 152
Morgagni-Krypte 77
MOTT-Infektion 15
Multiple Atresien 269
Münze 242

N

Nabelgranulom 48
Nadel 244
Naevus flammeus 190
Nagelplastik 204
Nageltrepanation 356
Narbenbehandlung 326
Narbenphimose 125
Narkosefähigkeit 318
Narkoseproktoskopie 81
Nässender Nabel 47
Nekrektomie 240
Nekrotisierende Enterokolitis (NEC) 75, 282
Nekrotisierende Fasziitis 50, 148, 178
Neuralrohrdefekt 298
Neurogene Blasendysfunktion 139
Neurogene Blasenstörung 297
Nichtgalliges Erbrechen 51
Nichtmedikamentöses Schmerzkonzept 340
Niereninsuffizienz 298
Nierenparenchymnarbe 134
Nonoperative management 224
Normaler Anus 101
Normales Blasenvolumen 146
Notfallthorakotomie 296
Nuchales Lymphangiom 187
NUSS 34

O

Oberschenkelfraktur 234
Observed/expected LHR (o/e LHR) 273
Obstipation 80, 88
Ochoa-Syndrom 303
Ohranhängsel 12
Ohrmuschelanlegeplastik 23
Ohrmuscheldysplasie 22
Okklusivverband 356
Okkulte Blutung 74
Omphalitis 48
Omphalozele 277
Operationswunde 326
Operative Freilegung 151

Orchidopexie 118
Orchitis 147
Orthese 207
Osmotische Laxanzien 91
Ösophagusatresie (ÖA) 262
Osteomyelitis 212
Osteosynthese 232
Otapostasis 22
Ovarialtorsion 161
Ovarialzyste 161

P

Paint-and-wait 286
Pallister-Killian-Syndrom 274
Palomo-Operation 143
Panaritium 202
Papillenödem 19
Paradoxe Azidurie 54
Paraphimose 125
Paraumbilikale Herniation 278
Parinaud-Syndrom 25
Paronychie 202
Pätau-Syndrom 284
Patchverschluss 276
Pectus carinatum 32
Pectus excavatum 32
Pelotte 34
PELVIS 184
Pendelhoden 116
Penisschaftdeviation 121
Penisschafttorsion 121
Penisschaftverkrümmung 121
Peniswurzelblock 341
Penoskrotale Transposition 121
Perianalabszess 77
Perianale Fistel 77
Perineales Trauma 252
Peritalare Release-Operation mit Cincinnati-Zugang 207
Persistierende pulmonale Hypertension 272
Persistierender Ductus omphaloentericus 48
Persistierender Urachus 48
Peutz-Jeghers-Syndrom 74
Pfählungsverletzung 252
Pfannenstiel-Schnitt 163
Pfeiffer-Syndrom 18
PHACES 184
Physiologische Oligurie 129
Physiologische Phimose 124
Physiotherapie 329
Pilomatrixom 9
Pit-Picking 87
Plastibell-Methode 128
Plattfuß 205
Pleuropulmonales Blastom (PPB) 291

Plexus pampiniformis 142
Polyhydramnion 266
Polyp 74
Positive (Placebo-)Kommunikation 341
Posteriore Harnröhrenklappe 129
Postkommotionelles Syndrom 222
Postnatale Regression 291
Postoperative Schmerztherapie 344
PPI 265
Präaurikuläre Zyste 12
Pränatal 273
Pränataldiagnostik 129
Pränatale Diagnose 263
Präputialverklebung 124
Präputium 129
Prehn-Zeichen 150
Primär obstruktiver Megaureter (POM) 129
Primärverschluss 278
Prophylaktische Orchidopexie 147
Propranolol-Therapie 186
Prune-Belly-Syndrom 50
Pseudarthrose 232
Pseudokidney sign 55
Pseudomelanom 196
Psoas-Zeichen 44
Pulmonale Hypoplasie 272
Purpura Schönlein-Henoch 75
Pyeloplastik nach Anderson-Hynes 131
Pyloromyotomie 53

R

Rachitis 215
Radiologische Befundung 254
Radiushalsfraktur 231
Rechtfertigende Indikation 332
Redression in der Technik nach Dobbs 207
Redressionsgips 206
Rehabilitation 329
Rektumbiopsie 95
Rektumprolaps 84
Reposition Paraphimose 127
Resuscitation-Volumen 239
Retentio testis abdominalis
– Bauchhoden 116
Retentio testis inguinalis
– Leistenhoden 116
Retentio testis praescrotalis
– Gleithoden 116
Reversed-Nuss-Operation 34
Rickham-Reservoir 26
Riesenomphalozele 286
Rippenbuckel 36

S

Sakrumfehlbildung 101
Salbentherapie 159
Sandkastenvaginitis 160
Sarcoma botryoides 161
Saugglocke 34
Schädelfraktur 220
Schädel-Hirn-Trauma 220
Schädelprellung 221
Schmerzcharakter 340
Schmerzeinschätzung 341
Schmerzmessung bei retardierten Kindern 345
Schmerztherapie 340
Schulbefreiung 327
Schulterschiefstand 36
Schultertiefstand 36
Seatbelt sign 224
Sectio 289
Sekundäre Aszension 116
Sekundäre Phimose 125
Sekundärer Reflux 136
Sennesblätterextrakt 91
Sensibilitätsprüfung 346
Sentinel injury 255
Separationsmethode 157
Septische Koxitis 212
Sexueller Missbrauch 81, 82
Shehata-Technik 119
Shuntinfektion 27
Sichelfuß 205
Silo
– Silastiksack 278
Simple dimple rules 182
Single incision laparoscopic surgery (SILS) 45
Sinus pilonidalis 86
Sistrunk 14
Skaphoides Abdomen 52, 267
Skaphozephalus 20
Sklerosierung 85
Sklerosierungstherapie 189
– OK432 189
Soave 95
Sonnenuntergangsphänomen 25
Spermiogramm 143
Sphinkterdehnung 81
Spinale Dysraphie 182
Spindelzellnävus 194
Spinning top urethra 136
Spondylodiszitis 39
Spontaner Deszensus 117
Spontanremissionsrate 138
Sportkarenz 327
Sprachentwicklung 8
Spritzender Stuhlabgang 94

Sprunggelenkfraktur 235
Stationäre Überwachung 222
Steißbeinteratom 298
Steriler Einmalkatheterismus
– clean intermittant catheterization 298
Stillen 7
Stimulierende Laxanzien 91
Stochastisches Risiko 333
Storchenbiss 182
Straddle injury 252
Strahlenexposition 332
Strahlenschutz 332
Stridor 248
Stuhlinkontinenz 88
Stuhlweichmacher 91
Stumpfes Bauchtrauma 224
Subgaleales Hämatom 5
Sublinguales Hämatom 8
Subluxatio radii
– Chassaignac-Lähmung 356
Suprakondyläre Humerusfraktur 229
Swenson 95
Syndaktylie 209

T

Tapering 269
Target sign 55
Teilzirkumzision 128
Teleangiektasie 182
Teratom 162
Testikuläre Dysfunktion 144
Tetanusimpfstatus 350
Tetanusimpfung 253
Tethered cord 182
Thermische Verletzung 238, 346
Thorakoskopie 272
Thoraxasymmetrie 262
Thoraxkonfiguration 32
Tonsillogene Lymphknotenerkrankung 14
Topische Behandlung 127
Tracheobronchialbaum 297
Tracheomalazie 265
Tracheoösophageale Fistel (TÖF) 262
Traktionsmethode 157
Transanale Resektion 85
Transfusion 77
Transkutane elektrische Nervenstimulation (TENS) 340
Treitz-Band 76
Trichterbrust 32
Trigonozephalus 20
Tuberkulose 40
Tupfer-Vakuum-Verband 326

U

Überaktive Blase 139
Überdrainage 26
Überlaufenkopresis 91
Ulkusblutung 74
Unguis incarnatus 204
Unteraktive Blase
– underactive bladder 139
Unterarmfraktur, distal 231
Unterarmschaftfraktur 231
Unterdrainage 26
Untere GI-Blutung 67
Unterschenkelfraktur 235
Ureter duplex 136
Ureterabgangsstenose
– ureteropelvine Stenose 129
Ureterokutaneostomie 132, 301
Ureterreimplantation 137
Urethralklappe 130
Urethralprolaps 161
Urethrozystoskopie 132
Uroflowmetrie 140
Uro-MRT 130
Urotherapie 140

V

VACTERL-Assoziation 264
Vaginalatresie 157
Vaginaler Ausfluss 161
Vaginoskopie 161
Valgusfehlstellung 214
Valgusstellung 212
Vanishing gastroschisis 279
Vanishing testis 116
Varikozele 142
Vascular incident 283
Vaskuläre Malformation 190
Vaterschaftsrate 119
Venöse Malformation 190
Ventilmechanismus 247
Ventralisierter Anus 100
Verätzung 242
Verbrennung 238
Verbrühung 238
Verletzung der unteren Extremitäten 233
Verletzung des männlichen Genitales 252
Verletzung des weiblichen Genitales 252
Verletzungsmuster 257
Verletzungstiefe 238
Verruca plantaris 179
Verruca vulgaris 179
Verstopfung 88
Vertikale Duodenostomie 267
Vesikokutaneostomie 300
Vesikoureteraler Reflux 134
Vessel-Loop 79, 250
(Video-)Urodynamik 299
Vigilanzstörung 221
Volvulus 270, 282
VP-Shunt 26
Vulvasynechie 159
Vulvovaginitis 160

W

Wachsende Fraktur 222
Wachsende Schädelfraktur 222
Warze 179
Watch and wait 293
Watchful waiting 137
Weibliche Genitalverstümmelung
– female genital mutilation 168
Wunddehiszenz 176
Wunde 174
Wundhämatom 176
Wundinfektion 175
Wundklebung 352
Wundnahtstreifen 326, 353
– Pflasterstreifen 353
Wundrandnekrose 176
Wundversorgung 175, 352

X

X-linked-Hydrozephalus 26

Z

Zephalischer Index 18
Zervikale Lymphadenopathie 15
Zirkumzision 128
Zuelzer-Wilson-Syndrom 93
Zungenbein 14
Zungenschilddrüse 11
Zystische Fibrose 84

If you have any concerns about our products,
you can contact us on
ProductSafety@springernature.com

In case Publisher is established outside the EU,
the EU authorized representative is:
**Springer Nature Customer Service Center GmbH
Europaplatz 3, 69115 Heidelberg, Germany**

Printed by Libri Plureos GmbH
in Hamburg, Germany